Karen Horney



# Neurose und menschliches Wachstum

Karen Horney interpretiert in dem vorliegenden Buch in Erweiterung ihrer Neurosenlehre den neurotischen Prozeß als eine spezielle Form der menschlichen Entwicklung und als Antithese zum gesunden Wachstum. Sie analysiert die inneren Konflikte, die diesen Prozeß auslösen, sowie die einzelnen Stadien dieses Prozesses, und sie zeigt vor allem Wege auf, wie die im Menschen liegenden Möglichkeiten sich ungehindert entfalten können. Mit den Worten der Autorin: »In dem Maße, in dem wir die neurotische Besessenheit vom Selbst verlieren, in dem wir frei werden für unser Wachstum, machen wir uns auch frei dafür, andere zu lieben und an ihnen Anteil zu nehmen. Dann wird es auch unser Wunsch sein, ihnen in ihrer Jugend die Möglichkeit zu ungehindertem Wachstum zu geben und ihnen, wenn sie in ihrer Entwicklung gehemmt sind, in jeder Weise dazu verhelfen, sich selbst zu finden und zu verwirklichen. Ob es sich dabei um uns selbst oder andere handelt – in jedem Fall ist das ideale Ziel die Befreiung und Pflege jener Kräfte, die zur Selbstverwirklichung führen. Ich hoffe, daß dieses Buch zu solcher Befreiung beitragen kann, indem es die Hinderungsfaktoren klar und deutlich herausstellt.«

*Karen Horney* wurde 1885 im Hamburg geboren. Sie war Schülerin von Karl Abraham, emigrierte 1932 in die Vereinigten Staaten und leitete dort das American Institute of Psychoanalysis. Sie gilt als führende Vertreterin der sogenannten Neopsychoanalyse, die sich in wesentlichen Punkten von der klassischen Freudschen Psychoanalyse unterscheidet. Karen Horney starb 1952. – Weitere Bücher von Karen Horney in der Reihe ›Geist und Psyche‹: ›Der neurotische Mensch unserer Zeit‹ (42002), ›Neue Wege in der Psychoanalyse‹ (11595), ›Unsere inneren Konflikte‹ (42104), ›Selbstanalyse‹ (42119), ›Die Psychologie der Frau‹ (42246) und ›Analytische Technik‹ (42313).

**Karen Horney**

# Neurose und menschliches Wachstum

## Das Ringen um Selbstverwirklichung

WESTARP
SCIENCE
FACHVERLAG

**Impressum:**

**Karen Horney**
**Neurose und menschliches Wachstum**
Das Ringen um Selbstverwirklichung

Titel der Originalausgabe:
**Neurosis and Human Growth; The Struggle Toward Self-Realization**


Aus dem Amerikanischen von Ursula Joël

Titelbild: Copperpipe - Freepik.com
Umschlaggestaltung: Leon Groß

6., unveränderte Auflage 2017


in der Mediengruppe Westarp
Kirchstr. 5 - 39326 Hohenwarsleben
www.westarp.de, www.westarp-bs.de, www.book-on-demand.de
produkthaftung@westarp.de

ISBN: 978-3-86617-141-1

Printed in Germany.

*Meinen Kollegen und den Studierenden am American Institute for Psychoanalysis gewidmet*

An dieser Stelle möchte ich Hiram Haydn für seine wertvolle Hilfe bei der Zusammenstellung des Materials für dieses Buch, für seine konstruktive Kritik und für all seine Bemühungen besonders herzlich danken.

Die Autoren, denen ich mich zu Dank verpflichtet fühle, sind im Text erwähnt. Daneben möchte ich aber Dr. Harold Kelman meinen Dank aussprechen für die anregenden Diskussionen über das Gesamtthema dieses Buches, ferner meinen Kollegen Dr. Isidore Portnoy und Dr. Frederick A. Weiss, deren kritische Bemerkungen mir eine wertvolle Hilfe waren. Dank gebührt auch meiner Sekretärin Frau Gertrud Lederer für ihr aufmerksames Interesse und ihre unermüdlichen Bemühungen um das Manuskript und das Register.

KAREN HORNEY

# INHALT

# Das sittliche Erfordernis der Evolution

Der neurotische Prozeß ist eine spezielle Form menschlicher Entwicklung, und zwar eine besonders unglückliche, weil sie die Vergeudung konstruktiver Kräfte bedeutet. Diese Entwicklung unterscheidet sich nicht nur qualitativ vom gesunden menschlichen Wachstum, sondern ist in vielerlei Hinsicht sogar weit antithetischer, als wir bisher angenommen haben. Unter günstigen Bedingungen werden die Kräfte des Menschen zur Verwirklichung der ihm gegebenen Möglichkeiten eingesetzt. Eine solche Entwicklung verläuft jedoch keineswegs einheitlich: Je nach dem Temperament des einzelnen, seinen Fähigkeiten und Neigungen sowie den Umweltbedingungen in seinem früheren oder späteren Leben wird er weicher oder härter, vorsichtiger oder vertrauensvoller, entwickelt er mehr oder weniger Selbstvertrauen, wird er kontemplativer oder extrovertierter, kann er seine individuellen Talente entwickeln. Aber in welche Richtung sein Lebensweg ihn auch führen mag, es sind die *ihm* gegebenen Möglichkeiten, die er entwickelt.

Unter innerem Druck kann jedoch ein Mensch seinem wahren Selbst entfremdet werden. Dann setzt er den größten Teil seiner Kräfte dafür ein, sich mit Hilfe eines starren Systems innerer Gebote zu einem Wesen von absoluter Vollkommenheit zu formen. Denn nur göttergleiche Vollkommenheit kann die Erfüllung des idealisierten Vorstellungsbildes, das er von sich selbst hat, ermöglichen, nur sie kann seinen Stolz auf jene Eigenschaften befriedigen, die er seinem Gefühl nach besitzt, besitzen könnte oder besitzen sollte.

Dieser Trend in der neurotischen Entwicklung, der im vorliegenden Buch im einzelnen dargelegt wird, erfordert unsere Beachtung weit über das klinische oder theoretische Interesse an pathologischen Phänomenen hinaus, weil er zugleich ein Grundproblem sittlichen Verhaltens impliziert: das Verlangen des Menschen, sein Streben oder seine religiöse Verpflichtung, Vollkommenheit zu erlangen. Niemand, der sich ernsthaft mit der Entwicklung des Menschen befaßt, wird die Unerwünschtheit von Stolz oder Arroganz oder die des Drangs nach Vollkommenheit anzweifeln, wenn Stolz die Antriebskraft dazu ist. Demgegenüber weichen die Meinungen hinsichtlich der Erwünschtheit oder Notwendigkeit eines inneren Kontrollsystems zur Sicherung des moralischen Verhaltens weit voneinander ab. Auch wenn wir annehmen müssen, daß diese inneren Gebote eine hemmende Wirkung auf die Spontaneität des Menschen haben, sollten wir nicht doch im Einklang mit der christlichen Forderung (»Seid vollkommen ...«) nach Vollkommenheit streben? Wäre es nicht für die Moral und das soziale Leben gefährlich oder sogar verderblich, wenn wir auf solche Gebote verzichteten?

Eine Erörterung der mannigfaltigen Formen, in denen diese Frage durch die Menschheitsgeschichte hindurch gestellt und beantwortet wurde, ist hier nicht am Platze; außerdem fehlen mir die dazu notwendigen Voraussetzungen. Ich möchte nur darauf hinweisen, daß einer der Kernfaktoren, von dem die Antwort abhängt, unsere Auffassung von der menschlichen Natur ist.

Allgemein gesagt, gibt es drei Hauptauffassungen von der Zielrichtung sittlichen Verhaltens. Diese Auffassungen beruhen auf verschiedenen Interpretationen des Wesens der menschlichen Natur. Niemand, der in irgendeiner Form glaubt, daß der Mensch von Natur aus sündig ist und von primitiven Instinkten getrieben wird (Freud), kann auf auferlegte Hemmungen und Kontrollmechanismen verzichten. Das ethische und moralische Ziel muß demnach die Zähmung und Überwindung des *status naturae* sein – nicht aber seine Entwicklung.

Für diejenigen jedoch, die daran glauben, daß der menschlichen Natur sowohl etwas essentiell »Gutes« als auch etwas »Böses«, Sündhaftes oder Destruktives eignet, ist das Ziel zwangsläufig ein anderes. Hier kommt es darauf an, dem innewohnenden Guten schließlich zum Sieg zu verhelfen; es muß geläutert, gelenkt und gestützt werden vom Glauben, von der Vernunft, vom Willen oder von der Gnade – je nach der im einzelnen vorherrschenden religiösen oder ethischen Überzeugung. In diesem Fall liegt der Schwerpunkt nicht ausschließlich in der Bekämpfung und Unterdrückung des Bösen, da es gleichzeitig ein positives Arbeitsprogramm gibt. Dieses positive Arbeitsprogramm stützt sich aber entweder auf übernatürliche Hilfe irgendwelcher Art oder auf ein mühseliges Ideal der Vernunft oder des Willens, das an sich schon den Gebrauch einschränkender und hemmender innerer Gebote nahelegt.

Schließlich stellt sich das Problem des sittlichen Verhaltens, der Moral und der Ethik wieder anders dar, wenn wir davon überzeugt sind, daß in jedem Menschen konstruktive evolutionäre Kräfte vorhanden sind, die ihn zur Verwirklichung der ihm gegebenen Möglichkeiten drängen. Diese Überzeugung bedeutet nicht, daß der Mensch essentiell gut ist – das setzte eine vorgegebene Kenntnis dessen voraus, was gut und böse ist. Sie bedeutet vielmehr, daß der Mensch von Natur aus freiwillig nach Selbstverwirklichung strebt und daß sich seine Wertmaßstäbe aus diesem Streben entwickeln. Es scheint, als könne er z. B. sein gesamtes Potential nur dann entwickeln, wenn er sich selbst gegenüber ehrlich ist, wenn er aktiv und produktiv ist und wenn er zu seinen Mitmenschen in einer Beziehung echter Gegenseitigkeit steht. Es scheint, als könne er nicht wachsen, wenn er im »dunklen Götzendienst am Selbst« schwelgt (Shelley) und seine eigenen Fehlhaltungen fortwährend den Unzulänglichkeiten der anderen zuschreibt. Wachsen im eigentlichen Sinn kann er nur dann, wenn er die Verantwortung für sich selbst übernimmt.

Auf diese Weise kommen wir zum *sittlichen Erfordernis der Evolution.* Das Kriterium dafür, was wir in uns pflegen oder ablehnen, liegt hier in der Frage, ob eine bestimmte Verhaltensweise oder ein bestimmter Trieb unserem menschlichen Wachstum dient oder es hemmt. Die Häufigkeit von Neurosen zeigt, wie leicht jede Art von Druck unsere konstruktiven Kräfte in nicht konstruktive oder sogar destruktive Kanäle ableiten kann. Sind wir aber von einem autonomen Streben nach Selbstverwirklichung überzeugt, so brauchen wir unserer Spontaneität keine innere Zwangsjacke anzulegen; und wir brauchen auch die Peitsche der inneren Gebote nicht, um uns zur Vollkommenheit anzutreiben. Zweifellos können solche inneren Disziplinarmaßnahmen unerwünschte Faktoren unterdrücken – doch ebenso zweifellos schaden sie unserer Entwicklung. Wir brauchen sie nicht, weil wir eine bessere Möglichkeit sehen, mit den zerstörerischen Kräften in uns fertig zu werden – die Möglichkeit, ihnen zu entwachsen. Der Weg zu diesem Ziel ist ein stetig wachsendes Bewußtwerden und Verstehen des eigenen Selbst. Selbsterkenntnis ist demzufolge nicht ein Ziel an sich, sondern Mittel und Weg, um die Kräfte spontanen Wachstums freizusetzen. In diesem Sinn wird das Arbeiten an uns selbst nicht nur die wichtigste sittliche Pflicht, sondern gleichzeitig in einem sehr realen Sinn das wichtigste sittliche *Privileg*. Soweit wir unser Wachstum ernst nehmen, wird dies unserem eigenen Wunsch entspringen. Und in dem Maß, in dem wir die neurotische Besessenheit vom Selbst verlieren, indem wir frei werden für unser Wachstum, machen wir uns auch frei dafür, andere zu lieben und an ihnen Anteil zu nehmen. Dann wird es auch unser Wunsch sein, ihnen in ihrer Jugend die Möglichkeit zu ungehindertem Wachstum zu geben und ihnen, wenn sie in ihrer Entwicklung gehemmt sind, in jeder Weise dazu zu verhelfen, sich selbst zu finden und zu verwirklichen. Ob es sich dabei um uns selbst oder um andere handelt – in jedem Fall ist das ideale Ziel die Befreiung und Pflege jener Kräfte, die zur Selbstverwirklichung führen.

Ich hoffe, daß dieses Buch zu solcher Befreiung beitragen kann, indem es die Hinderungsfaktoren klar und deutlich herausstellt.

Karen Horney

1. Kapitel

# Die Suche nach Ruhm und Ehre

Unter welchen Bedingungen auch immer ein Kind aufwächst – wenn es nicht schwachsinnig ist, wird es lernen, irgendwie mit anderen auszukommen, und sich wahrscheinlich einige Fertigkeiten aneignen. Daneben verfügt das Kind aber auch über Kräfte, die nicht erworben oder durch Lernen entwickelt werden können. Es ist nicht nötig, ja nicht einmal möglich, eine Eichel zu lehren, wie sie ein Eichbaum wird. Gibt man jedoch einer Eichel die Chance, so werden sich die ihr eigenen Möglichkeiten entfalten. Ähnlich verhält es sich mit dem menschlichen Individuum: Wenn man ihm die Chance gibt, strebt es danach, seine spezifisch menschlichen Möglichkeiten zu entwickeln. Der Mensch wird dann die einzigartigen Kräfte seines wahren Selbst entfalten: die Klarheit und Tiefe seiner eigenen Gefühle, Gedanken, Wünsche und Interessen; die Fähigkeit, seine eigenen Möglichkeiten zu erschließen; die Stärke seiner Willenskraft; die besonderen Fähigkeiten oder Begabungen, die er unter Umständen besitzt; die Möglichkeit, sich selbst zu offenbaren und sich mit seinen spontanen Gefühlen zu anderen Menschen in Beziehung zu setzen. Dies alles wird ihn mit der Zeit befähigen, seine Wertmaßstäbe und Ziele im Leben selbst zu finden. Kurz gesagt, wenn der Mensch im wesentlichen nicht abgelenkt wird, entwickelt er sich *zur Selbstverwirklichung hin.* Aus diesem Grund spreche ich an dieser Stelle und das ganze Buch hindurch vom *wahren Selbst* als der zentralen inneren Kraft, die – allen menschlichen Wesen gemein und dennoch einzigartig in jedem – die tiefe Quelle des Wachstums ist[1].

Nur der einzelne selbst kann die ihm gegebenen Möglichkeiten entwickeln. Aber wie jeder andere lebendige Organismus braucht auch der Mensch günstige Bedingungen für sein Wachstum »von der Eichel zum Eichbaum«; er braucht eine Atmosphäre der Wärme, die ihm ein Gefühl innerer Sicherheit und Freiheit gibt und ihn dadurch befähigt, seine eigenen Gefühle

[1] Wenn im folgenden von Wachstum die Rede ist, so ist es immer im hier dargelegten Sinn gemeint: als freie, gesunde Entwicklung im Einklang mit den Möglichkeiten der ererbten individuellen Natur des einzelnen.

und Gedanken zu haben und sich zu offenbaren. Er braucht den guten Willen der anderen, nicht nur um seine vielen Bedürfnisse zu befriedigen, sondern auch als leitendes und ermutigendes Prinzip, damit er ein reifes und voll entfaltetes Individuum wird. Daneben braucht er aber auch ein gesundes Sichreiben an den Wünschen und am Willen der anderen. Wenn er so *mit* den anderen wachsen kann, wird er auch in Übereinstimmung mit seinem wahren Selbst wachsen.

Durch mancherlei ungünstige Einflüsse kann es jedoch einem Kind verwehrt sein, sich in Übereinstimmung mit seinen individuellen Bedürfnissen und Möglichkeiten zu entwickeln. Diese Einflüsse sind zu mannigfaltig, um hier aufgezählt zu werden. Faßt man sie aber zusammen, so ergibt sich als Kernpunkt immer die Tatsache, daß die Menschen in der Umgebung des Kindes zu sehr in ihren eigenen Neurosen befangen sind, um das Kind lieben oder sogar als das besondere Individuum, das es doch ist, begreifen zu können. Ihre Haltung dem Kind gegenüber wird von den eigenen neurotischen Bedürfnissen und Reaktionen bestimmt[2]. Mit anderen Worten: Die Eltern können herrschsüchtig, überängstlich, reizbar, übermäßig anspruchsvoll oder unberechenbar sein; sie können andere Kinder bevorzugen, heuchlerisch oder gleichgültig sein und ähnliches mehr. Niemals ist es nur ein Faktor allein, sondern immer die Gesamtkonstellation, die den ungünstigen Einfluß auf die Entwicklung des Kindes ausübt.

Als Folge entwickelt das Kind kein Zusammengehörigkeitsgefühl, kein Gefühl des »wir«, sondern eine tiefe Unsicherheit und vage Furcht, für die ich den Ausdruck *Grundangst* verwende. Diese Grundangst ist das Gefühl des Kindes, isoliert und hilflos in einer Welt zu sein, die es als latent feindlich empfindet. Der einengende Druck seiner Grundangst hindert das Kind daran, sich anderen mit der Ungezwungenheit seiner wahren Gefühle zu offenbaren, und zwingt es, Wege zu finden, um mit ihnen fertig zu werden. Es muß (unbewußt) so mit ihnen umgehen, daß seine Grundangst nicht erregt oder verstärkt, sondern beschwichtigt wird. Die besonderen Verhaltensweisen, die sich aus solchen unbewußten strategischen Notwendigkeiten für das Kind ergeben, werden von seinem natürlichen Temperament und

[2] Hier können alle neurotischen Störungen menschlicher Beziehungen, wie sie im 12. Kapitel dieses Buches zusammengefaßt sind, am Werk sein. Vgl. auch KAREN HORNEY: *Unsere inneren Konflikte*, 2. und 6. Kapitel.

den Umweltbedingungen bestimmt. Kurz, es versucht vielleicht, sich an die stärkste Persönlichkeit seiner Umgebung zu klammern; vielleicht versucht es auch zu rebellieren und zu kämpfen oder die anderen aus seinem Innenleben auszuschließen und sich gefühlsmäßig von ihnen zurückzuziehen. Im Prinzip bedeutet dies, daß das Kind sich den anderen zuwenden, sich gegen sie wenden oder sich von ihnen abwenden kann.

In einem gesunden menschlichen Verhältnis schließen diese Antriebsrichtungen – auf den anderen zu, gegen den anderen oder vom anderen fort – einander nicht aus. Die Fähigkeit, Zuneigung zu wünschen oder zu schenken, die Bereitwilligkeit, nachzugeben, die Fähigkeit zu kämpfen und die Fähigkeit, sich auf sich selbst zurückzuziehen, sind notwendige komplementäre Inhalte guter zwischenmenschlicher Beziehungen. Bei einem Kind aber, das sich selbst wegen seiner Grundangst auf unsicherem Boden fühlt, werden sie extrem und starr. Zuneigung wird zum Anklammern, Nachgeben zur Beschwichtigung. In ähnlicher Weise wird das Kind dazu getrieben, zu rebellieren oder sich abseits zu halten, ohne Rücksicht auf seine wahren Gefühle und die Unangemessenheit seines Verhaltens in einer bestimmten Situation. Der Grad von Blindheit und Starrheit seiner Verhaltensweisen steht in unmittelbarem Verhältnis zu der Intensität der Grundangst, die in ihm lauert.

Weil unter solchen Bedingungen das Kind nicht nur in eine dieser Richtungen getrieben wird, sondern in alle, entwickelt es widersprüchliche Verhaltensweisen anderen gegenüber. Die drei erwähnten Antriebsrichtungen führen somit zu einem Konflikt, dem Grundkonflikt mit anderen. Mit der Zeit versucht das Kind jedoch, diesen Grundkonflikt dadurch zu lösen, daß es eine dieser Antriebsrichtungen zur dominierenden macht; es versucht also, Nachgiebigkeit oder Aggressivität oder das Abseitsstehen zu seiner vorherrschenden Verhaltensweise zu machen.

Dieser erste Versuch zur Lösung neurotischer Konflikte ist keineswegs oberflächlich. Er übt im Gegenteil einen entscheidenden Einfluß auf den weiteren Verlauf der neurotischen Entwicklung aus. Außerdem erstreckt er sich nicht ausschließlich auf das Verhalten anderen gegenüber; vielmehr führt er unvermeidlich zu gewissen Veränderungen der Gesamtpersönlichkeit. Seiner Hauptantriebsrichtung gemäß entwickelt das Kind auch bestimmte analoge Bedürfnisse, Empfindsamkeiten, Hemmungen sowie die ersten Grundlagen sittlicher Wertmaßstäbe. Das vorwiegend nachgiebige Kind neigt nicht nur dazu, sich anderen Menschen unterzuordnen und sich an sie anzulehnen, sondern versucht auch, selbstlos und gut zu sein. Dementsprechend beginnt das aggressive Kind, Wert auf Stärke und auf die Fähigkeit zum Durchhalten und Kämpfen zu legen.

Die integrierende Wirkung dieser ersten Lösung von Konflikten ist jedoch nicht so stark oder umfassend wie bei den neurotischen Lösungen, die später erörtert werden. Bei einem Mädchen waren z. B. die nachgiebigen Züge vorherrschend geworden, was sich in einer blinden Verehrung gewisser autoritärer Personen äußerte, in einem Hang, zu gefallen und zu beschwichtigen, in einer von Angst geprägten Schüchternheit, eigene Wünsche auszusprechen, sowie in sporadischen Versuchen, Opfer zu bringen. Mit acht Jahren legte das Mädchen einige seiner Spielsachen auf die Straße, damit ein ärmeres Kind sie finden könne, erzählte aber niemandem etwas davon. Mit elf Jahren versuchte es auf kindliche Weise, zu einer Art mystischer Selbstaufgabe im Gebet zu gelangen. Es hatte Phantasien, in denen es von jenen Lehrern bestraft wurde, in die es verliebt war. Bis zu seinem 19. Lebensjahr konnte es aber auch unbekümmert bei Streichen mitmachen, die andere ausgeheckt hatten, um sich an irgendeinem Lehrer zu rächen. Und obwohl es meist sanft wie ein Lamm war, übernahm es doch gelegentlich die Führung bei Aufsässigkeiten in der Schule. Als der Pfarrer ihrer Kirche das Mädchen enttäuschte, wechselte es kurzerhand von scheinbar tiefer Frömmigkeit zu temporärem Zynismus.

Die Gründe dafür, daß die erreichte Integration noch so wenig gefestigt ist – das hier dargelegte Beispiel ist typisch –, sind teils in der Unreife der wachsenden Persönlichkeit zu finden, teils aber auch darin, daß diese frühen Lösungen hauptsächlich auf eine Vereinheitlichung der Beziehungen zu anderen ausgerichtet sind. Deshalb bleibt hier noch Raum für eine stärkere Integration; ja, es besteht sogar ein Bedürfnis danach.

Die bisher beschriebene Entwicklung ist keineswegs einheitlich. Denn die Besonderheiten ungünstiger Umweltbedingungen sind von Fall zu Fall verschieden, wie es auch die Besonderheiten des Entwicklungsweges und des schließlich erreichten Endergebnisses sind. Immer aber werden durch eine solche Entwicklung die innere Kraft und der Zusammenhalt der Persönlichkeit geschwächt, und gerade dadurch entstehen ganz bestimmte vitale

Bedürfnisse, die entstandenen Mängel auszugleichen. Obwohl dies alles eng miteinander verflochten ist, können wir folgende Aspekte unterscheiden:

Trotz der frühen Versuche, die Konflikte mit anderen zu lösen, ist das Individuum in sich noch uneinheitlich und gespalten und braucht eine stärkere *Integration.*

Aus vielerlei Gründen hatte der Mensch bisher nicht die Möglichkeit, echtes Selbstvertrauen zu entwickeln: Seine innere Kraft wurde dadurch geschwächt, daß er in der Defensive leben mußte, innerlich gespalten war und daß durch die frühe »Lösung« sich eine einseitige Entwicklung anbahnte, die große Teile der Persönlichkeit für konstruktive Zwecke lahmlegte. Er braucht deshalb verzweifelt Selbstvertrauen oder einen Ersatz dafür.

Ein solcher Mensch erlebt sich nicht als schwach und verloren in einer Leere, sondern als weniger stark und für das Leben weniger gut ausgerüstet als andere. Hätte er ein Zusammengehörigkeitsgefühl, so würde sein Minderwertigkeitsgefühl gegenüber anderen keine derart schwere Behinderung sein. Da er aber in einer Wettbewerbsgesellschaft lebt und sich im Grunde seines Wesens in dieser isoliert und feindselig fühlt, kann er nur ein dringendes Bedürfnis entwickeln, *sich über die anderen zu erheben.*

Noch grundlegender als diese Faktoren ist seine beginnende Selbstentfremdung. Denn es wird nicht nur sein wahres Selbst am geradlinigen Wachstum gehindert, sondern darüber hinaus zwingt ihn die Notwendigkeit, künstliche strategische Methoden für den Umgang mit anderen zu entwickeln, noch dazu, seine wahren Gefühle, Wünsche und Gedanken zu unterdrücken. In dem Maße, in dem Sicherheit zum zwingenden Bedürfnis wird, verlieren seine innersten Gedanken und Gefühle an Wichtigkeit, ja werden zum Schweigen gebracht und verstummen. Mit anderen Worten: Es kommt nicht mehr darauf an, was er fühlt und denkt – die Hauptsache ist, er ist sicher. Seine Gefühle und Wünsche hören somit auf, bestimmende Faktoren zu sein; er ist sozusagen nicht mehr der Treiber, sondern der Getriebene. Diese innere Spaltung bedingt nicht nur eine allgemeine Schwächung, sondern verstärkt außerdem die Selbstentfremdung, weil sie noch ein Element der Verwirrung ins Spiel bringt: Der Mensch weiß nicht mehr, wo er steht oder »wer« er eigentlich ist.

Diese beginnende Selbstentfremdung ist deshalb von grundsätzlicher Bedeutung, weil sie den anderen Schwächen erst ihre schädliche Intensität verleiht. Das läßt sich besser verstehen, wenn wir uns vorstellen, was geschehen würde, wenn die anderen Entwicklungsprozesse ablaufen könnten, ohne von dieser Entfremdung vom lebendigen Kern des Selbst beeinflußt zu werden. In diesem Fall hätte der Mensch zwar Konflikte, würde aber von ihnen nicht hin und her geworfen werden; sein Selbstvertrauen (wie das Wort schon sagt, braucht man ein Selbst, in das man Vertrauen setzen kann) wäre geschwächt, aber nicht entwurzelt, und seine Beziehungen zu anderen wären zwar gestört, ohne daß er selbst jedoch innerlich beziehungslos zu ihnen würde. Deshalb braucht ein Mensch, der seinem eigenen Selbst entfremdet ist – es wäre absurd, von einem »Ersatz« für das eigene Selbst zu sprechen, denn das gibt es nicht –, irgend etwas, das ihm einen Halt, ein *neues Identitätsgefühl* gibt. Das würde ihm eine Bedeutung sich selbst gegenüber verleihen und ein Gefühl von Macht und Wichtigkeit trotz der Schwächen in seiner Struktur.

Vorausgesetzt, seine inneren Bedingungen ändern sich nicht (durch glückliche Lebensumstände), damit er die Bedürfnisse entbehren kann, die ich aufgezählt habe, dann gibt es nur einen einzigen Weg, auf dem er diese Bedürfnisse – und zwar alle auf einmal – anscheinend befriedigen kann: durch die Phantasie. Langsam und unbewußt beginnt seine Vorstellungskraft, in seinem Geist ein *idealisiertes Bild seines Selbst* zu schaffen. Im Verlauf dieses Prozesses stattet sich der Mensch selbst mit unbegrenzter Macht und erhabenen Fähigkeiten aus; er wird ein Held, ein Genie, ein großartiger Liebhaber, ein Heiliger, ein Gott.

Selbstidealisierung schließt immer eine generelle Selbstverherrlichung ein und gibt dadurch dem Individuum das dringend benötigte Gefühl von Wichtigkeit und Überlegenheit gegenüber anderen. Dies ist aber keineswegs eine blinde Selbsterhöhung. Jeder Mensch baut sein persönliches idealisiertes Image aus den Bausteinen seiner besonderen Erfahrungen, seiner frühen Phantasien, seiner speziellen Bedürfnisse sowie den ihm gegebenen Möglichkeiten. Wenn es sich hier nicht um ein persönliches Gepräge des Image handelte, könnte der Mensch nicht ein Gefühl von Identität und Einheit erlangen. Zunächst idealisiert er die eigene »Lösung« seines Grundkonflikts: Nachgiebigkeit wird Güte; Liebe etwas Heiligmäßiges; Aggressivität wird Stärke, Führerqualität, Heroismus, Allmacht; und Abseitsstehen wird

Weisheit, Selbstgenügsamkeit oder Unabhängigkeit. Was gemäß der eigenen Lösung als Unzulänglichkeit oder Defekt erscheint, wird jeweils verwischt oder retuschiert.

Mit seinen sich widersprechenden Neigungen kann der Mensch auf drei verschiedene Arten fertig werden. Eine Möglichkeit besteht darin, daß sie ebenfalls verherrlicht werden, aber im Hintergrund bleiben. Unter Umständen kommt z. B. erst im Laufe einer Analyse zum Vorschein, daß ein aggressiver Mensch, dem Liebe unerlaubte Weichheit bedeutet, in seinem idealisierten Selbstbild nicht nur ein strahlender Ritter, sondern auch ein großer Liebender ist.

Zweitens können widersprüchliche Neigungen in der Vorstellung eines Menschen so isoliert werden, daß sie keinerlei störende Konflikte mehr darstellen. Ein Patient z. B. war seinem Selbstbild nach ein Wohltäter der Menschheit, ein Weiser, der eine zurückhaltende heitere Gelassenheit erlangt hatte, aber auch ein Mensch, der ohne Bedenken seine Feinde töten konnte. Diese Aspekte, die alle bewußt waren, bedeuteten für ihn nicht nur keinen Widerspruch, sondern auch keinen Konflikt. In der Literatur ist diese Methode, Konflikte durch Isolierung zu beseitigen, von STEVENSON in seinem *Dr. Jekyll und Mr. Hyde* dargestellt worden.

Schließlich können die widersprüchlichen Neigungen auch zu positiven Fähigkeiten oder Leistungen erhöht werden, so daß sie als angemessene Aspekte einer vielseitigen Persönlichkeit erscheinen. Ich habe in meinem Buch *Unsere inneren Konflikte* ein Beispiel gebracht, in dem ein begabter Mensch seine Neigung zur Nachgiebigkeit in christliche Tugenden ummünzte, seine aggressiven Züge in eine einzigartige Begabung zur politischen Führerschaft und sein Unbeteiligtsein in die Weisheit eines Philosophen. Auf diese Art und Weise wurden die drei Aspekte seines Grundkonfliktes zugleich verherrlicht und miteinander ausgesöhnt. In seiner eigenen Vorstellung wurde er so etwas wie ein modernes Pendant zum *uomo universale* der Renaissance.

Am Schluß kommt möglicherweise der Mensch dazu, sich selbst mit seinem idealisierten und integrierten Vorstellungsbild zu identifizieren. Dann verliert dieses Vorstellungsbild den Charakter eines visionären Image, das der Mensch heimlich schätzt und liebt – unmerklich wird der Mensch selbst zu diesem Vorstellungsbild: das idealisierte Bild wird sein *idealisiertes Selbst*. Und dieses idealisierte Selbst wird für ihn wirklicher als sein wahres Selbst, in erster Linie nicht deshalb, weil es ansprechender ist, sondern weil es alle dringenden Bedürfnisse erfüllt. Diese Verlagerung seines inneren Schwerpunkts ist ein rein innerer Prozeß; äußerlich lassen sich keine auffallenden Veränderungen feststellen. Die Veränderung liegt im Kern seines Wesens, in dem Gefühl, das er von sich selbst hat.

Dies ist ein merkwürdiger und ausschließlich menschlicher Prozeß – einem Cockerspaniel würde es wohl kaum einfallen, daß er »in Wirklichkeit« ein irischer Setter ist. Beim Menschen hingegen ist dieser Übergang nur deshalb möglich, weil das eigentliche Selbst vorher undeutlich und verworren geworden ist. Während der gesunde Weg in dieser Phase der Entwicklung – wie in *jeder* Phase – eine Bewegung auf das wahre Selbst hin wäre, beginnt der Mensch jetzt, sein wahres Selbst zugunsten des idealisierten Selbst endgültig aufzugeben. Das idealisierte Selbst stellt für ihn das dar, was er »in Wirklichkeit« ist oder potentiell ist – was er sein könnte und sein sollte. Es wird der Blickpunkt, von dem aus er sich selbst betrachtet, der Maßstab, an dem er sich mißt.

Selbstidealisierung in ihren verschiedenen Aspekten möchte ich eine *umfassende neurotische Lösung* nennen – d. h. eine Lösung, die nicht nur für einen einzelnen Konflikt gültig ist, sondern ohne weiteres alle inneren Bedürfnisse zu befriedigen verspricht, die in einem Menschen zu einer bestimmten Zeit entstanden sind. Außerdem verspricht sie nicht nur eine Befreiung des Menschen von schmerzhaften und unerträglichen Gefühlen (sich verloren, ängstlich, minderwertig und gespalten zu fühlen), sondern dazu noch eine im Grunde geheimnisvolle Erfüllung seiner selbst und seines Lebens. Darum ist es auch nicht verwunderlich, daß sich ein Mensch, der eine solche Lösung gefunden zu haben glaubt, mit aller Kraft daran klammert; ja, daß diese Lösung, um einen treffenden psychiatrischen Fachausdruck zu benutzen, *zwanghaft* wird[3]. Das regelmäßige Vorkommen der Selbstidealisierung in der Neurose ist die Folge des regelmäßigen Auftretens zwanghafter Bedürfnisse, die in einem für Neurosen empfänglichen Lebenskreis gezüchtet werden.

Die Selbstidealisierung läßt sich von zwei Hauptgesichts-

[3] Die genaue Bedeutung des Begriffs *Zwanghaftigkeit* soll erst dann erörtert werden, wenn wir einen vollständigen Überblick über die einzelnen Schritte gewonnen haben, die bei dieser Lösung eine Rolle spielen.

punkten aus betrachten: Sie ist das logische Endergebnis einer frühen Entwicklung und zugleich der Anfang einer neuen. Diese Selbstidealisierung hat zwangsläufig einen weitreichenden Einfluß auf die zukünftige Entwicklung, weil es einfach keinen entscheidenderen Schritt gibt als die Aufgabe seines wahren Selbst. Dennoch liegt der Hauptgrund für ihre revolutionierende Wirkung in einer anderen natürlichen Folge dieses Schrittes: *Die Kräfte, die nach Selbstverwirklichung drängen, werden auf das Streben verlagert, das idealisierte Selbst zu verwirklichen.* Diese Verlagerung bedeutet nicht mehr und nicht weniger als einen Kurswechsel im Gesamtleben und in der Gesamtentwicklung des Menschen.

Im ganzen Buch wird gezeigt, auf welch vielfältige Art und Weise ein solcher Kurswechsel einen formenden Einfluß auf die gesamte Persönlichkeit ausübt. Seine unmittelbare Auswirkung ist, die Selbstidealisierung davor zu bewahren, daß sie nur ein innerer Vorgang bleibt, und sie in den vollen Lebenskreis des Menschen hineinzuzwingen. Der Mensch sehnt sich danach – oder besser gesagt, er wird dazu getrieben –, sich selbst zu offenbaren. Und das heißt in diesem Zusammenhang, daß er sein idealisiertes Selbst offenbaren, es in Aktion erproben muß. Es durchdringt sein Streben, seine Zielsetzungen, sein Verhalten im Leben und seine Beziehungen zu anderen. Deshalb entwickelt sich die Selbstidealisierung zwangsläufig zu einem umfassenderen Trieb, dem ich die seiner Natur und seinen Dimensionen angemessene Bezeichnung *die Suche nach Ruhm und Ehre* geben möchte. Selbstidealisierung bleibt der Kern dieses Triebs. Seine anderen Elemente, die alle stets vorhanden sind, wenn auch in individuell verschiedenen Graden der Intensität und Bewußtheit, sind das Bedürfnis nach Vollkommenheit, neurotische Ambitionen und das Bedürfnis nach rachsüchtigem Triumph.

Unter den Trieben zur Verwirklichung des idealisierten Selbst ist das *Bedürfnis nach Vollkommenheit* der radikalste. Dieser Trieb drängt nach nichts Geringerem, als die gesamte Persönlichkeit in das idealisierte Selbst umzuformen. Wie Pygmalion in Bernard Shaws gleichnamiger Komödie, so zielt der Neurotiker nicht nur auf eine Verbesserung, sondern auf eine völlige Umformung seiner selbst zu jener besonderen Art von Vollkommenheit, die durch die spezielle Struktur seines idealisierten Vorstellungsbildes vorgeschrieben ist. Dieses Endziel versucht er mit Hilfe eines komplizierten Systems von Solls und Tabus zu erreichen. Da dieser Vorgang von entscheidender Bedeutung und zudem kompliziert ist, soll er gesondert dargelegt werden[4].

Das augenfälligste und am meisten extravertierte Element in der Suche nach Ruhm und Ehre ist der *neurotische Ehrgeiz*, das Streben nach äußerem Erfolg. Obwohl dieses Streben in Wirklichkeit ein alles durchdringender Trieb ist, sich in allem hervorzutun, wird es dennoch auf den Gebieten am meisten angewandt, auf denen das Sichhervortun für den Betreffenden zur gegebenen Zeit am praktikabelsten ist. Deshalb kann sich auch der Inhalt des ehrgeizigen Strebens im Laufe des Lebens verschiedentlich ändern. In der Schule kann es ein Mensch als unerträgliche Schande empfinden, nicht Klassenbester zu sein. Später wird derselbe Mensch vielleicht genauso zwanghaft dazu getrieben, die meisten Verabredungen mit den begehrtesten Mädchen zu haben, und noch später kann er wiederum besessen sein von dem Wunsch, das meiste Geld zu verdienen oder der prominenteste Politiker zu sein. Solche Veränderungen führen leicht zu gewissen Selbsttäuschungen. Ein Mann, der zu einer bestimmten Zeit fanatisch entschlossen war, der größte Sport- oder Kriegsheld zu sein, kann zu einer anderen Zeit genauso darauf versessen sein, ein Heiliger zu werden. Unter Umständen glaubt er dann, er habe seinen Ehrgeiz »verloren«, oder er kommt zu dem Schluß, daß das Hervortun im Sport bzw. im Krieg nicht das war, was er »wirklich« wollte. So kann es geschehen, daß es ihm gar nicht klar wird, daß er immer noch im selben Boot sitzt, nämlich dem des Ehrgeizes, und nur den Kurs gewechselt hat. Natürlich muß man hier auch in allen Einzelheiten analysieren, was ihn dazu veranlaßt hat, zu jenem speziellen Zeitpunkt den Kurs zu wechseln. Ich messe diesen Kursänderungen deshalb so großes Gewicht bei, weil sie auf die Tatsache hinweisen, daß Menschen, die sich in den Fängen eines solchen Ehrgeizes befinden, kaum eine Beziehung zum *Inhalt* ihres Strebens haben. Allein das Sichhervortun als solches zählt. Wenn man diese Beziehungslosigkeit außer acht ließe, wäre mancher Wechsel unbegreiflich.

Für die Problematik, die hier erörtert wird, ist das einzelne Tätigkeitsgebiet, auf das sich der Ehrgeiz jeweils erstreckt, kaum von Interesse. Denn die Charakteristika bleiben die gleichen,

[4] S. 3. Kapitel, »Die Tyrannei der Solls«.

ob es sich nun darum handelt, eine führende Position in der Gemeinde zu bekleiden, der brillanteste Unterhalter zu sein, den Ruf eines großen Musikers oder Forschers zu haben, eine Rolle in der »Gesellschaft« zu spielen, das beste Buch zu schreiben oder der Bestangezogene zu sein. Das Bild wandelt sich jedoch in vielerlei Hinsicht, je nach der Art des erstrebten Erfolgs. Allgemein gesagt, kann dieser Erfolg mehr in die Kategorie Macht gehören (direkte Macht, indirekte Macht, Einfluß, Manipulation) oder mehr in die Kategorie Prestige (guter Ruf, Beifall, Popularität, Bewunderung, besondere Beachtung).

Diese ehrgeizigen Triebe sind die vergleichsweise realistischsten unter den expansiven Trieben. Das stimmt zumindest in dem Sinn, daß die Betreffenden tatsächlich Mühe aufwenden, um sich hervorzutun. Außerdem scheinen diese Triebe auch deshalb realistischer zu sein, weil diejenigen, die sie haben, mit hinreichend viel Glück das ersehnte Ziel – Glanz, Ehre, Einfluß – tatsächlich erreichen können. Andererseits aber bekommen diese Menschen, wenn sie wirklich mehr Geld, mehr Ansehen und Macht besitzen, auch die ganze Sinnlosigkeit ihrer Jagd zu spüren. Sie finden keinen Seelenfrieden, keine innere Sicherheit oder Lebensfreude. Sie zogen aus auf die Jagd nach dem Phantom des Ruhms und der Ehre, um ihre innere Verzweiflung zu heilen – doch diese ist noch genauso groß wie eh und je. Und weil dies nicht ein zufälliges Ergebnis ist, das nur einzelne betrifft, sondern unweigerlich eintreten muß, kann man mit Recht sagen, daß die ganze Jagd nach Erfolg im Grunde unrealistisch ist.

Da wir in einer auf Wettbewerb eingestellten Kultur leben, könnte diese Bemerkung seltsam und weltfremd erscheinen. Die Vorstellung, daß jeder vorwärtskommen, den Nächsten überflügeln und besser als die anderen sein möchte, ist so tief in uns verwurzelt, daß wir diese Tendenzen als »natürlich« empfinden. Die Tatsache aber, daß zwanghaftes Streben nach Erfolg nur in einer Wettbewerbsgesellschaft auftreten kann, macht dieses Streben nicht weniger neurotisch. Denn selbst in einer Wettbewerbsgesellschaft gibt es viele Menschen, für die andere Werte – z. B. die Entwicklung der menschlichen Persönlichkeit – wichtiger sind als der vom Konkurrenzdenken geprägte Wunsch, sich gegenüber anderen hervorzutun.

Das letzte Element in der Suche nach Ruhm und Ehre – destruktiver als die anderen – ist das *Streben nach rachsüchtigem Triumph.* Dieses Streben kann eng verbunden sein mit dem Streben nach wirklicher Leistung und Erfolg. Ist dies der Fall, so bleibt als Hauptziel nur, andere zu beschämen, sie durch den eigenen Erfolg zu erniedrigen oder durch den Aufstieg zur Prominenz Macht zu erlangen, um ihnen dadurch Leid zufügen zu können – meistens in Form einer Demütigung. Andererseits kann der Trieb, sich hervorzutun, in den Bereich der Phantasie verwiesen werden. Das Bedürfnis nach rachsüchtigem Triumph zeigt sich dann hauptsächlich in oft unwiderstehlichen, meist unbewußten Impulsen, andere in ihren persönlichen Beziehungen zu frustrieren, zu überlisten oder zu besiegen. Ich nenne diesen Trieb »rachsüchtig«, weil die Antriebskraft von Impulsen herrührt, sich für in der Kindheit erlittene Demütigungen zu rächen – Impulse, die in der späteren neurotischen Entwicklung noch verstärkt werden. Diese spätere Verstärkung ist wahrscheinlich dafür verantwortlich, daß schließlich das Bedürfnis nach rachsüchtigem Triumph ein regelmäßiger Bestandteil der Suche nach Ruhm und Ehre wird. Sowohl die Stärke dieses Triebs als auch das Wissen darum sind in bemerkenswertem Ausmaß verschieden. Die meisten Menschen sind sich eines solchen Triebes überhaupt nicht bewußt oder erkennen ihn nur in flüchtigen Momenten. Manchmal tritt er jedoch offen zutage und wird so zur kaum verhüllten Haupttriebfeder des Lebens.

Unter den Persönlichkeiten der neueren Geschichte ist Hitler ein treffendes Beispiel für einen Menschen, der demütigende Erfahrungen erleben mußte und dann sein ganzes Leben dem fanatischen Wunsch weihte, über eine immer größer werdende Menschenmasse zu triumphieren. In seinem Fall sind die *circuli vitiosi*, die das Bedürfnis unaufhörlich steigerten, klar erkennbar. Einer von ihnen entstand aus der Tatsache, daß Hitler nur in den Kategorien von Sieg und Niederlage denken konnte. Deshalb machte die Furcht vor einer Niederlage dauernd weitere Siege notwendig. Außerdem ließ das Gefühl der Großartigkeit, das mit jedem neuen Triumph wuchs, es in wachsendem Maß unerträglich erscheinen, daß irgend jemand oder irgendeine Nation seine Großartigkeit nicht anerkennen sollte.

Viele Anamnesen zeigen, wenn auch in kleinerem Maßstab, ein ähnliches Bild. Ich möchte nur auf ein Beispiel aus der neueren Literatur verweisen: SIMENONS *Der Mann, der die Züge vor-*

*beifahren sah.* Im Mittelpunkt steht ein gewissenhafter Büroangestellter, der sowohl zu Hause wie an seinem Arbeitsplatz unterdrückt wird und offensichtlich nie an etwas anderes denkt als an seine Pflicht. Als die betrügerischen Machenschaften seines Chefs aufgedeckt werden und die Firma darauf in Konkurs geht, stürzen seine Wertmaßstäbe zusammen. Die künstliche Unterscheidung zwischen höheren Wesen, denen alles erlaubt ist, und niederen Wesen, denen nur der schmale Pfad korrekten Verhaltens bleibt, zerbröckelt. Ihm wird klar, daß auch er »groß« und »frei« sein könnte. Er könnte eine Geliebte haben, sogar die bezaubernd schöne Geliebte seines Chefs. Sein Stolz ist inzwischen so überheblich, daß er sich ihr wirklich nähert; und als er abgewiesen wird, erwürgt er sie. Er wird von der Polizei gesucht, was ihn gelegentlich mit Angst erfüllt – sein Hauptantrieb ist jedoch, die Polizei glorreich zu besiegen. Selbst bei seinem Selbstmordversuch ist dies noch das Hauptmotiv.

Weit häufiger aber tritt das Streben nach rachsüchtigem Triumph überhaupt nicht zutage. Wegen seiner zerstörerischen Natur ist es wohl das verborgenste Element in der Suche nach Ruhm und Ehre. Möglicherweise ist ein fanatischer Ehrgeiz das einzige sichtbare Zeichen, und nur die Analyse kann erhellen, daß die treibende Kraft hinter diesem Ehrgeiz das Bedürfnis ist, andere zu besiegen und zu demütigen, indem man sich über sie erhebt. Der weniger schädliche Drang nach Überlegenheit kann gewissermaßen den destruktiven Zwang absorbieren, was dem Betreffenden die Möglichkeit gibt, seine Bedürfnisse zu befriedigen und sich dabei dennoch rechtschaffen vorzukommen.

Natürlich ist es wichtig, die spezifischen Einzelheiten der individuellen Neigungen auf der Suche nach Ruhm und Ehre zu erkennen, da es immer die spezifische Konstellation ist, die analysiert werden muß. Aber wir können weder die Natur noch die Wirkkraft solcher Neigungen verstehen, wenn wir sie nicht als Teile einer zusammenhängenden Einheit sehen. ADLER war der erste Psychoanalytiker, der dies als ein umfassendes Phänomen erkannt und auf dessen entscheidende Bedeutung in der Neurose hingewiesen hat[5].

[5] S. die Vergleiche mit den Konzeptionen von ADLER und FREUD im 15. Kapitel dieses Buches.

Es gibt verschiedene handfeste Beweise dafür, daß die Suche nach Ruhm und Ehre eine umfassende und zusammenhängende Einheit darstellt. Erstens kommen alle oben aufgeführten Neigungen oder Züge regelmäßig in einer Person zusammen vor. Natürlich kann das eine oder das andere Element so vorherrschend sein, daß wir den Betreffenden leichthin als ehrgeizigen Menschen oder als Träumer beschreiben. Das bedeutet aber nicht, daß die Vorherrschaft des einen Elements das Fehlen der anderen anzeigt. Der ehrgeizige Mensch hat auch ein Phantasiebild von seiner Großartigkeit; und der Träumer sehnt sich ebenfalls nach tatsächlicher Überlegenheit, selbst wenn dieser Faktor nur in der Art und Weise sichtbar wird, wie sein Stolz durch den Erfolg anderer verletzt wird[6].

Außerdem sind die einzelnen zugehörigen Züge so eng miteinander verwandt, daß der vorherrschende Trieb eines bestimmten Menschen im Laufe seines Lebens wechseln kann. Ein großartiger Tagträumer kann durchaus zu einem perfekten Vater oder Arbeitgeber werden, um eines Tages diese Rolle wieder gegen die des größten Liebenden aller Zeiten zu tauschen.

Schließlich haben alle diese Züge noch *zwei generelle Charakteristika* gemein, die beide aus der Entstehung und der Funktion des ganzen Phänomens heraus verständlich werden: ihre zwanghafte Natur und ihren Phantasiecharakter. Beide sind zwar schon erwähnt worden, doch ist es wünschenswert, ein vollständigeres und genaueres Bild von ihrer Bedeutung zu haben.

Die *zwanghafte Natur* rührt daher, daß die Selbstidealisierung (und die ganze Suche nach Ruhm und Ehre, die sich daraus entwickelt) eine neurotische Lösung ist. Wenn wir einen Trieb zwanghaft nennen, so meinen wir das Gegenteil von spontanen Wünschen oder Strebungen. Die spontanen Wünsche und Strebungen sind Ausdruck des wahren Selbst, die zwanghaften Triebe dagegen werden durch die inneren Notwendigkeiten der neurotischen Struktur determiniert. Der Mensch muß daran

[6] Weil Persönlichkeiten oft anders erscheinen, je nach dem Trieb, der gerade vorherrscht, ist die Versuchung groß, diese Triebe als separate Einheiten zu betrachten. Freud hat Phänomene, die ungefähr den hier beschriebenen gleich sind, als separate instinktive Triebe mit separater Herkunft und separaten Eigenschaften angesprochen. Als ich einen ersten Versuch machte, zwanghafte Triebe in der Neurose aufzuzählen, erschienen sie ebenfalls als separate »neurotische Züge«.

festhalten, ohne Rücksicht auf seine wahren Wünsche, Gefühle oder Interessen, damit er nicht der Angst verfällt, nicht von Konflikten zerrissen wird, nicht überwältigt wird von Schuldgefühlen, sich nicht von seinen Mitmenschen abgelehnt fühlen muß usw. Mit anderen Worten: Der Unterschied zwischen spontan und zwanghaft ist der zwischen einem »Ich will« und »Ich muß, damit ich nicht in Gefahr gerate«. Obwohl der Mensch seinen Ehrgeiz oder seinen Perfektionismus bewußt als das erleben kann, was er erreichen *will*, wird er in Wirklichkeit dazu *getrieben*, es zu erreichen. Das Bedürfnis nach Ruhm und Ehre hat ihn in seinen Fängen.

Da der Mensch selbst sich dieses Unterschieds zwischen Wollen und Getriebensein nicht bewußt ist, müssen Kriterien für diese Unterscheidung von außen her gesetzt werden. Das entscheidenste Kriterium ist die Tatsache, daß der Mensch ohne jede *Rücksicht auf sich selbst und seine wahren Interessen* auf den Weg zu Ruhm und Ehre getrieben wird. (Ich erinnere mich z. B. an ein zehnjähriges ehrgeiziges Mädchen, das lieber blind sein wollte, als nicht die Erste in ihrer Klasse zu sein.) Wir haben allen Grund zu der Frage, ob nicht mehr Menschenleben – im wörtlichen und im übertragenen Sinn – auf dem Altar von Ruhm und Ehre geopfert werden als irgendwo sonst. John Gabriel Borkman starb, als er die Gültigkeit seiner grandiosen Mission und die Möglichkeit ihrer Verwirklichung zu bezweifeln begann. Hier kommt ein wahrhaft tragisches Element ins Spiel. Wenn wir uns für eine Sache aufopfern, die wir und die meisten vernünftigen Menschen, realistisch gesehen, für konstruktiv hinsichtlich ihres mitmenschlichen Wertes halten, dann ist das zweifellos tragisch, aber auch sinnvoll. Wenn wir dagegen aus uns selbst unbekannten Gründen unser Leben als Sklaven des Phantoms von Ruhm und Ehre vergeuden, dann nimmt dies wahrhaftig die Größenordnung tragischer Verschwendung an – und das um so mehr, je wertvoller ein solches Leben potentiell ist.

Ein anderes Kriterium für die zwanghafte Natur des Triebs nach Ruhm und Ehre – wie auch für jeden anderen zwanghaften Trieb – ist die *Wahllosigkeit*. Da die wirklichen Interessen des Betreffenden bei einer solchen Jagd überhaupt keine Rolle spielen, *muß* der Betreffende selbst im Mittelpunkt der Aufmerksamkeit stehen, *muß* er der Attraktivste, der Intelligenteste, der Originellste sein – ob die Situation es verlangt oder nicht, ob er mit seinen gegebenen Eigenschaften der Erste sein *kann* oder nicht. Er *muß* aus jedem Streitgespräch als Sieger hervorgehen – gleichgültig auf wessen Seite die Wahrheit liegt. Seine Gedanken dabei sind das genaue Gegenteil von denen des Sokrates: »... denn gewiß streiten wir ja jetzt nicht darum, daß meine Ansicht oder deine vorherrschen möge, sondern ich gehe davon aus, daß wir beide um die Wahrheit kämpfen sollten[7].« Das zwanghafte Bedürfnis des Neurotikers nach wahlloser Überlegenheit macht ihn der Wahrheit gegenüber gleichgültig – ob diese ihn selbst, andere Menschen oder Tatsachen betrifft.

Außerdem hat die Suche nach Ruhm und Ehre, so wie jeder andere zwanghafte Trieb, die Eigenschaft der *Unersättlichkeit.* Der Trieb ist so lange aktiv, wie der Mensch von den (ihm) unbekannten Mächten beherrscht wird. Ein positives Echo auf getane Arbeit, ein Sieg oder irgendein Zeichen der Anerkennung oder Bewunderung können ein warmes Gefühl freudiger Erregung auslösen – aber dies ist nicht von Dauer. Ein Erfolg wird vielleicht überhaupt kaum als solcher erlebt, oder er muß kurz darauf der Verzweiflung oder Angst weichen. In jedem Fall geht die erbarmungslose Jagd nach mehr Prestige, mehr Geld, mehr Frauen, mehr Siegen und Eroberungen weiter, und das fast ohne Unterbrechung und ohne eigentliche Befriedigung.

Schließlich zeigt sich die zwanghafte Natur eines Triebes in der *Reaktion auf seine Frustration.* Je größer die subjektive Bedeutung eines Triebes ist, desto zwingender ist das Bedürfnis, das jeweilige Ziel zu erreichen und desto intensiver sind damit auch die Reaktionen auf seine Frustration. Diese stellen für uns einen Maßstab dar, an Hand dessen sich die Intensität eines Triebes beurteilen läßt.

Die Suche nach Ruhm und Ehre ist ein unerhört starker Trieb, wenn dies auch nicht immer deutlich sichtbar ist. Sie kann wie eine dämonische Besessenheit sein, fast wie ein Ungeheuer, das schließlich seinen eigenen Schöpfer verschlingt. Darum sind auch die Reaktionen auf Frustration zwangsläufig stark. Sie zeigen sich in einer schrecklichen Angst vor Verderben und Schande, die sich für viele Menschen in der Vorstellung des Versagens ausdrückt. Panik, Depression, Verzweiflung, Wut auf sich selbst und andere sind regelmäßig vorkommende Reaktionen auf das, was als »Versagen« empfunden wird, und stehen in keinerlei Verhältnis zur tatsächlichen Bedeutung des Ereignisses. Die

[7] PHILEBOS: *Platons Dialog*, Felix Meiner, Leipzig 1912.

Phobie, aus Höhen zu fallen, ist ein häufiger Ausdruck der Furcht, aus der Höhe illusionistischer Großartigkeit zu fallen. Betrachten wir den Traum eines Patienten, der eine Höhenphobie hatte. Sie trat zu einem Zeitpunkt auf, als sein fester Glaube an seine unzweifelhafte Überlegenheit zu wanken begann. Im Traum befand er sich auf dem Gipfel eines Berges, lief aber Gefahr, abzustürzen. Verzweifelt klammerte er sich am Grat des Gipfels fest. »Ich kann nicht mehr höher steigen, als ich schon bin«, sagte er. »Alles, was ich im Leben noch zu tun habe, ist also, mich da festzuhalten, wo ich stehe.« Im bewußten Zustand bezog er sich auf seinen gesellschaftlichen Status, in einem tieferen Sinn aber galt dieses »Ich kann nicht mehr höher steigen« auch für seine Illusionen über sich selbst. Er konnte wirklich nicht höher steigen, als (in seiner Vorstellung) eine göttergleiche Allmacht und kosmische Bedeutung zu haben.

Das zweite Charakteristikum, das allen Elementen der Suche nach Ruhm und Ehre eignet, ist die große und eigenartige Rolle, die die *Vorstellungskraft*, die *Phantasie,* darin spielt. Sie ist ein wirksames Instrument für den Prozeß der Selbstidealisierung. Dies ist aber ein so entscheidender Faktor, daß die gesamte Suche nach Ruhm und Ehre zwangsläufig von Phantasieelementen durchdrungen ist. Mag sich ein Mensch auch noch so sehr damit brüsten, realistisch zu sein, mag sein Weg zu Erfolg, Triumph und Perfektion noch so wirklichkeitsnah sein – seine Phantasie begleitet ihn doch und läßt ihn eine Fata Morgana für die Wirklichkeit halten. Es ist schlechterdings unmöglich, in bezug auf sich selbst unrealistisch zu sein und dabei in anderer Hinsicht absolut realistisch zu bleiben. Wenn ein Wanderer in der Wüste unter dem Druck von Erschöpfung und Durst eine Fata Morgana sieht, kann er sich zwar tatsächlich anstrengen, dieses Ziel zu erreichen, aber die Fata Morgana – das Bild von Ruhm und Ehre –, die doch seine Qual beenden sollte, ist selbst ein Produkt seiner Phantasie.

Nun durchdringt aber die Phantasie auch alle psychischen und geistigen Funktionen eines gesunden Menschen. Wenn wir den Kummer oder die Freude eines Freundes mitfühlen, so doch nur, weil uns unsere Phantasie dazu befähigt. Wenn wir wünschen, hoffen, fürchten, glauben oder planen, so ist es unsere Phantasie, die uns Möglichkeiten weist. Aber die Phantasie kann produktiv oder unproduktiv sein: sie kann uns näher an die

Wahrheit über uns selbst bringen – wie es oft in Träumen geschieht – oder uns weit von ihr wegführen; sie kann unsere wirklichen Erfahrungen reicher oder ärmer machen. Und gerade diese Unterschiede kennzeichnen in etwa die Andersartigkeit von neurotischer und gesunder Phantasie.

Wenn man an die großartigen Pläne denkt, die so viele Neurotiker entwickeln, oder an die phantastische Art ihrer Selbstverherrlichung und ihrer Ansprüche, könnte man in Versuchung geraten, zu glauben, daß diese Menschen in höherem Maße als andere die königliche Gabe der Phantasie besitzen – und daß gerade deshalb die Phantasie leichter mit ihnen durchgehen kann. Diese Annahme wird durch meine Erfahrungen nicht bestätigt. Die Gabe der Phantasie ist bei Neurotikern genauso unterschiedlich wie bei gesunden Menschen. Ich habe aber keinen Beweis dafür gefunden, daß der Neurotiker per se mehr Phantasie hätte als andere Menschen.

Diese Annahme ist eine falsche Schlußfolgerung, die jedoch auf richtigen Beobachtungen basiert. Denn die Phantasie spielt in der Neurose tatsächlich eine größere Rolle. Dies erklärt sich jedoch nicht aus konstitutionellen, sondern aus funktionellen Faktoren. Die Phantasie arbeitet im Grunde wie bei gesunden Menschen, übernimmt aber zusätzlich noch Funktionen, die sie normalerweise nicht hat. Sie wird in den Dienst neurotischer Bedürfnisse gestellt. Das wird besonders deutlich bei der Suche nach Ruhm und Ehre, deren Antriebskraft, wie wir wissen, mächtige Bedürfnisse sind. In der psychiatrischen Literatur wird die phantasiebedingte Verzerrung der Wirklichkeit »Wunschdenken« genannt. Dieser Ausdruck ist heute ein feststehender Begriff, was aber nichts daran ändert, daß er inkorrekt ist. Denn er ist viel zu eng: Ein genauer Begriff müßte nicht nur das Denken beinhalten, sondern auch das Beobachten, Glauben und vor allem Fühlen. Außerdem handelt es sich hier um ein Denken – oder Fühlen –, das nicht von unseren *Wünschen*, sondern von unseren *Bedürfnissen* gesteuert wird. Die Intensität dieser Bedürfnisse ist es, die der Phantasie die Zähigkeit und Macht verleiht, die sie in der Neurose hat, und die sie so fruchtbar – und so unkonstruktiv – macht.

Die Rolle, die die Phantasie bei der Suche nach Ruhm und Ehre spielt, kann sich unverkennbar und direkt in Tagträumen zeigen. Beim Teenager haben diese bisweilen einen unverhüllt grandiosen Charakter. Da ist z. B. der Oberschüler, der, obwohl schüchtern und in sich gekehrt, in seinen Tagträumen ein großer Sportler, ein Genie oder ein Don Juan ist. In reiferen Jahren gibt es dann Menschen wie Madame Bovary, die dauernd in Träumen von romantischen Abenteuern, mystischer Perfektion oder geheimnisvoller Heiligkeit schwelgen. Manchmal geschieht das in Form von imaginären Unterhaltungen, in denen andere beeindruckt oder beschämt werden. Andere Tagträume, die in ihrer Struktur komplizierter sind, beschäftigen sich mit beschämenden oder erhabenen Leiden, die durch Grausamkeiten oder Demütigungen verursacht sind. Häufig sind solche Tagträume nicht kunstvoll ausgesponnene Geschichten, sondern ein phantastisches Beiwerk zur alltäglichen Routine. Eine Frau z. B., die ihre Kinder versorgt, Klavier spielt oder sich das Haar kämmt, kann sich zur gleichen Zeit etwa so sehen, wie der Film eine zärtliche Mutter, eine hinreißende Pianistin oder eine verlokkende Schönheit darstellen würde. In einigen Fällen zeigen solche Tagträume ganz klar, daß ein Mensch – wie Walter Mitty – dauernd in zwei Welten leben kann. Bei anderen wiederum, die ebenfalls nach Ruhm und Ehre streben, sind Tagträume so selten und so verkümmert, daß diese Menschen mit subjektiver Ehrlichkeit behaupten können, sie hätten kein Phantasieleben. Daß sie im Irrtum sind, muß wohl nicht eigens gesagt werden. Selbst wenn sie sich nur Sorgen machen über mögliche Fehlschläge, die ihnen zustoßen könnten, ist es schließlich ihre Phantasie, die diese Möglichkeit heraufbeschwört.

Aber Tagträume, so wichtig und enthüllend sie auch sein mögen, wenn sie vorkommen, sind nicht die schädlichste Arbeit der Phantasie. Denn meistens ist sich der betreffende Mensch bewußt, daß er tagträumt, d. h. daß er sich Dinge vorstellt, die in Wirklichkeit nicht geschehen sind und in der Form, in der er sie in der Phantasie erlebt, wohl kaum geschehen werden. Jedenfalls ist es nicht allzu schwer für ihn, sich die Tatsache und den unrealistischen Charakter der Tagträume zu vergegenwärtigen. Die schädlichere Arbeit der Phantasie betrifft die hinterlistige, vollständige Verzerrung der Wirklichkeit, über die sich der Tagträumer gar nicht im klaren ist. Das idealisierte Selbst wird nicht in einem einzigen Schöpfungsakt vollendet: wenn es einmal erzeugt ist, verlangt es dauernde Aufmerksamkeit. Um das idealisierte Selbst zu aktualisieren, muß der Mensch unablässig daran arbeiten, die Wirklichkeit zu verfälschen. Er muß seine Bedürfnisse in Tugenden oder vollauf gerechtfertigte Erwartungen ummünzen; er muß seine Absichten, ehrlich oder rücksichtsvoll zu sein, in die Tatsache verdrehen, daß er ehrlich und rücksichtsvoll ist. Die glänzenden Ideen, die er für eine wissenschaftliche Arbeit hat, machen ihn zu einem großen Gelehrten, seine Möglichkeiten werden zu tatsächlichen Errungenschaften. Die bloße Kenntnis der »richtigen« moralischen Werte macht ihn bereits zu einem tugendhaften Menschen – oft sogar zu einer Art moralischem Genie. Natürlich muß seine Phantasie dabei Überstunden machen, um all die störenden Beweise des Gegenteils aus dem Weg zu räumen[8].

Die Phantasie des Neurotikers arbeitet auch in der Weise, daß sie seine Überzeugung ändert. Er muß daran glauben, daß andere beispielsweise bewundernswert oder verwerflich sind – und siehe da, ein Paradezug gütiger bzw. gefährlicher Menschen ist angetreten. Aber auch die Gefühle des Neurotikers werden durch die Phantasie verändert. Er muß sich unverletzbar glauben – und siehe da, seine Phantasie hat genügend Macht, Schmerz und Leiden zu verbannen. Er muß tiefe Gefühle empfinden – Vertrauen, Sympathie, Liebe, Leiden –, und eben diese Gefühle werden verstärkt.

Die Wahrnehmung der Verzerrungen innerer und äußerer Wirklichkeit, die die Phantasie hervorbringen kann, wenn sie in den Dienst der Suche nach Ruhm und Ehre gestellt wird, wirft für uns eine beängstigende Frage auf: Wo endet der Flug der Phantasie eines Neurotikers? Schließlich verliert er ja seinen Wirklichkeitssinn nicht völlig – wo also ist die Grenzlinie, die ihn vom Psychotiker trennt? Wenn es tatsächlich eine Grenzlinie bezüglich der Kunststücke der Phantasie gibt, so ist diese zweifellos verschwommen. Wir können lediglich sagen, daß der Psychotiker seine persönlichen geistig-seelischen Prozesse ausschießlicher als die einzig gültige Wirklichkeit betrachtet, während der Neurotiker – gleichgültig, warum – ein gewisses Interesse an der Umwelt und an seinem Standort darin bewahrt und damit eine einigermaßen befriedigende Orientierungsmöglichkeit besitzt. Die Gründe für diesen Unterschied sind komplex. Es wäre der Mühe wert, einmal zu untersuchen, ob beim Psychotiker eine noch radikalere Aufgabe des wahren Selbst (und ein noch radikaleres Ausweichen auf das idealisierte Selbst) entscheidend ist. Wenn aber auch der Neurotiker noch so weit

[8] Vgl. die Arbeit des Ministeriums der Wahrheit in GEORGE ORWELL: *1984*.

auf dem Boden der Wirklichkeit bleiben kann, daß er nicht augenfällig gestört agiert, gibt es dennoch keine Begrenzung für den Höhenflug seiner Phantasie. Das auffälligste Charakteristikum der Suche nach Ruhm und Ehre ist tatsächlich, daß sie ins Phantastische vordringt, in den *Bereich der unbegrenzten Möglichkeiten*.

Alles Streben nach Ruhm und Ehre hat eins gemein: das Greifen nach größerem Wissen, größerer Weisheit, größerer Tugend oder stärkeren Kräften, als dem Menschen normalerweise gegeben sind; sie alle zielen auf das *Absolute*, das Unbegrenzte, das Unendliche. Nur absolute Furchtlosigkeit, absolute Beherrschung, absolute Heiligkeit übt eine Anziehung auf den Neurotiker aus, der vom Trieb nach Ruhm und Ehre besessen ist. Damit steht der Neurotiker in krassem Gegensatz zum wahrhaft religiösen Menschen. Dieser glaubt, daß nur für Gott alles möglich und nichts unmöglich ist – die Version des Neurotikers dagegen lautet: Nichts ist unmöglich für *mich*. Seine Willensstärke sollte wunderbare Ausmaße haben, sein Urteilsvermögen unfehlbar sein, seine Voraussicht fehlerfrei, sein Wissen allumfassend. Hier taucht erstmals das Leitmotiv des Teufelspakts auf, das sich durch dieses ganze Buch hindurchziehen wird. Der Neurotiker ist ein Faust, der nicht damit zufrieden ist, viel zu wissen, sondern alles wissen muß.

Dieser Höhenflug ins Unbegrenzte wird durch die Macht der Bedürfnisse bestimmt, die hinter dem Trieb nach Ruhm und Ehre stehen. Das Bedürfnis nach dem *Absoluten* und dem *Äußersten* ist so zwingend, daß es die Kontrollen überwindet, die unsere Phantasie normalerweise davor bewahren, sich von der Wirklichkeit abzulösen. Der Mensch braucht, um seiner Aufgabe als Mensch gerecht zu werden, die Vision der Möglichkeiten, den Ausblick auf die Unendlichkeit, aber auch das Erkennen der Grenzen, der Notwendigkeiten, des Konkreten. Wenn die Gedanken und Gefühle eines Menschen hauptsächlich auf das Unendliche und die visionären Möglichkeiten ausgerichtet sind, verliert er seinen Sinn für das Konkrete, für das Hier und Jetzt. Er verliert seine Fähigkeit, im Augenblick zu leben. Er ist nicht mehr in der Lage, sich seinen inneren Notwendigkeiten unterzuordnen – dem, »was man seine eigenen Grenzen nennen könnte«. Er verliert den Blick für das, was tatsächlich notwendig ist, um ein bestimmtes Ziel zu erreichen. »Jede kleinste Möglichkeit sogar würde Zeit brauchen, Wirklichkeit zu werden«. Sein Denken kann viel zu abstrakt, sein Wissen »eine Art unmenschliches Wissen werden, für dessen Erlangung das eigene Selbst vergeudet wird, ungefähr in der Art, wie Menschenleben für den Bau der Pyramiden vergeudet wurden«. Sein Gefühl für andere kann bis zu einer »abstrakten Sentimentalität für die Menschheit« verdunsten. Wenn andererseits ein Mensch nicht über den engen Horizont des Konkreten, des Notwendigen, des Endlichen hinwegsieht, wird er »engherzig und bösen Geistes«. Es ist also nicht eine Frage des Entweder–Oder, sondern des Sowohl–als-Auch, wenn es Entwicklung geben soll. Die Erkenntnis der Grenzen, Gesetze und Notwendigkeiten dient als Hemmschuh dagegen, daß man ins Unendliche davongetragen wird, sowie gegen das bloße »ratlose Umherirren in den Möglichkeiten«[9].

Bei der Suche nach Ruhm und Ehre sind die *Kontrollen der Phantasie in ihrem Funktionsablauf gestört.* Dies bedeutet aber nicht ein generelles Unvermögen, Notwendigkeiten zu erkennen und sich ihnen unterzuordnen. Eine bestimmte Richtung in der weiteren neurotischen Entwicklung kann es vielen Menschen durchaus sicherer erscheinen lassen, ihr Leben einzuengen. Dann können sie dazu neigen, die Möglichkeit, ins Phantastische fortgerissen zu werden, als eine Gefahr anzusehen, die vermieden werden muß. Sie verschließen sich unter Umständen gegen alles, was ihnen phantastisch vorkommt, verhalten sich ablehnend gegenüber abstraktem Denken und klammern sich überängstlich an das, was sichtbar, greifbar, konkret oder unmittelbar nützlich ist. Während aber das bewußte Verhalten gegenüber alldem variiert, ist jeder Neurotiker im Grunde seines Wesens keinesfalls gewillt, Grenzen hinsichtlich dessen anzuerkennen, was er von sich selbst erwartet und für erreichbar hält. Sein Bedürfnis, sein idealisiertes Selbstbild zu aktualisieren, ist so zwingend, daß er Hemmungen als irrelevant oder nicht existent beiseite schieben muß.

Je mehr die irrationale Phantasie die Herrschaft übernommen hat, desto leichter ist der Neurotiker durch irgend etwas Reales, Definitives, Konkretes oder Endliches in Furcht und Schrecken zu versetzen. Er neigt dazu, Zeit zu verabscheuen, weil sie etwas Bestimmtes ist; Geld, weil es konkret ist; Tod wegen seiner End-

[9] Diese Darlegungen folgen in etwa SÖREN KIERKEGAARD: *Die Krankheit zum Tode.* Die Zitate in diesem Absatz sind dem genannten Werk entnommen und nach der bei Eugen Diederichs, Düsseldorf 1954 erschienenen Ausgabe der Gesammelten Werke zitiert.

gültigkeit. Er kann es aber auch verabscheuen, einen bestimmten Wunsch oder eine bestimmte Meinung zu haben, und vermeidet es deshalb, eine eindeutige Verpflichtung einzugehen oder eine Entscheidung zu fällen. Ein Beispiel soll dies veranschaulichen: Eine Patientin hegte die Vorstellung, sie sei ein Irrlicht, das im Mondschein umhertanzte. Diese Patientin konnte von Entsetzen ergriffen werden, wenn sie in einen Spiegel sah – nicht, weil sie dabei mögliche Unvollkommenheiten entdeckte, sondern weil sie klar erkennen mußte, daß sie feste Konturen hatte, etwas Wirkliches war, »festgelegt war auf eine konkrete körperliche Form«. Sie fühlte sich dann wie ein Vogel, dessen Schwingen auf einem Brett festgenagelt sind. Und wenn diese Gefühle ins Bewußtsein drangen, verspürte sie jeweils Impulse, den Spiegel zu zertrümmern.

Natürlich ist die Entwicklung nicht immer so extrem. Aber jedem Neurotiker, selbst wenn er oberflächlich als gesund angesehen werden kann, ist es zuwider, sich mit Beweisen auseinanderzusetzen, wenn es um seine speziellen Illusionen über sich selbst geht. Und das muß so sein, weil seine Illusionen sonst zusammenstürzen würden. Die Verhaltensweisen gegenüber äußeren Gesetzen und Ordnungen wechseln; im Gegensatz dazu ist der Neurotiker stets geneigt, die in ihm selbst liegenden Gesetze zu leugnen; er weigert sich, die Unvermeidlichkeit von Ursache und Wirkung in psychischen Belangen zu sehen oder die Tatsache anzuerkennen, daß ein Faktor aus dem anderen folgen muß oder ihn verstärkt.

Für den Neurotiker gibt es unendlich viele Möglichkeiten, Beweise zu ignorieren, die er nicht sehen will. Er vergißt, es zählt nicht, es war zufällig, es war wegen der Umstände oder weil andere ihn gereizt haben, er konnte es nicht ändern, weil es »natürlich« war. Wie ein betrügerischer Buchhalter setzt er alles daran, seine doppelte Buchführung aufrechtzuerhalten. Im Gegensatz zu diesem schreibt er sich jedoch nur das günstige Konto zu und gibt vor, von dem anderen keine Kenntnis zu haben. Bisher habe ich noch keinen Patienten gesehen, bei dem die offene Rebellion gegen die Wirklichkeit, wie sie in *Harvey* ausgedrückt ist (»Zwanzig Jahre habe ich mit der Wirklichkeit gekämpft, und schließlich habe ich sie besiegt«), nicht eine ihm vertraute Saite anschlug. Oder um noch einmal die typische Äußerung eines Patienten zu zitieren: »Wenn es nicht die Wirklichkeit gäbe, wäre ich völlig in Ordnung«.

Nun ist es noch erforderlich, den Unterschied zwischen der neurotischen Suche nach Ruhm und Ehre und gesundem menschlichem Streben klarer herauszuarbeiten. Oberflächlich gesehen, können sie täuschend ähnlich sein, und zwar in einem solchen Ausmaß, daß die Unterschiede nur graduell zu sein scheinen. Es sieht so aus, als ob der Neurotiker lediglich ehrgeiziger sei, sich mehr um Macht, Prestige und Erfolg bemühe als ein gesunder Mensch; als ob seine ethischen Normen nur höher oder starrer seien, als es normalerweise der Fall ist; als ob er bloß eingebildeter sei oder sich selbst für wichtiger halte als gewöhnliche Menschen. Und wer will schließlich auch wirklich wagen, eine scharfe Trennungslinie zu ziehen und zu sagen: »Hier hört das Gesunde auf, und das Neurotische beginnt.«?

Ähnlichkeiten zwischen gesundem menschlichem Streben und neurotischen Trieben bestehen deshalb, weil sie eine gemeinsame Wurzel in den spezifisch menschlichen Möglichkeiten haben. Dank seiner geistigen Kapazität hat der Mensch die Fähigkeit, über sich selbst hinauszugreifen. Im Gegensatz zu anderen Lebewesen kann er vorausdenken und planen. Er kann in vielerlei Hinsicht seine Fähigkeiten nach und nach ausbauen und hat dies, wie die Geschichte zeigt, auch getan. Dasselbe trifft für das Leben des einzelnen Menschen zu. Es gibt keine starr festgelegten Grenzen für das, was er aus seinem Leben machen, welche Qualitäten oder Fähigkeiten er entwickeln und was er schöpferisch tun kann. Wenn man diese Tatsachen in Betracht zieht, scheint es unvermeidlich zu sein, daß der Mensch bezüglich seiner Begrenztheit so unsicher ist und deshalb seine Ziele leicht zu hoch oder zu niedrig steckt. Diese vorgegebene Unsicherheit ist die Basis, ohne die sich die Suche nach Ruhm und Ehre unmöglich entwickeln könnte.

Der Grundunterschied zwischen gesundem Streben und neurotischen Trieben nach Ruhm und Ehre liegt in den Kräften, aus denen sie gespeist werden. Gesundes Streben entspringt der dem Menschen angeborenen Neigung, seine gegebenen Möglichkeiten zu entwickeln. Der Glaube an einen angeborenen Drang zum Wachstum ist immer der Grundsatz gewesen, auf dem unsere theoretische und therapeutische Methode beruht[10].

[10] »Unsere« heißt hier die Methode der gesamten Association for the Advancement of Psychoanalysis.

In der Einleitung zu *Unsere inneren Konflikte* schrieb ich, es sei meine Über-

Und dieser Glaube ist seither durch immer neue Erfahrungen gewachsen. Die einzige Veränderung liegt in der Richtung einer genauen Formulierung. Heute würde ich sagen (wie auf den ersten Seiten dieses Buches angedeutet), daß die lebendigen Kräfte des wahren Selbst den Menschen zur Selbstverwirklichung drängen.

Die Suche nach Ruhm und Ehre dagegen entspringt dem Bedürfnis, das idealisierte Selbst zu aktualisieren. Dieser Unterschied ist grundlegend, da sich alle anderen Ungleichheiten hieraus ergeben. Weil Selbstidealisierung an sich eine neurotische Lösung ist und deshalb zwanghaften Charakter hat, sind alle Triebe, die daraus erwachsen, notwendigerweise auch zwanghaft. Weil der Neurotiker, solange er sich an seine Illusionen über sich selbst klammern muß, keine Grenzen anerkennen kann, geht seine Suche nach Ruhm und Ehre ins Unbegrenzte. Weil sein Hauptziel die Erlangung von Ruhm und Ehre ist, verliert er das Interesse am Prozeß des Lernens, des Handelns oder des schrittweisen Erreichens – ja, er neigt sogar dazu, dies alles zu verachten. Er möchte nicht einen Berg erklimmen – er möchte auf dem Gipfel sein. Infolgedessen verliert er den Sinn dafür, was Entwicklung oder Wachstum heißt, wenn er auch darüber spricht. Und da schließlich die Erschaffung des idealisierten Selbst nur auf Kosten der Wahrheit über sich selbst möglich ist, verlangt diese Aktualisierung weitere Verzerrungen der Wahrheit, wobei die Phantasie den willigen Diener spielt. So verliert der Neurotiker im Verlauf dieses Prozesses mehr oder weniger sein Interesse an der Wahrheit und den Sinn für das, was wahr oder nicht wahr ist – ein Verlust, der u. a. dafür verantwortlich ist, daß der Neurotiker Schwierigkeiten hat, echte Gefühle, Überzeugungen und echtes Streben von ihren künstlichen Gegenstücken (den unbewußten Vorspiegelungen) zu unterscheiden, sei es bei sich selbst oder bei anderen. Das Gewicht verlagert sich vom Sein auf den Schein.

Der Unterschied zwischen gesundem Streben und neurotischem Trieb nach Ruhm und Ehre ist also der zwischen freiem

zeugung, daß der Mensch sowohl die Fähigkeit als auch den Wunsch habe, seine gegebenen Möglichkeiten zu entwickeln.

Vgl. auch Kurt Goldstein: *Human Nature*, Harvard University Press 1940. Goldstein macht jedoch keinen Unterschied – der aber für den Menschen entscheidend ist – zwischen Selbstverwirklichung und Aktualisierung des idealisierten Selbst.

Antrieb und Zwang, zwischen Anerkennung und Ablehnung von Begrenzungen, zwischen der Konzentration auf die Vision eines gloriosen Endprodukts und dem Gefühl für Entwicklung, zwischen Schein und Sein, Phantasie und Wahrheit.

Der Unterschied, der hier geschildert wurde, ist aber nicht identisch mit dem zwischen einem relativ gesunden Individuum und einem Neurotiker an sich. Der relativ gesunde Mensch ist vielleicht gar nicht so ernsthaft darauf bedacht, sein wahres Selbst zu verwirklichen, und der Neurotiker wird keineswegs ausschließlich dazu angetrieben, sein idealisiertes Selbst zu aktualisieren: die Tendenz zur Selbstverwirklichung ist auch in ihm wirksam. Wenn dieses Streben nicht schon im einzelnen Patienten läge, könnten wir ihm in der Therapie nicht bei seinem Wachstum helfen. Während aber der Unterschied zwischen einem gesunden Menschen und einem Neurotiker in dieser Beziehung nur ein gradueller ist, ist der Unterschied zwischen echtem Streben und zwanghaften Trieben ein Qualitäts- und kein Quantitätsunterschied[11].

Das treffendste Symbol für den neurotischen Prozeß, der durch die Suche nach Ruhm und Ehre ausgelöst wird, ist meiner Meinung nach der Vorstellungsgehalt der Geschichten vom Pakt mit dem Teufel. Der Teufel oder sonst eine Personifizierung des Bösen versucht einen Menschen, der sich in einer ausweglosen Situation geistiger oder materieller Not befindet, mit dem Angebot unbegrenzter Macht. Er kann diese Macht aber nur um den Preis seiner Seele oder seiner Höllenfahrt erlangen. Eine derartige Versuchung kann jedem widerfahren, denn sie spricht eine zweifache starke Sehnsucht im Menschen an: die Sehnsucht nach dem Unendlichen und den Wunsch nach einem einfachen Ausweg. Der religiösen Überlieferung nach haben die größten geistigen Führer der Menschheit, Buddha und Christus, solche Versuchungen erlebt. Da beide jedoch fest in sich selbst ruhten, haben sie sie als Versuchungen erkannt und zurückgewiesen. Zudem sind die Bedingungen, die in einem solchen Pakt genannt werden, eine angemessene Darlegung dessen, was als Preis in der Entwicklung des Neurotikers zu zahlen ist. Um in diesen Symbolen zu sprechen: Der leichte Weg zum unbegrenzten

[11] Wenn ich in diesem Buch vom »Neurotiker« spreche, so meine ich einen Menschen, in dem neurotische Triebe gegenüber gesundem Streben überwiegen.

Ruhm ist zwangsläufig auch der Weg zur inneren Hölle der Selbstverachtung und Selbstpeinigung. Der Mensch, der diesen Weg wählt, verliert tatsächlich seine Seele – sein wahres Selbst.

2. Kapitel

# Neurotische Ansprüche

Der Neurotiker verirrt sich bei seiner Suche nach Ruhm und Ehre und gerät in den Bereich des Phantastischen, des Unendlichen, der grenzenlosen Möglichkeiten. Allem äußeren Anschein nach kann er durchaus ein »normales« Leben als Mitglied seiner Familie und seiner Gemeinde führen, seiner Arbeit und seinen Freizeitbeschäftigungen nachgehen. Ohne sich dessen bewußt zu sein oder zumindest das wahre Ausmaß zu erfassen, lebt er in zwei Welten – in der Welt seines geheimen persönlichen Lebens und in der Welt seines offiziellen Lebens. Diese beiden Welten stoßen sich aneinander. Um den bereits erwähnten Ausspruch eines Patienten zu wiederholen: »Das Leben ist schrecklich; es ist so voller Realität!«

Mag der Neurotiker auch noch so abgeneigt sein, sich mit Beweisen auseinanderzusetzen, die Realität drängt sich unvermeidbar auf zweierlei Art und Weise auf. Der Betreffende kann hochbegabt sein, in allen wesentlichen Punkten ist er dennoch wie jeder andere – mit generellen menschlichen Grenzen und mit erheblichen individuellen Schwierigkeiten behaftet. Sein wirkliches Sein verträgt sich nicht mit seinem göttergleichen Vorstellungsbild, und die Realität außerhalb seines Selbst behandelt ihn auch nicht so, als fände sie ihn göttergleich. Auch für ihn hat die Stunde nur 60 Minuten; auch er muß sich anstellen wie jeder andere, und vom Taxifahrer oder vom Chef wird er als gewöhnlicher Sterblicher behandelt.

Die schimpfliche Behandlung, der sich ein solcher Mensch ausgesetzt fühlt, läßt sich anhand einer kleinen Begebenheit illustrieren, an die sich eine Patientin aus ihrer Kinderzeit erinnerte. Sie war drei Jahre alt und gab sich dem Tagtraum hin, Feenkönigin zu sein. In diesem Augenblick hob ein Onkel sie hoch und sagte scherzend: »Ach je, was hast du für ein schmutziges Gesicht!« Die ohnmächtige Wut und Empörung, die sie damals ergriffen hatte, hat sie nie vergessen. Auf diese Weise wird ein solcher Mensch fast ununterbrochen mit verwirrenden oder schmerzhaften Widersprüchen konfrontiert. Was macht er dagegen? Wie kann er sie erklären, auf sie reagieren oder sie zu beseitigen versuchen? Solange seine persönliche Selbstverherrlichung so unentbehrlich ist, daß sie nicht angetastet werden darf, kann er nur den Schluß ziehen, daß die Welt irgendwo nicht in Ordnung ist: sie müßte anders sein. Und anstatt seine eigenen Illusionen anzugehen, stellt er nun Ansprüche an die Außenwelt. Er hat ein Recht darauf, von anderen oder vom Schicksal so behandelt zu werden, daß es in Einklang steht mit den großartigen Vorstellungen, die er von sich selbst hat. Jeder sollte seinen Illusionen schmeicheln – alles weniger ist unfair. Er hat ein Recht auf bessere Behandlung.

Der Neurotiker glaubt, einen Anspruch auf besondere Aufmerksamkeit, Rücksichtnahme und Ehrerbietung seitens der anderen zu haben. Dieser Anspruch auf Ehrerbietung ist verständlich genug und manchmal auch hinreichend augenfällig. Aber er ist nur Teil oder Teilgebiet eines umfassenderen Anspruchs – des Anspruchs, daß alle seine Bedürfnisse, die ja aus seinen Hemmungen, Ängsten, Konflikten und deren Lösungen entstehen, befriedigt oder mit dem notwendigen Respekt behandelt werden sollten. Außerdem sollte das, was er fühlt, denkt oder tut, keine ungünstigen Auswirkungen nach sich ziehen. Das bedeutet tatsächlich einen Anspruch darauf, daß psychische Gesetze für ihn keine Gültigkeit haben dürfen. Deshalb braucht er seine Schwierigkeiten nicht zu erkennen – oder jedenfalls nicht zu beheben. Denn es ist nicht mehr seine Sache, etwas gegen seine Probleme zu unternehmen – es ist Sache der anderen, dafür zu sorgen, daß sie ihn nicht stören.

Der deutsche Psychoanalytiker HARALD SCHULTZ-HENCKE[1] hat als erster unter den modernen Analytikern die Ansprüche erkannt, die der Neurotiker hegt. Er nannte sie *Riesenansprüche* und schrieb ihnen eine entscheidende Rolle bei Neurosen zu. Wenngleich ich seine Meinung in bezug auf die Wichtigkeit dieser Ansprüche teile, unterscheidet sich doch meine eigene Auffassung in vielen Punkten von der seinen. Ich halte z. B. den Ausdruck »Riesenansprüche« nicht für glücklich: Er ist irreführend, weil er die Vermutung nahelegt, die Ansprüche seien ihrem Inhalt nach übermäßig. Es stimmt zwar, daß sie in manchen Fällen nicht nur übermäßig, sondern sogar phantastisch sind; andere jedoch erscheinen recht vernünftig. Wenn man nun sein Haupt-

[1] HARALD SCHULTZ-HENCKE: *Einführung in die Psychoanalyse.*

augenmerk auf den maßlosen Inhalt der Ansprüche richtet, wird es schwieriger, bei sich selbst und anderen solche Ansprüche zu erkennen, die vernünftig zu sein scheinen.

Nehmen wir z. B. einen Geschäftsmann, der darüber aufgebracht ist, daß ein Zug nicht zu einer ihm genehmen Zeit abgeht. Einer seiner Freunde, der weiß, daß nichts Wichtiges auf dem Spiel steht, gibt ihm zu verstehen, daß er allzu anspruchsvoll sei. Darauf reagiert unser Geschäftsmann mit einem neuen Anfall von Entrüstung: Der Freund verstehe gar nicht, wovon er rede. Er, der Geschäftsmann, sei ein vielbeschäftigter Mann und könne deshalb mit Recht erwarten, daß ein Zug zu einer vernünftigen Zeit fahre.

Natürlich ist sein Wunsch verständlich. Wer wünschte sich nicht einen Fahrplan, der den eigenen Abmachungen entspricht. Aber – wir haben kein *Anrecht* darauf. Damit kommen wir zum Kernpunkt dieses Phänomens: *Ein Wunsch oder ein Bedürfnis, die an und für sich durchaus verständlich sind, werden zu einem Anspruch.* Die Nichterfüllung dieses Anspruchs wird dann als unfaire Frustration empfunden, als ein Verstoß, über den man mit Recht entrüstet sein darf.

Der Unterschied zwischen einem Bedürfnis und einem Anspruch ist eindeutig. Wenn jedoch die psychischen Unterströmungen das eine in das andere verwandelt haben, ist sich der Neurotiker nicht nur des Unterschieds nicht bewußt, sondern tatsächlich abgeneigt, diesen Unterschied zu sehen. Er spricht von einem verständlichen oder natürlichen Wunsch, wenn er in Wirklichkeit einen Anspruch meint; er glaubt, ein Anrecht auf vieles zu haben, bei dem ein bißchen klares Denken ihm zeigen könnte, daß es ihm nicht naturgemäß zusteht. Ich denke z. B. an die vielen Patienten, die außer sich sind vor Entrüstung, wenn sie ein Strafmandat für falsches Parken bekommen. Auch hier ist der Wunsch, »nicht erwischt zu werden«, durchaus verständlich, aber sie haben kein Anrecht auf Ausnahme. Nicht, daß ihnen die Gesetze unbekannt wären – sie argumentieren jedoch (wenn sie überhaupt darüber nachdenken): Andere werden nicht erwischt, also ist es unfair, daß ich erwischt worden bin.

Aus diesen Gründen scheint es ratsam, einfach von irrationalen oder neurotischen Ansprüchen zu reden. Es sind neurotische Bedürfnisse, die unbewußt in Ansprüche umgemünzt wurden. Und sie sind irrational, weil sie ein Anrecht voraussetzen, das in Wirklichkeit gar nicht besteht. Mit anderen Worten: Die Ansprüche sind gerade deshalb maßlos, weil sie als Ansprüche erlebt werden, statt einfach als neurotische Bedürfnisse erkannt zu werden. Der spezielle Inhalt solcher Ansprüche ist im einzelnen verschieden, je nach der besonderen neurotischen Struktur. Allgemein kann man jedoch sagen, daß der Patient einen berechtigten Anspruch auf all das zu haben glaubt, was ihm wichtig ist – auf die Befriedigung all seiner besonderen neurotischen Bedürfnisse.

Wenn wir von einem anspruchsvollen Menschen sprechen, denken wir meist an Ansprüche gegenüber anderen. Und menschliche Beziehungen stellen tatsächlich ein wichtiges Gebiet dar, auf dem neurotische Ansprüche angemeldet werden. Aber wir unterschätzen die Reichweite der Ansprüche erheblich, wenn wir sie derart beschränken. Solche Ansprüche werden genausogut an menschliche Institutionen und darüber hinaus sogar an das Leben selbst gestellt.

Ein absoluter Anspruch hinsichtlich mitmenschlicher Beziehungen zeigte sich bei einem Patienten, der in seinem äußeren Verhalten ziemlich schüchtern und in sich gekehrt schien. Ohne es zu wissen, litt er an einer durchdringenden Trägheit und war völlig gehemmt, wenn es um das Erschließen der eigenen Möglichkeiten ging. »Die Welt sollte mir zu Diensten stehen, und ich dürfte gar nicht belästigt werden«, sagte er.

Einen gleichermaßen umfassenden Anspruch erhob eine Frau, die im Grunde ihres Wesens Angst vor Selbstzweifeln hatte. Sie hielt es für ihr Recht, daß alle ihre Bedürfnisse befriedigt würden. »Es ist einfach undenkbar«, sagte sie, »daß sich ein Mann nicht in mich verlieben sollte, wenn ich es will.« Ihre Ansprüche äußerten sich zunächst in religiöser Form: »Alles wird mir gegeben, um das ich bete.« In ihrem Fall hatte diese Haltung allerdings eine Kehrseite. Da es eine undenkbare Niederlage wäre, wenn ein Wunsch unerfüllt blieb, schränkte sie ihre Wünsche weitgehend ein, um keinen »Fehlschlag« zu riskieren.

Menschen, deren Bedürfnis es ist, immer *recht zu haben*, nehmen für sich das Recht in Anspruch, daß man sie niemals kritisiert oder ihre Behauptungen in Frage stellt. Diejenigen, die machtbesessen sind, glauben einen Anspruch auf blinden Gehorsam zu haben. Andere, für die das Leben zu einem Spiel geworden ist, in dem man seine Mitmenschen geschickt manipuliert, fühlen sich berechtigt, jeden zum Narren zu halten, dürfen aber selbst nie hereingelegt werden. Diejenigen, die Angst davor haben, ihren Konflikten ins Auge zu sehen, fühlen sich berechtigt, »davonzukommen«, »um ihre Probleme herumzukommen«. Der Mensch, der aggressiv ausbeuterisch ist und andere dahin einschüchtert, daß sie sich von ihm für dumm verkaufen lassen, hält es für unfair, wenn diese auf einem gerechten Handel bestehen. Der arrogante, rachsüchtige Mensch, der dazu getrieben wird, andere zu beleidigen, und dennoch ihre Anerkennung braucht, glaubt einen Anspruch auf »Immunität« zu haben: Was immer er anderen antut, er kann verlangen, daß ihm niemand etwas übelnimmt. Eine andere Version des gleichen Anspruchs ist die des »Verständnisses«: Wie mürrisch oder schlechtgelaunt man auch ist, man hat ein Recht auf Verständnis. Derjenige, für den »Liebe« eine allumfassende Lösung ist, macht sein Bedürfnis zu einem Anspruch auf ausschließliche und bedingungslose Ergebenheit. Der abgesonderte Mensch, der anscheinend keinerlei Forderungen stellt, erhebt dennoch einen Anspruch: nicht belästigt zu werden. Er meint, er wolle nichts von anderen und habe deshalb ein Recht darauf, in Ruhe gelassen zu werden, worum es auch gehen mag. »Nicht belästigt zu werden« bedeutet meistens, von Kritik, Erwartungen oder Bemühungen ausgenommen zu sein – selbst wenn diese Bemühungen im Interesse des Betreffenden gemacht werden.

Dies sollte als Beispiel dafür genügen, wie sich neurotische Ansprüche in persönlichen Beziehungen äußern. In unpersönlicheren Situationen oder Institutionen gegenüber dominieren Ansprüche mit einem negativen Inhalt. Vorteile, die sich aus Gesetzen oder Verordnungen ergeben, werden z. B. als selbstverständlich hingenommen, während es als unfair empfunden wird, wenn sich solche Gesetze oder Verordnungen für den Betreffenden nachteilig auswirken.

Ich bin heute noch dankbar für eine Episode, die ich während des letzten Krieges erlebte; denn sie hat mir die Augen geöffnet für die unbewußten Ansprüche, die ich selbst erhob, und somit für die anderer Menschen. Ich kam von einem Besuch aus Mexiko zurück und wurde in Corpus Christi aus dem Flugzeug gewiesen, weil es Passagiere mit höherer Dringlichkeitsstufe gab. Obwohl ich diese Anordnung prinzipiell als durchaus gerechtfertigt ansah, bemerkte ich, daß ich in dem Augenblick, als sie auf mich angewandt wurde, wütend und gereizt war. Der Gedanke an eine dreitägige Eisenbahnfahrt nach New York machte mich geradezu erbittert, und ich fühlte mich sehr erschöpft. Die gesamte Erregung gipfelte schließlich in dem tröstlichen Gedanken, daß dies eine besondere Fügung der Vorsehung sein könnte, weil dem Flugzeug möglicherweise etwas geschehen würde.

In diesem Augenblick wurde mir plötzlich die ganze Lächerlichkeit meiner Reaktionen klar. Ich dachte darüber nach und erkannte sogleich die Ansprüche, die sich dahinter verbargen: erstens, daß ich eine Ausnahme sei, und zweitens, daß die Vorsehung mit mir besonders sorglich verfahren werde. Von da an änderte sich meine ganze Einstellung zu jener Eisenbahnfahrt. Es war zwar keineswegs weniger unbequem, Tag und Nacht im überfüllten Abteil zu sitzen, aber ich war nicht mehr müde und fing förmlich an, die Reise zu genießen.

Ich bin überzeugt, daß jeder leicht solche und ähnliche Erfahrungen bei sich und anderen machen kann. Die Schwierigkeiten, die z. B. viele Leute als Fußgänger oder Autofahrer mit den Verkehrsregeln haben, stammen häufig aus einem unbewußten Protest gegen diese Regeln. *Sie* dürfen einer solchen Regelung nicht unterliegen. Andere sind beleidigt über die »Anmaßung« einer Bank, die sie darauf aufmerksam macht, daß ihr Konto überzogen ist. Viele Formen von Prüfungsangst oder auch die Unfähigkeit, sich auf Prüfungen vorzubereiten, resultieren ebenfalls aus dem Anspruch auf Ausnahme. Ähnlich kann die Entrüstung über eine schlechte künstlerische Darbietung dem Gefühl entspringen, Recht auf erstklassige Unterhaltung zu haben.

Dieser Anspruch auf Ausnahme erstreckt sich auch auf psychische Naturgesetze. Es ist erstaunlich, wie uneinsichtig durchaus intelligente Patienten werden können, wenn sie in psychischen Belangen die Unvermeidbarkeit von Kausalzusammenhängen begreifen sollen. Ich denke dabei an so selbstverständliche Zusammenhänge wie: Wenn wir etwas erreichen wollen, müssen wir dafür arbeiten; wenn wir unabhängig werden wollen, müssen wir uns darum bemühen, die Verantwortung für uns selbst zu übernehmen. Oder: Solange man arrogant ist, ist man angreifbar; solange wir uns nicht selbst lieben, können wir unmöglich glauben, daß andere uns lieben, und müssen daher mißtrauisch gegenüber jeder Liebesäußerung sein. Patienten, denen man solche Folgen von Ursache und Wirkung aufzeigt, fangen manchmal an zu argumentieren, oder sie werden verwirrt und weichen aus.

Viele Faktoren sind im Spiel, damit diese besondere Art »Beschränktheit« erreicht wird[2]. Wir müssen uns zunächst einmal darüber klar sein, daß das Begreifen solcher Kausalzusammenhänge für den Patienten eine Konfrontierung mit der Notwendigkeit eines inneren Wandels bedeutet. Natürlich ist es immer schwierig, irgendeinen neurotischen Faktor zu verändern.

Hinzu kommt aber, wie wir schon gesehen haben, daß viele Patienten eine starke unbewußte Abneigung gegen die Einsicht haben, daß sie überhaupt einer Notwendigkeit unterliegen sollen. Allein die Worte »Regeln«, »Notwendigkeit«, »Begrenzung« können sie erschauern lassen – falls sie deren Sinngehalt überhaupt aufnehmen. In ihrer persönlichen Welt ist alles möglich – für sie. Die Anerkennung irgendeiner auf sie anwendbaren Notwendigkeit würde sie deshalb aus ihrer erhabenen Welt in die Wirklichkeit stürzen, wo sie denselben Naturgesetzen unterlägen wie jeder andere. Und gerade dieses Bedürfnis, Notwendigkeiten aus ihrem Leben zu eliminieren, ist es, das in einen Anspruch umschlägt. In der Analyse zeigt sich dies darin, daß sie sich berechtigt fühlen, über der Notwendigkeit inneren Wandels zu stehen. Damit weigern sie sich unbewußt, einzusehen, daß sie gewisse Verhaltensweisen in sich selbst ändern müssen, wenn sie unabhängig, weniger angreifbar oder fähig werden wollen, an ihr Geliebtwerden zu glauben.

Am erstaunlichsten sind jedoch bestimmte geheime Ansprüche, die an das Leben selbst gestellt werden. Jeder Zweifel am irrationalen Charakter solcher Ansprüche muß auf diesem Gebiet schwinden. Natürlich würde das Gefühl der Göttergleichheit eines Menschen zerschlagen, wenn er der Tatsache ins Auge sähe, daß auch für ihn das Leben begrenzt und gefährlich ist; daß das Schicksal auch ihn jederzeit treffen kann – mit einem Unfall, einem Unglück, Krankheit oder Tod – und damit sein Gefühl der Allmacht zerstören. Denn (um eine uralte Wahrheit zu wiederholen) wir können wenig dagegen tun. Wir sind zwar in der Lage, manche lebensgefährlichen Risiken zu vermeiden und uns heutzutage auch gegen finanzielle Verluste, die aus einem Sterbefall erwachsen, abzusichern – aber den Tod selbst können wir nicht vermeiden. Da der Neurotiker jedoch nicht

[2] Vgl. die Ausführungen über die psychische Fragmentation (7. Kapitel) sowie die Erörterungen über die Abneigung gegen Wandel bei der resignierten Persönlichkeit (11. Kapitel).

in der Lage ist, der Unsicherheit des menschlichen Lebens ins Auge zu sehen, entwickelt er einen Anspruch darauf, unverletzbar zu sein, der Gesalbte zu sein, derjenige, dem immer das Glück lacht, für den das Leben leicht und ohne Leid ist.

Im Gegensatz zu den Ansprüchen, die im mitmenschlichen Bereich wirken, können die Ansprüche an das Leben selbst nicht wirksam geltend gemacht werden. Der Neurotiker, der solche Ansprüche hegt, kann nur zwei Dinge tun. Er kann vor sich selbst ableugnen, daß ihm irgend etwas geschehen könnte. In diesem Fall wird er zur Waghalsigkeit neigen – bei kaltem Wetter ausgehen, obwohl er Fieber hat, keine vorbeugenden Maßnahmen gegen wahrscheinliche Infektionen ergreifen oder Sexualverkehr ohne Vorsichtsmaßnahmen haben. Er wird einfach so leben, als könne er niemals alt werden oder sterben. Trifft ihn dann aber doch ein Mißgeschick, so ist das für ihn ein niederschmetterndes Erlebnis, das ihn unter Umständen in Panik stürzt. Mag dieses Erlebnis auch noch so trivial sein, es zerrüttet doch seinen erhabenen Glauben an seine Unverletzbarkeit. Andererseits kann der Neurotiker auch ins andere Extrem verfallen und dem Leben gegenüber übervorsichtig werden. Wenn er sich nicht mehr darauf verlassen kann, daß sein Anspruch auf Unverletzbarkeit respektiert wird, kann ja alles geschehen, und er kann sich auf nichts mehr verlassen. Das bedeutet aber nicht, daß er seine Ansprüche aufgegeben hätte; es heißt vielmehr, daß er sich nicht noch einmal der Erkenntnis aussetzen will, wie nichtig seine Ansprüche sind.

Andere Verhaltensweisen gegenüber dem Leben und dem Schicksal erscheinen sinnvoller, solange wir nicht die Ansprüche erkennen, die sich dahinter verbergen. Viele Patienten zeigen direkt oder indirekt, daß sie es als ungerecht empfinden, mit ihren besonderen Schwierigkeiten behaftet zu sein. Wenn sie über ihre Freunde sprechen, weisen sie darauf hin, daß – obwohl auch diese neurotisch sind – der eine sich in gesellschaftlichen Situationen viel leichter zurechtfindet, der andere mehr Erfolg bei Frauen hat, wieder ein anderer aggressiver ist oder das Leben besser genießen kann. Derartige Reden scheinen verständlich, wenn sie auch nutzlos sind. Jeder leidet schließlich unter seinen eigenen Schwierigkeiten und findet es deshalb wünschenswert, gerade jene, die ihn ständig stören, nicht zu haben.

Die Reaktionen des Patienten auf ein Zusammensein mit einem dieser »beneidenswerten« Menschen deuten jedoch auf einen schwerwiegenderen Prozeß hin. So kann z. B. ein solcher Patient plötzlich eine Erkältung bekommen oder verzagt werden. Geht man derartigen Reaktionen nach, so erkennt man als Ursache einen starren Anspruch des Patienten, überhaupt keine Probleme zu haben. Er hat einen Anspruch darauf, mit besseren Gaben ausgestattet zu sein als irgend jemand sonst. Außerdem hat er nicht nur Anspruch auf ein Leben ohne persönliche Probleme, sondern auch auf die ausgezeichneten Gaben, mit denen jene Menschen ausgestattet sind, die er persönlich oder vielleicht von der Leinwand her kennt: so bescheiden und intelligent zu sein wie Charlie Chaplin, so menschlich und mutig wie Spencer Tracy, so überaus männlich wie Clark Gable. Der Anspruch, ich sollte nicht ich sein, ist zu eindeutig irrational, als daß er als solcher auftauchen könnte. Er äußert sich in Form von mißgünstigem Neid gegenüber allen, die begabter oder in ihrer Entwicklung glücklicher sind; in Form von Imitation oder Verehrung solcher Menschen sowie in Ansprüchen an den Analytiker, er möge ihn, den Patienten, mit all diesen wünschenswerten, oft widersprüchlichen Vollkommenheiten ausstatten.

Dieser Anspruch, mit den vorzüglichsten Eigenschaften ausgestattet zu sein, hat recht lähmende Auswirkungen. Er bringt nicht nur chronische Neidgefühle und Unzufriedenheit mit sich, sondern ist auch eine echte Behinderung der analytischen Arbeit. Zunächst einmal ist es unfair, daß der Patient überhaupt neurotische Schwierigkeiten haben soll; noch viel unfairer ist es jedoch, von ihm zu erwarten, daß er an seinen eigenen Problemen arbeitet. Im Gegenteil, er hält sich für berechtigt, von seinen Schwierigkeiten befreit zu werden, ohne den mühsamen Prozeß des eigenen Wandels durchmachen zu müssen.

Diese Übersicht über die verschiedenen Arten neurotischer Ansprüche ist keineswegs vollständig. Da sich jedes neurotische Bedürfnis in einen Anspruch verwandeln kann, müßte man jedes einzelne besprechen, um ein erschöpfendes Bild dieser Ansprüche zu vermitteln. Aber auch ein kurzer Überblick gibt uns ein Gefühl für deren eigenartige Natur. Im folgenden soll nun versucht werden, die ihnen gemeinsamen Charakteristika klarer herauszuarbeiten.

Zunächst einmal sind alle diese Ansprüche in zweifacher Hinsicht unrealistisch. Der Mensch macht einen Anspruch geltend, der nur in seinem Innern existiert, und berücksichtigt die Möglichkeit dessen Erfüllung kaum oder überhaupt nicht. Dies tritt in den eindeutig phantastischen Ansprüchen, von Krankheit, Alter und Tod verschont zu bleiben, klar zutage. Es trifft jedoch genauso für die anderen zu. Die Frau, die Anspruch darauf zu haben glaubt, daß alle ihre Einladungen angenommen werden, ist beleidigt, wenn jemand ihre Einladung ablehnt, und sei es aus noch so triftigen Gründen. Der Wissenschaftler, der darauf besteht, daß ihm alles mühelos in den Schoß zu fallen hat, ärgert sich über den Arbeitsaufwand, der für eine Abhandlung oder ein Experiment nötig ist, und das oft trotz der klaren Erkenntnis, daß diese bestimmte Aufgabe nicht ohne gewissenhafte Arbeit gelöst werden kann. Der Alkoholiker, der Anspruch darauf zu haben glaubt, daß jeder ihm in einer Geldverlegenheit hilft, empfindet es als unfair, wenn diese Hilfe nicht sofort und gern geleistet wird, ob andere zu dieser Hilfeleistung in der Lage sind oder nicht.

Diese Beispiele verweisen zugleich auf ein zweites Charakteristikum neurotischer Ansprüche: auf ihre *Egozentrik*. Diese ist oft so schreiend, daß sie dem Betrachter »naiv« erscheint und ihn an ähnliche Verhaltensweisen bei verwöhnten Kindern erinnert. Aus diesem Grund gewinnen die theoretischen Schlüsse an Gewicht, daß es sich bei all diesen Ansprüchen nur um »infantile« Charakterzüge solcher Menschen handle, die (jedenfalls in diesem Bereich) noch nicht erwachsen seien. In Wirklichkeit ist dies jedoch ein Trugschluß. Das kleine Kind ist zwar auch egozentrisch, aber nur, weil es noch kein Gefühl für die Bezogenheit auf andere entwickelt hat. Es weiß einfach noch nicht, daß auch die anderen ihre Bedürfnisse und Grenzen haben – daß z. B. die Mutter ihren Schlaf braucht oder kein Geld hat, um ein Spielzeug zu kaufen. Die Egozentrik des Neurotikers dagegen beruht auf einer völlig anderen und sehr viel komplizierteren Grundlage. Er verzehrt sich selbst, weil er von seinen psychischen Bedürfnissen getrieben, von seinen Konflikten zerrissen wird und gezwungen ist, seiner ihm eigenen Lösung anzuhängen. Hier gibt es also zwei Phänomene, die ähnlich aussehen, aber verschieden sind. Daraus folgt, daß es therapeutisch völlig sinnlos wäre, einem Patienten zu erklären, seine Ansprüche seien infantil. Es könnte für ihn höchstens bedeuten, daß sie irrational sind (ein Faktum, das der Analytiker ihm auf andere Weise besser klarmachen kann), und dies bringt ihn bestenfalls zum Nachdenken. Ohne viel weitergehende Arbeit wird das aber nichts ändern.

Soviel über diese Unterscheidung. Der egozentrische Charakter neurotischer Ansprüche läßt sich in gedrängter Form anhand meines eigenen Erlebnisses darstellen, von dem bereits die Rede war. Vorrechte in Kriegszeiten sind durchaus richtig, aber meine persönlichen Bedürfnisse sollten absoluten Vorrang haben. Wenn ein Neurotiker sich krank fühlt oder etwas getan haben möchte, sollte jeder alles andere liegenlassen und ihm zur Hilfe eilen. Die höfliche Versicherung des Analytikers, er habe wirklich keine Zeit für eine Konsultation, findet deshalb oft eine wütende oder gar beleidigende Antwort, oder sie stößt auf taube Ohren. Wenn der Patient das braucht, muß man für ihn Zeit haben. Je weniger er in Beziehung zu seiner Umwelt steht, desto weniger ist er sich der anderen Menschen und ihrer Gefühle bewußt. Um mit den Worten eines Patienten zu sprechen, der zu jener Zeit eine erhabene Verachtung für die Realität an den Tag legte: »Ich bin ein freier Komet, der durch den Weltraum rast. Und das bedeutet: Was ich brauche, ist real – die anderen mit ihren Bedürfnissen sind nicht real.«

Ein drittes Charakteristikum der Ansprüche eines Neurotikers ist seine Erwartung, daß die Dinge ihm zufallen, *ohne daß er sich angemessen bemüht*. Er sieht nicht ein, daß er jemanden anrufen könnte, wenn er sich einsam fühlt – jemand sollte ihn anrufen. Die simple Schlußfolgerung, daß er weniger essen muß, wenn er abnehmen will, stößt oft auf so viel innere Opposition, daß er einfach weiter ißt und es immer noch als ungerecht empfindet, daß er nicht so schlank aussieht wie andere Menschen. Ein anderer erhebt vielleicht den Anspruch auf eine ehrenvolle Stellung, eine bessere Position, eine Gehaltserhöhung, ohne jedoch irgend etwas getan zu haben, um dessentwillen er es verdient hätte, und – was noch wichtiger ist – ohne überhaupt darum zu bitten. Er braucht sich nicht einmal selbst darüber im klaren zu sein, was er eigentlich will. Er sollte eben in der Lage sein, *alles abzulehnen oder anzunehmen.*

Nicht selten gibt ein Mensch mit höchst einleuchtenden und rührenden Worten zu verstehen, wie gern er glücklich sein möchte. Aber seine Familie oder seine Freunde stellen nach einer Weile fest, daß es äußerst schwierig ist, ihn glücklich zu machen. Möglicherweise sagen sie ihm dann, es müsse wohl eine innere Unzufriedenheit sein, die ihn davon abhalte, glücklich zu werden. Das veranlaßt ihn vielleicht, zum Analytiker zu gehen.

Der Analytiker nimmt den Wunsch des Patienten, glücklich zu sein, als ein gutes Motiv hin, zur Analyse zu kommen. Er fragt sich aber auch, warum der Patient trotz seines starken Verlangens nach Glücklichsein nicht glücklich ist. Er hat doch vieles, um das ihn die meisten Menschen beneiden würden: ein angenehmes Heim, eine nette Frau und finanzielle Sicherheit. Aber er unternimmt herzlich wenig; er hat keinerlei lebhafte Interessen. Viel Passivität und Nachgiebigkeit gegen sich selbst ist zu spüren. Schon bei der allerersten Behandlungsstunde fällt dem Analytiker auf, daß der Patient nicht über seine Schwierigkeiten spricht, sondern ihm fast schmollend eine Wunschliste präsentiert. In der nächsten Stunde wird dieser erste Eindruck verstärkt. Die Trägheit des Patienten bei der analytischen Arbeit erweist sich als der erste Hemmschuh. Damit wird das Bild klarer. Hier ist ein Mensch, der an Händen und Füßen gefesselt ist, unfähig, seine eigenen Möglichkeiten zu erschließen, und bis zum Rand angefüllt mit dem zähen Anspruch, alles Gute im Leben, einschließlich der inneren Zufriedenheit, stehe ihm zu.

Ein weiteres Beispiel, das den Anspruch auf Hilfe ohne eigene Bemühung illustriert, erhellt das Wesen dieses Anspruchs noch stärker. Ein Patient, der seine Analyse eine Woche lang unterbrechen mußte, war durch ein Problem, das in der letzten analytischen Sitzung zutage getreten war, in Verwirrung geraten. Er wünschte, die Schwierigkeit zu beseitigen, ehe er wegging – ein durchaus legitimer Wunsch. Ich versuchte also mit aller Kraft, an die Wurzel dieses speziellen Problems zu gelangen. Nach einer Weile bemerkte ich jedoch, daß ich wenig Mithilfe von meinem Patienten bekam. Es war förmlich, als müßte ich ihn mitschleifen. Je weiter die Stunde fortschritt, desto mehr spürte ich eine wachsende Gereiztheit bei ihm. Als ich ihn direkt danach fragte, bestätigte er dies: Natürlich sei er gereizt; er wolle nicht eine ganze Woche lang mit diesem Problem allein gelassen werden, und ich hätte bisher noch nichts gesagt, um diese Schwierigkeit zu mindern. Ich wies darauf hin, daß sein Wunsch zweifellos vernünftig sei, sich aber offensichtlich in einen Anspruch verwandelt habe, was keineswegs sinnvoll sei. Ob wir der Lösung dieses Problems näher kommen würden oder nicht, hänge davon ab, wie zugänglich es in diesem Augenblick sei und wie produktiv er und ich zusammenarbeiten könnten. Was ihn betreffe, so müsse irgendeine Hemmung vorliegen, sich für das gewünschte Ziel einzusetzen. Nach einem langen Hin und Her, das ich hier auslasse, konnte er schließlich nicht mehr umhin, die Wahrheit dessen einzusehen, was ich ihm gesagt hatte.

Seine Reizbarkeit verschwand daraufhin, und sein irrationaler Anspruch sowie das Gefühl äußerster Dringlichkeit verschwanden ebenfalls. Er brachte noch einen aufschlußreichen Faktor vor: Er habe geglaubt, ich hätte das Problem heraufbeschworen, und folglich sei es auch meine Sache, es zu lösen.

Auf welche Weise war ich nun seiner Ansicht nach verantwortlich? Er meinte nicht etwa, daß ich einen Fehler gemacht hätte; er war sich einfach in der vergangenen Stunde darüber klar geworden, daß er seine Rachsucht – die er ja kaum zu bemerken begonnen hatte – noch nicht besiegt hatte. In Wirklichkeit wollte er sie zu jenem Zeitpunkt noch nicht einmal loswerden, sondern nur bestimmte Verwirrungen, die damit verbunden waren. Da ich seinem Anspruch, von diesen Begleiterscheinungen sofort befreit zu werden, nicht genügt hatte, fühlte er sich berechtigt, rachsüchtigen Anspruch auf Vergeltung zu erheben. Mit dieser Erklärung hatte er die Wurzeln seiner Ansprüche freigelegt: seine innere Weigerung, für sich selbst Verantwortung zu übernehmen, und seinen Mangel an konstruktivem Eigeninteresse. Das war es, was ihn lähmte, ihn daran hinderte, irgend etwas für sich selbst zu tun, und das Bedürfnis weckte, irgendwer – in diesem Fall der Analytiker – solle alle Verantwortung übernehmen und die Dinge für ihn in Ordnung bringen. Und dieses Bedürfnis verwandelte sich ebenfalls in einen Anspruch.

Dieses Beispiel zeigt ein viertes Charakteristikum neurotischer Ansprüche auf: Sie können *rachsüchtiger* Natur sein. Der Neurotiker glaubt, ihm sei Unrecht geschehen und beharrt auf Vergeltung. Daß dies geschehen kann, ist altbekannt. Bei traumatischen Neurosen oder bestimmten paranoiden Zuständen liegt es klar zutage. In der Literatur gibt es viele Beschreibungen gerade dieses Charakteristikums, so z. B. Shylocks Beharren auf seinem Pfund Fleisch oder Hedda Gablers momentanen Anspruch auf extravaganten Luxus, als ihr bekannt wird, daß ihr Mann die Professur, auf die sie hofften, wahrscheinlich nicht erhalten wird.

Ich will hier die Frage aufwerfen, ob rachsüchtige Forderungen nicht ein häufiges oder sogar regelmäßiges Element neurotischer Ansprüche sind. Natürlich ist der Grad, in dem der einzelne seiner Forderungen bewußt ist, individuell verschieden. Im Fall Shylocks war die Forderung bewußt; im Fall meines Patienten und seines Ärgers über mich war sie auf der Schwelle der Bewußtheit; in den meisten Fällen hingegen sind diese Forderungen unbewußt. Aus meiner Erfahrung heraus zweifle ich daran, daß sie immer vorhanden sind. Ich habe sie jedoch so häufig vorgefunden, daß ich es mir zur Regel gemacht habe, immer nach ihnen Ausschau zu halten. Wie ich im Zusammenhang mit dem Bedürfnis nach rachsüchtigem Triumph bereits erwähnt habe, ist das Ausmaß weitgehend verborgener Rachsucht in den meisten Neurosen ziemlich groß. Bestimmt spielen rachsüchtige Elemente dann eine Rolle, wenn Ansprüche im Hinblick auf vergangene Frustrationen oder Leiden angemeldet werden; wenn sie in militanter Form geltend gemacht werden; oder wenn die Erfüllung von Ansprüchen als Triumph und die Nichterfüllung als Niederlage empfunden wird.

Wie *bewußt* sind sich die Menschen ihrer Ansprüche überhaupt? Je mehr die Ansicht eines Menschen über sich selbst und seine Umwelt von seiner Phantasie beeinflußt wird, desto mehr sieht er sich und sein Leben im allgemeinen einfach so, wie er sie sehen muß. Er kann dann nicht mehr erkennen, daß er irgendwelche Bedürfnisse oder Ansprüche hat. Schon das bloße Erwähnen der Möglichkeit, er könne Ansprüche haben, ist für ihn unter Umständen beleidigend. Die Leute *lassen* ihn einfach nicht warten. Er *hat* einfach keine Unfälle und wird auch nicht älter. Das Wetter *ist* eben gut, wenn er einen Ausflug macht. Es *geht* einfach alles so, wie er will, und er *kommt* ja mit allem durch.

Andere Neurotiker *scheinen* sich ihrer Ansprüche bewußt zu sein, da sie offen und selbstverständlich besondere Privilegien für sich fordern. Was aber dem Beobachter völlig klar ist, braucht dem Betroffenen keineswegs klar zu sein. Was der Beobachter sieht und was der Beobachtete fühlt, sind zwei verschiedene Dinge, die scharf auseinandergehalten werden müssen. Ein Mensch, der seine Ansprüche in aggressiver Form geltend macht, ist sich allenfalls vielleicht der Ausdrucksformen und Folgeerscheinungen dieser Ansprüche bewußt, daß er z. B. ungeduldig ist oder keinen Widerspruch verträgt. Er weiß vielleicht, daß er nicht bitten oder danken mag. Doch dies ist etwas völlig anderes als die Erkenntnis, daß er sich dazu berechtigt glaubt, daß andere genau das tun, was er will. Ihm kann bewußt sein, daß er manchmal waghalsig ist, aber er deutet diese Waghalsigkeit oft als Selbstvertrauen oder Mut. Er gibt z. B. eine gute Stelle auf, ohne eine neue konkret in Aussicht zu haben, und betrachtet diesen Schritt dann als Ausdruck seines Selbstvertrauens. Das mag tatsächlich so sein, aber es kann auch eine Waghalsigkeit vorliegen, die aus dem Anspruch resultiert, das Glück und das Schicksal auf seiner Seite zu haben. Er weiß vielleicht, daß er in irgendeinem verborgenen Winkel seiner Seele glaubt, er werde nicht sterben, weil er eben er ist. Aber selbst das ist noch keine bewußte Kenntnis seines Gefühls, ein Recht auf Ausnahme von biologischen Gesetzen zu haben.

In anderen Fällen sind die Ansprüche sowohl dem betroffenen Neurotiker als auch dem ungeübten Beobachter verborgen. Dann akzeptiert der Beobachter jedweden Grund, der ihm als Rechtfertigung für die gestellten Forderungen genannt wird. Meist tut er das allerdings weniger aus psychologischer Unwissenheit als aus eigenen neurotischen Motiven. Er kann es zum Beispiel zeitweilig als unbequem empfinden, wenn seine Frau oder seine Geliebte zeitraubende Forderungen an ihn stellen, zugleich aber schmeichelt der Gedanke, daß er für sie unentbehrlich ist, seiner Eitelkeit. Oder eine Frau stellt überhöhte Ansprüche wegen ihrer Hilflosigkeit oder ihres Leidens. Sie selbst fühlt nur ihre Bedürfnisse, kann aber auch bewußt übervorsichtig sein, anderen nicht zur Last zu fallen. Die anderen jedoch schätzen entweder die Rolle des Beschützers und Helfers, oder sie fühlen sich aufgrund eigener geheimer Gesetze »schuldig«, wenn sie den Erwartungen dieser Frau nicht entsprechen.

Aber selbst wenn einem Neurotiker bewußt ist, daß er bestimmte Ansprüche hat, so ist ihm doch nie bewußt, daß diese ungerechtfertigt oder irrational sind. Tatsächlich würde ja auch jeder Zweifel an ihrer Gültigkeit einen ersten Schritt auf ihre Unterminierung hin bedeuten. Solange also solche Ansprüche für den Neurotiker lebenswichtig sind, muß er in seinem Innern unanfechtbare wichtige Gründe finden, warum sie voll und ganz gerechtfertigt sind. Denn er muß absolut davon überzeugt sein, daß diese Ansprüche recht und billig sind. Der Patient in der Analyse scheut keine Mühe, um zu beweisen, daß er ja nur das erwartet, was ihm zusteht. Umgekehrt ist es wegen der Therapie notwendig, sowohl die Existenz eines besonderen Anspruchs als auch die Art seiner Rechtfertigung zu erkennen. Da die Ansprüche mit der Basis, auf der sie erhoben werden, stehen oder fallen, wird diese Basis an sich eine strategische Position. Wenn sich z. B. ein Mensch aufgrund seiner Verdienste für berechtigt hält, alle Arten von Dienstleistungen zu verlangen, muß er unbewußt diese Verdienste so übertreiben, daß er sich zu Recht schmählich verraten und mißhandelt fühlen kann, wenn ihm solche Dienste verweigert werden.

Ansprüche werden oft mit soziologischen Gründen gerechtfertigt. Weil ich eine Frau bin – weil ich ein Mann bin – weil ich deine Mutter bin – weil ich der Arbeitgeber bin . . . Da keiner dieser Gründe, die der Erläuterung oder Rechtfertigung dienen, tatsächlich jemanden zu den gestellten Forderungen berechtigt, muß ihre Bedeutung übermäßig hervorgehoben werden. In den Vereinigten Staaten – wie in vielen anderen Ländern auch – gibt es z. B. keinen starren Gesellschaftskodex, wonach es die männliche Würde verletzt, Geschirr zu waschen. Wenn also der Anspruch erhoben wird, von niederen Diensten ausgenommen zu sein, muß die Würde, ein Mann oder Brotverdiener zu sein, übertrieben werden.

Die Basis neurotischer Ansprüche ist immer Überlegenheit. Der allgemeine Nenner hierbei lautet: Weil ich etwas ganz Besonderes bin, habe ich ein Anrecht auf . . . In dieser groben Form ist es meist unbewußt. Der Betreffende kann jedoch besonderen Nachdruck auf die spezielle Bedeutung seiner Zeit, seiner Arbeit, seiner Pläne, seiner Allwissenheit legen.

Diejenigen, die glauben, daß »Liebe« alles in Ordnung bringt, daß »Liebe« den Menschen zu allem berechtigt, müssen dann auch die Tiefe oder den Wert der Liebe übertreiben – nicht durch bewußte Vorspiegelung, sondern dadurch, daß sie tatsächlich mehr Liebe fühlen, als vorhanden ist. Der Zwang zur Übertreibung hat oft auch Rückwirkungen, die einen *circulus vitiosus* auslösen können. Dies trifft besonders für Ansprüche zu, die auf Hilflosigkeit und Leiden zurückgehen. Viele Menschen sind z. B. zu schüchtern, telefonisch Erkundigungen einzuholen. Wenn nun der Anspruch erhoben wird, jemand anders solle die Erkundigungen einziehen, so muß die betreffende Person ihre Hemmungen als schwerer empfinden, als sie tatsächlich sind, damit der Anspruch gerechtfertigt ist. Wenn sich eine Frau zu niedergeschlagen oder hilflos fühlt, um ihre Hausarbeit erledigen zu können, wird sie sich bemühen, sich noch hilfloser oder niedergeschlagener zu fühlen, als sie schon ist – und dann auch wirklich mehr leiden.

Man sollte jedoch nicht zu dem voreiligen Schluß kommen, daß die Mitmenschen nicht auf neurotische Ansprüche eingehen sollten. Sowohl das Eingehen auf solche Ansprüche als auch das Ablehnen können den Zustand verschlimmern – d. h., daß in beiden Fällen die Ansprüche dringender werden könnten. Im allgemeinen hilft ein Ablehnen nur dann, wenn der Neurotiker bereits begonnen hat oder im Begriff ist, für sich selbst Verantwortung zu übernehmen.

Die vielleicht interessanteste Grundlage neurotischer Ansprüche ist die »Gerechtigkeit«. Weil ich an Gott glaube, weil ich immer gearbeitet habe, weil ich immer ein guter Staatsbürger war, ist es nur eine Sache der Gerechtigkeit, daß mir nichts Widriges geschieht und daß alles nach meinen Wünschen geht. Vorteile hier auf Erden sollten daraus erwachsen, daß man gut und fromm ist. Beweise für das Gegenteil (daß Tugend nicht *notwendigerweise* belohnt wird) werden verworfen. Wenn man dies einem Patienten aufzeigt, wird er im allgemeinen darauf hinweisen, daß sein Gefühl für Gerechtigkeit sich auch auf andere erstrecke und daß er genauso entrüstet sei, wenn anderen Menschen Unrecht geschehe. Bis zu einem gewissen Grad trifft das durchaus zu; es bedeutet aber nur, daß sein eigenes Bedürfnis, seine neurotischen Ansprüche auf die Grundlage der Gerechtigkeit zu stellen, zu einer »Weltanschauung« verallgemeinert worden ist.

Die Kehrseite dieser Betonung der Gerechtigkeit ist, daß der Neurotiker andere Menschen für die Widrigkeiten, die ihnen begegnen, selbst verantwortlich macht. Ob der Neurotiker diese Vorstellung auch auf sich selbst anwendet, hängt vom Ausmaß seiner Selbstgerechtigkeit ab. Ist diese starr, so wird er – zumindest bewußt – jedes eigene Mißgeschick als Ungerechtigkeit empfinden. Demgegenüber wird es ihm aber leichter fallen, das Gesetz der »ausgleichenden Gerechtigkeit« auf andere anzuwenden: Ein Mensch, der arbeitslos wird, wollte vielleicht nicht »wirklich« arbeiten; vielleicht sind die Juden doch in irgendeiner Weise selbst verantwortlich für die Verfolgung.

In persönlicheren Angelegenheiten hält sich ein solcher Neurotiker für berechtigt, Zug um Zug den Gegenwert seiner eigenen Werte zu erhalten. Dies könnte durchaus korrekt sein, wenn seiner Aufmerksamkeit dabei nicht zwei Faktoren entgingen. Seine eigenen positiven Werte nehmen in seiner Vorstellung übertrieben große Ausmaße an (gute Absichten werden z. B.

zu den positiven Werten gezählt), während er die Schwierigkeiten übersieht, die er selbst in eine Beziehung bringt. Außerdem sind die Werte, die in die Waagschalen geworfen werden, oft unvereinbar. Ein Analysand legt z. B. auf seine Waagschale die Absicht, sich kooperativ zu verhalten; seinen Wunsch, von störenden Symptomen befreit zu werden, sowie sein regelmäßiges Kommen und Bezahlen. Auf der Waagschale des Analytikers liegt dann die Verpflichtung, den Patienten gesund zu machen. Unglücklicherweise gleichen sich diese Gewichte nicht aus. Der Patient kann nur gesund werden, wenn er bereit und fähig ist, an sich selbst zu arbeiten und sich zu ändern. Wenn also die guten Absichten des Patienten nicht mit echtem Bemühen zusammengehen, wird nicht viel geschehen. Die Störungen werden immer wiederkommen, und der Patient wird sich mit wachsender Gereiztheit betrogen fühlen. Er präsentiert dann seine Rechnung in Form von Vorwürfen oder Klagen und empfindet sein wachsendes Mißtrauen gegenüber dem Analytiker als völlig gerechtfertigt.

Die Überbetonung der Gerechtigkeit kann – muß aber nicht notwendigerweise – eine Tarnung für Rachsucht sein. Werden Ansprüche hauptsächlich auf der Grundlage eines »Handels« mit dem Leben erhoben, so werden gewöhnlich die eigenen Verdienste betont. Je rachsüchtiger die Ansprüche sind, desto mehr wird das erlittene Unrecht hervorgehoben. Auch hier muß das erlittene Unrecht übertrieben und das Gefühl dafür kultiviert werden, bis es so riesengroß erscheint, daß sich das »Opfer« berechtigt fühlt, jegliche Sühne zu verlangen oder jede Art Strafe aufzuerlegen.

Da Ansprüche für die Aufrechterhaltung einer Neurose entscheidend sind, ist es selbstverständlich wichtig, sie *geltend zu machen*. Dies ist natürlich nur auf solche Ansprüche anwendbar, die sich gegen Menschen richten, denn Schicksal und Leben haben selbstverständlich ihre eigene Art, jegliche Geltendmachung von Ansprüchen ihnen gegenüber zu verhöhnen. Auf diese Frage werden wir bei verschiedenen Gelegenheiten noch zurückkommen. Hier genügt die Erklärung, daß die Art, wie der Neurotiker andere Menschen zur Erfüllung seiner Ansprüche veranlaßt, aufs engste mit der Grundlage verknüpft ist, auf der diese Ansprüche erhoben werden. Kurz gesagt, er kann versuchen, andere mit seiner einzigartigen Wichtigkeit zu beeindrucken; er kann Freude bereiten, Charme entwickeln oder Versprechungen machen; er kann sich andere zu Dank verpflichten und von ihnen zu profitieren versuchen, indem er ihr Gefühl für Fairneß oder Schuld anspricht; er kann sein Leiden nachdrücklich betonen und dadurch ihr Mitleid und ihre Schuldgefühle wecken; er kann seine Liebe zu anderen hervorheben und damit ihre Sehnsucht nach Liebe oder ihre Eitelkeit ansprechen; und er kann auch durch Reizbarkeit und mürrisches Wesen einschüchtern. Der rachsüchtige Mensch, der andere mit unerfüllbaren Forderungen ruinieren kann, versucht durch heftige Anklagen, ihre Willfährigkeit zu erzwingen.

Wenn wir all die Energien in Betracht ziehen, die zur Rechtfertigung und Geltendmachung von Ansprüchen investiert werden, können wir nur äußerst heftige *Reaktionen auf ihre Frustrierung* erwarten. Es gibt zwar auch Unterströmungen von Angst, aber die vorherrschenden Reaktionen sind Ärger oder sogar Wut. Dieser Ärger ist von merkwürdiger Art. Da die Ansprüche subjektiv als fair und gerecht empfunden werden, werden ihre Frustrierungen als unfair und ungerecht erlebt. Der daraus resultierende Ärger hat daher den Charakter einer berechtigten Entrüstung. Mit anderen Worten: Der Betreffende ist nicht nur ärgerlich, sondern er fühlt sich auch dazu berechtigt – ein Gefühl, das in der Analyse lebhaft verteidigt wird.

Ehe ich auf die verschiedenen Ausdrucksformen dieser Entrüstung näher eingehe, möchte ich einen kurzen Abstecher in die Theorie machen – insbesondere in die von John Dollard und anderen aufgestellte Theorie, daß wir auf jede Frustration mit Feindseligkeit reagieren; daß tatsächliche Feindseligkeit essentiell eine Reaktion auf Frustration ist[3]. In Wirklichkeit zeigen schon ganz einfache Beobachtungen, daß diese Behauptung nicht stimmt. Im Gegenteil, es ist geradezu erstaunlich, wie viele Frustrationen der Mensch ohne ein Gefühl von Feindseligkeit ertragen kann. Feindseligkeit taucht nur dann auf, wenn eine Frustration unfair ist oder auf der Basis neurotischer Ansprüche als solche empfunden wird. Und in diesem Fall zeigt sie auch das spezifische Charakteristikum der Entrüstung oder des Gefühls,

[3] Dieses Postulat basiert auf FREUDS Trieblehre und zieht die Behauptung nach sich, jede Feindseligkeit sei eine Reaktion auf die Frustrierung triebhafter Zwänge oder deren Sekundärerscheinungen. Für jene Analytiker, die Freuds Hypothese eines Todestriebs akzeptieren, leitet die Feindseligkeit ihre Energie außerdem aus einem triebhaften Destruktionsbedürfnis her.

schmählich behandelt worden zu sein. Das erlittene Unglück oder Unrecht erscheint dann manchmal bis ins Absurde übersteigert. Wenn man sich von jemand anderem schmählich behandelt fühlt, wird dieser andere plötzlich vertrauensunwürdig, widerlich, grausam, verachtenswert – d. h., die Entrüstung beeinflußt in drastischer Form unser Urteilsvermögen in bezug auf andere. Hier liegt eine der Quellen für neurotisches Mißtrauen. Hier liegt aber auch ein Grund, und zwar ein wichtiger, warum viele Neurotiker so unsicher in der Einschätzung anderer Menschen sind und warum sie so leicht aus einer positiven, freundlichen Haltung in die einer totalen Verdammung verfallen.

Wenn ich einmal grob vereinfachen darf: Die akute Reaktion von Ärger oder auch Wut kann drei verschiedene Richtungen einschlagen. Sie kann aus irgendwelchen Gründen unterdrückt werden und sich dann – wie jede unterdrückte Feindseligkeit – in psychosomatischen Symptomen äußern: Erschöpfungszustände, Migräne, Magenstörungen usw. Andererseits kann sie aber auch offen zum Ausdruck kommen oder zumindest in ihrem ganzen Ausmaß empfunden werden. In diesem Fall muß das erlittene Unrecht um so stärker übertrieben werden, je weniger der Ärger tatsächlich berechtigt ist; und ohne es zu beabsichtigen, wird der Neurotiker Beweismaterial gegen den Übeltäter zusammentragen, das logisch hieb- und stichfest erscheint. Je offener ein Mensch seine Rachsucht zu erkennen gibt – aus welchen Gründen auch immer –, desto mehr wird er geneigt sein, Rache zu nehmen. Und je unverhohlener seine Arroganz ist, desto sicherer wird er sein, daß solche Rache ein Akt der Gerechtigkeit ist. Die dritte Art von Reaktion ist, in Elend und Selbstmitleid zu verfallen. Der Mensch fühlt sich dann außerordentlich verletzt oder mißhandelt und kann mutlos und verzweifelt werden. Wie kann man mir das antun! denkt er. In solchen Fällen wird Leiden das Medium zur Äußerung von Vorwürfen.

Es ist leichter, solche Reaktionen bei anderen als bei sich selbst zu beobachten – aus dem einfachen Grund, weil Selbstgerechtigkeit jede Selbstprüfung verbietet. Es liegt jedoch in unserem eigentlichen Interesse, unsere eigenen Reaktionen zu prüfen, wenn wir innerlich von einem Unrecht, das uns angetan wurde, völlig in Anspruch genommen werden; wenn wir anfangen, über die hassenswerten Eigenschaften eines Menschen nachzudenken, oder wenn wir den Drang verspüren, uns an anderen zu rächen. Dann müssen wir der Frage auf den Grund gehen, ob unsere

Reaktion in irgendeinem vernünftigen Verhältnis zum erlittenen Unrecht steht. Stellt sich bei genauer Prüfung ein Mißverhältnis heraus, so müssen wir nach verborgenen Ansprüchen suchen. Angenommen, wir seien willig und in der Lage, einen Teil unserer Bedürfnisse nach besonderen Vorrechten aufzugeben, und uns seien die besonderen Formen bekannt, die unsere unterdrückte Feindseligkeit annehmen kann. Dann ist es nicht allzu schwierig, eine akute Reaktion auf eine individuelle Frustration zu erkennen und den besonderen Anspruch, der dahintersteckt, aufzudecken.

Diese Ansprüche in dem einen oder anderen Fall erkannt zu haben heißt jedoch noch nicht, sie alle losgeworden zu sein. Im allgemeinen haben wir jene besiegt, die besonders auffällig und absurd waren. Dieser Prozeß erinnert an eine Bandwurmkur, in der Teile des Wurms ausgeschieden werden; aber der Wurm wächst nach und wird weiter unsere Kräfte verzehren, bis der Kopf entfernt ist. Mit anderen Worten: Wir können unsere Ansprüche nur in dem Maß aufgeben, wie wir die gesamte Suche nach Ruhm und Ehre überwinden und all das, was damit verbunden ist. Im Gegensatz zur Bandwurmkur zählt jedoch bei dem Prozeß des Zurückfindens zu uns selbst jeder Schritt.

Die *Auswirkungen*, die alles durchdringende Ansprüche auf einen Menschen und sein Leben haben, sind vielfältig. Sie können im Menschen ein so diffuses Gefühl von Frustration und eine so umfassende Unzufriedenheit auslösen, daß man fast schon von einem Charakterzug sprechen könnte. Es gibt aber noch andere Faktoren, die zu solch chronischer Unzufriedenheit beitragen. Unter den Quellen jedoch, denen diese Unzufriedenheit entspringt, sind die neurotischen Ansprüche die hervorstechendsten. Die Unzufriedenheit zeigt sich in der Tendenz, in jeder Lebenssituation den Blick auf das zu richten, was fehlt oder was schwer ist, und infolgedessen mit der Gesamtsituation unzufrieden zu werden. Ein Mann hat z. B. eine sehr befriedigende Arbeit und ein Familienleben, das weitgehend glücklich ist; aber er hat nicht genügend Zeit, Klavier zu spielen, was ihm an sich viel bedeutet, oder vielleicht ist eine seiner Töchter nicht gut geraten. Diese Faktoren nehmen in seiner Vorstellung ein so bedrohliches Ausmaß an, daß er das Gute, das er hat, nicht zu würdigen weiß. Oder nehmen wir einen Menschen, dem ein sonst erfreulicher Tag dadurch verdorben werden kann, daß eine bestellte Ware nicht rechtzeitig geliefert wird; oder jemand, der bei einem schönen Ausflug, einer kleinen Reise nur die Unbequemlichkeit erlebt. Diese Verhaltensweisen sind so verbreitet, daß fast jeder ihnen begegnet sein muß. Menschen, die sich so verhalten, wundern sich manchmal, warum sie immer nur die Schattenseite der Dinge sehen. Oder sie tun die ganze Sache damit ab, daß sie sich selbst als »pessimistisch« bezeichnen. Dadurch aber wird – ganz abgesehen davon, daß es überhaupt keine Erklärung ist – eine rein persönliche Unfähigkeit, Widrigkeiten zu ertragen, auf eine pseudophilosophische Basis gebracht.

Durch diese Verhaltensweisen machen sich die Menschen das Leben in vieler Hinsicht schwerer, als es in Wirklichkeit ist. Jede Bedrängnis wird zehnmal härter, wenn man sie als ungerecht empfindet. Mein eigenes Erlebnis im Zug ist ein gutes Beispiel dafür. Solange ich das Gefühl hatte, das Ganze sei eine unfaire Bürde, schien es fast meine Kräfte zu übersteigen. Sobald ich jedoch den Anspruch dahinter entdeckt hatte, wurde dieselbe Situation erfreulich, obwohl die Sitze genauso hart waren und die Reisezeit genauso lang. Dies trifft gleichermaßen auf unsere Arbeit zu. Jede Arbeit, die wir mit dem subversiven Gefühl tun, sie sei unfair, oder mit dem geheimen Anspruch, sie sollte leicht sein, wird anstrengend und ermüdend. Mit anderen Worten: Durch neurotische Ansprüche verlieren wir einen Teil der Lebenskunst, die uns befähigt, Dinge spielend leicht zu nehmen. Natürlich gibt es Erlebnisse und Erfahrungen, die tatsächlich niederschmetternd sind. Aber sie sind selten. Für den Neurotiker werden kleine Geschehnisse zu Katastrophen und das Leben zu einer Kette von Aufregungen. Andererseits kann er im Leben der anderen nur die hellen Seiten sehen: Dieser hat Erfolg, jener hat Kinder, ein anderer hat mehr Freizeit oder kann mehr damit anfangen, die Häuser der anderen sind schöner, ihre Weiden grüner.

Obwohl sich dies relativ einfach beschreiben läßt, ist es schwierig zu erkennen, besonders bei uns selbst. Es scheint doch so wirklich, so tatsächlich, dieses Etwas von überwältigender Wichtigkeit, das uns fehlt und das jemand anders hat. Die Buchhaltung wird also nach beiden Seiten hin verzerrt: in bezug auf das eigene Ich und in bezug auf die anderen. Den meisten Menschen ist gesagt worden, sie sollten ihr eigenes Leben nicht mit den hellen Punkten im Leben der anderen vergleichen, sondern mit der Gesamtheit. Aber selbst wenn sie die Gültigkeit dieses

Rates einsehen, können sie ihm nicht folgen, weil ihre verzerrte Sicht nicht eine Frage versehentlicher Nichtberücksichtigung oder intellektueller Ignoranz ist; es ist vielmehr eine emotionale Blindheit, d. h. eine Blindheit, die aus inneren unbewußten Notwendigkeiten stammt.

Die Folgen, die sich daraus ergeben, sind eine Mischung von Neid und Gefühllosigkeit gegenüber anderen. Der Neid ist etwa das, was Nietzsche als Lebensneid bezeichnet hat – ein Neid, der sich nicht auf diese oder jene Einzelheit richtet, sondern auf das Leben im allgemeinen. Er geht Hand in Hand mit dem Gefühl, der einzig Ausgeschlossene zu sein, der einzige, der sich sorgt, der einsam ist, von Ängsten gequält und gehemmt. Auch die Gefühllosigkeit besagt nicht unbedingt, daß es sich hier um einen ganz und gar abgestumpften Menschen handelt. Sie stammt aus den allgegenwärtigen Ansprüchen und nimmt dann eine selbständige Funktion an, nämlich die Egozentrik des Betreffenden zu rechtfertigen. Warum sollten andere, denen es in jeder Hinsicht besser geht als ihm, irgend etwas von ihm erwarten? Warum sollte er, der doch in größerer Not ist als irgend jemand in seiner Umgebung – er, der doch viel mehr vernachlässigt und mißachtet wird als andere –, nicht ein Recht darauf haben, nur für sich allein zu sorgen! So werden die Ansprüche immer mehr verfestigt.

Eine andere Folge ist ein allgemeines Gefühl der Unsicherheit in bezug auf Rechte. Dies ist ein komplexes Phänomen, und die durchdringenden Ansprüche sind nur einer der determinierenden Faktoren. Die eigene Welt, in der sich der Neurotiker zu allem berechtigt glaubt, ist so unrealistisch, daß er hinsichtlich seiner Rechte in der Welt der Wirklichkeit in Verwirrung gerät. Angefüllt mit vermessenen Ansprüchen auf der einen Seite, kann er dennoch zu ängstlich sein, um seine wirklichen Rechte zu erkennen oder geltend zu machen, wenn er es tatsächlich könnte und sollte. Der Patient z. B., der einerseits meinte, die ganze Welt müsse ihm zu Diensten sein, war andererseits zu furchtsam, um mich um eine Verlegung der Stunde zu bitten oder um einen Bleistift, damit er sich schnell ein paar Notizen machen konnte. Ein anderer, der überempfindlich war, wenn seine neurotischen Ansprüche auf Ehrerbietung nicht erfüllt wurden, ließ sich seelenruhig gefallen, daß einige seiner Freunde ihn schmählich ausnutzten. Das Gefühl, keinerlei Rechte zu haben, kann dann der Grund sein, weshalb der Patient leidet, und zum Kernpunkt seiner Klagen werden, ohne daß er sich über seine irrationalen Ansprüche, die ja die Quelle seiner Schwierigkeiten sind oder zumindest eine wichtige Nebenquelle, auch nur annähernd Gedanken zu machen[4].

Schließlich trägt das Hegen ausgedehnter Ansprüche wesentlich zur Trägheit bei, die in ihrer offenen oder versteckten Form vielleicht die häufigste neurotische Störung ist. Im Gegensatz zum Müßiggang, der freiwillig und angenehm sein kann, ist Trägheit eine Lähmung psychischer Energien. Sie erstreckt sich nicht nur auf das Tun, sondern auch auf das Denken und Fühlen. Alle Ansprüche als solche ersetzen die aktive Arbeit des Neurotikers an seinen Problemen und lähmen ihn infolgedessen in seiner Entwicklung. In vielen Fällen tragen sie zu einer umfassenderen Ablehnung jeglicher Bemühung bei. Damit wird unbewußt der Anspruch gestellt, die bloße Absicht müsse genügen, um Leistungen zu vollbringen – eine Anstellung zu bekommen, glücklich zu sein oder Schwierigkeiten zu überwinden. Der Neurotiker hat ein Anrecht darauf, all dies ohne Aufwand eigener Kräfte zu erreichen. Manchmal ist das gleichbedeutend damit, daß andere die tatsächliche Arbeit tun sollten – »das kann ja Georg machen«. Geschieht das nicht, so hat der Neurotiker Grund zur Unzufriedenheit. Auf diese Weise kommt es dann oft dazu, daß der Betreffende bei der bloßen Aussicht auf irgendeine Extraarbeit, die getan werden muß, ermüdet – z. B. umziehen oder einkaufen. Bisweilen kann eine individuelle Erschöpfung in der Analyse schnell beseitigt werden. Einer meiner Patienten hatte z. B. vor Antritt einer Reise noch viel zu erledigen. Er fühlte sich erschöpft, ehe er überhaupt mit der Arbeit angefangen hatte. Ich schlug ihm vor, er könne ja die Frage, wie alles zu erledigen sei, als eine Herausforderung an seine Findigkeit betrachten. Dies gefiel ihm, die Erschöpfung verschwand, und er war in der Lage, alles zu bewältigen, ohne sich gehetzt oder müde zu fühlen. Obwohl er damit seine Fähigkeit, aktiv zu sein und auch Freude daran zu haben, erprobt hatte, ließ sein Impuls, eigene Anstrengungen zu machen, schnell nach, weil seine unbewußten Ansprüche immer noch zu tief verwurzelt waren.

Je rachsüchtiger die jeweiligen Ansprüche sind, desto stärker scheint der Grad der Trägheit zu sein. Die unbewußte Begrün-

[4] S. 9. Kapitel, »Die Selbstverleugnung als Lösung«.

dung lautet dann folgendermaßen: Andere sind verantwortlich für die Schwierigkeiten, in denen ich mich befinde, also habe ich ein Recht auf Wiedergutmachung. Aber was wäre das für eine Wiedergutmachung, wenn ich alle Anstrengungen selbst machen sollte! So argumentieren kann natürlich nur ein Mensch, der jedes konstruktive Interesse an seinem Leben verloren hat. Es ist nicht mehr seine Sache, etwas in bezug auf sein Leben zu tun; das ist Sache »der anderen« oder des Schicksals.

Die *Zähigkeit*, mit der ein Patient an seinen Ansprüchen festhält und sie in der Analyse verteidigt, zeigt den erheblichen subjektiven Wert auf, den sie für ihn haben müssen. Er hat nicht nur eine, sondern verschiedene Verteidigungsmöglichkeiten und wechselt sie wiederholt. Zunächst hat er überhaupt keine Ansprüche – er weiß nicht, wovon der Analytiker redet; dann sind sie alle rational; dann beginnt er, ihre subjektiven Grundlagen zu verteidigen, die als Rechtfertigung dienen. Und wenn er schließlich erkennt, daß er doch Ansprüche hat und daß diese in Wirklichkeit unberechtigt sind, scheint er das Interesse an ihnen zu verlieren: sie sind unwichtig oder zumindest harmlos. Mit der Zeit kann er allerdings nicht umhin, einzusehen, daß die daraus erwachsenden Folgen für ihn vielfältig und ernst sind – daß sie ihn z. B. reizbar und unzufrieden machen; daß es viel besser für ihn wäre, wenn er sich selbst mehr einsetzte, anstatt dauernd zu erwarten, daß die Dinge auf ihn zukommen; und daß seine Ansprüche tatsächlich seine psychische Energie lähmen. Er kann sich auch nicht der Tatsache verschließen, daß der praktische Gewinn, den er aus seinen Ansprüchen zieht, minimal ist. Gewiß, wenn er Druck ausübt, kann er manchmal die anderen dazu bringen, seine Forderungen, ausgesprochen oder unausgesprochen, zu erfüllen. Wer aber wird dadurch schon glücklicher? Soweit es sich um seine generellen Ansprüche an das Leben handelt, so sind sie ohnehin sinnlos. Ob er sich berechtigt fühlt oder nicht, die Ausnahme zu sein, psychische bzw. biologische Gesetze treffen auch auf ihn zu. Sein Anspruch auf eine Kombination sämtlicher Vorzüge der anderen ändert ihn nicht im geringsten.

Die Erkenntnis der nachteiligen Folgen dieser Ansprüche sowie ihrer eigentlichen Sinnlosigkeit macht noch keinen wirklichen Eindruck: sie überzeugt nicht. Die Hoffnung des Analytikers, daß diese Einsicht die Ansprüche zunichte macht, bleibt häufig unerfüllt. Im allgemeinen wird durch die analytische Arbeit die Intensität der Ansprüche zwar vermindert, aber anstatt ausgemerzt zu werden, werden diese Ansprüche in die Tiefe verbannt. Wenn wir weiter vordringen, bekommen wir einen Einblick in die Tiefe der unbewußten irrationalen Vorstellungen des Patienten. Während er verstandesmäßig die Sinnlosigkeit seiner Ansprüche erkennt, hält er unbewußt an dem Glauben fest, daß der magischen Kraft seines Willens nichts unmöglich ist. Wenn er sich etwas nur intensiv genug wünscht, werden seine Wünsche auch in Erfüllung gehen. Wenn er mit aller Kraft darauf besteht, daß die Dinge sich nach seinem Wunsch entwickeln, werden sie es auch tun. Wenn sich dies bisher noch nicht bewahrheitet hat, so liegt das nicht daran, daß er nach dem Unmöglichen greift – wie der Analytiker ihn glauben machen möchte –, sondern daran, daß er es nicht intensiv genug gewollt hat.

Diese Überzeugung gibt dem ganzen Phänomen einen etwas anderen Charakter. Wir haben schon gesehen, daß die Ansprüche des Patienten unrealistisch in dem Sinn sind, daß er sich ein Recht auf jede Art Bevorzugung anmaßt, das in Wirklichkeit gar nicht existiert. Außerdem sahen wir, daß gewisse Ansprüche ganz offenbar phantastisch sind. Nun erkennen wir noch, daß all diese Ansprüche von der Erwartung irgendwelcher Wunder durchdrungen sind. Und erst jetzt können wir ganz erfassen, in welchem Ausmaß diese Ansprüche ein unabdingbares Mittel zur Aktualisierung des idealisierten Selbst sind. Sie stellen nicht eine Aktualisierung in dem Sinn dar, daß sie die Vortrefflichkeit des Neurotikers durch Leistung oder Erfolg beweisen, sondern statten ihn mit den notwendigen Beweisen und Alibis aus. Er muß beweisen, daß er über den psychischen Gesetzmäßigkeiten und den Naturgesetzen schlechthin steht. Und wenn er immer wieder sieht, daß andere diesen Anspruch nicht anerkennen, daß diese Gesetze auch für ihn gelten, daß er nicht über den alltäglichen Nöten und Mißerfolgen steht, so ist dies alles doch kein Beweis gegen seine unbegrenzten Möglichkeiten. Es beweist lediglich, daß er *bisher* ungebührlich behandelt worden ist. Wenn er nur seine Ansprüche aufrechterhält, werden sie eines Tages schon Wirklichkeit werden. *Die Ansprüche sind seine Garantie für Ruhm und Ehre in der Zukunft.*

Jetzt verstehen wir, warum der Patient nur mit geringem Interesse darangeht, die schädigenden Auswirkungen zu erkennen, die seine Ansprüche auf sein wirkliches Leben haben. Er stellt zwar nicht den Schaden in Abrede, aber in Anbetracht der Aussicht auf eine glorreiche Zukunft ist die Gegenwart unbedeutend. Er ist wie ein Mensch, der einen berechtigten Anspruch auf eine Erbschaft zu haben glaubt: Anstatt sein Leben konstruktiv zu gestalten, setzt er all seine Kräfte dafür ein, seinen Anspruch wirkungsvoller anzumelden. In der Zwischenzeit verliert sein wirkliches Leben an Interesse für ihn; er verarmt, er vernachlässigt alles, was das Leben lebenswert machen könnte. Und so wird die Hoffnung auf zukünftige Möglichkeiten mehr und mehr das einzige, wofür er lebt.

In Wirklichkeit ist der Neurotiker aber schlechter daran als die angenommene Person, die Anspruch auf eine Erbschaft erhebt. Denn er hat noch das untergründige Gefühl, er würde seinen Anspruch auf zukünftige Erfüllung verlieren, wenn er sich für sich selbst und sein Wachstum interessierte. Dies ist, von seinen Prämissen aus gesehen, durchaus folgerichtig, denn in einem solchen Fall würde die Aktualisierung des idealisierten Selbst tatsächlich sinnlos werden. Solange er von der Verlockung dieses Ziels besessen ist, ist jede Alternativmöglichkeit absolut abschreckend. Sie würde bedeuten, daß er sich selbst als einen Sterblichen wie alle anderen sehen muß, geplagt von Schwierigkeiten; daß er die Verantwortung für sich selbst zu übernehmen hat und erkennen muß, daß es seine Sache ist, seine Schwierigkeiten zu überwinden und alle Möglichkeiten zu entwickeln, die er hat. All dies ist abschreckend, weil es in ihm das Gefühl auslösen würde, alles zu verlieren. Er kann diesen Alternativweg – der im Grunde der Weg zur Gesundung ist – nur in dem Ausmaß in Betracht ziehen, in dem er stark genug wird, um die Lösung entbehren zu können, die er in der Selbstidealisierung gefunden hat.

Wir verstehen die Hartnäckigkeit solcher Ansprüche nicht ganz, solange wir diese Ansprüche nur als einen »naiven« Ausdruck dessen betrachten, was der Neurotiker in seiner glorifizierten Vorstellung von sich selbst als ihm zustehend empfindet; oder als einen verständlichen Wunsch, seine vielen zwanghaften Bedürfnisse von anderen erfüllt zu bekommen. Die Hartnäckigkeit, mit der sich der Neurotiker an jedes Verhalten klammert, ist ein sicheres Zeichen dafür, daß dieses Verhalten Funktionen erfüllt, die im Rahmen seiner Neurose unentbehrlich scheinen. Wir haben gesehen, daß Ansprüche offensichtlich viele Probleme für ihn lösen. Ihre Gesamtfunktion ist, seine Illusionen über sich selbst zu verewigen und die Verantwortung auf Faktoren zu schieben, die außerhalb seiner selbst liegen. Indem er seinen Bedürfnissen den Rang von Ansprüchen verleiht, verleugnet er seine eigenen Nöte und schiebt die Verantwortung für sich anderen Menschen, den Umständen oder dem Schicksal zu. Zunächst einmal ist es überhaupt ungerecht, daß er Schwierigkeiten haben sollte. Er hat doch Anspruch darauf, daß das Leben so geordnet ist, daß Schwierigkeiten ihn nicht behelligen. Man bittet ihn z. B. um eine Anleihe oder eine Spende. Er wird aufgeregt und überschüttet den Bittsteller in Gedanken mit Beschimpfungen. In Wirklichkeit ist er gereizt wegen seines Anspruchs, nicht belästigt zu werden. Was macht diesen Anspruch so notwendig für ihn? Die Forderung konfrontiert ihn in Wirklichkeit mit einem Konflikt in seinem Innern, der in etwa der Konflikt ist zwischen seinem Bedürfnis, nachzugeben, und dem, andere zu frustrieren. Solange er sich aber zu sehr fürchtet oder zu wenig gewillt ist – gleichgültig, aus welchen Gründen –, diesem Konflikt ins Auge zu sehen, muß er an seinem Anspruch festhalten. Er kleidet diesen in die Form, nicht belästigt werden zu wollen; genauer gesagt, ist es jedoch der Anspruch, daß die Welt so funktionieren sollte, daß sie seine eigenen Konflikte nicht mobilisiert (und er ihrer nicht gewahr werden muß). Später werden wir verstehen, warum das Abschütteln von Verantwortung so lebenswichtig für ihn ist. Aber schon jetzt können wir erkennen, daß die Ansprüche den Neurotiker tatsächlich daran hindern, sich mit seinen Schwierigkeiten auseinanderzusetzen, und damit für den Fortbestand seiner Neurose sorgen.

## 3. Kapitel

# Die Tyrannei des Sollens

Bisher haben wir hauptsächlich darüber gesprochen, wie der Neurotiker versucht, sein idealisiertes Selbst in bezug auf die *Außenwelt* zu aktualisieren: in Errungenschaften, in der Glorie von Erfolg, Macht oder Triumph. Auch neurotische Ansprüche beziehen sich auf die Welt außerhalb seiner selbst: Der Neurotiker versucht, die Ausnahmerechte, die ihm wegen seiner Einzigartigkeit zustehen, so weit wie möglich und mit allen Mitteln durchzusetzen. Sein Gefühl, er habe ein Anrecht darauf, über den Notwendigkeiten und Gesetzen zu stehen, erlaubt ihm, in einer fiktiven Welt zu leben, als stände er tatsächlich darüber. Und wenn immer er sichtlich hinter seinem idealisierten Selbst zurückbleibt, ermöglichen seine Ansprüche es ihm, Faktoren außerhalb seiner selbst für solche »Mißerfolge« verantwortlich zu machen.

Wenden wir uns jetzt jenem – im ersten Kapitel schon kurz erwähnten – Aspekt der Selbstaktualisierung zu, bei dem der Brennpunkt *im Innern* des Neurotikers liegt. Im Gegensatz zu Pygmalion, der ein anderes Wesen in ein Geschöpf zu verwandeln versuchte, das seine Vorstellung von Schönheit erfüllte, macht sich der Neurotiker daran, sich selbst zu einem überragenden Wesen umzuformen. Er hält seiner Seele sein Vorstellungsbild von Vollkommenheit vor und sagt unbewußt zu sich selbst: Vergiß das schändliche Wesen, das du wirklich bist; so wie dieses Bild *solltest* du sein; und dieses idealisierte Selbst zu sein ist alles, worauf es ankommt. Du solltest in der Lage sein, alles zu ertragen, alles zu verstehen, jeden Menschen gern zu haben, immer produktiv zu sein. Damit sind nur einige dieser inneren Gebote erwähnt, die ich wegen ihrer Unerbittlichkeit »die Tyrannei des Sollens« nenne.

Die inneren Gebote umfassen alles, was der Neurotiker zu tun, zu sein, zu fühlen und zu wissen in der Lage sein sollte, sowie die Tabus hinsichtlich dessen, was er nicht sein sollte. Ich will zu Beginn einige von ihnen außerhalb des Zusammenhangs aufzählen, um einen kurzen Überblick zu vermitteln. (Detailliertere

Beispiele folgen bei der Beschreibung der Charakteristika der Solls.)

Er sollte ein Vorbild an Ehrlichkeit, Großzügigkeit, Rücksichtnahme, Gerechtigkeit, Würde, Mut und Selbstlosigkeit sein. Er sollte der vollkommene Liebhaber, Ehemann und Lehrer sein. Er sollte in der Lage sein, alles zu ertragen, sollte jeden gern haben, sollte seine Eltern lieben, seine Frau und sein Vaterland; oder er sollte sich an niemanden und nichts klammern, nichts sollte ihn berühren, er sollte sich nie verletzt fühlen, und er sollte immer heiter und gelassen sein. Er sollte immer das Leben genießen; oder er sollte über Vergnügen und Genuß stehen. Er sollte spontan sein; er sollte seine Gefühle stets beherrschen. Er sollte alles wissen, alles verstehen, alles voraussehen. Er sollte in der Lage sein, jedes eigene Problem oder das anderer im Nu zu lösen. Er sollte seine eigenen Schwierigkeiten im selben Augenblick meistern können, in dem er sie erkennt. Er sollte niemals müde oder krank sein. Er sollte immer in der Lage sein, eine Stelle zu finden. Er sollte in einer Stunde erledigen können, was sich nur in zwei oder drei Stunden erledigen läßt.

Dieser Überblick, der in etwa die Reichweite der inneren Gebote aufzeigt, hinterläßt den Eindruck von Forderungen an das Selbst, die zwar verständlich, aber insgesamt zu hochgespannt und starr sind. Wenn man einem Patienten sagt, er verlange zuviel von sich, wird er dies oft ohne Zögern anerkennen; vielleicht ist es ihm sogar schon bewußt gewesen. Meistens wird er dann aber zu verstehen geben – stillschweigend oder ausgesprochen –, es sei doch besser, von sich selbst zuviel als zuwenig zu erwarten. Wenn wir von zu hohen Anforderungen an das Selbst sprechen, sind damit aber noch nicht die *eigenartigen Charakteristika* der inneren Gebote aufgedeckt; diese treten erst bei näherer Untersuchung deutlich hervor. Sie überlappen einander, weil sie alle dem zwingenden Bedürfnis des Neurotikers entspringen, sich in sein idealisiertes Selbst umzuformen, sowie seiner Überzeugung, dies auch tun zu können.

Was als erstes dabei auffällt, ist die gleiche *Nichtbeachtung der Durchführbarkeit*, die den gesamten Trieb zur Aktualisierung des idealisierten Selbst durchzieht. Viele der aufgezählten Forderungen sind so, daß kein menschliches Wesen sie erfüllen könnte. Sie sind einfach phantastisch, obwohl der Betreffende selbst sich dessen nicht bewußt ist. Sobald aber seine Erwartungen dem klaren Licht kritischen Denkens ausgesetzt werden, muß er dies doch erkennen. Eine solche verstandesmäßige Erkenntnis ändert in den meisten Fällen allerdings wenig oder gar nichts. Nehmen wir ein Beispiel: Ein Arzt kann klar erkannt haben, daß er nicht in der Lage ist, neben seiner Neun-Stunden-Praxis und einem ausgedehnten Gesellschaftsleben noch intensiv wissenschaftlich zu arbeiten. Nach mancherlei mißlungenen Versuchen, die eine oder die andere Tätigkeit einzuschränken, fährt er dennoch im gleichen Tempo fort. Seine Forderung, Zeit- und Kraftgrenzen sollten für ihn nicht existieren, ist stärker als der Verstand.

Oder nehmen wir ein subtileres Beispiel: In einer analytischen Sitzung war eine Patientin niedergeschlagen. Sie hatte mit einer Freundin über deren Eheprobleme gesprochen, die kompliziert waren. Meine Patientin kannte den betreffenden Ehemann nur von gesellschaftlichen Anlässen. Obwohl sie schon seit einigen Jahren in analytischer Behandlung war und genügend Verständnis für die komplizierten psychologischen Verflechtungen in jeder Beziehung zwischen zwei Menschen hatte, glaubte sie dennoch, sie hätte in der Lage sein sollen, ihrer Freundin zu sagen, ob die Ehe tragbar sei oder nicht.

Ich sagte ihr, daß sie von sich etwas erwarte, was für jeden unmöglich sei, und machte sie auf die zahllosen Fragen aufmerksam, die zunächst geklärt werden müßten, bevor man auch nur einen vagen Eindruck von den Problemen haben könnte, um die es sich in jeder Ehe handelte. Darauf zeigte sich, daß sie die meisten der von mir genannten Schwierigkeiten durchaus kannte. Trotzdem hatte sie das Gefühl gehabt, daß sie eine Art sechsten Sinn haben sollte, um dies alles durchschauen zu können.

Andere Forderungen an das Selbst mögen in sich nicht phantastisch sein, zeigen jedoch eine völlige *Mißachtung der Bedingungen*, unter denen sie erfüllt werden könnten. So erwarten z. B. viele Patienten, ihre Analyse im Schnellverfahren erledigen zu können, weil sie so intelligent sind. Der Fortschritt in der Analyse hat aber wenig mit Intelligenz zu tun. Im Gegenteil, die Urteilskraft solcher Menschen kann sogar den Fortschritt behindern. Was wirklich zählt, sind die emotionalen Kräfte eines Patienten, seine Fähigkeit, offen und ehrlich zu sein und Verantwortung für sich selbst zu übernehmen.

Die Erwartung eines mühelosen Erfolgs bezieht sich nicht nur auf die Gesamtdauer der Analyse, sondern ebenso auf die zu gewinnende persönliche Einsicht. So scheint für manche Patienten das Erkennen einiger ihrer neurotischen Ansprüche gleichbedeutend mit dem Überwinden aller zu sein. Daß all dies geduldige Arbeit verlangt, daß die Ansprüche so lange fortbestehen werden, wie die emotionale Notwendigkeit, sie zu besitzen, nicht verändert wird – all dies ignorieren sie. Sie glauben, ihre Intelligenz müsse eine unerhört starke Antriebskraft sein. Natürlich sind Enttäuschung und Entmutigung dann unvermeidbar. In ähnlicher Art erwartet vielleicht eine Lehrerin, daß es ihr bei ihrer langjährigen praktischen Erfahrung leichtfallen müsse, eine Arbeit über ein pädagogisches Thema zu schreiben. Wenn ihr die Worte nicht förmlich aus der Feder fließen, ist sie von maßlosem Widerwillen gegen sich selbst erfüllt. Dabei hat sie so wichtige Fragen wie die folgenden einfach ignoriert oder beiseite geschoben: Habe ich etwas zu sagen? Haben sich meine Erfahrungen schon zu einigen brauchbaren Formulierungen kristallisiert? Aber selbst wenn diese Fragen bejaht werden können, bedeutet eine wissenschaftliche Abhandlung immer noch harte Arbeit, um die jeweiligen Gedanken klar und sprachlich adäquat zu formulieren.

Wie politische Tyrannei in einem totalitären Staat, so arbeiten auch die inneren Gebote mit einer äußersten *Mißachtung der jeweiligen psychischen Verfassung des Menschen* – einer Mißachtung dessen, was er so, wie er im Augenblick ist, fühlen oder tun kann. Eines der häufig vorkommenden Gebote ist z. B., daß man sich niemals verletzt fühlen sollte. Als ein Absolutes (was durch das »niemals« ausgedrückt wird) würde es für jeden außerordentlich schwer erreichbar sein. Wie viele Menschen waren oder sind schon so selbstsicher, so gelassen, daß sie sich niemals verletzt fühlen? Bestenfalls könnte dies ein Ideal sein, das wir anstreben möchten. Ein solches Vorhaben ernst nehmen bedeutet zwangsläufig intensive und geduldige Arbeit an unseren unbewußten Ansprüchen auf Verteidigung, an unserem falschen Stolz – kurz, an jeder Einzelheit unserer Persönlichkeitsstruktur, die uns verwundbar macht. Der Mensch jedoch, der meint, er sollte sich niemals verletzt fühlen, hat keinen derart konkreten Arbeitsplan im Sinn. Er erteilt sich einfach einen unwiderruflichen Befehl und streitet die Tatsache seiner vorhandenen Verletzbarkeit ab oder setzt sich darüber hinweg.

Betrachten wir eine andere Forderung: Ich sollte immer verständnisvoll, teilnahmsvoll und hilfsbereit sein. Ich sollte in der

Lage sein, das Herz eines Verbrechers zum Schmelzen zu bringen. Auch dies ist nicht völlig phantastisch. Einige wenige Menschen, wie der Priester in VICTOR HUGOS *Les Miserables,* haben diese geistig-seelische Kraft erlangt. Ich hatte eine Patientin, für die die Gestalt dieses Priesters ein gewichtiges Symbol war. Sie meinte, sie sollte wie er sein. Zu jenem Zeitpunkt hatte sie jedoch keine der Verhaltensweisen oder Qualitäten, die den Priester in die Lage versetzten, dem Verbrecher gegenüber so zu handeln, wie er es tat. Sie konnte zwar zeitweise barmherzig handeln, weil sie glaubte, daß sie barmherzig sein *sollte* – aber sie *fühlte* nicht barmherzig. In Wirklichkeit hatte sie überhaupt nicht viel Gefühl für andere übrig. Sie hatte dauernd Angst davor, daß jemand sie ausnutzen könnte. Jedesmal, wenn sie einen Gegenstand nicht gleich finden konnte, glaubte sie, er sei gestohlen worden. Ohne daß sie sich dessen bewußt war, hatte ihre Neurose sie zu einem egozentrischen Menschen gemacht, der nur auf seinen Vorteil bedacht war – und all das war von einer Schicht zwanghafter Demut und Güte überdeckt. War sie zu jener Zeit bereit, die Schwierigkeiten in sich selbst zu sehen und an diesen zu arbeiten? Natürlich nicht! Auch hier war alles eine Frage der blinden Befehlserteilung, die nur zu Selbstbetrug und ungerechter Selbstkritik führen konnte.

Wenn wir die erstaunliche Blindheit der Solls zu erklären versuchen, müssen viele Fragen offenbleiben. Die Tatsache jedoch, daß diese Solls der Suche nach Ruhm und Ehre entspringen und die Funktion haben, den Menschen in sein idealisiertes Selbst umzuformen, macht immerhin eines deutlich: *Die Voraussetzung, unter der die Solls wirken, ist, daß nichts für den Betreffenden unmöglich sein sollte oder unmöglich ist.* Wenn das so ist, müssen gegebene Bedingungen logischerweise nicht untersucht und geprüft werden.

Dieser Zug tritt am stärksten in den Forderungen zutage, die auf die Vergangenheit gerichtet sind. Was die Kindheit des Neurotikers betrifft, so müssen nicht nur die Einflüsse aufgehellt werden, die seine Neurose ausgelöst haben, sondern ebenso wichtig ist es, seine gegenwärtige Einstellung zu den Widrigkeiten der Vergangenheit zu erkennen. Diese Einstellung wird weniger vom Guten oder Schlechten, das ihm angetan worden ist, als von seinen gegenwärtigen Bedürfnissen bestimmt. Wenn er z. B. ein allgemeines Bedürfnis entwickelt hat, eine bezaubernde Lichtgestalt zu sein, wird er einen goldenen Schleier über seine

Kindheit breiten. Wenn er seine Gefühle in eine Zwangsjacke gepreßt hat, kann er das Empfinden haben, er liebe seine Eltern, weil er sie lieben sollte. Wenn er sich generell weigert, Verantwortung für sein eigenes Leben zu übernehmen, macht er vielleicht seine Eltern für all seine Schwierigkeiten verantwortlich. Die Rachsucht, die mit dieser letztgenannten Einstellung einhergeht, kann ihrerseits wieder offen zutage liegen oder unterdrückt sein.

Schließlich kann der Neurotiker auch in das entgegengesetzte Extrem verfallen und ein absurdes Maß von Verantwortung für sich selbst übernehmen. In einem solchen Fall ist ihm möglicherweise die volle Gewalt der einschüchternden und einengenden frühen Einflüsse klar geworden. Seine bewußte Haltung ist absolut plausibel und objektiv. Er mag z. B. betonen, daß sich seine Eltern nicht anders verhalten konnten. Manchmal wundert sich der Patient selbst, warum er keinerlei Ressentiments verspürt. Einer der Gründe für dieses Fehlen bewußter Ressentiments ist ein retrospektives *Soll*, das uns hier interessiert. Obwohl sich der Betreffende dessen bewußt ist, daß das ihm angetane Unrecht einen anderen durchaus hätte zerschmettern können, hätte *er* alles unberührt bestehen sollen. Er hätte die innere Stärke und Kraft haben sollen, sich nicht von diesen Faktoren beeinflussen zu lassen. Daß dies dennoch geschah, ist ein Beweis dafür, daß er von Anfang an nichts getaugt hat. Mit anderen Worten: Er ist bis zu einem gewissen Grad durchaus realistisch. Er sagt vielleicht: »Natürlich, das war ein Drecknest von Heuchelei und Grausamkeit.« Dann aber trübt sich sein Blick: »Wenn ich auch dieser Atmosphäre hilflos ausgeliefert war, hätte ich ihr doch entwachsen sollen wie eine Lilie dem Sumpf.«

Wenn er anstelle dieser Pseudoverantwortung eine nüchternreale Verantwortung für sein Leben übernehmen könnte, würde er anders denken. Dann würde er zugeben, daß die frühen Einflüsse ihn unweigerlich ungünstig prägen mußten. Und er würde erkennen, daß seine Schwierigkeiten, gleichgültig welchen Ursprungs, tatsächlich sein gegenwärtiges und zukünftiges Leben stören. Aus diesem Grund täte er besser daran, seine Kräfte zu sammeln, um diese Schwierigkeiten zu überwinden. Statt dessen beläßt er das Ganze auf der absolut phantastischen und sinnlosen Ebene seiner Forderung, daß er sich nicht davon hätte berühren lassen sollen. Es ist schon ein Zeichen des Fortschritts, wenn derselbe Patient später seine Einstellung umkehrt und es sich als Verdienst anrechnet, von den frühen Umständen nicht völlig zerschmettert worden zu sein.

Die Einstellung zur Kindheit ist nicht das einzige Gebiet, auf dem retrospektive Solls mit dieser trügerischen Pseudoverantwortung und der daraus resultierenden Sinnlosigkeit wirksam sind. Der eine wird immer wieder daran festhalten, daß er seinem Freund durch offene Kritik hätte helfen sollen; der andere, daß er seine Kinder so hätte erziehen sollen, daß sie nicht neurotisch wurden. Natürlich bedauern wir alle, daß wir hier und da gescheitert sind. Aber wir können der Frage nachgehen, warum wir gescheitert sind, und daraus lernen. Außerdem müssen wir erkennen, daß wir in Anbetracht der neurotischen Schwierigkeiten, die zur Zeit unseres Scheiterns bestanden, damals vielleicht tatsächlich unser Bestes getan haben. Aber sein Bestes getan zu haben ist für den Neurotiker nicht gut genug. Auf irgendeine wundersame Art hätte er mehr tun sollen.

Ähnlich ist auch die Erkenntnis gegenwärtiger Unzulänglichkeiten für jeden unerträglich, der von diktatorischen Solls gequält wird. Jegliche Schwierigkeit, die entsteht, muß sofort aus dem Weg geräumt werden. Die Art und Weise, in der das geschieht, variiert. Je mehr ein Mensch in der Phantasie lebt, um so wahrscheinlicher ist es, daß er die Schwierigkeit einfach wegzaubert. Eine Patientin z. B., die in sich einen ungeheuren Trieb entdeckte, die Macht hinter dem Thron zu sein, und erkannte, wie sich dieser Trieb auf ihr Leben ausgewirkt hatte, war schon am nächsten Tag davon überzeugt, daß dieser Trieb jetzt nur noch der Vergangenheit angehörte. Sie sollte nicht machtbesessen sein – also war sie es nicht. Nachdem solche »Besserungen« öfter vorgekommen waren, wurde uns klar, daß der Trieb nach Beherrschung und Einfluß nur ein Ausdruck für die magischen Kräfte war, die sie in ihrer Phantasie besaß.

Andere versuchen, die ihnen bewußt gewordene Schwierigkeit durch bloße Willenskraft zu beseitigen. Dabei können Menschen ungeheuer weit gehen. Ich denke z. B. an zwei junge Mädchen, die der Meinung waren, sie sollten niemals Angst haben. Eines von ihnen fürchtete sich vor Einbrechern und zwang sich dazu, in einem leeren Haus zu schlafen, bis die Angst überwunden war. Das andere Mädchen hatte Angst davor, in trübem Wasser zu schwimmen, weil es glaubte, von einer Schlange oder einem Fisch gebissen werden zu können. Es zwang sich dazu, eine von Haifischen wimmelnde Bucht zu durchschwimmen. Beiden Mädchen gelang es auf diese Art und Weise, ihre Angst zu unterdrücken.

Diese Vorfälle scheinen also Wasser auf die Mühlen derjenigen zu sein, die die Psychoanalyse für einen neumodischen Unsinn halten. Zeigen sie nicht gerade, daß man sich nur zusammenzureißen braucht? In Wirklichkeit aber war die Angst vor Einbrechern oder Schlangen nur der sichtbare Ausdruck eines generellen, verborgeneren Unbehagens. Doch die unterschwellig vorhandene Angst blieb von der geschilderten »Herausforderung« unberührt. Sie wurde nur zugedeckt, in größere Tiefen verbannt, weil ein Symptom beseitigt worden war, ohne daß das eigentliche Leiden angerührt wurde.

In der Analyse können wir beobachten, wie bei bestimmten Typen die Maschinerie der Willenskraft in Gang gesetzt wird, sobald sich die Patienten irgendeiner Schwäche bewußt werden. Sie beschließen, ein Budget einzuhalten, sich unter Menschen zu begeben, bejahender oder nachsichtiger zu sein, und sie versuchen es auch. All dies wäre erfreulich, wenn sie ein gleichstarkes Interesse daran zeigten, den tieferen Sinn und die Quellen ihrer Nöte zu verstehen. Unglücklicherweise mangelt es aber gerade an diesem Interesse. Schon der erste Schritt, das gesamte Ausmaß der jeweiligen Störung zu erkennen, würde den Neurotikern widerstreben. Es wäre ja auch das genaue Gegenteil ihres verzweifelten Drangs, die Störung *verschwinden* zu lassen. Außerdem glauben sie ja, sie sollten stark genug sein, diese Störung durch bewußte Beherrschung zu bewältigen. Das Verfahren sorgfältiger Entflechtung wäre dann ein Zugeständnis von Schwäche und Niederlage. Solche künstlichen Bemühungen müssen natürlich früher oder später abflauen. Bestenfalls ist dann die Schwierigkeit etwas mehr unter Kontrolle gekommen. Sicher ist nur, daß die Schwierigkeit in die Tiefe verbannt worden ist und in versteckterer Form weiterarbeitet. Der Analytiker sollte natürlich solche Bemühungen nicht unterstützen, sondern sie analysieren.

Die meisten neurotischen Störungen widerstehen selbst den angestrengtesten Bemühungen, sie unter Kontrolle zu bekommen. Bewußte Bemühungen haben einfach keine Wirkung auf eine Depression, eine tief eingewurzelte Arbeitshemmung oder verzehrende Tagträume. Man sollte meinen, dies müsse jedem Menschen klar sein, der im Verlauf einer Analyse ein gewisses psychologisches Verständnis erworben hat. Aber auch hier dringt das klare Denkvermögen nicht durch bis zum »Ich sollte in der Lage sein, dies zu meistern«. Die Folge ist, daß der Betreffende noch mehr unter Depressionen usw. leidet. Denn erstens sind seine Schwierigkeiten ohnehin schon schmerzhaft; und überdies ist noch sein Unvermögen, damit fertig zu werden, ein sichtbares Zeichen seines Mangels an Allmacht. Manchmal kann der Analytiker diesen Prozeß gleich zu Beginn auffangen und im Keim ersticken. Eine Patientin z. B., die das Ausmaß ihres Tagträumens aufgedeckt und sich dabei im einzelnen klargemacht hatte, wie heimtückisch es die meisten ihrer Tätigkeiten durchdrang, sah die Schädlichkeit dieses Träumens ein – zumindest insofern, als sie erkannte, wie sehr dadurch ihre Energien verbraucht wurden. Beim nächstenmal war sie ziemlich schuldbewußt und reumütig, weil die Tagträume anhielten. Da ich ihre Forderungen an sich selbst kannte, erklärte ich ihr, daß es gar nicht möglich, geschweige denn klug sei, die Tagträume künstlich zu beenden, da diese sicher noch wichtige Funktionen in ihrem Leben erfüllten, die wir erst nach und nach erfassen müßten. Sie war daraufhin sehr erleichtert und erzählte mir, daß sie entschlossen gewesen sei, die Tagträume abzubrechen. Da sie dazu aber nicht in der Lage gewesen sei, habe sie das Gefühl gehabt, ich würde über sie verärgert sein. Ihre eigene Forderung an sich selbst war also auf mich projiziert worden.

Viele Reaktionen von Verzweiflung, Gereiztheit oder Furcht, die während der Analyse in Erscheinung treten, zeigen weniger, daß der Patient ein beunruhigendes Problem in seinem Innern entdeckt hat (wie der Analytiker gern annimmt); sie weisen vielmehr darauf hin, daß er sich außerstande fühlt, dieses Problem sofort zu beseitigen.

Wenngleich die inneren Gebote in mancher Hinsicht radikaler als die anderen Methoden zur Aufrechterhaltung des idealisierten Selbst sind, zielen auch sie nicht auf eine wirkliche Veränderung, sondern auf sofortige und absolute Perfektion. Ihr Ziel ist, die Unvollkommenheit zum Verschwinden zu bringen oder den Anschein zu vermitteln, *als ob* diese spezielle Perfektion erreicht sei. Das wird besonders deutlich, wenn – wie im letzten Beispiel – die inneren Forderungen nach außen projiziert werden. Dann wird das, was ein Mensch wirklich ist oder leidet, irrelevant. Nur was anderen sichtbar wird, verursacht intensiven

Kummer: ein Zittern der Hand, Erröten, Unbeholfenheit in gesellschaftlichen Situationen.

*Den Solls mangelt es also an der sittlichen Bedeutung echter Ideale.* Menschen, die sich in ihrer Gewalt befinden, streben z. B. nicht nach größerer Ehrlichkeit, sondern werden dazu getrieben, absolute Ehrlichkeit zu erlangen, die sich immer gerade hinter dem Horizont verbirgt oder in der Phantasie erreicht wird.

Bestenfalls können sie eine Perfektion des Verhaltens erreichen, wie PEARL S. BUCK sie in ihrem Roman *Die Frauen des Hauses Wu* beschrieben hat. In Madame Wu haben wir das Porträt einer Frau, die immer das Richtige zu tun, zu fühlen und zu denken scheint. Das äußere Erscheinungsbild solcher Menschen ist natürlich trügerisch. Sie selbst sind höchst erstaunt, wenn sie plötzlich, scheinbar aus dem Nichts heraus, eine Straßenphobie oder Herzfunktionsstörungen entwickeln. Wie ist das nur möglich, fragen sie. Sie haben ihr Leben immer tadellos gemeistert, sie waren die Ersten ihrer Klasse, die Organisatoren, die perfekten Ehepartner oder Eltern. Irgendwann einmal muß aber eine Situation auftauchen, mit der sie nicht auf ihre übliche Weise fertig werden können. Und da sie keine andere Möglichkeit haben, ist ihr Gleichgewicht gestört. Wenn der Analytiker dann mit ihnen vertraut wird und die ungeheure Spannung sieht, unter der sie leben, wundert er sich eigentlich, wie sie es so lange ohne schwere Störungen durchgehalten haben.

Je mehr wir ein Gefühl für das Wesen der inneren Gebote bekommen, um so deutlicher sehen wir, daß der Unterschied zwischen ihnen und echten sittlichen Maßstäben oder Idealen nicht quantitativer, sondern qualitativer Natur ist. Es war einer von FREUDS größten Irrtümern, die inneren Gebote (deren Hauptcharakteristika er zum Teil erkannt und als Über-Ich beschrieben hat) als einen allgemeinen Wesenszug der Moralität zu betrachten. Denn erstens ist der Zusammenhang der inneren Gebote mit moralischen Fragen nicht sehr eng. Natürlich nehmen die Forderungen nach sittlicher Vollkommenheit einen hervorragenden Platz unter den Solls ein – aus dem einfachen Grund, weil moralische Fragen in unser aller Leben wichtig sind. Wir können jedoch diese speziellen Solls nicht von anderen trennen, die genauso nachdrücklich sind, aber eindeutig durch unbewußte Anmaßung hervorgerufen werden, wie z. B.: »Ich sollte in der Lage sein, ohne mühsames Lernen und Arbeiten zu malen.« Außerdem dürfen wir nicht vergessen, daß viele dieser Forderungen keinerlei Anspruch auf sittlichen Gehalt haben – so z. B. die Forderungen: »Ich sollte in der Lage sein, mich durchzumogeln«, »Ich sollte die anderen immer überlisten können« und »Ich sollte es den anderen immer heimzahlen können.« Nur wenn wir das Augenmerk auf das Gesamtbild richten, können wir die Forderung nach sittlicher Vollkommenheit in der richtigen Perspektive sehen. Wie die anderen Solls sind auch diese vom Geist der Anmaßung durchdrungen und zielen darauf ab, den Nimbus eines Neurotikers zu erhöhen und ihn selbst göttergleich zu machen. So gesehen sind sie die neurotische Imitation normaler sittlicher Bestrebungen. Wenn man zu alldem noch die unbewußte Unehrlichkeit nimmt, die zwangsläufig im Spiel ist, wo Fehler zum Verschwinden gebracht werden, wertet man diese Solls eher als ein unmoralisches denn ein moralisches Phänomen. Man muß sich über diese Unterschiede klar sein, weil sich der Patient später doch von der Phantasiewelt ab- und der Entwicklung echter Ideale zuwendet.

Noch eine weitere Eigenschaft unterscheidet die Solls von echten Wertmaßstäben. Diese Eigenschaft ist zwar schon bei den vorhergehenden Ausführungen erwähnt worden, ist aber so gewichtig, daß man sie gesondert und genau erörtern sollte: Ich meine die *zwanghafte Natur* dieser Gebote. Auch echte Ideale haben in unserem Leben eine verpflichtende Kraft. Wenn wir z. B. glauben, Verpflichtungen nachkommen zu müssen, die wir selbst als solche anerkennen, tun wir unser Bestes, obwohl es unter Umständen schwierig ist. Diesen Verpflichtungen nachzukommen ist das, was wir als Endziel wollen oder für richtig halten. Der Wunsch, die Beurteilung, die Entscheidung – all das liegt bei uns. Und weil wir so mit uns selbst eins sind, geben uns Bemühungen in dieser Richtung Freiheit und Kraft. Den Solls zu gehorchen bedeutet demgegenüber ungefähr so viel Freiheit, wie man bei »freiwilligen« Spenden oder Beifallskundgebungen in einer Diktatur hat. Wenn wir in solchen Fällen den Erwartungen nicht entsprechen, folgt die Vergeltung auf dem Fuß. Im Fall der inneren Gebote heißt dies: Jede Nichterfüllung hat heftige emotionale Reaktionen zur Folge, Reaktionen, die die ganze Skala von Furcht, Verzweiflung und Selbstverdammung bis zu selbstzerstörerischen Impulsen umfassen. Für den Außenstehenden scheinen sie in keinerlei Verhältnis zur auslösenden Ursache zu stehen; und doch entsprechen sie ganz und gar dem, was die Nichterfüllung der Gebote für den einzelnen bedeutet.

Lassen Sie mich noch ein weiteres Beispiel für den zwanghaften Charakter der inneren Gebote anführen: Zu den unerbittlichen Solls einer Patientin gehörte, alle Möglichkeiten und Eventualitäten voraussehen zu müssen. Sie war sehr stolz auf das, was sie ihre Gabe der Voraussicht nannte, auf ihre Fähigkeit, durch ihr Vorherwissen und ihre Umsicht die eigene Familie vor Gefahren zu bewahren. Einmal hatte sie einen wohldurchdachten Plan ausgearbeitet, wie sie ihren Sohn zur Analyse überreden könnte. Dabei hatte sie allerdings vergessen, den Einfluß eines seiner Freunde in Betracht zu ziehen, der ein Gegner der Analyse war. Als ihr bewußt wurde, daß sie diesen Freund in ihren Kalkulationen nicht berücksichtigt hatte, erlebte sie eine physische Schockreaktion und hatte das Gefühl, ihr sei der Boden unter den Füßen weggerissen worden. In Wirklichkeit war es mehr als zweifelhaft, ob dieser Freund tatsächlich so viel Einfluß hatte, wie sie glaubte, oder ob sie sich überhaupt seiner Mithilfe hätte versichern können. Die Schock- und Kollapsreaktion beruhte einzig und allein darauf, daß ihr plötzlich bewußt wurde, daß sie an diesen Freund hätte denken *sollen*. Oder nehmen wir einen ähnlichen Fall: Eine ausgezeichnete Autofahrerin stieß leicht mit einem Wagen vor ihr zusammen und wurde von einem Polizisten aus ihrem Auto gerufen. Plötzlich hatte sie das Gefühl absoluter Unwirklichkeit, obwohl der Unfall minimal war und sie niemals Angst vor der Polizei hatte, wenn sie sich im Recht glaubte.

Angstreaktionen entgehen oft der Aufmerksamkeit, weil die üblichen Defensivmechanismen gegen Angst sofort in Gang gesetzt werden. Ein Patient war der Meinung, er müsse ein besonders guter Freund sein. Plötzlich stellte er fest, daß er einem Freund gegenüber hart gewesen war, während er ihm eigentlich hätte helfen sollen, und betrank sich schwer. In einem anderen Fall wurde eine Frau, die nach ihren inneren Geboten immer nett und liebenswürdig sein sollte, von einer Freundin leicht kritisiert, weil sie eine andere Freundin nicht zu einer Party eingeladen hatte. Sie spürte eine momentane Angst, fühlte sich einen Augenblick lang einer Ohnmacht nahe und reagierte dann mit einem gesteigerten Bedürfnis nach Zuneigung – ihrer Methode, Angst zu bekämpfen. Ein anderer Patient entwickelte unter dem Zwang unerfüllter Solls den Drang, mit irgendeiner Frau zu schlafen. Für ihn war die Sexualität ein Mittel, sich erwünscht zu fühlen und damit seine verlorene Selbstachtung zurückzugewinnen.

Angesichts derartiger Vergeltung erstaunt es nicht, daß die Solls eine zwingende Macht haben. Ein Mensch wird seinen Aufgaben vielleicht so lange einigermaßen gerecht, wie er im Einklang mit seinen inneren Geboten steht. Gerät er jedoch zwischen zwei unvereinbare Solls, so wird er unter Umständen aus der Bahn geworfen. Ein Mann glaubte z. B., er sollte ein idealer Arzt sein und seine gesamte Zeit seinen Patienten widmen. Außerdem sollte er aber auch ein vollkommener Ehemann sein und seiner Frau so viel Zeit widmen, wie sie zu ihrem Glück brauchte. Als er merkte, daß er nicht beides in vollem Ausmaß konnte, befiel ihn eine leichte Angst. Sie blieb leicht, weil er sofort versuchte, den gordischen Knoten gewaltsam zu lösen: Er beschloß, sich auf dem Land niederzulassen. Das aber bedeutete für ihn, jegliche Hoffnung auf Weiterbildung aufzugeben und damit die gesamte berufliche Zukunft aufs Spiel zu setzen. Das Dilemma wurde schließlich in der Analyse zufriedenstellend gelöst. Dies alles zeigt jedoch, wieviel Verzweiflung durch einander widerstreitende innere Gebote ausgelöst werden kann. Eine Frau ging fast zugrunde, weil sie ihr Gebot, eine ideale Mutter zu sein, nicht mit dem Gebot, eine ideale Ehefrau zu sein, in Einklang bringen konnte. Eine ideale Ehefrau sein hieß für sie, in bezug auf einen dem Alkohol verfallenen Ehemann alles stillschweigend hinzunehmen.

Natürlich machen es solche einander widerstreitenden Solls schwer, wenn nicht gar unmöglich, eine vernünftige Entscheidung zwischen ihnen zu treffen: die gegensätzlichen Forderungen sind ja gleichermaßen zwanghaft. Ein Patient verbrachte z. B. schlaflose Nächte, weil er sich nicht entscheiden konnte, ob er mit seiner Frau eine kleine Ferienreise machen oder in seinem Büro bleiben und arbeiten sollte. Mit anderen Worten: Sollte er die Erwartungen seiner Frau oder die angeblichen Erwartungen seines Chefs erfüllen? Die Frage, was er selbst am meisten wünschte, kam ihm gar nicht in den Sinn. Und auf der Basis der Solls konnte die Angelegenheit einfach nicht entschieden werden.

Ein Mensch kennt nie die ganze Macht der inneren Tyrannei oder ihrer Natur. Es gibt jedoch *große individuelle Unterschiede in der Art und Weise, wie sich der einzelne gegenüber dieser Tyrannei verhält und wie er sie erlebt.* Sie bewegen sich zwischen den Gegenpolen von Willfährigkeit und Rebellion. Wenngleich Elemente dieser verschiedenen Verhaltensweisen in jedem Menschen anzutreffen sind, herrscht doch meist das eine oder das andere vor. Um spätere Kennzeichnungen vorwegzunehmen: Die Verhaltensweisen gegenüber den inneren Geboten und die Art, wie diese erlebt werden, werden hauptsächlich davon bestimmt, was im Leben des einzelnen die größte Anziehungskraft hat: Beherrschung und Meisterschaft, Liebe oder Freiheit. Da diese Unterschiede später[1] noch genau dargelegt werden, will ich hier nur kurz aufzeigen, wie sie bezüglich der Solls und Tabus wirken.

Der expansive Typ, für den die Meisterung des Lebens eine unabdingbare Notwendigkeit ist, neigt dazu, sich mit seinen inneren Geboten zu identifizieren und ist – bewußt oder unbewußt – stolz auf seine Maßstäbe. Er stellt ihre Gültigkeit nicht in Frage und versucht, sie auf irgendeine Weise zu verwirklichen. Er kann versuchen, ihnen in seinem tatsächlichen Verhalten gerecht zu werden. Er sollte alles für alle sein; er sollte alles besser wissen als jeder andere; er sollte sich niemals irren; was immer er unternimmt, sollte ihm gelingen – kurz, er sollte erfüllen, was seine speziellen Solls verlangen. In seiner Phantasie wird er diesen hohen Maßstäben auch gerecht. Seine Anmaßung kann so groß sein, daß er die Möglichkeit eines Mißerfolgs nicht einmal in Betracht zieht und sie ignoriert, wenn sie erscheint.

Je mehr er in seine Phantasie versponnen ist, um so weniger erforderlich ist es für ihn, echte Anstrengungen zu machen. Es genügt, daß er in seiner Vorstellung absolut furchtlos oder ehrlich ist – gleichgültig, wie besessen von Angst oder wie unehrlich er wirklich ist. Die Grenzlinie zwischen »Ich sollte« und »Ich bin« ist für ihn vage – wahrscheinlich ist sie für keinen von uns besonders scharf ausgeprägt. Christian Morgenstern hat dies in einem seiner Gedichte prägnant beschrieben: Ein Mann liegt mit einem gebrochenen Bein im Krankenhaus. Er ist von einem Lastwagen überfahren worden. Eines Tages liest er, daß auf der betreffenden Straße, wo der Unfall geschah, Lastwagen gar nicht

[1] S. 8.–11. Kapitel.

fahren dürfen. So kommt er zu dem Schluß, daß sein ganzes Erlebnis nur ein Traum war! Also schloß er messerscharf, daß nichts sein kann, was nicht sein darf. Je mehr die Phantasie eines Menschen die Oberhand über seinen Verstand gewinnt, desto stärker verschwindet die Grenzlinie, und er *ist* der ideale Ehemann, Vater, Staatsbürger oder was immer er sein sollte.

Der selbstverleugnende Typ, für den die Liebe alle Probleme zu lösen scheint, glaubt ebenfalls, daß seine Solls ein Gesetz sind, das nicht in Frage zu stellen ist. Aber wenn er – ängstlich – versucht, ihnen zu entsprechen, fühlt er meistens, daß er jämmerlich hinter ihrer Erfüllung zurückbleibt. Das hervorstechendste Element seines bewußten Erlebens ist daher die Selbstkritik, ein Schuldgefühl deswegen, weil er *nicht* das erhabene Wesen ist, das er sein sollte.

Wenn diese beiden Einstellungen zu den inneren Geboten ins Extrem gehen, wird es für einen Menschen schwierig, sich selbst zu analysieren. Extreme Selbstgerechtigkeit kann den Betreffenden daran hindern, irgendwelche Fehler bei sich selbst zu sehen. Und die Neigung zum anderen Extrem – sich allzu schnell schuldig zu fühlen – birgt die Gefahr in sich, daß die Einsicht in die eigenen Mängel eher eine zerstörerische als eine befreiende Wirkung hat.

Der resignierte Typ schließlich, dem die Idee der »Freiheit« mehr bedeutet als alles andere, ist von diesen drei Typen am ehesten geneigt, gegen die innere Tyrannei zu rebellieren. Schon wegen der großen Bedeutung, die die Freiheit – oder seine Version davon – für ihn hat, ist er überempfindlich gegen jede Art von Zwang. Seine Auflehnung kann sich in relativ passiver Form äußern. Dann wird alles, von dem er glaubt, daß er es tun sollte – eine Arbeit erledigen, ein Buch lesen, Sexualverkehr mit seiner Frau haben –, in seiner Vorstellung zu einem Zwang, erregt bewußt oder unbewußt Widerwillen und macht ihn somit teilnahmslos und träge. Wenn das, was getan werden muß, überhaupt getan wird, dann unter dem Druck, der durch den inneren Widerstand ausgelöst wurde.

Ein solcher Neurotiker kann aber auch in aktiverer Form gegen seine Solls rebellieren. Er kann versuchen, sie alle über Bord zu werfen, und manchmal ins entgegengesetzte Extrem verfallen: nur das tun, was er will, wann er will. Seine Rebellion kann heftige Formen annehmen und ist dann oft eine Rebellion der Verzweiflung. Wenn er schon nicht das Äußerste an Frömmigkeit, Keuschheit und Aufrichtigkeit sein kann, dann will er wenigstens durch und durch »schlecht« sein, wahllos im Geschlechtsverkehr sein, lügen und andere beleidigen.

Manchmal kann auch ein Mensch, der sonst den Geboten seiner Solls folgt, durch eine Phase der Rebellion gehen. Diese ist dann im allgemeinen auf äußerliche Restriktionen gerichtet. J. P. Marquand hat solche zeitweiligen Rebellionen meisterhaft beschrieben und uns gezeigt, wie leicht sie niedergeschlagen werden können – aus dem einfachen Grund, weil die einengenden äußeren Maßstäbe einen mächtigen Verbündeten in den inneren Geboten haben. Danach bleibt das Individuum abgestumpft und teilnahmslos zurück.

Andere Menschen schließlich können abwechselnd Phasen der Selbstkasteiung, des »Gutseins«, und solche eines wilden Protests gegen jeden Wertmaßstab durchmachen. Aufmerksamen Freunden sind solche Menschen ein unlösbares Rätsel. Bisweilen sind sie in sexuellen und finanziellen Angelegenheiten geradezu widerwärtig unverantwortlich, dann gibt es wieder Zeiten, in denen sie ein hochentwickeltes sittliches Empfinden zeigen. Der Freund, der gerade daran verzweifelt, daß diese Menschen gar keinen Anstand haben, wird plötzlich wieder davon überzeugt, daß sie in Wirklichkeit doch feine Menschen sind, um kurz darauf erneut in ernste Zweifel gestürzt zu werden. Bei anderen kann es ein dauerndes Hin und Her zwischen »Ich sollte« und »Nein, ich will nicht« geben. »Ich sollte eine Schuld bezahlen – nein, warum sollte ich?« »Ich sollte Diät halten – nein, ich will nicht.« Oft erwecken solche Menschen den Eindruck von Spontaneität und verwechseln ihre widersprüchlichen Verhaltensweisen gegenüber ihren Solls mit »Freiheit«.

Wie die vorherrschende Verhaltensweise auch sein mag, ein großer Teil des Prozesses wird immer nach außen projiziert und als etwas empfunden, das zwischen dem Ich und den anderen vorgeht. Variationen in dieser Hinsicht betreffen den besonderen Aspekt, der projiziert wird, und die Art, wie dies geschieht. Mit anderen Worten: Ein Mensch kann z. B. seine Maßstäbe hauptsächlich anderen auferlegen und an sie unerbittliche Forderungen bezüglich *ihrer* Perfektion stellen. Je mehr er sich als das Maß aller Dinge fühlt, um so mehr besteht er nicht auf genereller Perfektion, sondern darauf, daß man seinen eigenen Normen entspricht. Verfehlen die anderen dieses Ziel, so reagiert er mit Verachtung oder Ärger. Noch irrationaler ist die Tatsache, daß seine eigene Verärgerung darüber, daß er nicht jederzeit und unter allen Umständen sein kann, was er sein sollte, nach außen projiziert werden kann. Wenn er also beispielsweise nicht der perfekte Liebhaber ist oder bei einer Lüge ertappt wird, kann er sich wütend gegen jene wenden, gegenüber denen er versagt hat.

Andererseits kann er auch die Erwartungen, die er in sich selbst setzt, als vornehmlich von anderen kommend erleben. Ob diese anderen tatsächlich etwas von ihm erwarten oder ob er dies nur glaubt, spielt keine Rolle: ihre Erwartungen verwandeln sich in Forderungen, die erfüllt werden müssen. In der Analyse hat er das Gefühl, der Analytiker verlange das Unmögliche von ihm. Er unterschiebt dem Analytiker sein eigenes Empfinden, daß er immer produktiv sein sollte, immer einen Traum zu berichten haben sollte, immer von dem sprechen sollte, was der Analytiker seiner Meinung nach hören will, daß er für jede Hilfe dankbar sein und dies dadurch zeigen sollte, daß er gesünder wird.

Glaubt er also, daß andere Menschen etwas von ihm erwarten oder verlangen, so kann er wieder auf zwei verschiedene Arten reagieren. Einerseits kann er versuchen, die Erwartungen der anderen vorauszusehen oder zu erraten und eifrig darauf bedacht sein, sie zu erfüllen. In diesem Fall sieht er meistens auch voraus, daß die anderen ihn verdammen würden und von einem Augenblick zum anderen fallen ließen, wenn er scheitern sollte. Anders ist die Situation, wenn er überempfindlich gegen Zwang ist. Dann glaubt er, daß die anderen ihn mißbrauchen, sich in seine Angelegenheiten mischen, ihn drängen oder ihn zwingen, und ist bitter getroffen oder rebelliert sogar offen gegen sie. Er weigert sich vielleicht, Weihnachtsgeschenke zu machen, weil diese erwartet werden. In sein Büro oder zu einer Verabredung kommt er immer etwas später, als man erwartet.

Er vergißt Gedenktage, Briefe oder irgendeine Gefälligkeit, um die er gebeten worden ist. Einen Besuch bei Verwandten wird er gerade deshalb vergessen, weil seine Mutter ihn darum gebeten hat – und das, obwohl er die Verwandten mag und sie gern gesehen hätte. Auf jede Bitte oder Forderung wird er übermäßig reagieren; dann hat er weniger Angst vor der Kritik der anderen, sondern nimmt sie sogar übel. Seine lebhafte, ungerechte Selbstkritik wird ebenfalls hartnäckig nach außen projiziert. So hat er das Gefühl, andere seien in ihrem Urteil über ihn ungerecht oder vermuteten bei ihm immer Hintergedanken. Wenn aber die Rebellion aggressiver ist, wird er seinen Trotz offen zur Schau tragen und glauben, es mache ihm nicht das mindeste aus, was andere von ihm halten.

Die übermäßige Reaktion auf Bitten ist ein guter Anhaltspunkt, um die inneren Forderungen zu erkennen. Reaktionen, die uns selbst übermäßig stark erscheinen, können in der Selbstanalyse besonders nützlich sein. Der folgende Fall, zum Teil eine Selbstanalyse, kann uns insofern dienlich sein, als er bestimmte Fehlschlüsse aufzeigt, die wir vielleicht aus der Selbstbeobachtung ziehen. Ein vielbeschäftigter Mann in leitender Stellung wurde telefonisch gefragt, ob er einen aus Europa geflüchteten Autor vom Hafen abholen könne. Er hatte diesen Autor immer bewundert und ihn bei einem gesellschaftlichen Anlaß während einer Europareise getroffen. Da seine Zeit mit Konferenzen und sonstiger Arbeit sehr ausgefüllt war, wäre es tatsächlich unmöglich gewesen, diesem Ersuchen nachzukommen, zumal es unter Umständen bedeutet hätte, stundenlang am Pier zu warten. Wie der Betreffende später selbst erkannte, hätte er auf zweierlei Art reagieren können, und beides wäre vernünftig gewesen. Er hätte entweder sagen können, er wolle es sich überlegen und sehen, ob es sich einrichten lasse, oder er hätte mit Bedauern ablehnen und sich erkundigen können, ob er sonst irgend etwas für den Autor tun könne. Statt dessen reagierte er mit sofortiger Gereiztheit und antwortete schroff, er sei viel zu beschäftigt und würde nie jemanden vom Hafen abholen.

Bald darauf bedauerte er seine Reaktion und gab sich später große Mühe, herauszufinden, wo der Autor untergebracht sei, um ihm, falls es nötig sein sollte, zu helfen. Er bedauerte diesen Vorfall aber nicht nur, sondern war auch verwundert. Hatte er vielleicht doch keine so hohe Meinung von dem Autor, wie er angenommen hatte? Er war sicher, daß dies nicht zutraf. Oder war er vielleicht nicht so freundlich und hilfsbereit, wie er zu sein glaubte? Wenn dies zutraf, war er etwa deshalb irritiert, weil man ihn mit der Aufforderung, seine Freundlichkeit und Hilfsbereitschaft zu beweisen, auf die Probe stellte?

Damit war er auf dem richtigen Weg. Die bloße Tatsache, daß er die Echtheit seines Großmuts in Frage stellen konnte, war für ihn ein Riesenschritt, denn in seiner idealisierten Vorstellung war er ein Wohltäter der Menschheit. Das war jedoch mehr, als er in jenem Augenblick verkraften konnte. Er wies diese Möglichkeit zurück, indem er betonte, wie eilig er es doch später gehabt habe, Hilfe anzubieten und zu leisten. Während er so einen Denkweg versperrte, fand er plötzlich einen anderen Schlüssel. Als er Hilfe *anbot*, lag die Initiative bei ihm; vorher dagegen war er um etwas *gebeten* worden. Nunmehr erkannte er, daß er die Bitte als eine unverschämte Zumutung empfunden hatte. Hätte er von der Ankunft des Autors gewußt, er hätte zweifellos selbst die Möglichkeit erwogen, ihn vom Schiff abzuholen. Plötzlich fielen ihm viele ähnliche Situationen ein, in denen er jeweils gereizt reagiert hatte, wenn er um einen Gefallen gebeten worden war. Nun wurde ihm klar, daß er offensichtlich vieles als Zumutung oder Zwang empfunden hatte, was in Wirklichkeit nur Bitten oder Vorschläge waren. Er dachte auch an seine Gereiztheit bei Meinungsverschiedenheiten oder Kritik. Er kam zu dem Schluß, daß er ein starrköpfiger Tyrann sei und andere beherrschen wolle.

Ich erwähne dies hier, weil Reaktionen dieser Art leicht als Streben nach Herrschaft mißverstanden werden. Was dieser Mann selbst erkannt hatte, war seine Überempfindlichkeit gegen Zwang und Kritik. Er konnte Zwang nicht vertragen, weil er sich sowieso in einer Zwangsjacke fühlte. Und er konnte Kritik nicht vertragen, weil er selbst sein strengster Kritiker war. In diesem Zusammenhang könnten wir auch die Spur wiederaufnehmen, die er fallengelassen hatte, als er seine Freundlichkeit in Zweifel zog. Er war bis zu einem hohen Grad hilfsbereit, weil er hilfsbereit sein *sollte* und nicht wegen seiner ziemlich abstrakten Menschenliebe. Seine Einstellung zum einzelnen Menschen war viel zwiespältiger, als er sich klarmachte. Folglich stürzte ihn jede Bitte in einen inneren Konflikt: Einerseits sollte er der Bitte nachkommen und sehr großzügig sein, andererseits sollte er niemandem erlauben, ihn zu zwingen. Seine Gereiztheit war ein Ausdruck dafür, daß er sich in einem Dilemma gefangen sah, das zum damaligen Zeitpunkt unlösbar war.

Die Auswirkungen, die die Solls auf die Persönlichkeit und das Leben eines Menschen haben, variieren bis zu einem gewissen Grad mit der Art, wie der einzelne auf sie reagiert oder sie erlebt. Bestimmte Auswirkungen zeigen sich jedoch unvermeidlich und regelmäßig, wenn auch mehr oder weniger stark. Innere Gebote erzeugen immer ein Gefühl von *Druck*, das um so stärker ist, je mehr ein Mensch versucht, seine Solls in seinem Verhalten zu verwirklichen. Er kann das Gefühl haben, dauernd auf Zehenspitzen zu stehen, und unter chronischer Erschöpfung leiden. Oder er kann das vage Gefühl haben, eingeengt, angespannt bzw. eingesperrt zu sein. Wenn aber seine Solls mit den sozialen Verhaltensweisen übereinstimmen, die man von ihm erwartet, spürt er vielleicht nur einen fast unmerklichen Druck. Dieser kann jedoch stark genug sein, um in einem sonst aktiven Menschen den Wunsch zu intensivieren, sich von Tätigkeiten und Verpflichtungen zurückzuziehen.

Außerdem tragen die Solls durch Projektionen immer zu *Störungen in mitmenschlichen Beziehungen* bei. Die am weitesten verbreitete Störung ist hier die Überempfindlichkeit gegen Kritik. Da der Betreffende mit sich selbst erbarmungslos umgeht, muß er jede Kritik von seiten anderer – ob sie tatsächlich erfolgt oder nur erwartet wird, freundlich oder unfreundlich ist – als genauso vernichtend empfinden wie seine eigene. Wir werden die Intensität dieser Empfindlichkeit besser verstehen, wenn wir uns vor Augen führen, wie sehr sich ein solcher Mensch haßt, wenn er die sich selbst gesetzten Maßstäbe nicht erreicht[2]. Sonst hängen die Störungen in mitmenschlichen Beziehungen von der Art der vorherrschenden Projektion ab. Sie können den Betreffenden zu kritisch und hart anderen gegenüber machen, zu besorgt, zu herausfordernd oder zu nachgiebig.

Das Wichtigste von allem ist jedoch, daß die Solls die *Spontaneität der Gefühle, Wünsche, Gedanken und Meinungen beeinträchtigen*, d. h. die Fähigkeit, eigene Gefühle usw. zu haben und auszudrücken. Der Betreffende kann dann bestenfalls »spontan zwanghaft« sein (um eine Patientin zu zitieren) und »frei« ausdrücken, was er fühlen, wünschen, denken oder meinen *sollte*. Wir sind daran gewöhnt, zu glauben, daß wir zwar unser Verhalten, nicht aber unsere Gefühle kontrollieren können. Im Umgang mit anderen können wir sie zwar zur Arbeit zwingen, doch wir können niemanden dazu zwingen, seine Arbeit zu lieben. Genauso glauben wir, wir könnten uns zwingen, so zu handeln, als wären wir nicht mißtrauisch, aber ein Gefühl des Vertrauens können wir nicht erzwingen. Dies ist im wesentlichen richtig. Und wenn wir weitere Beweise dafür brauchten, könnte

[2] S. 5. Kapitel, »Selbsthaß und Selbstverachtung«.

die Analyse sie liefern. Wenn aber die Solls einen Befehl hinsichtlich der Gefühle erteilen, nimmt die Phantasie ihren Zauberstab, und die Grenzlinie zwischen dem, was wir fühlen *sollten*, und dem, was wir *tatsächlich* fühlen, löst sich in Nichts auf. Dann glauben oder fühlen wir bewußt, was wir glauben oder fühlen sollten.

Dies wird in der Analyse offenbar, wenn die scheinbare Sicherheit der Pseudogefühle erschüttert wird und der Patient danach durch eine Periode bestürzender Unsicherheit geht. Diese ist zwar schmerzhaft, aber konstruktiv. Jemand, der z. B. alle Menschen zu lieben glaubte, weil er sie lieben sollte, kann dann sehr wohl fragen: Liebe ich meinen Mann, meine Schüler, meine Patienten wirklich? Oder überhaupt irgendwen? Und gerade in diesem Augenblick sind solche Fragen unbeantwortbar, weil erst jetzt all die Ängste, Verdächtigungen und Verstimmungen angegangen werden können, die bisher den freien Strom positiver Gefühle verhindert haben und dennoch von den Solls zugedeckt waren. Ich bezeichne diese Periode als konstruktiv, weil sie ein erstes Suchen nach dem Echten darstellt.

Das Ausmaß, in dem spontane Wünsche von den inneren Geboten zerstört werden können, ist erstaunlich. Ich zitiere hier aus dem Brief einer Patientin; sie schrieb ihn, nachdem sie die Tyrannei ihrer Solls entdeckt hatte:

»Ich merkte, daß ich ganz einfach unfähig war, irgend etwas zu *wollen*, nicht einmal den Tod! Und bestimmt nicht das ›Leben‹. Bisher hatte ich immer geglaubt, mein Problem sei lediglich, daß ich unfähig sei, etwas zu *tun*; unfähig, meinen Traum aufzugeben; unfähig, mich zusammenzuraffen; unfähig, meine Reizbarkeit entweder zu akzeptieren oder zu beherrschen; unfähig, mich selbst menschlicher zu machen, sei es durch bloße Willenskraft, Geduld oder durch Schmerz.

Jetzt erkannte ich es zum erstenmal – ich war buchstäblich unfähig, irgend etwas zu *fühlen.* (Ja, trotz meiner berühmten Überempfindsamkeit!) Wie gut ich doch Schmerz kannte – jede meiner Poren war in den letzten sechs Jahren immer und immer wieder von innerer Wut, Selbstmitleid, Selbstverachtung und Verzweiflung verstopft. Aber jetzt sah ich es – alles war negativ, reaktiv, zwanghaft, *alles von außen auferlegt*; innen war absolut nichts Eigenes von mir[3].«

[3] Aus »Finding the Real Self«, *American Journal of Psychoanalysis* 1949. Ein Brief mit einem Vorwort von KAREN HORNEY.

Das Hervorbringen von Phantasiegefühlen ist bei jenen besonders auffallend, deren idealisierte Vorstellung von sich selbst in der Richtung auf Güte, Liebe und Heiligkeit liegt. Sie sollten rücksichtsvoll, dankbar, mitfühlend, großzügig und liebevoll sein, also *haben* sie in ihrer Vorstellung all diese Qualitäten. Sie reden und tun so, *als ob* sie einfach so gut und so liebevoll wären. Und da sie selbst davon überzeugt sind, können sie zeitweilig auch andere davon überzeugen. Selbstverständlich haben solche Phantasiegefühle keine Tiefe und keine tragende Kraft. Unter günstigen Bedingungen können sie einigermaßen konsequent sein und werden dann natürlich nicht in Frage gestellt. Madame Wu in Pearl S. Bucks *Die Frauen des Hauses Wu* begann erst dann die Echtheit ihrer Gefühle in Frage zu stellen, als sie einem Mann begegnete, der in seinem Gefühlsleben offen und ehrlich war.

Häufiger zeigt sich die Seichtheit der maßgefertigten Gefühle auf andere Art und Weise. Sie können leicht verschwinden. Liebe wird schnell zu Gleichgültigkeit, sogar zu Entrüstung oder Verachtung, wenn Stolz oder Eitelkeit verletzt werden. In solchen Fällen fragen sich die Menschen meist nicht: Wie kommt es nur, daß sich meine Gefühle oder Meinungen so leicht ändern? Sie glauben einfach, hier sei wieder ein Mensch, der sie in ihrem Glauben an die Menschheit getäuscht habe, oder daß sie ihm nie »wirklich« vertraut haben. All dies bedeutet aber nicht, daß solche Menschen nicht die schlummernde Fähigkeit zu starken und lebendigen Gefühlen haben. Was sich jedoch auf der Bewußtseinsebene zeigt, ist oft nur ein massiver Schein, der sehr wenig Echtes in sich birgt. Auf die Dauer erwecken diese Menschen den Eindruck von etwas Unwirklichem, schwer Faßbarem oder – um ein treffendes Wort der Umgangssprache zu benutzen – von Schwindlern. Plötzlich ausbrechender Ärger ist häufig das einzige Gefühl, das bei ihnen wirklich echt ist.

Das andere Extrem ist, daß auch Gefühle von Gleichgültigkeit und Erbarmungslosigkeit übertrieben werden. Die Tabus in bezug auf Zärtlichkeit, Mitgefühl und Vertrauen können bei bestimmten Neurotikern genauso stark sein wie die Tabus in bezug auf Feindseligkeit und Rachsucht bei anderen. Diese Menschen glauben, daß sie in der Lage sein sollten, ohne enge persönliche Bindungen zu leben, also glauben sie, daß sie solche Bindungen nicht brauchen. Sie sollten nichts genießen; also glauben sie, daß ihnen alles gleichgültig ist. Ihr emotionales Leben ist dann weniger verzerrt als einfach verarmt.

Natürlich sind die emotionalen Bilder, die von den inneren Befehlen hervorgebracht werden, nicht immer so klar gezeichnet wie bei diesen beiden extremen Gruppen. Die erteilten Befehle können sich unter Umständen sogar widersprechen. Einerseits sollte man so mitfühlend sein, daß man keinerlei Opfer scheut, andererseits sollte man aber auch so kaltblütig sein, daß man jeglichen Racheakt ausführen kann. Die Folge ist, daß ein Mensch zeitweise davon überzeugt ist, gefühllos zu sein, und dann wieder glaubt, er sei unerhört warmherzig. Bei anderen Menschen werden so viele Gefühle und Wünsche gebremst, daß sich eine allgemeine emotionale Abgestumpftheit entwickelt. So kann z. B. ein Tabu darüber bestehen, sich selbst irgend etwas zu wünschen. Damit werden alle lebendigen Wünsche erstickt und alle Gefühlsschichten durchdringende Hemmungen geschaffen, irgend etwas für sich selbst zu tun. In einem solchen Fall entwickelt der Betreffende, zum Teil wegen dieser Hemmungen, gleichermaßen hartnäckige Ansprüche, aufgrund derer er sich berechtigt glaubt, alles im Leben auf einem silbernen Tablett serviert zu bekommen. Die Entrüstung über die Frustration solcher Ansprüche kann dann durch ein Gebot erstickt werden, daß sich der Betreffende mit dem Leben abfinden sollte.

Wir sind uns des Schadens, der unseren Gefühlen durch diese eindringlichen Solls angetan wird, weniger bewußt als irgendwelcher anderen Schäden, die sonst noch durch sie hervorgerufen werden. Und doch ist gerade dies der höchste Preis, den wir dafür zahlen müssen, daß wir uns selbst zur Perfektion zu zwingen versuchen. Gefühle sind der lebendigste Teil von uns; wenn wir sie einer Diktatur unterwerfen, entsteht eine abgrundtiefe Unsicherheit in unserem essentiellen Sein, die unsere Beziehungen zu allem innerhalb und außerhalb von uns nachteilig beeinflussen muß.

Wir können die *Intensität* der Macht, die die inneren Gebote ausüben, kaum überschätzen. Je mehr der Drang in einem Menschen vorherrscht, sein idealisiertes Selbst zu verwirklichen, desto mehr werden die Solls der einzige Motor, der diesen Menschen bewegt, ihn treibt, ihn wie mit Peitschenhieben zum Handeln bringt. Wenn ein Patient, der von seinem wahren Selbst noch weit entfernt ist, einige der hemmenden Wirkungen seiner Solls entdeckt, kann er trotzdem absolut unfähig sein, ihr Aufgeben auch nur in Betracht zu ziehen. Er glaubt nämlich, daß er ohne sie nichts tun würde oder könnte. Manchmal drückt er dies folgendermaßen aus: Er glaube, daß man andere Menschen nur mit Gewalt dazu bringen könne, das »Rechte« zu tun – was ein nach außen projizierter Ausdruck seiner inneren Erfahrung ist. Die Solls nehmen also einen subjektiven Wert für den Patienten an, auf den er erst dann verzichten kann, wenn er die Existenz anderer spontaner Kräfte in sich erlebt.

Wenn wir uns die ungeheure, zwingende Kraft der Solls vergegenwärtigen, müssen wir eine Frage aufwerfen, deren Beantwortung im 5. Kapitel erörtert werden soll: Was geschieht einem Menschen, wenn er erkennt, daß er seinen inneren Geboten nicht genügt? Um die Antwort kurz vorwegzunehmen: Er beginnt, sich selbst zu hassen und zu verachten. Wir können die ganze Macht der Solls tatsächlich nicht verstehen, wenn wir nicht gleichzeitig sehen, in welchem Ausmaß sie mit Selbsthaß verwoben sind. Die drohende Gefahr eines strafenden Selbsthasses, der hinter den Solls lauert, ist es ja gerade, was diese Solls zu einer solchen Schreckensherrschaft macht.

KAPITEL 4

# Neurotischer Stolz

Trotz all seiner rastlosen Bemühungen um Vollkommenheit und trotz all seines Glaubens, diese Vollkommenheit erreicht zu haben, erlangt der Neurotiker nicht, was er verzweifelt braucht: Selbstvertrauen und Selbstachtung. Mag er auch in seiner Vorstellung göttergleich sein, ihm fehlt dennoch das erdgebundene Selbstvertrauen eines einfachen Hirten. Die einflußreiche Stellung, zu der er vielleicht aufsteigt, der Ruhm, den er möglicherweise erlangt, machen ihn schließlich arrogant, geben ihm aber keine innere Sicherheit. Im Grunde seines Seins fühlt er sich immer noch unerwünscht, ist leicht verletzbar und braucht eine unaufhörliche Bestätigung seines Wertes. Er kann sich stark und wichtig fühlen, solange er Macht und Einfluß hat und von Lob und Ehrerbietung getragen wird. Doch all diese Gefühle erhabenen Stolzes geraten leicht ins Wanken, wenn in einer fremden Umgebung die notwendige Unterstützung fehlt, wenn er einen Fehlschlag erleidet oder wenn er allein ist. Das Himmelreich kommt nicht durch äußere Gebärden.

Betrachten wir einmal genau, was mit dem Selbstvertrauen im Laufe einer neurotischen Entwicklung geschieht. Ein Kind braucht offensichtlich äußere Hilfe, damit sein Selbstvertrauen wachsen kann. Es braucht Wärme, das Gefühl, erwünscht zu sein, Obhut und Schutz, eine Atmosphäre des Vertrauens, Ermutigung in seinem Tun und konstruktive Zucht. Wenn diese Faktoren gegeben sind, wird das Kind ein »Grundvertrauen[1]« entwickeln.

Ein Zusammentreffen von verschiedenen schädlichen Einflüssen verhindert dagegen das gesunde innere Wachstum eines Kindes. Wir haben diese Faktoren und ihren allgemeinen Einfluß schon im 1. Kapitel dargelegt. In diesem Zusammenhang sollen noch einige zusätzliche Gründe angeführt werden, die es einem Kind besonders schwermachen, zu einer richtigen Selbstein-

[1] Der Ausdruck »Grundvertrauen« (*basic confidence*) geht auf MARIE RASEY zurück und umfaßt sowohl das Vertrauen in andere wie in sich selbst. Vgl. MARIE I. RASEY: »Psychoanalysis and Education«, Vortrag vor der Association for Advancement of Psychoanalysis. 1946.

schätzung zu gelangen. Blinde Verehrung kann z. B. sein Gefühl für den eigenen Wert erschüttern. Ein solches Kind hat unter Umständen das Gefühl, es werde nicht um seiner selbst willen gewünscht, geliebt und anerkannt, sondern nur, um die Bedürfnisse seiner Eltern nach Verehrung, Prestige und Macht zu befriedigen. Eine starre Lebenshaltung nach perfektionistischen Maßstäben kann in einem Kind das Gefühl der Minderwertigkeit auslösen, weil es den gestellten Anforderungen nicht gerecht wird. Für schlechtes Benehmen oder schlechte Noten in der Schule werden vielleicht ernste Verweise erteilt, während gutes Benehmen und gute Noten als selbstverständlich hingenommen werden. Versuche des Kindes, zur Selbständigkeit und Unabhängigkeit zu gelangen, werden unter Umständen lächerlich gemacht. All diese Faktoren, verbunden mit einem allgemeinen Mangel an echter Wärme und echtem Interesse, geben dem Kind das Gefühl, ungeliebt und nichts wert zu sein – oder jedenfalls nur dann etwas wert zu sein, wenn es etwas darstellt, was es in Wirklichkeit nicht ist.

Außerdem schwächt die neurotische Entwicklung, die durch die frühe ungünstige Konstellation angebahnt wurde, das Kind im Kern seines Wesens. Es wird sich selbst entfremdet und innerlich gespalten. Seine Selbstidealisierung ist ein Versuch, den erlittenen Schaden wiedergutzumachen, indem es sich in seiner Vorstellung über die grausame Wirklichkeit seines eigenen Selbst und die der anderen erhebt. Und wie in den Geschichten vom Pakt mit dem Teufel kommt dem Kind in seiner Phantasie alle Pracht und Herrlichkeit zu – und manchmal auch in der Wirklichkeit. Aber anstelle eines gesunden Selbstvertrauens erhält es eine schillernde Gabe von höchst fragwürdigem Wert: neurotischen Stolz. Diese beiden Faktoren, Selbstvertrauen und neurotischer Stolz, sind vom Gefühl her und in ihren äußeren Manifestationen so ähnlich, daß bei den meisten Menschen eine begreifliche Verwirrung bezüglich ihrer Unterschiede entsteht. In einer alten Ausgabe des Wörterbuchs von Webster z. B. wird Stolz als Selbstachtung definiert, die entweder auf wirklichen oder auf eingebildeten Verdiensten beruht. Der Unterschied zwischen wirklichen und eingebildeten Verdiensten wird zwar gemacht, beides aber wird »Selbstachtung« genannt, als ob diesem Unterschied keine große Bedeutung zukäme.

Diese Verwirrung wird auch durch die Tatsache bedingt, daß die meisten Patienten Selbstvertrauen für eine mysteriöse Eigenschaft halten, die aus dem Nichts entsteht, deren Besitz aber sehr wünschenswert erscheint. So ist es nur logisch, daß sie vom Analytiker erwarten, er möge ihnen diese Eigenschaft in irgendeiner Form einflößen. Das erinnert mich immer wieder an eine Karikatur, in der ein Kaninchen und eine Maus eine Mutinjektion bekamen; darauf wurden beide fünfmal so groß wie in Wirklichkeit, waren kühn und voll von unbezähmbarem Kampfgeist. Was die Patienten nicht wissen – und sich klarzumachen auch ängstlich vermeiden – ist der enge Kausalzusammenhang zwischen vorhandenen persönlichen Vorzügen und dem Gefühl des Selbstvertrauens. Dieser Zusammenhang ist genauso definitiv wie die Art und Weise, in der die finanzielle Lage eines Menschen von seinen Besitztümern, seinen Ersparnissen und seiner Erwerbsfähigkeit abhängt. Sind diese Faktoren zufriedenstellend, so hat der Mensch das Gefühl wirtschaftlicher Sicherheit. Oder nehmen wir ein anderes Beispiel: Das Vertrauen eines Fischers beruht auf ganz konkreten Faktoren: dem tadellosen Zustand des Bootes, heilen Netzen, zuverlässiger Kenntnis der Wetter- und Wasserbedingungen sowie der eigenen Körperkräfte.

Was als persönliche Vorzüge betrachtet wird, hängt bis zu einem gewissen Grad von der Kulturform ab, in der wir leben. Für die westliche Zivilisation schließt das z. B. folgende Fähigkeiten oder Eigenschaften ein: selbständige Überzeugungen zu haben und danach zu handeln; Selbstvertrauen zu haben, das aus der Erschließung der eigenen Möglichkeiten erwächst; Verantwortung für uns selbst zu übernehmen; unsere Vorzüge, Verpflichtungen und Grenzen realistisch abzuschätzen; starke und eindeutige Gefühle zu haben und die Fähigkeit zu besitzen, gute mitmenschliche Beziehungen anzuknüpfen und zu pflegen. Das einwandfreie Funktionieren äußert sich subjektiv in einem Gefühl von Selbstvertrauen. Sind sie dagegen in ihrem Funktionsablauf gestört, so gerät das Selbstvertrauen – proportional dem Ausmaß der Störung – ins Wanken.

Gesunder Stolz beruht ebenfalls auf substantiellen Attributen und Charaktereigenschaften. Dies kann ein gerechtfertigtes hohes Ansehen aufgrund besonderer Leistungen sein, z. B. ein Gefühl des Stolzes wegen einer moralisch mutigen Tat oder einer gelungenen Arbeit. Es kann aber auch ein umfassenderes Gefühl des eigenen Wertes sein, ein stilles Gefühl von Würde.

Wenn man die außerordentliche Empfindlichkeit des neurotischen Stolzes betrachtet, ist man geneigt, diesen als einen wilden

Auswuchs gesunden Stolzes anzusehen. Der Hauptunterschied ist jedoch, wie wir schon oft erkennen mußten, nicht quantitativer, sondern qualitativer Natur. Neurotischer Stolz ist vergleichsweise unwirklich und basiert auf völlig anderen Faktoren, die alle zur glorifizierten Version des Selbst gehören oder diese stützen. Solche Faktoren können äußere Vorzüge sein – Prestigewerte – oder aber Eigenschaften und Fähigkeiten, die man sich zu Unrecht anmaßt.

Von allen Arten des neurotischen Stolzes scheint der auf Prestigewerte gestützte der normalste zu sein. In unserer Zivilisation ist es eine Durchschnittsreaktion, darauf stolz zu sein, eine attraktive Freundin zu haben, aus einer angesehenen Familie zu stammen, ein geborener Amerikaner, ein Südstaatler oder ein Neuengländer zu sein, zu einer politischen oder Berufsgruppe zu gehören, die Ansehen genießt, mit wichtigen Leuten zusammenzukommen, gern gesehen zu sein, einen teuren Wagen zu haben oder in einer guten Gegend zu wohnen.

Diese Art Stolz ist am wenigsten typisch für eine Neurose. Vielen Menschen mit erheblichen neurotischen Schwierigkeiten bedeuten solche Dinge nicht mehr als verhältnismäßig gesunden Menschen auch; vielen anderen bedeuten sie sogar merklich weniger, wenn überhaupt etwas. Es gibt jedoch einige, deren neurotischer Stolz so sehr auf diese Prestigewerte gegründet ist und für die sie so entscheidend sind, daß sich ihr gesamtes Leben darum dreht und sie häufig ihre besten Kräfte im Dienst derartiger Werte vergeuden. Für solche Menschen ist es eine absolute Notwendigkeit, Gruppen anzugehören, die Ansehen genießen, oder Mitglied prominenter Institutionen zu sein. Natürlich wird ihre hektische Betriebsamkeit rational als echtes Interesse oder legitimer Wunsch erklärt, im Leben vorwärtszukommen. Jeder Zuwachs an Prestige wird dann als erhebend empfunden; jedes Versäumnis der Gruppe, das Prestige der betreffenden Person zu steigern, oder jede Verminderung des Prestiges der Gruppe selbst lösen all die Reaktionen verletzten Stolzes aus, die wir sogleich erörtern werden. Wenn z. B. ein Familienmitglied »nichts wird« oder geisteskrank ist, kann dies als ein schwerer Schlag gegen den eigenen Stolz empfunden werden, der sich meist hinter einer oberflächlichen Sorge für einen solchen Verwandten verbirgt. Es gibt auch viele Frauen, die lieber von einem Restaurant- oder Theaterbesuch absehen, als ohne männliche Begleitung zu gehen.

All dies scheint dem sehr ähnlich zu sein, was die Anthropologen über bestimmte sogenannte Primitive berichten, bei denen das Individuum in erster Linie ein Teil der Gruppe ist und sich auch so fühlt. Stolz wird dort nicht in persönliche Angelegenheiten gesetzt, sondern in Institutionen und Gruppenaktivitäten. Wenngleich diese Prozesse ähnlich scheinen, sind sie doch wesensmäßig verschieden. Der Hauptunterschied liegt darin, daß der Neurotiker im Grunde überhaupt nicht mit der Gruppe verbunden ist. Er fühlt sich nicht als ein Teil dieser Gruppe, hat keinerlei Zugehörigkeitsgefühl, sondern benutzt sie nur, um sein persönliches Prestige zu steigern.

Obwohl das Denken an Prestige und die Jagd danach einen Menschen völlig beanspruchen können und der Betreffende in seiner Vorstellung mit seinem Prestige steht oder fällt, wird dies oft nicht klar als ein neurotisches Problem erkannt, das man analysieren muß – vielleicht weil es so häufig vorkommt oder wie ein Zivilisationsschema aussieht oder der Analytiker selbst nicht frei von dieser Krankheit ist. Eine Krankheit ist es zweifellos, und eine zerstörerische dazu, weil es Menschen zu Opportunisten macht und damit ihre Integrität angreift. Es ist weit davon entfernt, auch nur annähernd normal zu sein, sondern zeigt vielmehr eine ernste Störung an. Allerdings tritt es nur bei solchen Menschen auf, die sich ihrer selbst so sehr entfremdet haben, daß sogar ihr Stolz weitgehend außerhalb ihrer selbst verankert ist.

Darüber hinaus beruht neurotischer Stolz auf jenen Attributen, die sich ein Mensch in seiner Vorstellung anmaßt, auf all jenen Eigenschaften also, die zu seiner besonderen Idealvorstellung gehören. Hier tritt die seltsame Natur neurotischen Stolzes klar hervor: Der Neurotiker ist nicht stolz auf das menschliche Wesen, das er wirklich ist. Und da wir die falsche Perspektive kennen, unter der er sich sieht, überrascht es auch nicht, daß sein Stolz seine Schwierigkeiten und Begrenzungen einfach auslöscht. Aber das ist noch nicht alles. In den meisten Fällen ist er nicht einmal stolz auf seine wirklichen Vorzüge. Vielleicht ist er sich ihrer nur verschwommen bewußt; oder vielleicht bestreitet er sie sogar. Aber selbst wenn er sie genau kennt, haben sie für ihn kein Gewicht. Wenn z. B. der Analytiker ihn auf seine große Leistungsfähigkeit oder seine Zähigkeit aufmerksam macht, die er dadurch bewiesen hat, daß er sich im Leben durchgesetzt hat, oder darauf hinweist, daß er – trotz seiner Schwierigkeiten – ein gutes Buch geschrieben hat, wird er unter Umständen tatsächlich oder bildlich mit den Achseln zucken und mit spürbarer Gleichgültigkeit über das Lob hinweggehen. Er hat überhaupt keine Wertschätzung für alles, was »nur« Streben ist und nicht Vollendung. Er schiebt z. B. sein ehrliches Streben, an die Wurzeln seiner Schwierigkeiten zu gelangen, beiseite, obwohl er einen ernsthaften Versuch nach dem anderen gemacht hat, sich einer Analyse zu unterziehen oder sich selbst zu analysieren.

IBSENS Peer Gynt kann hier als berühmtes literarisches Beispiel dienen. Er macht sich nicht viel aus seinen wirklichen Vorzügen, seiner großen Intelligenz, seinem Abenteurergeist, seiner Vitalität. Aber er ist stolz auf das einzige, was er nicht ist, nämlich darauf, »er selbst zu sein«. Denn – in seiner Vorstellung – ist er tatsächlich nicht er selbst, sondern sein idealisiertes Selbst, mit unbegrenzter »Freiheit« und unbegrenzter Macht. (Mit seiner Maxime »Sei dir selbst treu«, die – wie IBSEN betont – eine Glorifizierung des »Sei dir selbst genug« ist, hat er seine grenzenlose Egozentrik zur Würde einer Lebensphilosophie erhoben.)

Unter unseren Patienten gibt es viele Peer Gynts, die ängstlich darauf bedacht sind, ihre Illusionen zu bewahren, sie seien ein Heiliger, ein Genie, vollkommen gelassen und ausgeglichen usw. Und dabei meinen sie, sie würden ihre »Individualität« verlieren, wenn sie auch nur um Haaresbreite von dieser Selbsteinschätzung abwichen. Das Vorstellungsvermögen an sich kann zum höchsten Wert werden – gleichgültig, wie man es anwendet –, weil es dem Betreffenden erlaubt, verächtlich auf die langweiligen Alltagswesen herabzuschauen, die sich mit der Wahrheit beschäftigen. Der Patient würde natürlich nicht von »Wahrheit« sprechen, sondern in vager Form von »Realität«. Beispielsweise nahm ein Patient, dessen Ansprüche so grandios waren, daß er von der Welt erwartete, sie müsse ihm zu Diensten sein, zunächst eine klare Haltung gegenüber diesem Anspruch ein, nannte ihn absurd und sogar entwürdigend. Am nächsten Tag hatte er jedoch seinen Stolz wiedergefunden: Jetzt waren diese Ansprüche »eine großartige Geistesschöpfung«. Die wahre Bedeutung irrationaler Ansprüche war verdrängt, und der Stolz auf die Vorstellungskraft triumphierte.

Häufiger ist der Stolz allerdings nicht der Vorstellungskraft im besonderen zugeordnet, sondern allen geistigen Funktionen:

Intellekt, Vernunft und Willenskraft. Die unbegrenzten Kräfte, die sich der Neurotiker zuschreibt, sind schließlich Geisteskräfte. Kein Wunder also, daß er davon fasziniert wird und stolz darauf ist. Das idealisierte Vorstellungsbild ist ein Produkt seiner Phantasie, das aber nicht über Nacht zustande kommt. Ununterbrochene Arbeit des Intellekts und der Phantasie – meist unbewußt – muß geleistet werden, um die eigene fiktive Welt durch Rationalisierung, Rechtfertigung, Projektion sowie Vereinbarung von Unvereinbarem aufrechtzuerhalten. Kurz gesagt, die Arbeit liegt darin, Mittel und Wege zu finden, um die Dinge anders erscheinen zu lassen, als sie sind. Je mehr ein Mensch sich selbst entfremdet ist, desto mehr wird seine Phantasie zur höchsten Realität. (»Ein Mensch hat keine Existenz außerhalb meiner Gedanken; ich habe keine Existenz außerhalb meiner Gedanken.«) Wie die Lady of Shalott kann er die Realität nicht direkt sehen, sondern nur durch einen Spiegel. Genauer gesagt, er sieht im Spiegel nur *seine Gedanken* über die Welt und sich selbst. Das ist der Grund, warum der Stolz auf den Intellekt oder vielmehr auf die Vorrangstellung des Geistes nicht auf jene Menschen beschränkt ist, die sich intellektueller Beschäftigung hingeben, sondern eine regelmäßige Erscheinung in allen Neurosen ist.

Stolz wird auch in bestimmte Fähigkeiten und Vorrechte gesetzt, die der Neurotiker für sich in Anspruch nimmt. So kann er z. B. stolz auf seine eingebildete Unverletzbarkeit sein, die dann physisch bedeutet, niemals krank zu werden oder körperlichen Schaden zu erleiden, und psychisch, sich niemals verletzt zu fühlen. Ein anderer mag auf sein Glück stolz sein, sich als »Liebling der Götter« fühlen. Dann ist es eine Sache des Stolzes, in einem Malariagebiet nicht krank zu werden, beim Glücksspiel zu gewinnen oder gutes Wetter für einen Ausflug zu haben.

Bei allen Neurosen ist es überhaupt eine Sache des Stolzes, die Ansprüche wirkungsvoll geltend zu machen. Jene Neurotiker, die sich dazu berechtigt glauben, etwas ohne Gegenleistung zu erhalten, sind stolz darauf, wenn sie andere Menschen so manipulieren können, daß sie ihnen Geld leihen, Botengänge erledigen oder ihnen kostenlose ärztliche Behandlung gewähren. Andere, die sich berechtigt fühlen, das Leben ihrer Mitmenschen zu steuern, empfinden es als einen Schlag für ihren Stolz, wenn einer ihrer Schützlinge einem guten Rat nicht sofort folgt oder irgend etwas aus eigener Initiative unternimmt, ohne zunächst um Rat gefragt zu haben. Wieder andere glauben, ein Recht auf Entlastung zu haben, sobald sie zeigen, daß sie sich in einer Notlage befinden. Gelingt es ihnen, Mitgefühl oder Vergebung zu erlangen, so sind sie stolz; wenn aber der Partner kritisch bleibt, fühlen sie sich beleidigt.

Der Stolz des Neurotikers, seinen inneren Geboten zu genügen, erscheint, oberflächlich gesehen, substantieller. In Wirklichkeit ist er genauso schwankend wie die anderen Arten neurotischen Stolzes, weil er zwangsläufig mit Scheinansprüchen verknüpft ist. Jene Frau, die stolz darauf ist, eine perfekte Mutter zu sein, ist dies meist nur in ihrer Vorstellung. Der Mensch, der stolz auf seine einzigartige Ehrlichkeit ist, lügt vielleicht nicht augenfällig, ist aber dennoch im allgemeinen von unbewußten und halbbewußten Unehrlichkeiten durchdrungen. Jene, die stolz sind auf ihre Selbstlosigkeit, sind möglicherweise keine offen fordernden Naturen, nützen aber trotzdem andere durch ihre Hilflosigkeit und ihr Leiden aus; außerdem machen sie noch den Fehler, ihre Abneigung gegen gesunde Selbstbehauptung als Tugend der Bescheidenheit anzusehen. Hinzu kommt, daß die Solls selbst von ausschließlich subjektivem Wert sein können, weil sie neurotischen Zwecken und nicht objektiven Werten dienen. So kann der Neurotiker stolz darauf sein, nie um Hilfe zu bitten und niemals Hilfe anzunehmen, obwohl dies viel vernünftiger wäre – ein in der Sozialarbeit wohlbekanntes Problem. Manche sind vielleicht darauf stolz, bei einem Geschäft rücksichtslos ihre Interessen durchzusetzen, andere wiederum darauf, daß sie sich überhaupt nie auf einen Handel einlassen. Dies hängt davon ab, ob sie immer der Gewinner sein müssen oder nie auf ihren eigenen Vorteil bedacht sein dürfen.

Schließlich kann der Stolz auch ausschließlich in die Erhabenheit und Strenge der zwanghaften Maßstäbe gesetzt werden. Die Tatsache, daß man »das Gute« und »das Böse« kennt, macht den Neurotiker gottgleich, wie die Schlange es Adam und Eva versprach. Die sehr hohen Maßstabe eines Neurotikers geben diesem das Gefühl, ein moralisches Wunder zu sein, auf das er stolz sein kann – ohne Rücksicht darauf, wie er wirklich ist und sich verhält. In der Analyse kann er seinen verzehrenden Hunger nach Prestige, seinen schlecht ausgeprägten Wahrheitssinn, seine Rachsucht durchaus erkannt haben; all dies macht ihn jedoch keineswegs bescheidener und vermindert auch nicht seinen Glauben daran, daß er ein hervorragendes moralisches Wesen ist. Für ihn zählen diese wirklichen Mängel nicht. Sein Stolz liegt nicht darin, moralisch zu sein, sondern zu wissen, wie er sein sollte. Wenn er auch vorübergehend die Sinnlosigkeit seiner Selbstvorwürfe erkannt haben oder zeitweilig sogar über ihre Bösartigkeit entsetzt gewesen sein mag, kann er dennoch nicht in seinen Forderungen an sich selbst nachlassen. Was spielt es schließlich für eine Rolle, daß er leidet? Ist nicht auch dieses Leiden ein Beweis für seine überragende sittliche Empfindsamkeit? Darum lohnt es sich auch, diesen Stolz aufrechtzuerhalten.

Wenn wir uns von diesen allgemeinen Gesichtspunkten den Besonderheiten individueller Neurosen zuwenden, erscheint das Bild auf den ersten Blick verwirrend. Es gibt einfach nichts, das nicht mit Stolz verbunden sein könnte. Was für den einen Menschen ein glänzender Vorzug ist, bedeutet für den anderen eine schmachvolle Belastung. Der eine ist stolz darauf, grob zu seinen Mitmenschen zu sein, der andere schämt sich jeglicher Äußerung, die als Grobheit empfunden werden könnte, und ist stolz auf seine Feinfühligkeit anderen gegenüber. Der eine ist stolz darauf, sich mit Hilfe von Täuschungen durchs Leben zu schlängeln, ein anderer dagegen schämt sich jeder Spur von Täuschung. Dieser ist stolz darauf, Menschen zu vertrauen, während jener ebenso stolz darauf ist, ihnen zu mißtrauen – und so weiter und so fort.

Diese Unterschiedlichkeit ist jedoch nur so lange verwirrend, wie wir die besonderen Formen des Stolzes außerhalb des Zusammenhangs mit der Gesamtpersönlichkeit betrachten. Sobald wir jede dieser Formen vom Blickpunkt der Gesamtcharakterstruktur eines Menschen sehen, zeigt sich ein ordnendes Prinzip: Der Drang des Neurotikers, auf sich selbst stolz zu sein, ist so zwingend, daß er den Gedanken, er sei in der Gewalt blinder Bedürfnisse, nicht ertragen kann. Also benutzt er seine Phantasie dazu, diese Bedürfnisse in Tugenden umzuwandeln, sie in Vorzüge umzuformen, auf die er stolz sein kann. Allerdings unterliegen nur jene zwanghaften Bedürfnisse dieser Umformung, die seinem Streben nach der Verwirklichung seines idealisierten Selbst dienen. Andererseits neigt er dazu, jene Bedürfnisse zu unterdrücken, zu verleugnen oder zu verachten, die dieses Streben hemmen oder lahmlegen.

Die Fähigkeit des Neurotikers, unbewußt Werte in ihr Gegenteil zu verkehren, ist geradezu verblüffend. Das beste Mittel, dies zu illustrieren, wären Karikaturen. In ihnen könnte man höchst anschaulich zeigen, wie Menschen einen Pinsel nehmen, einen unerwünschten Charakterzug mit wunderschönen Farben übermalen und dann mit aufgeblasenem Stolz ein Bild ihrer Vorzüge präsentieren. So wird Unbeständigkeit zu unbegrenzter Freiheit, blinde Rebellion gegen bestehende Moralgesetze dazu, daß man über dem gemeinen Vorurteil steht, ein Tabu darüber, daß man etwas für sich selbst tut, zu übermenschlicher Selbstlosigkeit, ein Beschwichtigungsbedürfnis zu absolutem Gutsein, Abhängigkeit zu Liebe, Ausbeutung anderer zu Klugheit. Die Fähigkeit, egozentrische Ansprüche geltend zu machen, erscheint als Stärke, Rachsucht als Gerechtigkeit, Frustrationsmethoden als kluge Waffe, Aversion gegen Arbeit als »erfolgreicher Widerstand gegen die tödliche Gewohnheit der Arbeit« usw.

Diese unbewußten Prozesse erinnern mich oft an die Trolle in Ibsens *Peer Gynt:* »Schwarz dünkt dich weiß und häßlich dünkt fein, groß dünkt dich klein und schmutzig dünkt rein.« Interessanterweise begründet Ibsen diese Umkehrung der Werte ähnlich wie wir: Solange man in einer selbstgenügsamen Traumwelt lebt wie Peer Gynt, kann man sich selbst gegenüber nicht ehrlich sein. Zwischen diesen beiden gibt es keine Brücke. Sie sind im Prinzip zu verschieden, als daß man eine Kompromißlösung finden könnte. Und wenn man sich selbst gegenüber nicht ehrlich ist, sondern ein egozentrisches Leben eingebildeter Großartigkeit lebt, vergeudet man auch seine eigenen Werte. Die persönliche Wertskala wird dann ebenso verdreht wie die der Trolle. Das ist genau der Tenor all dessen, was wir bisher in diesem Kapitel erörtert haben. Sobald wir uns auf die Suche nach Ruhm und Ehre begeben, hören wir auf, uns für die Wahrheit über uns selbst zu interessieren. *Neurotischer Stolz in all seinen Formen ist falscher Stolz.*

Wenn der Analytiker einmal das Prinzip erfaßt hat, daß nur solche Charaktermerkmale, die der Verwirklichung des idealisierten Selbst dienen, ein Gegenstand des Stolzes sind, wird er versuchen, bei all jenen Positionen versteckten Stolz aufzuspüren, an denen zäh festgehalten wird. Der subjektive Wert eines Charakterzuges und der neurotische Stolz darauf scheinen in der Regel im Zusammenhang zu stehen. Wenn der Analytiker einen dieser beiden Faktoren entdeckt, kann er mit Sicherheit schließen, daß aller Wahrscheinlichkeit nach auch der andere

Faktor vorhanden ist. Manchmal kommt der eine, manchmal der andere zuerst zum Vorschein. So kann z. B. ein Patient zu Beginn der analytischen Arbeit seinen Stolz auf seinen Zynismus oder auf seine Macht, andere zu frustrieren, zum Ausdruck bringen. Und wenn auch der Analytiker an diesem Punkt nicht erfaßt, welche Bedeutung der aufgezeigte Faktor für den Patienten hat, kann er doch einigermaßen sicher sein, daß dieser Faktor eine wichtige Rolle in der betreffenden Neurose spielt.

Für die Therapie ist es notwendig, daß der Analytiker mit der Zeit ein klares Bild von den besonderen Erscheinungsformen des Stolzes erhält, die in jedem einzelnen Patienten wirken. Natürlich kann ein Patient einen Zwang, eine Haltung oder eine Reaktion nicht als ein Problem ansehen, das anzugehen wäre, solange er unbewußt oder bewußt darauf stolz ist. Einem Patienten mag z. B. bewußt geworden sein, daß er ein Bedürfnis hat, andere zu überlisten. Der Analytiker hält es vielleicht für selbstverständlich, daß dies ein problematischer Zug ist, der angegangen und schließlich überwunden werden muß, denn er hat ja das wahre Selbst des Patienten im Auge. Er erkennt die zwanghafte Natur dieses Charakterzugs, die Störung, die er in mitmenschlichen Beziehungen verursacht, die Vergeudung von Kräften, die für konstruktive Zwecke gebraucht werden könnten. Andererseits kann der Patient aber auch das Gefühl haben, ohne sich darüber im klaren zu sein, daß gerade seine Fähigkeit, andere Menschen zu überlisten, ihn zu einer überragenden Persönlichkeit macht; und im geheimen ist er sogar stolz darauf. Deshalb ist er nicht an der Analyse dieser Tendenz interessiert, sondern nur an den inneren Faktoren, die ihn daran hindern, seine Fähigkeit bis zur Perfektion auszunutzen. Solange dieser Unterschied in der Bewertung nicht offen zutage tritt, bewegen sich Analytiker und Patient auf verschiedenen Ebenen und arbeiten sich in der Analyse entgegen.

Neurotischer Stolz, der auf solch unsicheren Fundamenten ruht, ist so zerbrechlich wie ein Kartenhaus und stürzt wie dieses beim leichtesten Lufthauch zusammen. Subjektiv gesehen macht er den Menschen *verletzbar,* und zwar in demselben Maße, wie der Betreffende von Stolz besessen ist. Dieser Stolz kann genauso leicht von innen wie von außen verletzt werden. Die beiden typischen Reaktionen auf verletzten Stolz sind Scham und ein Gefühl der Demütigung. Wir schämen uns, wenn wir etwas tun, denken oder fühlen, das unseren Stolz verletzt. Und wir fühlen uns gedemütigt, wenn andere etwas tun, das unseren Stolz verletzt, oder etwas zu tun unterlassen, das unser Stolz von ihnen erwartet. Bei jeder Reaktion von Scham oder Demütigung, die fehl am Platze oder übertrieben scheint, müssen wir die folgenden beiden Fragen beantworten: Was hat in der betreffenden Situation diese Reaktion ausgelöst? Und welche besondere Form von Stolz lag dieser Reaktion zugrunde und wurde in der Situation verletzt? Beide Fragen sind eng miteinander verbunden, und auf keine gibt es eine schnelle Antwort. Der Analytiker kann beispielsweise wissen, daß Masturbation bei einem Patienten, der sonst eine vernünftige und einsichtige Haltung gegenüber diesem Problem hat und es bei anderen nicht verurteilen würde, übermäßige Schamgefühle hervorruft. Hier scheint zumindest der schamerregende Faktor klar zu sein. Aber ist er es wirklich? Masturbation kann für verschiedene Menschen verschiedenes bedeuten, und der Analytiker kann nicht auf Anhieb wissen, welcher der vielen Faktoren, die bei der Masturbation im Spiel sind, hier für die Schamgefühle verantwortlich ist. Ist Masturbation für den betreffenden Patienten vielleicht eine sexuelle Handlung, die deshalb unwürdig ist, weil sie nicht mit Liebe verbunden ist? Ist die erreichte Befriedigung größer als beim Sexualverkehr und deshalb störend für das Vorstellungsbild, nur auf Liebe ausgerichtet zu sein? Ist es eine Frage der begleitenden Phantasien? Bedeutet es das Zugeständnis, Bedürfnisse zu haben? Zeigt es zuviel Zügellosigkeit für einen stoischen Menschen? Bedeutet es Verlust der Selbstbeherrschung? Nur in dem Maß, in dem der Analytiker die Relevanz dieser Faktoren für den Patienten erfaßt, kann er die zweite Frage untersuchen, welche Art von Stolz durch die Masturbation verletzt worden ist.

Nehmen wir noch ein anderes Beispiel, um zu illustrieren, wie notwendig eine genaue Feststellung der Faktoren ist, die Scham oder ein Gefühl der Demütigung hervorrufen. Viele unverheiratete Frauen schämen sich zutiefst, einen Geliebten zu haben, obwohl sie in ihrem bewußten Denken durchaus unkonventionell sind. Bei einer solchen Frau muß man zunächst einmal herausfinden, ob ihr Stolz durch den betreffenden Geliebten verletzt wird. Ist dies der Fall, so stellt sich die Frage, ob ihre Scham etwas damit zu tun hat, daß ihr Partner zu wenig attraktiv oder ihr zu wenig ergeben ist; daß sie ihm erlaubt, sie schlecht zu behandeln; oder daß sie von ihm abhängig ist. Oder schämt sie sich, daß sie überhaupt einen Geliebten hat, ungeachtet seiner sozialen Stellung oder seiner Persönlichkeit? Wenn ja, ist es dann für sie eine Prestigefrage, verheiratet zu sein? Ist der Umstand, einen Geliebten, aber keinen Ehemann zu haben, ein Beweis dafür, daß sie nichts wert oder nicht attraktiv ist? Oder aber sollte sie über sexuelle Wünsche erhaben sein wie eine Vestalin?

Oft kann ein und dasselbe Vorkommnis sowohl Scham als auch Gefühle der Demütigung hervorrufen, wobei das eine oder das andere im Vordergrund steht. Ein Mann wird beispielsweise von einem Mädchen abgewiesen. Er kann sich entweder gedemütigt fühlen und mit einem »Was meint die wohl, wer sie ist?« reagieren, oder er kann beschämt darüber sein, daß sein Charme bzw. seine Männlichkeit keineswegs unwiderstehlich zu sein scheinen. Oder eine Bemerkung, die im Verlauf einer Diskussion gemacht wird, stößt auf taube Ohren. Die Folge ist, daß sich der Betreffende entweder von diesen »Narren, die mich doch nicht verstehen«, gedemütigt fühlt oder sich seiner eigenen Ungeschicklichkeit schämt. Oder jemand hat ihn übervorteilt. Auch hier sind beide Reaktionen möglich: Entweder fühlt er sich durch den Ausbeuter gedemütigt, oder er schämt sich seiner selbst, weil er seine eigenen Interessen nicht wahrgenommen hat. Oder seine Kinder sind nicht klug bzw. beliebt. In diesem Fall kann er sich von der Tatsache als solcher gedemütigt fühlen und dies an seinen Kindern auslassen; oder er kann beschämt darüber sein, daß er auf irgendeine Art ihnen gegenüber versagt hat.

All diese Beobachtungen zeigen, wie notwendig eine Neuorientierung unseres Denkens ist. Wir sind leicht geneigt, allzuviel Gewicht auf die tatsächliche Situation zu legen und zu glauben, daß diese unsere Reaktionen bestimme. Wir sind z. B. geneigt, es als »natürlich« anzusehen, daß ein Mensch mit *Scham* reagiert, wenn er bei einer Lüge ertappt wird. Ein anderer reagiert jedoch völlig verschieden: Statt beschämt zu sein, fühlt er sich von demjenigen *gedemütigt,* der ihn ertappt hat, und wendet sich gegen ihn. Unsere Reaktionen werden also nicht ausschließlich von der Situation bestimmt, sondern mehr noch von unseren neurotischen Bedürfnissen.

Präziser gesagt: Bei der Reaktion von Scham oder Demütigung wirkt dasselbe Prinzip wie bei der Umformung von Werten. Bei aggressiven, expansiven Typen können Schamreaktionen völlig fehlen. Selbst das minutiöse Suchen des analytischen

Scheinwerfers entdeckt zu Anfang vielleicht keinerlei Spur. Hier handelt es sich um Menschen, die entweder so sehr in der Phantasie leben, daß sie in ihrer Vorstellung ohne Makel sind, oder sich dermaßen mit einem Schutzmantel streitbarer Selbstgerechtigkeit umgeben haben, daß alles, was sie tun, *eo ipso* richtig ist. Verletzungen ihres Stolzes können nur von außen kommen. Jeder Zweifel an ihrer Motivation, jedes Aufdecken eines Handikaps wird als Beleidigung empfunden. Und jeder, der ihnen so etwas antut, steht in dem Verdacht, aus böser Absicht gehandelt zu haben.

Bei den selbstverleugnenden Typen werden Gefühle der Demütigung weitgehend von solchen der Scham überschattet. Oberflächlich gesehen, sind diese Menschen zahm und ganz in Anspruch genommen von einer ängstlichen Besorgnis, ihren Solls zu entsprechen. Aus Gründen, die später dargelegt werden, richten sie jedoch ihr Hauptaugenmerk darauf, daß es ihnen nicht gelungen ist, das Höchstmaß an Perfektion zu sein, und fühlen sich deshalb leicht beschämt. Der Analytiker kann daher aus dem Vorherrschen der einen oder der anderen Reaktion versuchsweise Schlüsse auf die relevanten Züge in der Grundstruktur ziehen.

Bis hierhin sind die Beziehungen zwischen Stolz und den Reaktionen auf seine Verletzung einfach und direkt. Da sie außerdem typisch sind, könnte es dem Analytiker oder einem Menschen, der sich selbst analysiert, einfach scheinen, Schlüsse vom einen auf das andere zu ziehen. Sowie er ein spezielles Merkmal neurotischen Stolzes erkennt, kann er auf die entsprechende Provokation achten, die wahrscheinlich Scham- oder Demütigungsgefühle hervorruft. Umgekehrt könnte ihn das Auftreten dieser Reaktionen dazu anregen, den zugrundeliegenden Stolz zu entdecken und seine spezifische Natur zu untersuchen. Was ein solches Unterfangen jedoch kompliziert, ist die Tatsache, daß diese Reaktionen durch mehrere Faktoren verwischt werden können. So kann z. B. der Stolz eines Menschen sehr leicht verletzbar sein, ohne daß der Betreffende bewußt irgendein Gefühl des Verletztseins zeigt. Selbstgerechtigkeit kann, wie wir schon erwähnt haben, Schamgefühle unterbinden. Außerdem kann der Stolz auf die eigene Unverletzbarkeit dem Neurotiker verbieten, sich selbst einzugestehen, daß er sich verletzt fühlt. Ein Gott darf seinen Zorn über die Unvollkommenheit der Menschen zeigen, aber durch einen Vorgesetzten oder einen Taxifahrer wird er einfach nicht verletzt; er sollte genügend Größe haben, dergleichen zu übersehen, und stark genug sein, all dies spielend hinzunehmen. »Beleidigungen« verletzen ihn somit in doppelter Weise: Er fühlt sich von anderen gedemütigt und schämt sich dazu noch der Tatsache, daß er verletzt worden ist. Solch ein Mensch befindet sich in einem beinahe permanenten Dilemma: Er ist in einem absurden Maß verletzbar, aber sein Stolz erlaubt ihm nicht, überhaupt verletzbar zu sein. Dieser innere Zustand trägt erheblich zu einer diffusen Reizbarkeit bei.

Der Sachverhalt kann auch verdunkelt werden, weil die direkten Reaktionen auf verletzten Stolz automatisch in ganz andere Gefühle als Scham oder Demütigung umgeformt werden. So kann es z. B. unseren Stolz im Kern verletzen, wenn ein Ehemann oder Geliebter sich für eine andere Frau interessiert, sich unserer Wünsche nicht erinnert oder von seiner Arbeit und seinen Hobbies ganz in Anspruch genommen ist. Das einzige, was wir dann vielleicht bewußt empfinden, ist Trauer über unerwiderte Liebe. Geringschätzung oder Mißachtung werden unter Umständen nur als Enttäuschung empfunden; Schamgefühle erscheinen in unserem Bewußtsein vielleicht nur als vages Unbehagen, als Verlegenheit bzw. Verwirrung oder, in einer schon spezifischeren Form, als Schuldgefühle. Diese letzte Umformung ist besonders wichtig, weil sie ein schnelles Verstehen bestimmter Schuldgefühle ermöglicht. Wenn sich z. B. ein Mensch, der von unbewußten Scheingefühlen durchdrungen ist, wegen einer vergleichsweise harmlosen und unwichtigen Lüge schuldbeladen und beunruhigt fühlt, können wir mit Sicherheit annehmen, daß es ihm mehr darum geht, ehrlich zu scheinen als ehrlich zu sein, und daß sein Stolz dadurch verletzt wurde, daß er nicht in der Lage war, die Fiktion absoluter Ehrlichkeit aufrechtzuerhalten. Wenn sich ein egozentrischer Mensch wegen irgendeiner Rücksichtslosigkeit schuldig fühlt, müssen wir uns fragen, ob dieses Schuldgefühl nicht eher ein Schamgefühl ist, weil er den Glorienschein seiner Vortrefflichkeit beschmutzt hat, als ein ehrliches Bedauern darüber, daß er anderen gegenüber nicht so mitfühlend gewesen ist, wie er sein möchte.

Außerdem ist es durchaus möglich, daß keine dieser Reaktionen, ob sie nun direkt oder umgeformt sind, bewußt empfunden wird; uns sind vielleicht nur unsere Reaktionen auf diese Reaktionen bewußt. Die auffallendsten Formen solcher »Sekundärreaktionen« sind Wut und Angst. Daß jede Verletzung unseres Stolzes rachsüchtige Feindseligkeit hervorrufen kann, ist allgemein bekannt. Diese Feindseligkeit umfaßt die ganze Skala von Abneigung bis zu Haß, von Reizbarkeit über Ärger bis zu blinder, mörderischer Wut. Manchmal läßt sich die Beziehung zwischen Wut und Stolz relativ leicht nachweisen – zumindest für den Beobachter. Jemand ist z. B. wütend auf seinen Chef, weil er glaubt, dieser habe ihn hochmütig behandelt, oder auf einen Taxifahrer, der ihn betrogen hat – Vorkommnisse, die allenfalls Anlaß zur Verärgerung sein sollten. Der Betreffende selbst ist sich auch nur eines gerechtfertigten Ärgers über das schlechte Verhalten der anderen bewußt. Der Beobachter dagegen, beispielsweise der Analytiker, würde merken, daß der Stolz des Betreffenden durch den Vorfall verletzt worden ist, daß er sich gedemütigt gefühlt und dann mit Wut reagiert hat. Möglicherweise akzeptiert der Patient diese Auslegung als wahrscheinlich richtig, weil sie das Übermaß der Reaktion erklärt. Er kann aber auch darauf bestehen, daß seine Reaktion gar nicht übermäßig und sein Ärger eine absolut berechtigte Reaktion auf die Boshaftigkeit oder Dummheit der anderen war.

Wenngleich natürlich nicht jede irrationale Feindseligkeit auf verletzten Stolz zurückzuführen ist, spielt er doch eine größere Rolle, als allgemein angenommen wird. Der Analytiker sollte diese Möglichkeit immer im Auge haben, besonders in bezug auf die Reaktionen des Patienten ihm, bestimmten Auslegungen und der gesamten analytischen Situation gegenüber. Die Verbindung mit verletztem Stolz ist leichter erkennbar, wenn die Feindseligkeit Elemente von Herabsetzung, Verachtung oder Demütigungsabsichten enthält. Denn hier ist das einfache Gesetz der Vergeltung am Werk. Der Patient hat sich, ohne es zu wissen, gedemütigt gefühlt und zahlt mit gleicher Münze heim. Nach solchen Vorkommnissen ist es reine Zeitverschwendung, über die Feindseligkeit des Patienten zu sprechen. Hier muß der Analytiker direkt zur Sache kommen und die Frage aufwerfen, was sich denn dem Gedächtnis des Patienten als Demütigung eingeprägt hat. Impulse, den Analytiker zu demütigen, oder analoge Gedanken, die aber nicht in die Tat umgesetzt werden, treten manchmal schon zu Beginn der Analyse auf, ehe der Analytiker auch nur einen wunden Punkt berührt hat. In einem solchen Fall ist es wahrscheinlich, daß sich der Patient unbewußt durch die bloße Tatsache gedemütigt fühlt, daß er analysiert wird. Hier ist es Aufgabe des Analytikers, diese Beziehung klar ins Blickfeld zu rücken.

Natürlich geschieht das, was in der Analyse vor sich geht, auch in der Außenwelt. Und wenn wir öfter an die Möglichkeit dächten, daß anstößiges Verhalten aus verletztem Stolz herrühren kann, würden wir uns manchen schmerzvollen oder gar herzzerbrechenden Kummer sparen. Wenn sich also ein Freund oder ein Verwandter völlig unangemessen verhält, nachdem wir ihm großzügig geholfen haben, sollten wir uns nicht über seine Undankbarkeit aufregen, sondern bedenken, wie schwer möglicherweise sein Stolz dadurch verletzt worden ist, daß er Hilfe angenommen hat. Je nach den besonderen Umständen könnten wir dann entweder mit ihm darüber sprechen oder unsererseits ihm in einer Art zu helfen versuchen, die sein Gesicht wahrt. Bei jemandem, der eine generelle Menschenverachtung zeigt, genügt es auch nicht, seine Arroganz zu verurteilen; wir müssen ihn auch als einen Menschen betrachten, der mit einer dünnen Haut durchs Leben geht, weil er aufgrund seines Stolzes durch und durch verletzbar ist.

Weniger bekannt ist die Tatsache, daß sich dieselben Gefühle von Feindseligkeit, Haß oder Verachtung auch gegen uns selbst richten können, wenn wir unseren eigenen Stolz verletzt zu haben glauben. Heftige Selbstvorwürfe sind nicht die einzige Form, die diese Wut auf sich selbst annehmen kann. Rachsüchtiger Selbsthaß hat so viele weitreichende Folgeerscheinungen, daß wir den Faden verlieren würden, wenn wir auch dies noch unter den Reaktionen auf verletzten Stolz aufführen wollten. Wir werden es deshalb im nächsten Kapitel gesondert darlegen.

Furcht, Angst oder Panik können als Reaktionen sowohl auf erwartete wie auf erfolgte Demütigungen auftreten. Furcht, die sich auf die Zukunft bezieht, kann Prüfungen betreffen, öffentliches Auftreten, gesellschaftliche Zusammenkünfte oder eine Verabredung. In solchen Fällen wird die Furcht meist als »Lampenfieber« bezeichnet. Dieser Ausdruck genügt als Beschreibung, wenn wir ihn im übertragenen Sinn für jede irrationale Furcht vor öffentlichen oder privaten Auftritten gebrauchen. Hiermit werden Situationen angesprochen, in denen wir entweder einen guten Eindruck machen wollen – auf neue Verwandte, auf wichtige Persönlichkeiten, vielleicht sogar auf den Oberkellner eines Restaurants – oder aber eine neue Tätigkeit beginnen

– eine neue Stellung antreten, als Kunstmaler anfangen oder einen Kurs für freies Sprechen besuchen. Menschen, die von solchen Ängsten befallen werden, geben oft an, sie fürchteten sich vor Mißerfolg, Schande oder Spott. Und dies scheint auch tatsächlich zu stimmen. Dennoch ist diese Ausdrucksweise irreführend, weil dadurch der Eindruck entsteht, es handle sich hier um rationale Furcht vor realen Fehlschlägen; doch die Tatsache, daß das, was für den einzelnen Fehlschlag oder Mißerfolg bedeutet, subjektiv ist, wird außer acht gelassen. Dies kann alles sein, was dem Nimbus der Vollkommenheit nicht ganz entspricht, und die Erwartung einer solchen Möglichkeit ist der eigentliche Kern der milderen Formen von Lampenfieber. Ein Mensch hat z. B. Angst, er könne nicht so hervorragend auftreten, wie es seine gestrengen Solls verlangen, und fürchtet deshalb, sein Stolz könnte verletzt werden. Bei einer bösartigeren Form von Lampenfieber – wir werden sie später noch genauer kennenlernen – sind unbewußte Kräfte am Werk, die die Fähigkeiten des Betreffenden gerade im Zeitpunkt seines Auftritts lahmlegen. In diesem Fall ist Lampenfieber die Furcht davor, aufgrund der eigenen selbstzerstörerischen Tendenzen lächerlich und unbeholfen zu sein, seine Rolle zu vergessen, »steckenzubleiben« und sich damit zu blamieren, anstatt einen großartigen Sieg davonzutragen.

Eine andere Kategorie vorweggenommener Ängste betrifft nicht die Qualität des Auftretens, sondern die Aussicht, etwas tun zu müssen, das den persönlichen Stolz verletzen wird, z. B. um eine Gehaltserhöhung oder um einen Dienst zu bitten, einen Antrag zu stellen oder sich einer Frau zu nähern; denn all dies setzt die Möglichkeit voraus, abgelehnt zu werden. Solche Ängste können auch vor dem Sexualverkehr auftreten, wenn dieser für den Betreffenden eine Demütigung bedeutet.

Angstreaktionen können ferner auf »Beleidigungen« folgen. Viele Menschen reagieren auf mangelnde Ehrerbietung oder arrogantes Benehmen seitens anderer mit Zittern, Schweißausbrüchen oder einer anderen Ausdrucksform von Angst. Diese Reaktionen sind ein Gemisch von Wut und Angst, wobei die Angst teilweise die vor der eigenen Heftigkeit ist. Ähnliche Angstreaktionen können auch die Folge eines Schamgefühls sein, ohne daß dieses Schamgefühl als solches erlebt wird. Ein Mensch kann z. B. plötzlich von einem Gefühl der Unsicherheit oder sogar der Panik überwältigt werden, wenn er ungeschickt, schüchtern oder beleidigend gewesen ist. Nehmen wir den Fall einer Frau, die eine Bergstraße hinauffuhr, von deren Ende ein schmaler Pfad zum Gipfel führte. Obgleich der Pfad ziemlich steil war, hätte man ihn leicht gehen können, wenn er nicht matschig und schlüpfrig gewesen wäre. Hinzu kam, daß die Frau nicht entsprechend gekleidet war: sie trug ein neues Kostüm, Schuhe mit hohen Absätzen und hatte keinen Stock. Trotzdem versuchte sie ihr Glück. Nachdem sie jedoch mehrmals ausgerutscht war, gab sie schließlich auf. Während sie sich ausruhte, sah sie bergabwärts einen großen Hund, der Vorübergehende wütend anbellte. Plötzlich bekam sie Angst vor dem Hund, und das erschreckte sie. Denn im allgemeinen kannte sie keine Angst vor Hunden, und außerdem war ihr klar, daß es keinen vernünftigen Grund für diese Angst gab, da Menschen in der Nähe waren, denen der Hund offensichtlich gehörte. So begann sie, über die Sache nachzudenken, und dabei fiel ihr eine Episode aus der Pubertät ein, bei der sie sich schrecklich geschämt hatte. Nunmehr erkannte sie, daß sie sich in der augenblicklichen Situation eigentlich ebensosehr schämte, weil es ihr nicht gelungen war, den Berggipfel zu erreichen. Aber es wäre ja unvernünftig gewesen, hier den Erfolg erzwingen zu wollen, sagte sie sich. Dann dachte sie weiter: Aber ich hätte in der Lage sein *sollen,* es zu schaffen. Damit hatte sie den Schlüssel gefunden: Sie erkannte, daß ihr »dummer Stolz«, wie sie es nannte, verletzt worden war und sie hilflos gegenüber einer möglichen Attacke gemacht hatte. Wie wir später noch sehen werden, war sie hilflos ihren eigenen Angriffen gegen sich selbst ausgesetzt und hatte diese Gefahr nach außen projiziert. Wenngleich dieses Stück Selbstanalyse nicht zu Ende geführt wurde, tat es doch seine Wirkung: Die Angst verschwand.

Für die Reaktionen der Wut haben wir ein unmittelbareres Verständnis als für die der Angst. In der Endphase der Analyse jedoch sind diese beiden so eng miteinander verbunden, daß wir die einen nicht ohne die anderen verstehen können. Beide kommen deshalb vor, weil eine Verletzung unseres Stolzes eine erschreckende Gefahr bedeutet. Der Grund hierfür liegt zum Teil darin, daß der Stolz, wie bereits dargelegt wurde, an die Stelle des Selbstbewußtseins getreten ist. Das ist jedoch noch nicht die ganze Antwort. Wie wir später noch sehen werden, lebt der Neurotiker zwischen den beiden Alternativen Stolz und Selbstverachtung, so daß ihn verletzter Stolz in den Abgrund der

Selbstverachtung stürzt. Dies ist ein ungeheuer wichtiger Zusammenhang, den wir dauernd bedenken müssen, um viele Angstanfälle verstehen zu können.
Obwohl die beiden Reaktionen von Wut und Angst in unserer Vorstellung vielleicht nichts mit Stolz zu tun haben, können sie doch als Wegweiser in diese Richtung dienen. Der ganze Sachverhalt ist noch viel unklarer, wenn auch die Sekundärreaktionen nicht als solche in Erscheinung treten, weil sie ihrerseits – aus allen möglichen Gründen – unterdrückt werden können. In einem solchen Fall können sie zu bestimmten symptomatischen Erscheinungen führen oder dazu beitragen wie z. B. psychotischen Phasen, Depressionen, Trunksucht oder psychosomatischen Störungen. Auch kann das Bedürfnis, hartnäckig an seinen Angst- und Wutgefühlen festzuhalten, zu einem der Faktoren werden, die eine generelle Verflachung der Gefühle herbeiführen. Nicht nur Wut und Angst, sondern auch alle anderen Gefühle verlieren dann an Intensität und Eindeutigkeit.

Der perniziöse Charakter des neurotischen Stolzes liegt darin, daß dieser für den betreffenden Menschen einerseits lebenswichtig ist und ihn andererseits zugleich außerordentlich verletzbar macht. Diese Situation ruft Spannungen hervor, die wegen ihrer Häufigkeit und Intensität so unerträglich sind, daß sie nach Abhilfe verlangen: *automatischen Versuchen, den Stolz wiederaufzurichten, wenn er verletzt wurde, und Verletzungen zu vermeiden, wenn der Stolz in Gefahr ist.*

Das Bedürfnis des Menschen, sein Gesicht zu wahren, ist ein sehr dringendes, und es gibt mehr als eine Methode, dies zu erreichen. Im Grunde gibt es sogar so viele verschiedene Methoden, grobe und verfeinerte, daß wir uns hier auf die häufigsten und wichtigsten beschränken müssen. Die wirkungsvollste und – so will es scheinen – fast überall angewandte ist mit dem Impuls verknüpft, Rache zu nehmen für das, was als Demütigung empfunden wurde. Bisher haben wir dies als eine feindselige Reaktion auf die Schmerzen und die Gefahr angesehen, die mit einer Verletzung des Stolzes verbunden sind. Rachsucht kann aber außerdem noch ein Mittel zur Selbstrechtfertigung sein. Das setzt allerdings den Glauben voraus, daß unser eigener Stolz wiederaufgerichtet wird, wenn wir uns an dem Missetäter rächen. Dieser Glaube entstammt dem Gefühl, daß sich der Missetäter allein durch seine Macht, uns verletzen zu können, über uns erhoben und uns besiegt hat. Wenn wir nun Rache nehmen und ihn mehr verletzen, als er uns verletzt hat, ist die Lage umgekehrt. Dann triumphieren wir, weil wir ihn besiegt haben. Das Ziel neurotischer Rachsucht ist nicht, »mit gleicher Münze heimzuzahlen«, sondern durch härteres Zuschlagen zu triumphieren. Nur ein wirklicher Triumph kann die imaginäre Großartigkeit wiederherstellen, auf die der Stolz sich bezieht. Diese Möglichkeit, den Stolz wiederaufzurichten, gibt der neurotischen Rachsucht ihre unglaubliche Zähigkeit und erklärt ihren zwanghaften Charakter.

Da die Rachsucht in einem späteren Zusammenhang[2] noch ausführlich beschrieben wird, beschränke ich mich hier darauf, einige wesentliche Faktoren in groben Zügen darzulegen. Weil die Macht, sich zu rächen, für die Wiederaufrichtung des Stolzes so wichtig ist, kann sie selbst ein Gegenstand des Stolzes sein. In der Vorstellung bestimmter neurotischer Typen ist diese Macht gleichbedeutend mit Stärke, und sie ist oft die einzige Stärke, die sie kennen. Umgekehrt wird die Unfähigkeit, zurückzuschlagen, gewöhnlich als Schwäche empfunden, gleichgültig, ob äußere oder innere Faktoren einen Racheakt verhinderten. Wenn sich daher ein solcher Mensch gedemütigt fühlt und die Situation oder irgend etwas in seinem Innern ihm nicht erlaubt, Vergeltung zu üben, erleidet er eine zweifache Verletzung: die ursprüngliche »Beleidigung« und die »Niederlage« im Gegensatz zum rachsüchtigen Triumph.

Das Bedürfnis nach rachsüchtigem Triumph ist, wie bereits ausgeführt wurde, ein regelmäßiger Bestandteil der Suche nach Ruhm und Ehre. Ist dieses Bedürfnis die dominierende Antriebskraft im Leben des Neurotikers, so setzt es einen *circulus vitiosus* in Gang, der äußerst schwer zu durchbrechen ist. Die Entschlossenheit, sich in jeder nur möglichen Weise über andere zu erheben, ist dann so gigantisch, daß sie das ganze Bedürfnis nach Ruhm und Ehre und damit auch den neurotischen Stolz verstärkt. Dieser aufgeblasene Stolz steigert seinerseits wieder die Rachsucht und damit auch das Bedürfnis nach Triumph.

Die zweitwichtigste Methode, den Stolz wiederherzustellen, besteht darin, jedes Interesse an Situationen oder Menschen aufzugeben, die in irgendeiner Form diesen Stolz verletzt haben. Viele

[2] Vgl. 8. Kapitel, »Die expansiven Lösungen«.

Menschen verlieren ihr Interesse an Sport, Politik, intellektuellen Beschäftigungen usw., weil ihr unduldsames Bedürfnis, hervorragend zu sein oder eine vollkommene Arbeit zu leisten, nicht befriedigt wird. Diese Situation kann für sie so unerträglich werden, daß sie aufgeben. Sie wissen gar nicht, was geschehen ist; sie verlieren einfach das Interesse und wenden sich statt dessen Tätigkeiten zu, die in keiner Weise ihren Fähigkeiten entsprechen. Jemand ist vielleicht ein guter Lehrer, aber sobald ihm eine Aufgabe zugeteilt wird, die er nicht sofort meistern kann oder als entwürdigend empfindet, schwindet sein Interesse an der Lehrtätigkeit. Solche Umschwünge sind auch im Lernprozeß anzutreffen. Ein talentierter Mensch beginnt mit Begeisterung das Studium der Schauspielkunst oder der Malerei. Seine Lehrer oder Freunde finden ihn durchaus vielversprechend und ermutigen ihn, aber trotz all seiner Begabung wird er nicht über Nacht ein Barrymore oder ein Renoir. Er merkt, daß er nicht der einzige Begabte in seiner Klasse ist, und zudem ist er bei seinen ersten Versuchen natürlich auch unbeholfen. All dies verletzt seinen Stolz, und plötzlich kann ihm »klarwerden«, daß ihm die Malerei oder die Schauspielkunst überhaupt nicht liegt, daß er im Grunde nie »wirklich« daran interessiert war. Er verliert die Lust, versäumt den Unterricht und gibt bald völlig auf. Er beginnt etwas Neues, wiederholt aber auch hier denselben Zyklus. Aus wirtschaftlichen Gründen oder wegen seiner eigenen Trägheit kann er zwar manchmal bei einer Tätigkeit bleiben, geht aber dabei so lustlos vor, daß er nicht das daraus macht, was tatsächlich möglich gewesen wäre.

Dasselbe kann sich auch im Bereich mitmenschlicher Beziehungen abspielen. Natürlich hören wir manchmal aus guten Gründen auf, einen anderen Menschen gern zu haben: wir haben ihn vielleicht anfänglich überschätzt, oder wir entwickeln uns in völlig verschiedene Richtungen. Es lohnt sich jedoch in jedem Fall, einmal darüber nachzudenken, warum unser Wohlwollen sich in Gleichgültigkeit verwandelt hat, anstatt dies einfach mit Zeitmangel zu begründen oder festzustellen, daß diese Beziehung von vornherein ein Fehler gewesen sei. Es kann durchaus sein, daß in dieser Beziehung etwas geschehen ist, das unseren Stolz verletzt hat. Vielleicht war es ein Vergleich mit dem anderen, der zu dessen Gunsten ausgefallen ist. Oder der andere ist uns mit weniger Hochachtung entgegengekommen als zu Anfang. Oder wir entdecken, daß wir ihm gegenüber versagt haben, und schämen uns vor ihm. All dies kann eine entscheidende Rolle in Ehe- oder Liebesbeziehungen spielen. Wir sind dann geneigt, es einfach bei einem »Ich liebe ihn eben nicht mehr« zu belassen.

All diese Zurücknahmen sind eine erhebliche Energieverschwendung und bringen oft Schmerz und Not. Ihr verderblichster Aspekt ist jedoch, daß wir das Interesse an unserem wahren Selbst verlieren, weil wir darauf nicht stolz sind – ein Thema, auf das wir später eingehen wollen.

Es gibt noch verschiedene andere Methoden, den Stolz wiederaufzurichten, Methoden, die zwar durchaus bekannt sind, aber selten in diesem Zusammenhang erfaßt werden. Wir haben z. B. etwas gesagt, das uns später töricht erscheint – nicht zur Sache gehörig, unüberlegt oder rücksichtslos, zu arrogant oder zu entschuldigend –, und vergessen es vielleicht; oder wir bestreiten, so etwas gesagt zu haben, oder behaupten, wir hätten es ganz anders gemeint. Eng verwandt mit solchen Ableugnungen ist die Verzerrung eines Vorfalls, indem wir beispielsweise unseren Anteil schmälern, bestimmte Faktoren auslassen, andere betonen, sie zu unseren Gunsten auslegen, so daß wir am Ende reingewaschen dastehen und unser Stolz unangetastet bleibt. Der peinliche Vorfall kann auch in unserer Erinnerung unverändert bleiben, aber durch Entschuldigungen und Alibis schnell aufgehoben werden. Jemand gibt z. B. zu, eine häßliche Szene gemacht zu haben, doch das lag nur daran, daß er drei Nächte nicht geschlafen hatte oder von anderen gereizt worden war. Er hat die Gefühle eines anderen verletzt, war indiskret oder rücksichtslos, aber seine Absichten waren gut. Er hat einen Freund, der ihn brauchte, im Stich gelassen, doch nur aus Zeitmangel. All diese Entschuldigungen können ganz oder teilweise der Wahrheit entsprechen, nur dienen sie in der Vorstellung des Betreffenden nicht als mildernde Umstände für sein Versagen, sondern löschen das Versagen selbst aus. Ähnlich glauben viele Menschen, mit den bloßen Worten, dieses oder jenes tue ihnen schrecklich leid, sei alles wieder in Ordnung gebracht.

Was all diese Methoden gemeinsam haben, ist die Tendenz, Verantwortung für sich selbst abzulehnen. Ob wir etwas vergessen, worauf wir nicht stolz sind, oder es ausschmücken oder jemand anders dafür verantwortlich machen, in jedem Fall wollen wir unser Gesicht wahren, indem wir uns nicht zu unseren Fehlhaltungen bekennen. Die Weigerung, Selbstverantwortung zu übernehmen, kann sich auch hinter einer Pseudo-Objektivität verbergen. Ein Patient kann z. B. scharfsinnige Beobachtungen über sich selbst machen und ziemlich genau berichten, was er an sich unerfreulich findet. Oberflächlich gesehen, scheint es dann, als sei er sehr einfühlsam und ehrlich gegen sich selbst. Möglicherweise ist »er« aber nur der intelligente Beobachter eines Menschen, der gehemmt, ängstlich oder maßlos anspruchsvoll ist. Da er jedoch für den Menschen, den er beobachtet, nicht verantwortlich ist, wird der Schlag für seinen Stolz ein wenig abgefangen, besonders deshalb, weil das Scheinwerferlicht seines Stolzes auf seine Fähigkeit zu genauer objektiver Beobachtung gerichtet ist.

Andere wiederum legen überhaupt keinen Wert darauf, objektiv oder sogar ehrlich gegen sich selbst zu sein. Wenn sich aber ein solcher Patient – trotz des diffusen ausweichenden Verhaltens, das diese Einstellung mit sich bringt – eines neurotischen Zuges bewußt wird, trifft er möglicherweise eine genaue Unterscheidung zwischen »sich« und seiner »Neurose« oder seinem »Unterbewußtsein«. Seine »Neurose« ist etwas Mysteriöses, das überhaupt nichts mit »ihm« zu tun hat. Dies mag bestürzend klingen, aber im Grunde ist es für den Betreffenden nicht nur eine Methode, das Gesicht zu wahren, sondern ein Mittel, um sein Leben oder zumindest seine geistige Gesundheit zu retten. Die Verletzbarkeit seines Stolzes hat so extreme Ausmaße angenommen, daß er völlig bloßgelegt wäre, wenn er seine Störungen zugeben müßte.

Als letzte Methode, das Gesicht zu wahren, soll hier der Humor erwähnt werden. Es ist ein natürliches Zeichen innerer Befreiung, wenn ein Patient seine Schwierigkeiten offen zugeben und mit einem Körnchen Humor akzeptieren kann. Einige Patienten machen jedoch zu Beginn der Analyse dauernd Scherze über sich selbst oder dramatisieren ihre Schwierigkeiten derart, daß diese komisch erscheinen, gleichzeitig aber sind sie übertrieben empfindlich gegen jede Kritik. In diesen Fällen wird der Humor dazu benutzt, einem sonst unerträglichen Schamgefühl den Stachel zu nehmen.

Soviel über die Methoden, die angewandt werden, um verletzten Stolz zu heilen. Aber der Stolz ist ebenso verletzlich wie kostbar, so daß er auch *für die Zukunft* geschützt werden muß. Der Neurotiker kann ein kompliziertes *Vermeidungssystem* aufbauen, in der Hoffnung, damit zukünftige Verletzungen zu umgehen. Auch dieser Prozeß läuft automatisch ab. Der Betreffende ist sich dessen gar nicht bewußt, daß er eine Tätigkeit vermeiden will, weil diese vielleicht seinen Stolz verletzen könnte. Er vermeidet sie einfach, oft sogar, ohne sich bewußt zu sein, daß er dies tut. Dieser Prozeß betrifft sowohl Tätigkeiten als auch den Umgang mit Menschen und kann unter Umständen effektive Bestrebungen und Bemühungen hemmen. Wenn ein solcher Prozeß hinreichend ausgedehnt ist, kann er tatsächlich das Leben eines Menschen lahmlegen: Der Betreffende läßt sich auf keinerlei Betätigung ein, die seinen Fähigkeiten entspricht, aus Furcht davor, er könnte es nicht zu großartigen Erfolgen bringen. Er möchte gern malen oder schreiben, wagt aber nicht, damit zu beginnen. Er wagt nicht, sich einem Mädchen zu nähern, falls es ihn abweisen sollte. Möglicherweise wagt er nicht einmal, auf Reisen zu gehen, aus Furcht davor, er könnte Hotelmanagern oder Portiers gegenüber unbeholfen sein. Oft geht er nur dahin, wo er gut bekannt ist – unter Fremden würde er sich wie eine Null vorkommen. Er meidet gesellschaftlichen Kontakt, aus Furcht davor, befangen zu sein. Je nach seiner wirtschaftlichen Lage tut er entweder nichts Bedeutendes oder harrt bei einer mittelmäßigen Arbeit aus und schränkt seine Ausgaben rigoros ein. In mancher Hinsicht lebt er unter seinen Verhältnissen. Auf die Dauer wird er dadurch gezwungen, sich noch weiter von den anderen zurückzuziehen, da er ja nicht der Tatsache ins Auge sehen kann, daß er hinter seiner Altersgruppe herhinkt. Darum muß er allen Vergleichen oder Fragen nach seiner Arbeit aus dem Weg gehen. Um dennoch sein Leben ertragen zu können, muß er sich fester in seiner persönlichen Phantasiewelt verschanzen. Da aber all diese Maßnahmen mehr Tarnung als ein echtes Heilmittel für seinen Stolz sind, beginnt er unter Umständen, seine Neurosen zu kultivieren, denn »die Neurose« wird jetzt zu einer kostbaren Entschuldigung für seinen Mangel an Leistung.

Dies alles sind extreme Entwicklungen, und natürlich ist der Stolz nicht der einzige Faktor, der dabei im Spiel ist, wenngleich er einen der wichtigsten darstellt. Weit häufiger wird die Vermeidung auf bestimmte Gebiete beschränkt. Ein Mensch kann durchaus bei all jenen Bestrebungen aktiv und erfolgreich sein, in denen er die wenigsten Hemmungen hat und die im Dienst von Ruhm und Ehre stehen. Er kann intensiv und erfolgreich auf seinem Gebiet arbeiten, aber dem Gesellschaftsleben entfliehen. Umgekehrt kann er sich aber auch bei gesellschaftlichen Aktivitäten oder in der Rolle eines Don Juan sicher fühlen, es dagegen nicht wagen, eine ernsthafte Arbeit anzufassen, bei der seine potentiellen Fähigkeiten auf die Probe gestellt würden. Er kann sich in der Rolle des Organisators sicher fühlen, dabei aber allen persönlichen Beziehungen aus dem Weg gehen, weil er dort verletzbar ist. Unter den vielen Ängsten vor emotionalen Bindungen (neurotische Absonderung) spielt die Angst, in seinem Stolz verletzt zu werden, oft eine überragende Rolle. Außerdem kann ein Mensch aus vielerlei Gründen besondere Angst davor haben, beim anderen Geschlecht nicht erfolgreich zu sein. Handelt es sich um einen Mann, so erwartet er unbewußt, sein Stolz könnte verletzt werden, wenn er sich Frauen näherte oder mit ihnen Sexualbeziehungen hätte. Frauen stellen dann eine potentielle Gefahr (für seinen Stolz) dar. Diese Angst kann stark genug sein, um seine Gefühle Frauen gegenüber zu dämpfen oder gar zunichte zu machen, und ihn daher veranlassen, heterosexuelle Kontakte zu vermeiden. Die so entstandene Hemmung erklärt allein noch nicht seine Hinwendung zur Homosexualität, sie ist jedoch einer der Faktoren, die bei der Bevorzugung des eigenen Geschlechts mitwirken. Stolz ist auf mancherlei Art und Weise ein Feind der Liebe.

Die Vermeidung als solche kann eine Vielzahl von verschiedenen spezifischen Gebieten betreffen. So vermeidet ein Mensch vielleicht das Reden in der Öffentlichkeit, die Teilnahme am Sport oder das Telefonieren. Wenn nur irgend jemand da ist, der das Telefonieren übernehmen, eine Entscheidung fällen oder mit dem Hauswirt verhandeln kann, überläßt er es diesem. In solchen speziellen Angelegenheiten ist er sich höchstwahrscheinlich bewußt, daß er ausweicht, während auf allgemeineren Ebenen das Verhalten meist durch die Einstellung »Ich kann nicht« oder »Es ist mir gleichgültig« verdunkelt wird.

Wenn wir diese Vermeidungstaktiken genau untersuchen, sehen wir darin zwei Prinzipien arbeiten, die ihren Charakter bestimmen. Das eine Prinzip ist, kurz gesagt, Sicherheit durch Beschränkung des eigenen Lebens. Es ist sicherer, zu verzichten, sich zurückzuziehen oder aufzugeben, als das Risiko auf sich zu nehmen, seinen Stolz der Verletzung auszusetzen. Nichts zeigt vielleicht so eindrucksvoll die überwältigende Bedeutung, die der Stolz in vielen Fällen hat, wie die Bereitschaft, zu seinen Gunsten das eigene Leben – oft bis zur völligen Lähmung – einzuschränken. Das andere Prinzip ist: Es ist sicherer, gar nicht zu versuchen, als zu versuchen und zu versagen. Diese Maxime versieht die Vermeidungstaktiken mit dem Stempel der Endgültigkeit, da sie den Menschen der Möglichkeit beraubt, seine Schwierigkeiten allmählich zu meistern. Sie ist sogar vom Standpunkt des Neurotikers aus unrealistisch, denn hier muß er nicht nur den Preis einer sinnlosen Beschränkung seines Lebens zahlen, sondern auf die Dauer schädigt gerade sein Zurückschrecken seinen Stolz noch mehr. Doch der Neurotiker denkt natürlich nicht auf lange Sicht. Ihm geht es um die augenblickliche Gefahr von Versuch und Versagen. Wenn er gar nicht erst versucht, wirft dies kein schlechtes Licht auf ihn. Er kann irgendeine Entschuldigung finden. Zumindest in Gedanken kann er sich damit trösten, daß er die Prüfung bestanden hätte, daß er seine Stellung hätte erlangen oder eine Frau gewinnen können, wenn er es versucht hätte. Oft ist dieses Denken noch viel phantastischer: Wenn ich komponieren oder schreiben würde, wäre ich gewiß größer als Chopin oder Balzac.

In vielen Fällen geht die Vermeidungshaltung so weit, daß sie auch unsere Wünsche erfaßt. Ich habe schon auf jene Menschen hingewiesen, die es als beschämende Niederlage empfinden, etwas Gewünschtes nicht zu bekommen. Dann wird der Wunsch allein schon zu einem allzu großen Risiko. Ein solches Eindämmen unserer Wünsche bedeutet jedoch, daß wir unser Lebendigsein verleugnen. Manchmal müssen neurotische Menschen sogar jeden Gedanken vermeiden, der ihren Stolz verletzen könnte. Die bemerkenswerteste Vermeidung in dieser Hinsicht ist das Fliehen vor jeglichen Todesgedanken, weil die Vorstellung, wie jeder andere älter werden und sterben zu müssen, unerträglich ist. In Oscar Wildes *Dorian Gray* hat der Stolz auf die ewige Jugend seine künstlerische Darstellung gefunden.

Die Entwicklung des Stolzes ist das logische Ergebnis, der Höhepunkt und die Konsolidierung des Prozesses, der mit der Suche nach Ruhm und Ehre eingeleitet wurde. Anfangs kann der Neurotiker durchaus relativ harmlose Phantasien haben, in denen er sich selbst in einer glänzenden Rolle sieht. Im weiteren Verlauf schafft er dann in seiner Vorstellung ein idealisiertes Bild dessen, was er »wirklich« ist, sein könnte oder sein sollte. Dann kommt der entscheidende Schritt: Sein wahres Selbst verblaßt, und die Energien, die für die Selbstverwirklichung zur Verfügung stehen, werden nun zur Verwirklichung des idealisierten Selbst benützt. Die Ansprüche sind sein Versuch, seinen Platz in der Welt einzunehmen, einen Platz, der der Wichtigkeit des idealisierten Selbst angemessen ist und dieses unterstützt. Mit Hilfe seiner inneren Gebote zwingt er sich, die Perfektion dieses Selbst zu verwirklichen. Und zum Schluß muß er ein System persönlicher Werte entwickeln, das – wie das »Ministerium der Wahrheit« in Orwells *1984* – darüber entscheidet, was er an sich selbst lieben und akzeptieren, was er glorifizieren und worauf er stolz sein soll. Aber dieses Wertsystem muß notwendigerweise auch darüber entscheiden, was abzulehnen und zu verabscheuen ist, worüber man sich schämen muß, was zu verachten und was zu hassen ist. Das eine ist nicht möglich ohne das andere. Stolz und Selbsthaß gehören untrennbar zusammen; sie sind zwei verschiedene Ausdrucksformen ein und desselben Prozesses.

5. Kapitel

# Selbsthaß und Selbstverachtung

Wir sind jetzt einer neurotischen Entwicklung gefolgt, die mit der Selbstidealisierung beginnt und mit unausweichlicher Logik Schritt für Schritt zu einer Transformation der Werte in das Phänomen neurotischen Stolzes führt. Diese Entwicklung ist in Wirklichkeit jedoch verwickelter, als ich sie bisher dargelegt habe. Denn sie wird durch einen gleichzeitig ablaufenden Prozeß sowohl intensiviert als auch kompliziert – einen Prozeß, der scheinbar entgegengesetzt verläuft, aber gleichermaßen durch die Selbstidealisierung in Gang gesetzt wird.

Kurz gesagt: Wenn ein Mensch seinen Schwerpunkt auf sein idealisiertes Selbst verlagert, erhöht er sich nicht nur, sondern sieht zwangsläufig auch sein wirkliches Selbst – alles, was er zu einem bestimmten Zeitpunkt ist, Körper und Geist, gesund und neurotisch – aus einer falschen Perspektive. Das glorifizierte Selbst wird nicht nur ein *Phantom,* dem er nachjagen muß, es wird auch ein Maßstab, an dem sein tatsächliches Wesen zu messen ist. Doch dieses tatsächliche Wesen ist ein so bestürzender Anblick, wenn es aus der Perspektive gottgleicher Perfektion gesehen wird, daß der Betreffende es nur verachten kann. Außerdem – und das ist dynamisch bedeutsamer – gerät das menschliche Wesen, das er wirklich ist, bezeichnenderweise dauernd in Konflikt mit seinem Höhenflug zum Ruhm, und deshalb muß er es hassen, muß er sich selbst hassen. Weil neurotischer Stolz und Selbsthaß tatsächlich eine Einheit sind, möchte ich die Gesamtheit der hier wirksamen Faktoren mit einem gemeinsamen Namen benennen: *das System des Stolzes.* Mit dem Selbsthaß betrachten wir jedoch einen völlig neuen Aspekt des Prozesses – einen Aspekt, der unser bisheriges Bild von ihm erheblich verändert. Wir haben mit Vorbedacht die Frage des Selbsthasses bisher unberücksichtigt gelassen, um zunächst ein klares Bild vom direkten Streben nach Verwirklichung des idealisierten Selbst zu erhalten. Jetzt aber müssen wir dieses Bild vervollständigen.

Wie sehr auch unser Pygmalion versucht, sich selbst in ein Wesen von erhabener Größe umzuformen, sein Streben ist zum Scheitern verurteilt. Bestenfalls ist er in der Lage, einige störende Diskrepanzen aus seinem Bewußtsein zu streichen; aber sie existieren weiter. Es bleibt die Tatsache, daß er mit sich selbst leben muß. Ob er ißt, schläft, arbeitet oder sich der Liebe hingibt, er ist immer da. Manchmal denkt er, alles würde besser, wenn er sich nur von seiner Frau scheiden lassen, sich eine andere Arbeit suchen, in eine andere Wohnung ziehen oder auf Reisen gehen könnte. In Wirklichkeit muß er sich doch immer mitnehmen. Selbst wenn er wie eine gutgeölte Maschine funktioniert, gibt es noch Grenzen der Energie, Zeit, Kraft und Ausdauer – Grenzen, die dem Menschen gesetzt sind.

Diese Situation läßt sich am besten darstellen, wenn man von zwei Personen spricht. Da ist die einzigartige ideale Persönlichkeit; und da ist der allmächtige Fremde (das wirkliche Selbst), der sich immer einmischt, stört und verwirrt. Es scheint mir angemessen, diesen Konflikt als »er und der Fremde« zu bezeichnen, weil diese Umschreibung dem nahekommt, was der Betreffende empfindet. Außerdem kann er, selbst wenn er tatsächliche Störungen als irrelevant oder für sich nicht zutreffend abtut, seinem eigenen Selbst doch nie so weit entrinnen, daß er solche Störungen nicht wenigstens »registriert«[1]. Mag er auch erfolgreich sein, seinen Funktionen einigermaßen gerecht oder sogar von grandiosen Phantasien einzigartiger Leistungen in luftige Höhen getragen werden, er wird sich dennoch minderwertig und unsicher vorkommen. Er hat vielleicht ein nagendes Gefühl, er sei ein Schwindler, ein Betrüger, eine Mißgeburt – Gefühle, die er sich nicht erklären kann. Sein inneres Wissen um sich selbst zeigt sich mit Sicherheit in seinen Träumen, in denen er der eigenen Realität sehr nahe ist.

Gewöhnlich bricht sein wirkliches Selbst überall schmerzhaft und unverkennbar durch. Während er in seiner Phantasie einem Gott gleicht, ist er in gesellschaftlichen Situationen höchst unbeholfen. Wenn er den Wunsch hat, einen unauslöschlichen Eindruck auf jemand zu machen, zittern seine Hände, oder er stottert oder errötet. Fühlt er sich als einzigartiger Liebhaber, kann

[1] Vgl. KAREN HORNEY: *Der neurotische Mensch unserer Zeit*, (Kindler Verlag, München). Dort verwandte ich den Ausdruck »registrieren« zur Beschreibung der Tatsache, daß wir in unserem Innern gleichsam fühlen, was in uns vorgeht, daß dies aber nicht ins Bewußtsein gelangt.

er plötzlich impotent werden. Während er in seiner Phantasie wie ein Gleichberechtigter mit seinem Chef spricht, bringt er in Wirklichkeit vielleicht nur ein törichtes Lächeln zustande. Eine geniale Bemerkung, die eine Auseinandersetzung ein für allemal beendet hätte, fällt ihm erst am nächsten Tag ein. Die begehrte sylphenartige Schlankheit erreicht er nie, weil er aus innerem Zwang zuviel ißt. Das wirkliche, empirische Selbst wird so zu jenem widerwärtigen, anstößigen Fremden, an den das idealisierte Selbst zufällig gefesselt wird; und gegen diesen Fremden wendet sich das idealisierte Selbst mit Haß und Verachtung. So wird das wirkliche Selbst zum Opfer des stolzen idealisierten Selbst.

Selbsthaß macht einen Riß in der Persönlichkeit sichtbar, der mit der Erschaffung eines idealisierten Selbst begann. Dieser Selbsthaß zeigt auf, daß ein Krieg tobt. Und das ist in der Tat das wesentliche Charakteristikum eines jeden Neurotikers: Er liegt mit sich selbst im Krieg. Damit ist im Grunde das Fundament für zwei verschiedene Arten von Konflikten gelegt worden. Der eine liegt im System des Stolzes selbst begründet. Wie später noch ausführlich zu zeigen sein wird, handelt es sich hier um den potentiellen Konflikt zwischen den expansiven und den selbstverleugnenden Tendenzen. Der andere, tiefere Konflikt findet zwischen dem gesamten System des Stolzes und dem wahren Selbst statt. Obwohl das wahre Selbst in den Hintergrund gedrängt und unterdrückt wurde, während der Stolz die Vorherrschaft gewann, ist es immer noch potentiell mächtig und kann sogar unter günstigen Voraussetzungen seine volle Wirksamkeit erlangen. Auf die Charakteristika und die einzelnen Phasen dieser Entwicklung werden wir im nächsten Kapitel zu sprechen kommen. Dieser zweite Konflikt ist zu Beginn einer Analyse noch nicht ersichtlich. Wenn aber das ganze System des Stolzes ins Wanken gerät und der Betreffende sich selbst nähert, wenn er anfängt, seine eigenen Gefühle und Wünsche kennenzulernen, die Freiheit der Wahl zu entdecken, seine eigenen Entscheidungen zu fällen und die Verantwortung dafür zu übernehmen, werden die gegnerischen Kräfte mobilisiert. Immer deutlicher tritt der Kampf zwischen dem System des Stolzes und dem wahren Selbst zutage. Nun wird der Selbsthaß nicht mehr so sehr gegen die eigenen Begrenzungen und Mängel gerichtet, sondern gegen die emporkommenden konstruktiven Kräfte des wahren Selbst. Dieser Konflikt ist von viel größerer Tragweite als all diejenigen, die wir bisher erörtert haben. Wir wollen ihn den *zentralen inneren Konflikt* nennen[2].

An dieser Stelle möchte ich einige theoretische Bemerkungen einschieben, weil sie dazu dienen können, diesen Konflikt klarer ins Blickfeld zu bringen. Wenn ich in meinen früheren Büchern den Ausdruck »neurotischer Konflikt« gebraucht habe, so habe ich jeweils einen Konflikt gemeint, der durch zwei unvereinbare zwanghafte Triebe hervorgerufen wird. Der zentrale innere Konflikt dagegen ist ein Konflikt zwischen gesunden und neurotischen, zwischen konstruktiven und destruktiven Kräften. Wir müssen also unsere Definition dahin erweitern, daß ein neurotischer Konflikt sowohl zwischen zwei neurotischen Kräften als auch zwischen gesunden und neurotischen Kräften bestehen kann. Diese Unterscheidung ist weit über die terminologische Klärung hinaus wichtig. Es gibt zwei Gründe dafür, daß der Konflikt zwischen dem System des Stolzes und dem wahren Selbst eine viel größere Macht hat, uns zu zerreißen, als andere Konflikte. Der erste Grund liegt in dem Unterschied zwischen partieller und totaler Verstrickung. Wenn wir die Analogie zu einem Staat bilden, ist es der Unterschied zwischen dem Zusammenstoß verschiedener Interessengruppen und der Verwicklung des ganzen Landes in einen Bürgerkrieg. Der zweite Grund ist die Tatsache, daß unser eigentlicher Wesenskern, unser wahres Selbst mit seiner Fähigkeit, sich zu entfalten, um sein Leben kämpft.

Der Haß gegen das wahre Selbst ist dem Bewußtsein weiter entzogen als der Haß gegen die Grenzen des wirklichen Selbst. Dennoch bildet er den nie fehlenden Hintergrund von Selbsthaß – oder die Unterströmung, die ständig die Hauptenergien liefert, selbst wenn der Haß gegen die Grenzen des wirklichen Selbst im Vordergrund steht. Daher kann auch der Haß gegen das wahre Selbst in fast reiner Form erscheinen, während der Haß gegen das wirkliche Selbst immer ein komplexes Phänomen darstellt. Wenn z. B. unser Selbsthaß die Form erbarmungsloser Selbstverdammung annimmt, weil wir »selbstsüchtig« sind – d. h. etwas für uns selbst tun –, kann dies – und höchstwahrscheinlich ist es auch der Fall – sowohl Haß sein, weil wir dem

[2] Hiermit folge ich einem Vorschlag von Muriel Ivimey.

*absoluten* Gutsein nicht entsprechen, als auch ein Mittel, unser wahres Selbst zu zerstören.

Christian Morgenstern hat in seinem Gedicht *Entwicklungsschmerzen*[3] das Wesen des Selbsthasses prägnant beschrieben:

»Ich werde an mir selbst zugrunde gehn.
Ich, das sind zwei, ein Möchte sein und Bin –
und jenes wird zum Schlusse dies erwürgen.
Das *Möchte sein* ist wie ein rasend Ross,
an dessen Schweif *das Bin* gefesselt ward,
ist wie ein Rad, darauf *das Bin* geflochten,
ist wie ein Mönch, der sich den Leib zerdornt,
wie eine Furie, deren Finger sich
in ihres Opfers Haar verstricken, wie
ein Vampir, der am Herzen sitzt und saugt
und saugt ...«

Ein Dichter hat damit den gesamten Prozeß in wenigen Zeilen ausgedrückt. Er sagt, daß wir uns selbst hassen können, mit einem entnervenden, quälenden Haß, einem Haß, der so zerstörerisch ist, daß wir dagegen hilflos sind und uns psychisch zugrunde richten können. Er sagt, daß wir uns nicht deshalb hassen, weil wir wertlos sind, sondern weil wir dazu getrieben werden, über uns selbst hinauszugreifen. Der Haß, so sagt er, kommt aus der Diskrepanz zwischen dem, was ich sein möchte, und dem, was ich bin. Hier liegt nicht nur ein tiefer Riß vor, sondern ein grausamer, mörderischer Kampf.

Die *Macht und die Zähigkeit des Selbsthasses* sind erstaunlich, sogar für den Analytiker, der mit der Wirkungsweise dieses Hasses vertraut ist. Wenn wir seine Tiefgründigkeit verstehen wollen, müssen wir uns die Wut des stolzen Selbst darüber vor Augen halten, daß es bei jedem Schritt vom wirklichen Selbst gedemütigt und unterdrückt wird. Außerdem müssen wir die elementare Impotenz dieser Wut in Betracht ziehen. Denn wenn sich auch der Neurotiker als einen körperlosen Geist betrachtet, so ist er doch von dem wirklichen Selbst *abhängig,* und zwar wegen seiner Existenz und damit seines Strebens nach Ruhm

[3] Christian Morgenstern: *Auf allen Wegen,* Gedichtsammlung, R. Piper & Co Verlag, München 1921.

und Ehre. Würde er das gehaßte Selbst töten, müßte er gleichzeitig das ruhmreiche Selbst töten, wie es Dorian Gray tat, als er das Bild, das seine Erniedrigung darstellte, in Stücke riß. Einerseits verhindert diese Abhängigkeit im allgemeinen einen Selbstmord. Wenn sie nicht vorhanden wäre, würde der Selbstmord die logische Folge des Selbsthasses sein. In Wirklichkeit kommt Selbstmord aber nur verhältnismäßig selten vor und ist das Ergebnis einer Kombination von Faktoren, von denen Selbsthaß lediglich einer ist. Andererseits macht gerade diese Abhängigkeit den Selbsthaß noch grausamer und erbarmungsloser, wie es bei jeder ohnmächtigen Wut der Fall ist.

Außerdem ist Selbsthaß nicht nur eine Folge der Selbstglorifizierung, sondern dient auch dazu, diese zu erhalten. Genauer gesagt: Selbsthaß dient dem Trieb, das idealisierte Selbst zu verwirklichen und durch Ausschaltung einander widersprechender Elemente eine völlige Integration auf jener erhabenen Ebene zu finden. Gerade die Verdammung der Unvollkommenheit bestätigt ja die göttergleichen Maßstäbe, mit denen sich der Betreffende identifiziert. Wir können diese Funktion des Selbsthasses in der Analyse beobachten. Wenn wir den Selbsthaß eines Patienten aufdecken, erwarten wir naiverweise vielleicht, daß der Patient eifrig darauf bedacht ist, davon befreit zu werden. Manchmal erfolgt eine solche gesunde Reaktion. Häufiger ist die Reaktion jedoch zwiespältig. Der Patient kann zwar nicht umhin, die entsetzliche Last und Gefahr des Selbsthasses zu erkennen, aber möglicherweise findet er es noch gefährlicher, gegen dieses Joch zu rebellieren. Er kann dann mit durchaus vernünftigen Argumenten für den Wert hoher Maßstäbe plädieren und damit gegen die Gefahr, zu lax zu werden, wenn er größere Toleranz gegen sich walten läßt. Oder er enthüllt seine Überzeugung, daß er die Verachtung, mit der er sich selbst behandelt, voll und ganz verdient. Dies ist ein Indiz dafür, daß er noch nicht in der Lage ist, sich unter geringeren Bedingungen zu akzeptieren als jenen, die seine vermessenen Maßstäbe ihm vorschreiben.

Den dritten Faktor, der Selbsthaß so grausam und erbarmungslos macht, haben wir schon erwähnt: Es ist die Selbstentfremdung. Einfacher ausgedrückt: Der Neurotiker hat kein Mitgefühl mit sich. Zuerst muß ein gewisses Mitleid mit dem leidenden Selbst dasein, ein gewisses Erleben dieses Leidens, ehe die Erkenntnis, daß er sich selbst unterdrückt, zu konstruktiven Schritten führen kann. Oder von einem anderen Aspekt aus betrachtet: Er muß zunächst die Existenz eigener Wünsche zugeben, ehe die Erkenntnis der Selbstfrustration ihn zu beunruhigen oder auch nur zu interessieren vermag.

Und wie steht es um die *Bewußtheit des Selbsthasses?* Was in *Hamlet, Richard III.* oder den hier zitierten Gedichten ausgedrückt wird, ist nicht auf die klare Erkenntnis des Dichters hinsichtlich der Qualen der menschlichen Seele beschränkt. Während längerer oder kürzerer Zeitspannen *erleben* viele Menschen den Selbsthaß und die Selbstverachtung als solche. Manchmal haben sie blitzartige Gefühle wie »Ich hasse mich« oder »Ich verachte mich«, oder sie können wütend auf sich selbst sein. Ein derart bewußtes Erleben von Selbsthaß kommt aber nur in Perioden der Verzweiflung vor und wird vergessen, sobald die Verzweiflung nachläßt. Die Frage, ob solche Gefühle oder Gedanken mehr sind als eine zeitweilige Reaktion auf einen »Mißerfolg«, eine »Dummheit«, ein Gefühl erlittenen Unrechts oder das Erkennen einer seelischen Belastung, taucht in der Regel nicht auf. Darum ist auch keine Bewußtheit der subversiven Dauerwirkung des Selbsthasses vorhanden.

Was nun jene Form des Selbsthasses anlangt, die sich in Selbstanklagen äußert, so sind die Gradunterschiede an Bewußtheit zu groß, als daß man irgendeine generelle Angabe machen könnte. Jene Neurotiker, die sich hinter einem Panzer von Selbstgerechtigkeit verschanzt haben, haben alle Selbstanklagen so sehr zum Schweigen gebracht, daß nichts mehr ins Bewußtsein dringt. Im Gegensatz zu ihnen stehen die selbstverleugnenden Typen, die unverhohlen ihre Selbstvorwürfe und Schuldgefühle aussprechen oder die Existenz derartiger Gefühle durch ihr offenkundig apologetisches oder defensives Verhalten verraten. Solche individuellen Unterschiede der Bewußtheit sind zweifellos wichtig. Was sie im einzelnen bedeuten und wodurch sie entstehen, werden wir weiter unten sehen. Immerhin rechtfertigen sie nicht den Schluß, daß sich die selbstverleugnenden Typen des Selbsthasses bewußt seien; denn sogar jene Neurotiker, die sich der Selbstbeschuldigungen bewußt sind, sind sich dagegen keineswegs ihrer Intensität oder ihrer destruktiven Natur bewußt. Ebensowenig sind sie sich der eigentlichen Sinnlosigkeit dieser Selbstbeschuldigungen bewußt; sie betrachten sie vielmehr als Zeugnis ihrer hohen moralischen Feinfühligkeit und stellen ihre Berechtigung überhaupt nicht in Frage. Dies können sie auch nicht, solange sie sich selbst aus der Perspektive göttergleicher Perfektion beurteilen.

Demgegenüber sind sich aber die meisten Neurotiker der *Auswirkungen* des Selbsthasses – Schuldgefühle, Minderwertigkeitsgefühle, Gefühle der Verkrampfung und des Gequältseins – durchaus bewußt. Sie machen sich jedoch nicht im mindesten klar, daß sie selbst diese schmerzlichen Gefühle und Selbstbewertungen herbeigeführt haben. Und sogar die geringe Bewußtheit, die sie vielleicht haben, kann noch durch neurotischen Stolz verzerrt werden. Anstatt unter ihren Verkrampfungen zu leiden, sind sie stolz darauf, »selbstlos«, »asketisch«, »aufopfernd«, »ein Sklave der Pflicht« zu sein – Worte, hinter denen sich eine Vielzahl von Vergehen gegen das Selbst verbirgt.

Diese Betrachtungen führen zu dem Schluß, daß Selbsthaß in allen wesentlichen Punkten ein unbewußter Prozeß ist. In der Endanalyse zeigt sich ein bleibendes Interesse daran, sich seiner Triebkraft *nicht* bewußt zu werden. Das ist auch der eigentliche Grund dafür, daß der größte Teil dieses Prozesses im allgemeinen nach außen projiziert, d. h. nicht als ein im Innern ablaufender Prozeß erlebt wird, sondern als ein Prozeß zwischen dem Neurotiker und der Außenwelt. Wir können hier, grob gesprochen, zwischen aktiver und passiver Projektion des Selbsthasses unterscheiden. Die aktive Projektion ist ein Versuch, den Selbsthaß nach außen zu richten, gegen das Leben, das Schicksal, gegen Institutionen oder Personen. Bei der passiven Projektion bleibt der Haß zwar gegen das Selbst gerichtet, wird aber als etwas wahrgenommen oder erlebt, das von außen kommt. Auf beide Arten wird die Spannung des inneren Konflikts dadurch gelöst, daß er zu einem zwischenmenschlichen Konflikt gemacht wird. In einem späteren Zusammenhang werden wir die besonderen Formen, die dieser Prozeß annehmen kann, und seinen Einfluß auf die mitmenschlichen Beziehungen erörtern. Ich habe ihn hier nur deshalb angeführt, weil viele Erscheinungsformen des Selbsthasses am besten in ihrer nach außen projizierten Form beobachtet und beschrieben werden können.

Die Ausdrucksformen des Selbsthasses sind völlig identisch mit denen des Hasses in zwischenmenschlichen Beziehungen. Wir wollen hier zur Illustration ein historisches Beispiel anführen, das uns allen noch in Erinnerung ist: Hitlers Haß gegen die Juden. Wir haben erlebt, daß er sie einschüchterte und auf gemeine Art und Weise beschuldigte, demütigte, öffentlich entehrte und schändete, daß er sie beraubte und in jeder nur denkbaren Form frustrierte, daß er ihre Zukunftshoffnungen zerstörte und sie am Ende systematisch folterte und tötete. In zivilisierteren und versteckteren Formen können wir die meisten dieser Manifestationen des Hasses im täglichen Leben, in Familien oder zwischen Konkurrenten beobachten.

Wir wollen uns jetzt einen Überblick über *die Haupterscheinungsformen des Selbsthasses* und ihre direkten Auswirkungen auf das Individuum verschaffen. Alle diese Formen sind bereits von bedeutenden Schriftstellern beobachtet und beschrieben worden. Die meisten der hier angeführten Einzelfakten sind auch in der psychiatrischen Literatur seit FREUD als Selbstanklage, Selbstherabsetzung, Minderwertigkeitsgefühle, Genußunfähigkeit, direkte selbstzerstörerische Handlungen, masochistische Tendenzen beschrieben worden. Abgesehen von FREUDS Konzeption des Todestriebs und ihrer Weiterentwicklung durch FRANZ ALEXANDER und KARL MENNINGER[4] ist bisher noch keine umfassende Theorie aufgestellt worden, die all diese Phänomene erklärte. FREUDS Theorie indessen geht zwar vom gleichen klinischen Material aus, ist aber auf so grundverschiedenen theoretischen Prämissen aufgebaut, daß das Verständnis für das hier vorliegende Problem und die therapeutische Behandlungsmethode völlig anders sind. Diese Unterschiede sollen in einem der folgenden Kapitel erörtert werden.

Damit wir uns nicht in Einzelheiten verlieren, wollen wir hier sechs *Wirkungsweisen oder Ausdrucksformen* des Selbsthasses unterscheiden, uns dabei aber immer vergegenwärtigen, daß sie sich überschneiden. In groben Zügen sind es etwa folgende: unnachgiebige Forderungen an das Selbst, erbarmungslose Selbstanklage, Selbstverachtung, Selbstfrustration, Selbstquälerei und Selbstzerstörung.

Wenn in den vorangegangenen Kapiteln von den *Forderungen* an das Selbst die Rede war, haben wir diese Forderungen immer als ein Mittel des Neurotikers betrachtet, sich selbst in das idealisierte Selbst umzuformen. Wir haben jedoch auch betont, daß die inneren Gebote ein Zwangssystem darstellen, eine Tyrannei,

[4] FRANZ ALEXANDER: *Psychoanalyse der Gesamtpersönlichkeit,* Internat. Psychoanal. Verlag, Wien 1927.

KARL A. MENNINGER: *Man against Himself,* Harcourt, Brace & Co., New York 1938.

und daß Menschen mit Schock oder Panik reagieren können, wenn sie diesen inneren Geboten nicht entsprechen. Jetzt können wir besser verstehen, was den Zwang bedingt, was die Versuche, den Geboten zu entsprechen, so ungestüm macht und warum die Reaktionen auf einen »Mißerfolg« so tiefgreifend sind. Die Solls werden gleichermaßen vom Selbsthaß wie vom Stolz bestimmt, und die Furien des Selbsthasses werden losgelassen, wenn die Solls nicht erfüllt werden. Diese Situation läßt sich mit einem schweren Straßenraub vergleichen, bei dem ein bewaffneter Bandit jemandem die Pistole vorhält und zu ihm sagt: »Entweder rückst du alles raus, was du hast, oder ich bring' dich um!« Der Straßenräuber ist im Zweifelsfall immer noch der humanere. Denn der Bedrohte kann sich retten, indem er den Bedroher befriedigt; die Solls dagegen können nicht befriedigt werden. Außerdem scheint das Erschossenwerden, trotz der Endgültigkeit des Todes, weniger grausam, als lebenslänglich unter Selbsthaß zu leiden. Um aus dem Brief eines Patienten zu zitieren[5]: »Sein wahres Selbst wird von der Neurose erstickt, jenem Frankensteinschen Ungeheuer, das ursprünglich zu seinem Schutz gedacht war. Und dabei besteht kaum ein Unterschied, ob man in einem totalitären Staat lebt oder in einer persönlichen Neurose – in jedem Fall endet man mit größter Wahrscheinlichkeit in einem Konzentrationslager, in dem alles darauf abzielt, das wahre Selbst so schmerzhaft wie möglich umzubringen.«

Tatsächlich sind die Solls ihrer Natur gemäß selbstzerstörerisch. Bisher haben wir jedoch nur einen ihrer destruktiven Aspekte gesehen: daß sie den Betreffenden in eine Zwangsjacke stecken und ihn seiner inneren Freiheit berauben. Selbst wenn es ihm gelingt, sich bis zur behavioristischen Perfektion umzuformen, kann er dies nur auf Kosten seiner Spontaneität und der Echtheit seiner Gefühle und Überzeugungen. Die Solls zielen, wie jede politische Tyrannei, nun einmal auf die Auslöschung der Individualität. Sie schaffen eine Atmosphäre wie die im Seminar in STENDHALS Roman *Rot und Schwarz* (oder in Orwells *1984*), in der jedes individuelle Denken oder Fühlen verdächtig ist. Sie verlangen fraglosen Gehorsam, der nicht einmal als Gehorsam empfunden wird.

[5] Veröffentlicht im *American Journal of Psychoanalysis*, Band IX, Washington 1949.

Außerdem zeigen viele Solls ihren selbstzerstörerischen Charakter bereits durch ihren Gehalt. Zur Illustration möchte ich drei Solls anführen, die alle im Zustand morbider Abhängigkeit wirksam sind und in diesem Zusammenhang noch näher besprochen werden: Ich sollte genügend innere Größe haben, daß mir nichts, das mir angetan wird, etwas ausmacht; ich sollte in der Lage sein, sie dazu zu bringen, daß sie mich liebt; ich sollte absolut alles für die »Liebe« aufopfern! Eine Kombination dieser drei Solls muß zwangsläufig die Torturen morbider Abhängigkeit verewigen. Ein anderes häufig vorkommendes Soll verlangt von dem Betreffenden, daß er die volle Verantwortung für seine Verwandten, Freunde, Schüler, Angestellten usw. übernimmt. Er sollte in der Lage sein, jedermanns Probleme zu jedermanns sofortiger Zufriedenheit zu lösen. Dies bedeutet zugleich, daß *alles*, was in irgendeiner Form mißlingt, seine Schuld ist. Wenn ein Freund oder Verwandter aus irgendeinem Grund erregt ist, sich beklagt, etwas kritisiert, unzufrieden ist oder etwas will, so ist der Betreffende gezwungen, das hilflose Opfer zu sein, das Schuldgefühle haben und alles wieder in Ordnung bringen muß. Er ist – ich zitiere einen Patienten – wie der geplagte Manager eines Sommerhotels: Die Gäste haben immer recht. Ob eins der Mißgeschicke tatsächlich seine Schuld war oder nicht, ist absolut unerheblich.

Dieser Prozeß ist in JEAN BLOCH-MICHELS Roman *Le Témoin*[6] treffend geschildert. Der Romanheld und sein Bruder sind mit dem Boot unterwegs. Das Boot ist leck, ein Sturm kommt auf, und das Boot kentert. Da der Bruder ein schwerverletztes Bein hat, kann er in dem aufgewühlten Wasser nicht schwimmen. Er ist zum Ertrinken verurteilt. Der Held versucht, schwimmend das Ufer zu erreichen und dabei seinen Bruder mitzuschleppen. Doch bald wird ihm klar, daß er dies nicht kann. Die Alternativen sind, daß sie entweder beide ertrinken oder daß der eine sich allein rettet. Sobald der Held dies klar erkennt, beschließt er, sich selbst zu retten. Er fühlt sich aber wie ein Mörder, und dieses Gefühl ist so real für ihn, daß er davon überzeugt ist, alle anderen würden ihn auch als Mörder betrachten. Sein Verstand nützt ihm dabei nichts – und kann ihm auch nichts nützen, solange er von der Prämisse ausgeht, daß er *auf jeden Fall* verant-

[6] JEAN BLOCH-MICHEL: *Le Témoin*, Librairie Gallimard, Paris 1948.

wortlich sein *sollte.* Gewiß ist dies eine extreme Situation, aber die emotionale Reaktion des Helden zeigt genau auf, was Menschen fühlen, wenn sie von diesem besonderen Soll getrieben werden.

Ein Mensch kann sich auch Aufgaben stellen, die für sein gesamtes Sein schädlich sind. Ein klassisches Beispiel für diese Art von Soll finden wir in DOSTOJEWSKIS Roman *Schuld und Sühne.* Raskolnikoff wollte sich zu seiner eigenen Befriedigung seine napoleonischen Qualitäten beweisen und glaubte daher, er *sollte* fähig sein, einen Menschen zu töten. Wie Dostojewski in unmißverständlicher Weise zeigt, war der sensiblen Seele Raskolnikoffs trotz all seines Grolls gegen die Welt nichts so zuwider als das Töten. Er mußte sich wie mit Peitschenhieben dazu zwingen. Was er wirklich fühlte, wird in einem Traum ausgedrückt, in dem er eine knochige, halbverhungerte kleine Stute sieht, die von betrunkenen Bauern dazu gezwungen wird, einen überschweren Wagen zu ziehen. Die kleine Stute wird brutal und erbarmungslos geschlagen und schließlich zu Tode geprügelt. Raskolnikoff selbst stürzt in einer Aufwallung tiefen Mitleids auf die Stute zu.

Dieser Traum erschien zu einer Zeit, als sich Raskolnikoff in einem heftigen inneren Kampf befand. Er fühlte beides zugleich: daß er fähig sein *sollte* zu töten und daß es so unbeschreiblich widerwärtig und ekelhaft war, daß er es einfach nicht tun konnte. Im Traum erkannte er die sinnlose Grausamkeit, mit der er sich dazu antrieb, etwas zu tun, was für ihn genauso unmöglich war, wie es der Stute unmöglich war, den beladenen Wagen zu ziehen. Und aus der Tiefe seines Seins quoll ein abgrundtiefes Mitleid mit sich selbst um dessentwillen, was er sich antat. Nachdem er so seine wahren Gefühle erlebt hatte, fühlte er sich mehr eins mit sich selbst und entschloß sich gegen das Töten. Sein napoleonisches Selbst gewann jedoch bald wieder die Oberhand, denn zu jenem Zeitpunkt war sein wahres Selbst dem gegenüber genauso hilflos wie die verhungerte Stute gegenüber den brutalen Bauern.

Der dritte Faktor, der die Solls so selbstzerstörerisch macht und mehr als andere ihre Zwanghaftigkeit erklärt, ist der Selbsthaß, mit dem wir uns gegen uns selbst wenden, wenn wir die Solls verletzen. Manchmal ist dieser Zusammenhang klar erkennbar oder läßt sich mühelos aufdecken. Ein Mensch war nicht so allwissend oder so vollkommen hilfsbereit, wie er seiner Meinung nach sein sollte, und macht sich nun, wie in Bloch-Michels *Le Témoin*, unberechtigt Selbstvorwürfe. Öfter jedoch ist er sich einer solchen Verletzung seiner Solls gar nicht bewußt und fühlt sich plötzlich, sozusagen aus heiterem Himmel, niedergeschlagen, unsicher, erschöpft, ängstlich oder reizbar. Vergegenwärtigen wir uns noch einmal das Beispiel von jener Frau, die plötzlich Angst vor einem Hund hatte, nachdem sie nicht bis zum Berggipfel aufgestiegen war. Die Abfolge war hier so: Zunächst empfand sie ihre durchaus vernünftige Entscheidung, die Kletterei aufzugeben, als ein Versagen – ein Versagen im Sinne ihrer Gebote, die ihr vorschrieben, alles schaffen zu müssen, und die unbewußt blieben. Darauf folgte ihre Selbstverachtung, die ebenfalls unbewußt blieb. Dann kam die Reaktion auf ihre Selbstbeschimpfung, und zwar in der Form, daß sie sich hilflos und ängstlich fühlte. Dies war der erste emotionale Prozeß, der das Bewußtsein erreichte. Hätte sie sich nicht selbst analysiert, wäre die Angst vor dem Hund ein unerklärlicher Vorfall geblieben – unerklärlich deshalb, weil er in keinerlei Beziehung zu dem stand, was vorausgegangen war. In anderen Fällen erlebt der Betreffende bewußt nur die besonderen Methoden, mit denen er sich automatisch gegen seinen Selbsthaß schützt, so z. B. seine besonderen Methoden, mit Ängstlichkeit fertig zu werden (Anfall von Eßgier, Trunksucht oder Kauflust), sich als Opfer anderer zu fühlen (passive Projektion) oder anderen gegenüber reizbar zu sein (aktive Projektion). Wir werden noch Gelegenheit haben, von verschiedenen Blickpunkten aus zu sehen, wie diese Versuche, sich selbst zu schützen, funktionieren. In diesem Zusammenhang möchte ich noch eine andere ähnliche Form erwähnen, da sie leicht der Aufmerksamkeit entgeht und zu einem Stillstand in der Therapie führen kann.

Der Versuch, sich selbst zu schützen, wird dann unternommen, wenn ein Mensch unbewußt zu erkennen beginnt, daß er seinen persönlichen Solls auf keinen Fall zu entsprechen vermag. Dann kann es geschehen, daß ein Patient, der sonst vernünftig ist und mitarbeitet, erregt wird, einen wilden Gefühlsausbruch hat und meint, er werde von allem und jedem mißbraucht: Seine Verwandten nützen ihn aus, sein Chef ist unfair, sein Zahnarzt hat ihm die Zähne verpfuscht, die Analyse tut ihm nicht gut usw. In einer solchen Situation kann er dem Analytiker gegenüber ausfallend und beleidigend werden und daheim heftige Temperamentsausbrüche haben.

Wenn wir versuchen, diese Erregung zu verstehen, fällt uns als erstes der Umstand auf, daß der Patient beharrlich Ansprüche auf besondere Beachtung erhebt. Je nach seiner besonderen Situation besteht er vielleicht darauf, daß er im Büro mehr Hilfe bekommt, daß seine Frau oder seine Mutter ihn in Ruhe lassen, daß der Analytiker ihm mehr Zeit zur Verfügung stellt oder daß seine Schule Ausnahmen zu seinen Gunsten macht. Unser erster Eindruck ist dann, daß der Patient irrsinnige Ansprüche stellt und das Gefühl hat, schlecht behandelt zu werden, wenn diese Ansprüche unerfüllt bleiben. Macht man aber den Patienten auf diese Ansprüche aufmerksam, so verstärkt sich seine Erregung, und seine unverhohlene Feindseligkeit wird möglicherweise noch größer. Wenn wir genau hinhören, stoßen wir auf ein Thema, das sich durch all seine beleidigenden Kommentare hindurchzieht. Er scheint zu sagen: »Merkst du verfluchter Narr denn nicht, daß ich wirklich etwas brauche?« Wenn wir uns jetzt ins Gedächtnis rufen, daß Ansprüche ja neurotischen Bedürfnissen entstammen, können wir erkennen, daß die plötzlich vermehrten Ansprüche auf ein plötzliches Anwachsen dringender Bedürfnisse zurückzuführen sind. Wenn wir diesem Leitfaden folgen, haben wir eine Chance, die Verzweiflung des Patienten zu verstehen. Möglicherweise stellt sich dann heraus, daß ihm – ohne daß er es weiß – klargeworden ist, daß er bestimmte seiner gebieterischen Solls nicht erfüllen kann. Er mag z. B. gefühlt haben, daß er in einer wichtigen Liebesbeziehung einfach keinen Erfolg haben kann; oder daß er sich selbst mit Arbeit so überladen hat, daß er sie auch bei Aufbietung aller Kräfte nicht schaffen kann. Vielleicht hat er auch erkannt, daß bestimmte Probleme, die in der Analyse aufgekommen sind, ihn erschöpft haben und die Grenzen des für ihn Erträglichen überschreiten oder daß sie seinen Bemühungen widerstreben, durch reine Willenskraft mit ihnen fertig zu werden. Diese Erkenntnisse, die meist unbewußt sind, versetzen ihn in Panik, weil er glaubt, er *sollte* in der Lage sein, all diese Schwierigkeiten zu meistern. In einer solchen Situation gibt es nur zwei Alternativen: Entweder sieht der Patient ein, daß seine Forderungen an sich selbst phantastisch sind, oder er meldet ungestüm den Anspruch an, seine Lebenssituation möge so geändert werden, daß er seinem »Versagen« nicht gegenübertreten muß. In seiner Erregung hatte der Patient den zweiten Weg gewählt, und es ist Aufgabe der Therapie, ihm den ersten zu zeigen.

Für die Therapie ist es äußerst wichtig, die Möglichkeit zu sehen, daß die Erkenntnis des Patienten, seine Solls seien unerfüllbar, heftige Ansprüche auslösen kann. Es ist deshalb wichtig, weil diese Ansprüche einen Zustand der Erregung hervorrufen können, der nur sehr schwer zu behandeln ist. Darüber hinaus ist es aber auch theoretisch wichtig. Denn es verhilft uns zu einem besseren Verständnis für die Dringlichkeit vieler Ansprüche und zeigt in eindrucksvoller Weise den Drang des Patienten auf, seinen Solls zu entsprechen.

Wenn schon ein vages Erkennen von Versagen – oder drohendem Versagen – gegenüber den Solls eine derart wilde Verzweiflung hervorrufen kann, dann ist es natürlich eine zwingende innere Notwendigkeit, solches Erkennen zu verhindern. Wir haben bereits gesehen, daß eine Möglichkeit, dies zu vermeiden, darin besteht, daß der Neurotiker die Solls in seiner Phantasie erfüllt (»Ich *sollte* in der Lage sein, so zu sein oder so zu handeln – also *bin* ich in der Lage, so zu sein oder so zu handeln«). Jetzt verstehen wir besser, daß dieser scheinbar leichte und raffinierte Weg, die Wahrheit zu umgehen, in Wirklichkeit von der lauernden Angst des Neurotikers bestimmt wird, der Tatsache ins Auge sehen zu müssen, daß er seinen inneren Geboten nicht entspricht und nicht entsprechen kann. Damit haben wir eine Illustration der im 1. Kapitel aufgestellten Behauptung, daß die Phantasie in den Dienst neurotischer Bedürfnisse gestellt wird.

Von den vielen unbewußten Methoden der Selbsttäuschung, die auf diese Weise notwendig werden, will ich hier nur auf zwei näher eingehen, weil diese von grundsätzlicher Bedeutung sind. Die eine Methode besteht darin, die Bewußtseinsschwelle des Selbst herabzusetzen. Obwohl der Neurotiker manchmal ein genauer Beobachter anderer Menschen ist, kann er dennoch zäh an der Unbewußtheit seiner eigenen Gefühle, Gedanken oder Aktionen festhalten. Selbst wenn ihm in der Analyse ein Problem dargelegt wird, beendet er eventuelle Diskussionen mit einem »Dessen bin ich mir nicht bewußt« oder »Das fühle ich nicht«. Die andere Methode, die ich hier erwähnen möchte, ist eine Eigentümlichkeit der meisten Neurotiker – nämlich sich selbst nur als reagierendes Wesen zu erleben. Dies geht viel weiter, als etwa den anderen die Schuld zuzuschieben; es bedeutet ein unbewußtes Bestreiten der eigenen Solls. Das Leben wird dann als eine Aufeinanderfolge von Geschoben- und Gezogenwerden erlebt, und alles kommt von außen. Mit anderen Worten: Die Solls werden ihrerseits nach außen projiziert.

Um in allgemeinerer Form zusammenzufassen: Jeder Mensch, der einem tyrannischen Regime unterworfen ist, sucht Mittel und Wege, die Befehle dieses Regimes zu umgehen. Er wird zur Falschheit gezwungen, die im Fall einer äußeren Tyrannei völlig bewußt sein kann. Im Fall der inneren Tyrannei dagegen, die als solche schon unbewußt ist, kann die daraus resultierende Falschheit nur den Charakter unbewußter selbstbetrügerischer Vorspiegelungen haben.

All diese Mittel und Wege verhindern das Aufkommen von Selbsthaß, der sonst auf das Erkennen eines »Versagens« folgen würde, und haben deshalb großen subjektiven Wert. Daneben führen sie aber auch zu einer diffusen Schädigung des Wahrheitssinnes und tragen dadurch tatsächlich sowohl zu einer Selbstentfremdung[7] als auch zu der starken Autonomie des Systems des Stolzes bei.

Die Forderungen an das Selbst erlangen damit eine Kernposition in der Struktur einer Neurose. Sie stellen den Versuch des Individuums dar, sein idealisiertes Image zu verwirklichen, und fördern auf zweierlei Weise die Selbstentfremdung: Sie zwingen den Neurotiker zu einer Verfälschung seiner spontanen Gefühle und Überzeugungen und bedingen eine diffuse unbewußte Unehrlichkeit. Außerdem werden sie von seinem Selbsthaß bestimmt; und schließlich setzt die Erkenntnis des Neurotikers, daß er diesen Forderungen nicht entsprechen kann, seinen Selbsthaß frei. In gewisser Hinsicht sind alle Formen von Selbsthaß Strafmaßnahmen wegen unerfüllter Solls – was nur eine andere Formulierung dafür ist, daß der Neurotiker keinen Selbsthaß empfinden würde, wenn er tatsächlich ein übermenschliches Wesen sein könnte.

Verdammende *Selbstanklagen* sind ein anderer Ausdruck des Selbsthasses. Die meisten von ihnen ergeben sich mit erbarmungsloser Folgerichtigkeit aus unserer Grundvoraussetzung. Wenn es dem Menschen nicht gelingt, das *Absolute* an Furchtlo-

[7] S. 6. Kapitel, »Selbstentfremdung«.

sigkeit, Großzügigkeit, Gelassenheit, Willenskraft usw. zu erreichen, spricht sein Stolz das Urteil »schuldig«.

Manche Selbstanklagen richten sich gegen bestehende innere Schwierigkeiten und können deshalb täuschend rational wirken. Auf jeden Fall hält sie der Neurotiker selbst für völlig gerechtfertigt. Ist nicht schließlich solche Strenge lobenswert, da sie den hohen Maßstäben angemessen ist? In Wirklichkeit reißt der Betreffende die Schwierigkeiten aus dem Zusammenhang heraus und richtet gegen sie die volle Wut moralischer Verdammung. Die Anklagen werden erhoben – gleichgültig, ob er für die Schwierigkeiten verantwortlich ist oder nicht. Ob er tatsächlich hätte anders fühlen, denken oder handeln können, ob er sich überhaupt der Schwierigkeiten bewußt war, ist ganz und gar unerheblich. Ein neurotisches Problem, das man prüfen und verarbeiten muß, wird dementsprechend zu einem gräßlichen Schandfleck, der den Neurotiker als unrettbar verloren brandmarkt. Vielleicht ist es ihm nicht möglich, seine Interessen oder Meinungen zu vertreten. Er bemerkt, daß er eigentlich beschwichtigend gewesen ist, wo er seine abweichende Meinung hätte vertreten oder sich gegen Ausnutzung hätte schützen sollen. Dies richtig gesehen zu haben spricht nicht nur ausschließlich für ihn, sondern könnte auch der erste Schritt zu einer allmählichen Erkenntnis jener Kräfte sein, die ihn zwingen, sich lieber zu fügen als sich durchzusetzen. Statt dessen wird er, da er sich in den Klauen zerstörerischer Selbstvorwürfe befindet, über sich selbst herfallen, weil er »keinen Mumm« habe oder ein widerlicher Feigling sei; er hat das Gefühl, daß die Menschen in seiner Umgebung ihn als einen Schwächling verachten. Der ganze Effekt seiner Selbstbeobachtung ist also, daß er mit »Schuldgefühlen« oder Minderwertigkeitskomplexen behaftet wird, so daß seine herabgesetzte Selbstachtung es ihm am Ende noch schwerer macht, das nächstemal für sich selbst einzutreten.

In ähnlicher Weise kann ein Mensch, der offenkundig Angst vor Schlangen oder vor dem Autofahren hat, genau darüber Bescheid wissen, daß solche Ängste aus unbewußten Kräften herrühren, über die er keine Kontrolle hat. Seine Vernunft sagt ihm auch, daß die moralische Verdammung von »Feigheit« nicht sinnvoll ist. Ja, er kann sogar mit sich selbst über »schuldig« oder »nicht schuldig« hin und her rechten. Aber er kann unmöglich zu einem gültigen Schluß kommen, da der Streit auf zwei verschiedenen Daseinsebenen ausgetragen wird. Als menschliches Wesen kann er sich gestatten, Angstgefühlen zu unterliegen, als göttergleiches Wesen dagegen sollte er das Attribut absoluter Furchtlosigkeit haben, und er kann sich nur hassen und verachten, weil er Angstgefühle hat. Oder ein Schriftsteller fühlt sich in seiner schöpferischen Arbeit gehemmt, da verschiedene Faktoren in seinem Innern ihm das Schreiben zur Qual machen. Seine Arbeit geht deshalb nur langsam voran, und er beschäftigt sich mit unnützen oder belanglosen Dingen. Anstatt aber Mitleid mit sich selbst zu haben wegen seiner mißlichen Lage und diese genau zu untersuchen, nennt er sich einen nichtsnutzigen Faulpelz oder einen Hochstapler, der an seiner Arbeit im Grunde gar nicht interessiert ist.

Besonders häufig gehen Selbstanklagen dahin, daß man angeblich ein Prahler oder Betrüger ist. Diese Selbstanklagen werden nicht immer direkt wegen einer konkreten Angelegenheit erhoben. In der Mehrzahl der Fälle hat der Neurotiker ein vages Gefühl des Unbehagens in dieser Hinsicht, Zweifel an sich selbst, die nichts Bestimmtes betreffen, manchmal schlummern und dann wieder bewußt als quälend erlebt werden. Bisweilen wird ihm auch nur die Angst bewußt, mit der er auf seine Selbstanklagen reagiert – die Angst, entlarvt zu werden. Wenn die Menschen ihn besser kennten, würden sie sehen, daß er nichts taugt. Bei nächster Gelegenheit wird sich seine Unfähigkeit offen zeigen, und dann wird den Leuten klarwerden, daß alles nur Angabe war, ohne daß ein solides Wissen hinter dieser »Fassade« stand. Wieder bleibt vage, was eigentlich bei näherem Kontakt oder in irgendeiner Prüfungssituation »entlarvt« werden könnte. Auch dieser Selbstvorwurf ist nicht einfach aus der Luft gegriffen: er bezieht sich auf die Gesamtheit der vorhandenen unbewußten Scheinansprüche – Ansprüche auf Liebe, Fairneß, Interesse, Wissen und Bescheidenheit. Die Häufigkeit dieser speziellen Selbstanklage stimmt mit der Häufigkeit der Ansprüche in jeder Neurose überein. Hier zeigt sich auch die destruktive Natur solcher Selbstvorwürfe, da sie ja nur Schuld und Angstgefühle hervorrufen, anstatt zu einer konstruktiven Suche nach bestehenden unbewußten Ansprüchen beizutragen.

Andere Selbstanklagen richten sich weniger gegen bestehende Schwierigkeiten als gegen die Motivation für ein bestimmtes Tun. Diese können den Eindruck erwecken, als seien sie das wahre Abbild gewissenhafter Selbstprüfung. Nur der Gesamtzusammenhang kann dann aufzeigen, ob ein Mensch wirklich die Wahrheit über sich selbst herausfinden will, ob er nur Fehler bei sich sucht oder ob beide Triebe hier wirksam sind. Dieser Vorgang ist um so trügerischer, weil unsere Motivationen eigentlich selten pures Gold sind; meistens sind sie mit weniger edlen Metallen als dem, das sichtbar ist, legiert. Wenn aber der größte Teil Gold ist, dürfen wir es immer noch Gold nennen. Wenn wir einem Freund einen Rat erteilen und unser Hauptmotiv dabei eine freundschaftliche Absicht ist, ihm konstruktiv zu helfen, können wir durchaus zufrieden sein. Nicht aber der Neurotiker, der sich in den Klauen übertriebener Selbstkritik befindet. Er wird sagen: »Natürlich hab' ich ihm einen Rat gegeben. Vielleicht sogar einen guten Rat. Aber ich hab' es nicht gern getan. Ein Teil von mir haßte es, damit belästigt zu werden.« Oder: »Vielleicht hab' ich es nur getan, damit ich mich ihm überlegen fühlen oder ihm eins auswischen konnte, weil er mit der Situation nicht besser fertig geworden ist.«

Solche Argumente sind gerade deshalb trügerisch, weil sie ein Körnchen Wahrheit enthalten. Ein Außenstehender, der etwas Klugheit besitzt, ist manchmal in der Lage, diesen Spuk zu verscheuchen. Er, der Weisere, könnte nämlich antworten: »Angenommen, es stimmt alles, was du eben vorgebracht hast. Ist es dann nicht um so verdienstvoller, daß du tatsächlich deinem Freund genügend Zeit und Interesse gewidmet hast, um ihm eine wirkliche Hilfe zu sein?« Den Vorfall auf diese Art zu betrachten würde einem Opfer des Selbsthasses niemals einfallen. Mit Scheuklappen versehen, starrt er auf seine Fehler und sieht den Wald vor Bäumen nicht. Selbst wenn ein Pfarrer, ein Freund oder ein Analytiker ihm die Dinge in der richtigen Perspektive zeigen, ist er möglicherweise immer noch nicht überzeugt. Vielleicht akzeptiert er höflich die eindeutige Wahrheit, macht aber den geistigen Vorbehalt, dies alles sei nur zu seiner Ermutigung und Beruhigung gesagt.

Solche Reaktionen sind bemerkenswert, weil sie zeigen, wie schwierig es ist, den Neurotiker von seinem Selbsthaß loszureißen. Sein Fehler in der Beurteilung der Gesamtsituation ist klar erkennbar. Möglicherweise sieht er, daß er bestimmte Aspekte zu sehr in den Blickpunkt gerückt und andere dabei außer acht gelassen hat. Dennoch bleibt er bei seinem Urteil. Der Grund hierfür ist darin zu suchen, daß seine Logik von anderen Voraussetzungen ausgeht als die eines gesunden Menschen. Da der von ihm erteilte Rat nicht das *Absolute* an Hilfsbereitschaft darstellte, war die gesamte Aktion moralisch bedenklich. Also beginnt er, sich selbst herabzusetzen, und wehrt sich dagegen, von seinen Selbstanklagen abgebracht zu werden. Diese Beobachtungen widerlegen die Annahme mancher Psychiater, Selbsttadel sei nur ein geistreicher Trick, um die gewünschte Bestätigung zu erhalten oder Tadel und Strafe auszuweichen. Das kommt natürlich auch vor. Bei Kindern oder bei Erwachsenen, die sich einer einschüchternd wirkenden Autorität gegenübersehen, ist es möglicherweise wirklich nichts anderes als Taktik. Selbst dann aber müssen wir in unserem Urteil vorsichtig sein und sollten das Bedürfnis nach so viel Bestätigung genau untersuchen. Hier zu verallgemeinern und Selbstanklagen als solche nur als geeignete Taktik zu werten wäre eine völlige Unterschätzung ihrer destruktiven Kraft.

Selbstanklagen können sich auch auf Mißgeschicke konzentrieren, die außerhalb der Kontrolle des Betreffenden liegen. Am auffallendsten sind sie bei Psychotikern, die sich z. B. eines Mordes bezichtigen können, über den sie gelesen haben, oder sich für eine weit von ihrem Heimatort entfernte Überschwemmung verantwortlich fühlen. Scheinbar absurde Selbstanklagen sind oft das hervorstechendste Symptom bei melancholischen Zuständen. Demgegenüber sind die Selbstanklagen des Neurotikers zwar weniger grotesk, aber deshalb nicht weniger unrealistisch. Als Beispiel hierfür möchte ich eine intelligente Mutter anführen, deren Kind von der Veranda des Nachbarn herunterfiel, als es dort mit den Nachbarskindern spielte. Von einer leichten Gehirnerschütterung abgesehen, verlief der Unfall harmlos. Die Mutter aber warf sich noch jahrelang danach Unachtsamkeit vor. Sie sei an allem schuld. Wäre sie dabei gewesen, wäre das Kind nicht auf die Brüstung geklettert und heruntergefallen. Dabei war gerade diese Mutter überzeugt, daß es nicht ratsam sei, Kinder übermäßig zu behüten. Sie wußte natürlich, daß auch eine allzu besorgte Mutter nicht immer anwesend sein kann. Trotzdem hielt sie an ihrem Urteil über sich selbst fest.

Ähnlich lag der Fall bei einem jungen Schauspieler, der sich wegen seiner zeitweiligen beruflichen Mißerfolge bittere Selbstvorwürfe machte. Dabei war ihm voll bewußt, daß er gegen Widrigkeiten zu kämpfen hatte, die außerhalb seiner Macht standen. Wenn er mit Freunden seine Situation besprach, wies er auch auf diese widrigen Umstände hin, aber in einer so defensiven Art, als müsse er ein Schuldgefühl zum Schweigen bringen und seine Unschuld beteuern. Wenn Freunde ihn fragten, was er denn eigentlich hätte anders machen können, war er nicht in der Lage, irgend etwas Konkretes anzugeben. Keine genaue Prüfung, keine Beruhigung, keine Ermutigung vermochte gegen seine Selbstvorwürfe etwas auszurichten.

Diese Art der Selbstanklage kann durchaus unsere Neugier wecken, da das Gegenteil weit häufiger der Fall ist. Gewöhnlich greift der Neurotiker begierig nach situationsbedingten Schwierigkeiten oder Mißgeschicken, um sich selbst reinzuwaschen: Er hat alles getan, was er nur tun konnte – kurz gesagt, er war einfach großartig. Doch die anderen oder die ganze Situation oder unglückliche Umstände haben alles verdorben. Wenngleich diese beiden Haltungen, oberflächlich gesehen, gegensätzlich anmuten, sind die Ähnlichkeiten merkwürdigerweise größer als die Verschiedenheiten. In beiden Fällen wird die Aufmerksamkeit von subjektiven Faktoren abgelenkt und auf Äußerlichkeiten gerichtet. Ihnen wird der entscheidende Einfluß in bezug auf Glück und Erfolg zugeschrieben. Beide Verhaltensweisen dienen dazu, die Anfälle von Selbstverdammung, weil man nicht sein idealisiertes Selbst gewesen ist, abzuwehren. In den angeführten Beispielen störten noch andere Faktoren den neurotischen Anspruch, eine ideale Mutter zu sein bzw. eine glänzende Karriere als Schauspieler zu haben. Die Frau war zu jener Zeit allzusehr mit ihren eigenen Problemen beschäftigt, um eine gleichbleibend gute Mutter zu sein, und der Schauspieler hatte gewisse Hemmungen, die für seine Karriere erforderlichen Kontakte aufzunehmen und sich um eine Rolle zu bewerben. Beiden waren diese Schwierigkeiten bis zu einem gewissen Grad bewußt, aber sie erwähnten sie nur nebenbei, vergaßen oder beschönigten sie. Bei einem unbekümmerten Menschen würde uns dies nicht merkwürdig vorkommen. In den beiden genannten Fällen jedoch – und sie sind in dieser Beziehung typisch – zeigt sich eine geradezu erstaunliche Diskrepanz zwischen dem behutsamen Umgang mit den eigenen Fehlern einerseits und den erbarmungslosen unberechtigten Selbstanklagen andererseits, die sich auf Vorkommnisse beziehen, auf die sie keinen Einfluß haben. Solche Diskrepanzen können unserer Aufmerksamkeit leicht entgehen, solange wir uns ihrer Bedeutung nicht bewußt sind. In Wirklichkeit enthalten sie einen wichtigen Schlüssel zum

Verständnis der Dynamik der Selbstverdammung. Sie verweisen auf eine Selbstbeschuldigung wegen persönlicher Mängel, die so gravierend ist, daß der Betreffende Selbstschutzmaßnahmen ergreifen muß. Die hier erwähnten Neurotiker benutzen zwei solcher Schutzmaßnahmen: Sie behandeln sich selbst äußerst behutsam und schieben die Verantwortung auf die Umstände ab. Es bleibt jedoch die Frage, warum es ihnen mit dieser zweiten Maßnahme nicht besser gelingt, die Selbstanklagen loszuwerden, zumindest in ihrem Bewußtsein. Die Antwort lautet einfach, daß sie nicht das Gefühl haben, daß diese äußeren Faktoren außerhalb ihres Einflußbereichs liegen. Oder genauer gesagt: Sie *sollten* nicht außerhalb ihres Einflußbereichs liegen. Folglich muß alles, was mißglückt, ein schlechtes Licht auf sie werfen und sie in ihrer schändlichen Begrenzung entlarven.

Während sich die bisher erwähnten Selbstanklagen auf etwas Konkretes richteten – auf bestehende innere Schwierigkeiten, auf Motivationen oder auf Äußerlichkeiten –, bleiben andere vage und unfaßbar. Ein Mensch kann von Schuldgefühlen geplagt werden, ohne in der Lage zu sein, sie mit irgend etwas Bestimmtem in Verbindung zu bringen. Bei seiner verzweifelten Suche nach einem Grund für diese Gefühle kann er schließlich auf die Idee verfallen, daß sie sich vielleicht auf eine Schuld beziehen, die er in einer früheren Inkarnation auf sich geladen hat. Manchmal taucht allerdings eine konkretere Selbstanklage auf, und er glaubt, nunmehr den Grund für seinen Selbsthaß gefunden zu haben. Nehmen wir einmal an, es sei ihm klar geworden, daß er sich nicht für andere Menschen interessiert und nicht genügend für sie tut. Er bemüht sich ernsthaft, diese Haltung zu ändern, und hofft, dadurch seinen Selbsthaß loszuwerden. Wenn er sich aber wirklich gegen sich selbst gewandt hat, werden ihn diese Bemühungen – obwohl sie ihm alle hoch anzurechnen sind – nicht von seinem Feind befreien, weil er das Pferd beim Schwanz aufgezäumt hat. *Er haßt sich selbst nicht, weil seine Selbstvorwürfe zum Teil gerechtfertigt sind, sondern er klagt sich an, weil er sich haßt.* Eine Selbstanklage folgt der anderen. Er rächt sich nicht, also ist er ein Schwächling. Er ist rachsüchtig, also ist er ein gemeiner Kerl. Er ist hilfreich, also ist er ein Trottel. Er ist nicht hilfreich, also ist er ein selbstsüchtiger Schweinehund – und so weiter und so fort.

Projiziert er diese Selbstanklagen nach außen, so kann er das Gefühl haben, jeder unterstelle ihm, was auch immer er tut, böse

Absichten. Dies kann für ihn, wie wir schon erwähnt haben, so real sein, daß er andere als unfair ablehnt. Um sich zu verteidigen, trägt er unter Umständen eine starre Maske, so daß niemand von seinem Gesichtsausdruck, seinem Tonfall oder seinen Gebärden auf das schließen kann, was in ihm vorgeht. Oder vielleicht ist er sich nicht einmal dieser Projektion bewußt. In seinem Bewußtsein sind dann alle Menschen sehr nett, und nur im Verlauf der Analyse wird er gewahr werden, daß er sich dauernd verdächtigt fühlt. Wie Damokles lebt er möglicherweise in panischer Angst, daß das Schwert einer erbarmungslosen Anklage irgendwann auf ihn niedergeht.

Ich glaube nicht, daß irgendein psychiatrisches Buch diese nicht greifbaren Selbstanklagen eindringlicher darstellen könnte, als es KAFKA in seinem Roman *Der Prozeß* getan hat. So wie K., die Hauptfigur dieses Romans, kann der Neurotiker seine besten Kräfte in einem sinnlosen, defensiven Kampf gegen unbekannte und unfaire Richter verbrauchen und dabei immer hoffnungsloser werden. Auch bei KAFKA haben die Anklagen ihren Grund in einem wirklichen Versagen von K. Wie ERICH FROMM in seiner Analyse dieses Romans[8] geschickt dargelegt hat, beruht dieses Versagen auf der absoluten Stumpfsinnigkeit von K.'s Leben, auf seinem Sichtreibenlassen, seinem Mangel an Selbständigkeit, Willensfreiheit und Wachstum. All dies bezeichnet FROMM mit dem treffenden Ausdruck »sein unproduktives Leben«. Jeder Mensch, der so lebt, muß – so führt FROMM aus – Schuldgefühle haben und hat sie auch aus einem guten Grund: weil er schuldig *ist*. Immer schaut er nach einem anderen aus, der seine Probleme lösen soll, anstatt sich auf sich selbst und seine eigenen Möglichkeiten zu verlassen. Diese Analyse zeigt eine tiefe Einsicht, und ich stimme dem Grundgedanken durchaus zu. Dennoch glaube ich, daß sie, als Ganzes gesehen, unvollständig ist, da sie die Sinnlosigkeit der Selbstanklagen, ihren ausschließlich verdammenden Charakter unberücksichtigt läßt. Mit anderen Worten: Sie übersieht, daß K.'s Verhalten gegenüber seiner Schuld keineswegs konstruktiv ist, und zwar deshalb, weil er mit Selbsthaß dagegen vorgeht. Auch dies geschieht unbewußt: Er merkt nicht, daß er sich selbst erbarmungslos anklagt. Der gesamte Prozeß wird nach außen projiziert.

[8] ERICH FROMM: *Psychoanalyse und Ethik*, Diana Verlag, Stuttgart 1954.

Schließlich kann ein Mensch sich auch wegen bestimmter Handlungen oder Verhaltensweisen anklagen, die, objektiv gesehen, harmlos, legitim oder sogar wünschenswert scheinen. So kann er z. B. vernünftige Sorgfalt sich selbst gegenüber als Verhätschelung brandmarken, das Genießen von Speisen als Schlemmerei, die Berücksichtigung eigener Wünsche anstelle blinder Nachgiebigkeit als ausgekochte Selbstsucht, das Erwägen einer analytischen Behandlung – die er braucht und sich auch leisten kann – als Sichgehenlassen und die Verfechtung einer eigenen Meinung als Anmaßung. Auch hier müssen wir uns fragen, welches innere Gebot oder welcher Stolz durch das jeweilige Bestreben verletzt wird. Nur ein Mensch, der auf seine Askese stolz ist, würde sich der Schlemmerei bezichtigen; nur ein Mensch, der stolz darauf ist, daß er sich selbst verleugnet, würde eine selbstbewußte Handlung als egoistisch brandmarken. Das Wichtigste bei dieser Art von Selbstanklagen ist jedoch, daß sie häufig den Kampf gegen das auftauchende wahre Selbst betreffen. Sie kommen meist in späteren Phasen der Analyse vor – oder genauer gesagt, sie treten in den Vordergrund – und sind ein Versuch, die Hinwendung zum gesunden Wachstum in Mißkredit zu bringen oder zu vereiteln.

Die Bösartigkeit der Selbstanklagen (wie jede Form von Selbsthaß) verlangt Selbstschutzmaßnahmen. Diese können wir in der analytischen Situation deutlich beobachten. Sobald der Patient mit einer seiner Schwierigkeiten konfrontiert wird, kann er in Verteidigungsstellung gehen. Dabei reagiert er vielleicht mit selbstgerechter Entrüstung, oder er fühlt sich mißverstanden oder wird streitsüchtig. Er weist darauf hin, daß diese Schwierigkeit zwar in der Vergangenheit bestanden habe, inzwischen aber weitgehend überwunden sei; daß sie überhaupt nicht existieren würde, wenn seine Frau sich anders verhielte; daß sie gar nicht erst entstanden wäre, wenn seine Frau sich anders verhielte; daß sie gar nicht erst entstanden wäre, wenn seine Eltern anders gewesen wären. Er kann aber auch zum Gegenangriff übergehen und allerlei am Analytiker auszusetzen haben – oft in bedrohlicher Art – oder umgekehrt beschwichtigend und einschmeichelnd werden. Mit anderen Worten: Er reagiert so, als hätten wir ihm eine schwere Anklage an den Kopf geworfen, die so furchterregend für ihn ist, daß er sie nicht in Ruhe überprüfen kann. Er kann sie nur blindlings bekämpfen, und zwar mit den Mitteln, die ihm zur Verfügung stehen: indem er sich herauswindet, jemand anders dafür verantwortlich macht, sich schuldig bekennt oder in die Offensive geht. Hier haben wir einen der Hauptfaktoren, die in der psychoanalytischen Therapie retardierend wirken. Abgesehen von der Analyse, ist dies auch eine der Hauptursachen dafür, daß die Menschen ihren Problemen nicht objektiv gegenübertreten können. Die Notwendigkeit, Selbstanklagen abzuwehren, beeinträchtigt die Fähigkeit zu konstruktiver Selbstkritik und dadurch die Möglichkeit, aus Fehlern zu lernen.

Ich möchte diese Ausführungen über neurotische Selbstanklagen zusammenfassen, indem ich sie dem gesunden Gewissen gegenüberstelle. Das gesunde Gewissen wacht unaufhörlich darüber, was für das wahre Selbst am vorteilhaftesten ist. Es ist, um Erich Fromms ausgezeichnete Formulierung zu gebrauchen, »des Menschen Mahnruf an sich selbst«. Es ist die Reaktion unseres wahren Selbst auf das richtige oder falsche Verhalten unserer Gesamtpersönlichkeit. Selbstanklagen dagegen gehen auf neurotischen Stolz zurück und drücken die Unzufriedenheit des stolzen Selbst damit aus, daß der Betreffende dessen Anforderungen nicht genügt. Sie arbeiten nicht *für* das wahre Selbst, sondern sind *gegen* dieses gerichtet und dazu bestimmt, es zu zerstören.

Die von unserem Gewissen ausgehende Unsicherheit oder Reue kann äußerst konstruktiv sein, weil sie zu einer genauen Prüfung dessen führen kann, was an einer Handlung oder Reaktion oder sogar unserer ganzen Lebensweise falsch ist. Das, was geschieht, wenn unser Gewissen beunruhigt ist, unterscheidet sich schon von Grund auf vom neurotischen Prozeß. Wir versuchen, dem von uns getanen Unrecht oder der falschen Verhaltensweise direkt ins Auge zu sehen, sobald uns dies bewußt geworden ist, und zwar ohne jede Übertreibung oder Untertreibung. Wir versuchen herauszufinden, was in uns dafür verantwortlich ist, und bemühen uns, dies mit den uns zur Verfügung stehenden Mitteln schließlich zu überwinden. Selbstanklagen sprechen dagegen ein Verdammungsurteil, indem sie die Gesamtpersönlichkeit für schlecht erklären. Und bei diesem Urteil lassen sie es bewenden. Gerade dieses Bewendenlassen zu einem Zeitpunkt, in dem positive Kräfte in Gang gesetzt werden könnten, macht ihre eigentliche Sinnlosigkeit aus. Ganz allgemein ausgedrückt, ist unser Gewissen eine moralische Triebkraft, die unserem Wachstum dient, während Selbstanklagen in ihrem Ursprung amoralisch und in ihrer Wirkung unmoralisch sind, weil sie das Individuum daran hindern, seine bestehenden Schwierigkeiten nüchtern zu prüfen, und dadurch sein menschliches Wachstum störend beeinflussen.

FROMM stellt das gesunde Gewissen in Gegensatz zum »autoritären« Gewissen, das er als die »nach innen projizierte Angst vor Autorität« definiert. Im allgemeinen Sprachgebrauch bezeichnet der Ausdruck »Gewissen« im Grunde drei völlig verschiedene Dinge: die unbewußte innere Unterwerfung unter äußere Autoritäten mit der damit einhergehenden Angst vor Entdeckung und Strafe; die verdammenden Selbstanklagen und schließlich die konstruktive Unzufriedenheit mit sich selbst. Meiner Meinung nach sollte man den Begriff »Gewissen« ausschließlich auf diese konstruktive Unzufriedenheit mit sich selbst beschränken; in diesem Sinn werde ich ihn auch verwenden.

Selbsthaß äußert sich drittens in *Selbstverachtung.* Dieser Ausdruck dient uns als Oberbegriff für die vielfältigen Möglichkeiten, das Selbstvertrauen zu untergraben: Selbsterniedrigung, Selbstherabsetzung, Selbstzweifel, Selbstverspottung. Die Unterscheidungsgrenze zur Selbstanklage ist fließend. Gewiß ist es nicht immer möglich, festzustellen, ob sich ein Mensch aufgrund von Selbstbeschuldigungen schuldig oder aufgrund von Selbstherabsetzung minderwertig, wertlos oder verachtenswert fühlt. In solchen Fällen können wir mit Sicherheit nur sagen, daß dies verschiedene Wege sind, uns selbst herunterzumachen. Es gibt jedoch erkennbare Unterschiede hinsichtlich der Art, in der diese beiden Formen von Selbsthaß wirken. Selbstverachtung richtet sich hauptsächlich gegen alles Streben nach Verbesserung oder Vollendung. In welchem Ausmaß wir uns dessen bewußt sind, ist allerdings sehr unterschiedlich – die Gründe hierfür werden wir später untersuchen. Selbstverachtung kann sich hinter einer unverrückbaren Fassade selbstgerechter Anmaßung verbergen, kann aber auch direkt empfunden und ausgedrückt werden. Ein attraktives Mädchen, das seine Nase in der Öffentlichkeit pudern wollte, hörte sich selbst sagen: »Wie lächerlich! So'n häßliches Entlein will hübsch aussehen!« Oder ein intelligenter Mann, der sich leidenschaftlich für ein psychologisches Thema interessierte und überlegte, ob er darüber schreiben sollte, sagte sich plötzlich: »Du eingebildeter Affe, wieso glaubst du eigentlich, du könntest über irgendein Thema eine wissenschaftliche Arbeit schreiben!« Doch selbst in diesen Fällen wäre es falsch, zu glauben, daß Menschen, die so offen sarkastische Bemerkungen über sich selbst machen, sich im allgemeinen auch deren voller Bedeutung bewußt sind. Andere scheinbar offene Bemerkungen können weniger boshaft sein, unter Umständen sogar witzig und humorvoll. Aber sie sind, wie ich schon früher gesagt habe, auch schwieriger zu beurteilen. Sie können Ausdruck einer größeren Freiheit von verdummendem Stolz sein, oder aber einfach eine unbewußte Methode, das Gesicht zu wahren. Genauer gesagt: Sie können den Stolz schützen und das Individuum davor bewahren, seiner Selbstachtung zu erliegen.

Verhaltensweisen der Selbstdiskreditierung sind leicht feststellbar, obwohl sie von anderen als »Bescheidenheit« gerühmt und vom Betreffenden selbst auch als solche empfunden werden können. So kann z. B. jemand, der einen kranken Verwandten gut gepflegt hat, anschließend denken oder sagen: »Das war das mindeste, was ich tun konnte.« Ein anderer setzt vielleicht ein Lob dafür, daß er ein guter Erzähler ist, herab, indem er denkt: »Das tu' ich ja nur, um Eindruck auf die Leute zu machen.« Ein Arzt kann eine Heilung als Glückssache bezeichnen oder der Vitalität des Patienten zuschreiben. Im Gegensatz dazu würde er es aber als *sein* Versagen ansehen, wenn der Patient nicht geheilt würde. Auch wenn die Selbstverachtung als solche nicht erkannt wird, sind bestimmte daraus resultierende Ängste oft völlig durchschaubar – für die anderen. So melden sich beispielsweise viele gutinformierte Leute in Diskussionen nicht zu Wort, weil sie Angst haben, sich lächerlich zu machen. Natürlich wirkt sich ein solches Leugnen oder Infragestellen der eigenen Fähigkeiten und Leistungen nachteilig auf die Entwicklung oder Wiedererlangung des Selbstvertrauens aus. Schließlich zeigt sich die Selbstverachtung auch mehr oder weniger deutlich im Gesamtverhalten. Die Menschen legen dann vielleicht nicht genügend Wert auf ihre Zeit, ihre getane oder zu erledigende Arbeit, ihre Wünsche, Meinungen und Überzeugungen. Zur selben Kategorie gehören auch jene, die scheinbar die Fähigkeit verloren haben, irgend etwas ernst zu nehmen, das sie tun, sagen oder fühlen, und erstaunt sind, wenn andere es tun. Sie entwickeln sich selbst gegenüber eine zynische Haltung, die sich mit der Zeit auf die Welt im allgemeinen erstrecken kann. Viel augenfälliger tritt die Selbstverachtung bei kriecherischem, unterwürfigem oder reumütigem Verhalten zutage.

Wie bei anderen Formen des Selbsthasses, kann auch die Selbstbeschimpfung in Träumen auftauchen. Das kann gelegentlich geschehen, wenn sie noch sehr weit vom wachen Bewußtsein des Träumers entfernt ist. Er kann sich dann selbst durch das Symbol einer Senkgrube, eines ekligen Geschöpfs (einer Küchenschabe z. B. oder eines Gorilla), eines Gangsters oder eines lächerlichen Clowns darstellen. Er kann von Häusern mit einer pompösen Fassade träumen, die drinnen aber schmutzig wie ein Schweinestall sind; von Häusern, die so verfallen sind, daß sie sich nicht mehr instand setzen lassen; oder er träumt davon, Sexualverkehr mit einem gemeinen, verachtenswerten Partner zu haben oder daß ihn jemand in der Öffentlichkeit lächerlich macht und ähnliches mehr.

Um ein umfassenderes Verständnis für die Gewichtigkeit dieses Problems zu erlangen, wollen wir hier vier Konsequenzen erörtern, die sich aus der Selbstverachtung ergeben. Die erste ist das zwanghafte Bedürfnis bestimmter neurotischer Typen, *sich mit jedem zu vergleichen,* mit dem sie in Berührung kommen, und zwar immer zu ihrem eigenen Nachteil. Der andere macht einen besseren Eindruck, ist besser informiert, interessanter, attraktiver und besser gekleidet; er hat den Vorzug des Alters oder der Jugend, eine bessere Stellung und mehr Einfluß. Selbst wenn diese Vergleiche dem Neurotiker schief vorkommen, denkt er sie nicht klar zu Ende; oder wenn er es tut, bleibt dennoch das Gefühl, vergleichsweise minderwertig zu sein. Solche Vergleiche sind aber nicht nur ihm selbst gegenüber ungerecht, sondern oft auch völlig sinnlos. Warum sollte sich ein älterer Mann, der stolz auf seine Leistungen sein könnte, mit einem Jüngling vergleichen, der ein besserer Tänzer ist? Oder warum sollte ein Mensch, der sich nie für Musik interessiert hat, sich Musikern gegenüber minderwertig vorkommen?

Diese Praktiken sind allerdings dann sinnvoll, wenn wir uns an den unbewußten Anspruch erinnern, anderen in *jeder* Beziehung überlegen zu sein. Hier müssen wir freilich hinzufügen, daß der Stolz des Neurotikers auch verlangt, daß der Betreffende über alles und jedes erhaben sein *sollte.* Dann muß natürlich jedes »überlegene« Können, jede »überlegene« Fähigkeit anderer beunruhigend sein und eine destruktive Selbstbeschimpfung hervorrufen. Manchmal wirkt diese Beziehung auch umgekehrt: Der Neurotiker, der sich schon in einem Zustand der Selbstbeschimpfung befindet, benutzt die »glänzenden« Fähigkeiten anderer, denen er gerade begegnet, um seine strafende Selbstkritik zu verstärken und zu untermauern. Um es am Beispiel zweier Menschen zu illustrieren: Es ist, als ob eine ehrgeizige sadistische Mutter die besseren Noten oder die saubereren Fingernägel von Jimmys Freund dazu benutzte, Jimmy zu beschämen. Solche Prozesse einfach als ein Zurückweichen vor jeglichem Wettbewerb zu bezeichnen, genügt nicht. Das Zurückweichen ist in diesen Fällen eher das Ergebnis der Selbstherabsetzung.

Eine zweite Auswirkung der Selbstverachtung ist die *Verletzbarkeit* in zwischenmenschlichen Beziehungen. Selbstverachtung macht den Neurotiker überempfindlich gegen Kritik und Ablehnung. Beim geringsten Anlaß oder auch ohne jeden Grund hat er das Gefühl, daß andere auf ihn herabsehen, ihn nicht ernst nehmen, seine Gesellschaft nicht schätzen und ihn tatsächlich ignorieren. Seine Selbstverachtung trägt erheblich zur massiven Unsicherheit sich selbst gegenüber bei und macht ihn dadurch zwangsläufig ebenso unsicher in bezug auf das Verhalten seiner Mitmenschen ihm gegenüber. Da er nicht in der Lage ist, sich so zu akzeptieren, wie er ist, kann er unmöglich glauben, daß andere, die ihn mit all seinen Fehlern kennen, ihn freundschaftlich oder verständnisvoll akzeptieren können.

Was er in tieferen Schichten fühlt, ist viel drastischer und kann bis zu der unerschütterlichen Überzeugung gehen, daß die anderen ihn eindeutig verachten. Und diese Überzeugung kann in ihm lebendig sein, obwohl er sich noch nicht einmal einer Spur von Selbstverachtung bewußt ist. Beide Faktoren – die blinde Annahme, daß die anderen ihn verachten, und eine relative oder absolute Bewußtheit seiner Selbstverachtung – deuten darauf hin, daß der Hauptinhalt der Selbstverachtung nach außen projiziert wird. Dies kann zu einer fast unmerklichen Vergiftung all seiner mitmenschlichen Beziehungen führen. Der Betreffende verliert möglicherweise die Fähigkeit, irgendwelche positiven Gefühle anderer so hinzunehmen, wie sie verstanden sein wollen. Ein Kompliment kann er z. B. als sarkastische Bemerkung auffassen, einen Ausdruck des Mitgefühls als herablassendes Mitleid. Will ihn jemand sprechen, so nur deshalb, weil er etwas von ihm will. Andere erklären, daß sie ihn gern hätten, aber das ist nur möglich, weil sie ihn nicht genau kennen, weil sie selbst nichts wert oder »neurotisch« sind oder weil er ihnen nützlich war bzw. sein könnte. Ähnlich werden Vorkommnisse, die in Wirklichkeit keine feindselige Bedeutung haben, als Beweis der Verachtung ausgelegt. Jemand hat etwa den Betreffenden auf der Straße oder im Theater nicht gegrüßt, hat seine Einladung nicht angenommen oder nicht sofort geantwortet – all dies kann nur auf Geringschätzung beruhen. Jemand macht einen gutmütigen Scherz über ihn – natürlich nur, um ihn zu demütigen. Ein Einwand gegen einen seiner Vorschläge oder eine seiner Tätigkeiten ist keine ehrliche Kritik, sondern ein Beweis dafür, daß der andere ihn verachtet.

In der Analyse sehen wir, daß sich der Betreffende entweder nicht bewußt ist, daß er seine Beziehungen zu anderen in dieser Weise erlebt, oder daß ihm die darin enthaltenen Verzerrungen unbewußt sind. Im letzteren Fall kann er es als selbstverständlich hinnehmen, daß die Verhaltensweisen der anderen ihm gegenüber wirklich so sind, wie er sie erlebt, und sogar stolz darauf sein, daß er ein solcher »Realist« ist. In der analytischen Beziehung können wir beobachten, bis zu welchem Ausmaß ein Patient es als gegeben hinnehmen kann, daß andere auf ihn herabsehen. Nachdem schon viel analytische Arbeit geleistet worden ist und der Patient anscheinend auf freundschaftlichem Fuß mit seinem Analytiker steht, erwähnt er vielleicht nebenbei und ohne jede Heuchelei, es sei für ihn immer so selbstverständlich gewesen, daß der Analytiker auf ihn herabsehe, daß er es nicht für nötig gehalten habe, dies zu erwähnen oder darüber nachzudenken.

All diese verzerrten Wahrnehmungen bei mitmenschlichen Beziehungen sind verständlich, da die Verhaltensweisen der anderen ja tatsächlich verschiedene Auslegungen zulassen – besonders dann, wenn sie aus dem Zusammenhang gerissen werden –, während die nach außen projizierte Selbstverachtung unmißverständlich real empfunden wird. Außerdem ist der Selbstschutzcharakter eines solchen Verschiebens der Verantwortung klar ersichtlich. Es ist wahrscheinlich unerträglich, wenn überhaupt möglich, mit einer ewig wachen, quälenden Selbstverachtung zu leben. Wenn man es von diesem Gesichtspunkt aus betrachtet, muß der Neurotiker ein unbewußtes Interesse daran haben, die anderen für die Übeltäter zu halten. Obgleich es für ihn – wie für jeden anderen – schmerzhaft ist, sich mißachtet oder abgelehnt zu fühlen, ist es doch weniger schmerzhaft, als sich mit seiner eigenen Selbstverachtung konfrontiert zu sehen. Es ist für jeden eine lange, harte Schule, lernen zu müssen, daß andere die Selbstachtung weder verletzen noch begründen können.

Die durch Selbstverachtung hervorgerufene Verletzbarkeit in mitmenschlichen Beziehungen verbindet sich mit jener, die durch neurotischen Stolz bedingt wird. Oft läßt sich nur schwer feststellen, ob sich ein Mensch gedemütigt fühlt, weil etwas seinen Stolz verletzt hat oder weil er seine Selbstverachtung nach außen projiziert hat. Denn diese beiden Faktoren sind so untrennbar miteinander verflochten, daß wir solche Reaktionen von beiden Seiten angehen müssen. Natürlich wird zu bestimmten Zeiten der eine oder der andere Aspekt leichter zu beobachten und damit auch leichter anzugehen sein. Wenn ein Mensch auf eine scheinbare Mißachtung mit rachsüchtiger Arroganz reagiert, hat der verletzte Stolz die Oberhand. Wird er dagegen auf dieselbe Provokation hin unterwürfig und versucht er, sich einzuschmeicheln, so tritt die Selbstverachtung klarer hervor. In jedem Fall ist aber auch der Gegenaspekt wirksam und sollte ebenfalls beachtet werden.

Die dritte Konsequenz der Selbstverachtung ist, daß ein Mensch, der sich in ihrer Gewalt befindet, *zuviel Übergriffe von anderen hinnimmt.* Möglicherweise erkennt er einen schamlosen Übergriff nicht einmal, ob es sich dabei um Demütigung oder Ausnutzung handelt. Selbst wenn entrüstete Freunde ihn darauf aufmerksam machen, wird er immer noch versuchen, das Verhalten des Übeltäters zu bagatellisieren oder zu rechtfertigen. Dies geschieht allerdings nur unter ganz bestimmten Bedingungen, z. B. bei einer morbiden Abhängigkeit, und ist die Folge einer komplizierten inneren Konstellation. Einer der wichtigen Faktoren jedoch, die hierzu beitragen, ist die Hilflosigkeit, die durch die Überzeugung des Betreffenden verursacht wird, daß er ja keine bessere Behandlung verdient. So kann z. B. eine Frau, deren Ehemann mit seinen Affären mit anderen Frauen renommiert, nicht in der Lage sein, sich darüber zu beklagen oder auch nur bewußt Empörung darüber zu empfinden, da sie sich selbst nicht liebenswert findet und die meisten anderen Frauen für attraktiver hält.

Als letzte Folge ist noch das Bedürfnis zu erwähnen, *die Selbstverachtung durch Aufmerksamkeit, Achtung, Wertschätzung, Bewunderung oder Liebe seitens anderer zu lindern oder auszugleichen.* Die Jagd nach solchen Beweisen der Achtung ist zwanghaft, und zwar wegen des dringenden Bedürfnisses, nicht der Selbstverachtung ausgeliefert zu sein. Sie wird außerdem von einem Bedürfnis nach Erfolg bestimmt und kann schließlich zu einem alles verzehrenden Lebensziel werden. Die Folge ist eine totale Abhängigkeit von anderen bezüglich der Selbstbewertung: Der Selbstwert steigt oder sinkt je nach den Verhaltensweisen der anderen gegenüber dem Betreffenden.

Rein theoretisch gesehen, verhelfen uns solche Beobachtungen zu einem besseren Verständnis, warum sich der Neurotiker hartnäckig an die glorifizierte Version seiner selbst klammert. Er muß sie aufrechterhalten, weil er nur eine Alternative kennt: dem Terror der Selbstverachtung zu unterliegen. Hier ist also ein *circulus vitiosus* zwischen Stolz und Selbstverachtung entstanden, bei dem das eine das andere ständig verstärkt. Dies kann sich nur in dem Maße ändern, in dem sich der Betreffende für die Wahrheit über sich selbst zu interessieren beginnt. Aber auch hier macht die Selbstverachtung es ihm schwer, sich selbst zu finden. Solange sein erniedrigtes Selbst für ihn real ist, erscheint ihm sein Selbst verachtenswert.

*Was verachtet denn der Neurotiker eigentlich in sich selbst?* Manchmal alles: seine menschlichen Grenzen, seinen Körper, Aussehen und Funktionen seines Körpers, seine Geistesgaben – Verstand, Erinnerungsvermögen, kritisches Denkvermögen, Planungsvermögen, besondere Fertigkeiten oder Talente –, jegliche Tätigkeit, von einfachen persönlichen Aktionen bis zu öffentlichen Leistungen. Wenngleich die Tendenz zur Geringschätzung mehr oder weniger alles durchdringen kann, ist sie in der Regel doch auf einigen Gebieten stärker ausgeprägt als auf anderen. Dies hängt von der Bedeutung ab, die bestimmte Verhaltensweisen, Fähigkeiten oder Eigenschaften für die neurotische Grundlösung haben. Der aggressiv-rachsüchtige Typ wird beispielsweise alles bei sich zutiefst verachten, was er als »Schwäche« auslegt. Dazu können auch positive Gefühle gehören, die er für andere hegt, jegliches Versagen, es anderen heimzuzahlen, jede Willfährigkeit (einschließlich des Nachgebens aus Vernunftgründen), jeder Mangel an Kontrolle über sich selbst oder andere. Es würde den Rahmen dieses Buches sprengen, wollte man eine vollständige Übersicht über alle Möglichkeiten geben. Das ist aber auch nicht notwendig, da die Grundelemente immer dieselben sind. Zur Veranschaulichung will ich hier nur zwei der häufigeren Ausdrucksformen der Selbstverachtung erörtern – sie betreffen Attraktivität und Intelligenz.

In bezug auf Aussehen und Erscheinungsbild reicht die Skala vom Gefühl, nicht attraktiv zu sein, bis zu dem, abstoßend zu wirken. Auf den ersten Blick ist es überraschend, diese Tendenz gerade bei Frauen zu finden, deren Attraktivität weit über dem Durchschnitt liegt. Aber wir dürfen nicht vergessen, daß hier nicht objektive Fakten oder Meinungen anderer zählen, sondern die Diskrepanz, die eine Frau zwischen ihrem idealisierten Image und ihrem wirklichen Selbst erlebt. Wenn sie auch dem allgemeinen Urteil nach eine Schönheit ist, so ist sie noch lange nicht die *absolute* Schönheit – wie es sie nie gegeben hat und auch nie geben wird. Also richtet sie ihr Augenmerk auf ihre Unvollkommenheiten – eine Narbe, ein zu wenig schlankes Handgelenk, kein von Natur aus gewelltes Haar – und quält sich damit bisweilen so sehr, daß sie es verabscheut, in den Spiegel zu sehen. Auch die Furcht, auf andere abstoßend zu wirken, kann leicht erweckt werden, z. B. schon dadurch, daß jemand, der eben noch im Kino neben ihr saß, seinen Platz wechselt.

Die verächtliche Haltung gegenüber der eigenen äußeren Erscheinung, die noch von anderen Persönlichkeitsfaktoren abhängt, kann entweder zu übermäßigen Bemühungen führen, den heftigen Selbstbeschimpfungen entgegenzuwirken, oder zu einer Haltung der Gleichgültigkeit. Im ersten Fall werden unverhältnismäßig viel Zeit, Geld und Gedanken auf Haar, Teint, Kleider, Hüte usw. verwendet. Richtet sich die Geringschätzung auf ganz bestimmte Aspekte – beispielsweise die Nase, den Busen oder ein mögliches Übergewicht –, so können drastische »Heilmethoden« wie Operationen oder Gewaltabmagerungskuren versucht werden. Im zweiten Fall verhindert der Stolz sogar eine vernünftige Pflege der Haut oder ein angemessenes Interesse für Haltung und Kleidung. Eine Frau kann dann so fest davon überzeugt sein, daß sie häßlich oder abstoßend ist, daß ihr jeder Versuch, ihr Aussehen zu verbessern, lächerlich vorkommt.

Die Selbstbeschimpfung aufgrund des Aussehens wird zu einem brennenderen Problem, wenn wir uns klarmachen, daß sie noch aus einer tieferen Quelle gespeist wird. Die Frage: »Bin ich attraktiv?« ist untrennbar verbunden mit der Frage: »Bin ich liebenswert?« Hier berühren wir ein Kernproblem in der menschlichen Psychologie, das wir in gewisser Hinsicht wiederum offenlassen müssen, weil sich das Problem der Liebenswertheit in einem anderen Zusammenhang besser erörtern läßt. Soviel sei immerhin schon jetzt gesagt: Die beiden erwähnten Fragen sind zwar mehrfach miteinander verknüpft, aber sie sind nicht identisch. Die eine Frage bedeutet: Ist meine Erscheinung schön genug, um Liebe anzulocken? Die andere bedeutet: Habe ich Qualitäten, die mich liebenswert machen? Wenn auch die erste Frage wichtig ist, besonders in jüngeren Jahren, trifft nur die zweite unseren Wesenskern, und sie allein ist von Bedeutung dafür, daß wir im Liebesleben glücklich werden. Liebenswerte Eigenschaften haben aber etwas mit der Persönlichkeit zu tun, und solange der Neurotiker sich selbst entfremdet ist, ist seine Persönlichkeit viel zu vage, als daß sie ihn interessierte. Außerdem sind Unvollkommenheiten im Sinne der Attraktivität praktisch gesehen oft völlig unerheblich, die Liebenswertheit dagegen ist in allen Neurosefällen aus vielerlei Gründen tatsächlich beeinträchtigt. Dennoch hört der Analytiker seltsamerweise viel über die Attraktivität, aber nur wenig oder gar nichts über die Liebenswertheit. Ist dies nicht eine der vielen für die Neurose typischen Verschiebungen vom Wesenskern zur Peripherie – von dem, was für unsere Selbsterfüllung wirklich bedeutsam ist, auf die glänzende Oberfläche? Liegt nicht auch dieser Prozeß auf einer Ebene mit der Suche nach Glanz und Ansehen? Die liebenswerten Eigenschaften, die man hat und entwickelt, verleihen diesen Glanz nicht, aber äußerer Glanz kann davon ausgehen, daß man gerade die richtige Figur oder gerade das richtige Kleid hat. In diesem Zusammenhang ist es unvermeidlich, daß alle Fragen der äußeren Erscheinung ein Übermaß an Bedeutung erlangen. So ist es verständlich, daß die Selbstherabsetzung sich darauf konzentriert.

Die Selbstherabsetzung hinsichtlich der Intelligenz mit dem daraus resultierenden Gefühl der Dummheit entspricht dem Stolz auf die Allmacht der Vernunft. Auch hier hängt es von der Gesamtstruktur ab, ob der Stolz oder die Selbstverachtung im Vordergrund steht. Tatsächlich gibt es in den meisten Neurosen Störungen, die einen zwingenden Grund für die Unzufriedenheit mit den Geistesfunktionen darstellen. Angst vor der eigenen Aggressivität kann das kritische Denkvermögen hemmen; eine generelle Abneigung, sich festzulegen, kann die Meinungsbildung erschweren; das zwingende Bedürfnis, allwissend zu scheinen, kann die Lernfähigkeit beeinträchtigen; ein allgemeiner Hang, persönliche Probleme zu verschleiern, kann auch die Klarheit des Denkens trüben. So wie sich Menschen ihren inneren Konflikten gegenüber blind stellen, können sie auch blind gegen andere Widersprüche sein. Sie können derart fasziniert sein von dem Ruhm, den es zu erlangen gilt, daß sie nicht genügend Interesse an der Arbeit haben, die sie gerade tun.

Ich kann mich erinnern, daß ich früher einmal glaubte, solche tatsächlichen Schwierigkeiten seien der ausschließliche Grund für das Gefühl der Dummheit. Ich hoffte, wirklich helfen zu können, indem ich z. B. sagte: »Ihre Intelligenz ist absolut in Ordnung – wie aber steht es um Ihr Interesse, Ihren Mut, um all das, was Ihre Arbeitsfähigkeit ausmacht?« Natürlich ist es notwendig, an all diesen Faktoren zu arbeiten. Doch der Patient ist nicht daran interessiert, sich so frei zu machen, daß er seine Intelligenz auch in seinem Leben nutzen kann. Er ist nur an der *absoluten* Intelligenz des »überlegenen Geistes« interessiert. Was ich damals nicht erkannte, war die Macht des selbstentwertenden Prozesses, der manchmal gigantische Ausmaße annimmt. Selbst Menschen, die wirklich intellektuelle Leistungen erbracht haben, ziehen es möglicherweise vor, sich auch weiterhin als dumm zu betrachten, statt ihre Wünsche und Bestrebungen einzugestehen, weil sie die Gefahr, sich lächerlich zu machen, um jeden Preis vermeiden müssen. In stiller Verzweiflung akzeptieren sie dieses eigene Verdikt der Dummheit und lehnen alle Beweise oder Versicherungen des Gegenteils ab.

Der Prozeß der Selbstherabsetzung stört in unterschiedlichem Grad jedes eigene Streben. Die Wirkung kann sich vor, während oder nach einer Tätigkeit zeigen. Ein Neurotiker, der der Selbstverachtung unterliegt, kann sich so entmutigt fühlen, daß es ihm gar nicht in den Sinn kommt, daß auch er einen Reifen wechseln, eine Fremdsprache sprechen oder in der Öffentlichkeit reden könnte. Oder er fängt irgendeine Beschäftigung an, um sie bei der erstbesten Schwierigkeit wieder aufzugeben. Oder er bekommt Angst vor bzw. bei einem öffentlichen Auftritt (Lampenfieber). Wie bei der Verletzbarkeit erzeugen auch hier wiederum Stolz und Selbstverachtung gemeinsam diese Hemmungen und Ängste. Zusammenfassend läßt sich sagen, daß sie aus einem Dilemma erwachsen, das einerseits vom Bedürfnis nach jubelndem Beifall und andererseits von den Kräften der Selbstentehrung oder Selbstvernichtung hervorgerufen wird.

Wenn trotz all dieser Schwierigkeiten eine Arbeit erfolgreich beendet und positiv aufgenommen worden ist, hört die Selbstherabsetzung immer noch nicht auf. »Jeder andere hätte dasselbe zustande bringen können, wenn er soviel Arbeit investiert hätte.« Bei einem Klavierkonzert ragt die eine Passage, die nicht meisterhaft gelungen ist, drohend heraus: »Diesmal bin ich noch davongekommen, das nächstemal wird es eine Katastrophe.« Ein Versagen andererseits mobilisiert die ganze Kraft der Selbstverachtung, und das ist weit über die tatsächliche Bedeutung hinaus entmutigend.

Bevor wir einen vierten Aspekt des Selbsthasses erörtern, die *Selbstfrustration,* müssen wir dieses Thema zunächst auf seine eigentlichen Proportionen reduzieren, indem wir zwischen Selbstfrustration und jenen Phänomenen unterscheiden, die entweder ähnlich aussehen oder eine ähnliche Wirkung haben. Als erstes müssen wir sie gegen *gesunde Selbstdisziplin* abgrenzen. Ein lebenstüchtiger Mensch kann auf bestimmte Tätigkeiten oder Befriedigungen verzichten. Das tut er aber nur, weil andere Ziele ihm wichtiger sind und infolgedessen den Vorrang in seiner Werthierarchie haben. So kann sich z. B. ein jungverheiratetes Paar Vergnügungen versagen, weil es lieber für ein eigenes Haus spart. Ein Wissenschaftler oder ein Künstler, der ganz in seiner Arbeit aufgeht, wird sein gesellschaftliches Leben einschränken, weil Ruhe und Konzentration für ihn größere Werte darstellen. Solche Disziplin setzt ein Wissen um die Begrenztheit (das in Neurosen leider fehlt) von Zeit, Energie und Geld voraus. Sie setzt auch die Kenntnis der eigenen echten Wünsche voraus und die Fähigkeit, auf unbedeutendere Wünsche zugunsten wichtigerer zu verzichten. Dies ist für den Neurotiker schwierig, weil seine »Wünsche« meistens zwanghafte Bedürfnisse sind. Es liegt in ihrer Natur, daß sie der Bedeutung nach gleichrangig sind; folglich kann der Patient auch auf keinen von ihnen verzichten. In der analytischen Therapie ist gesunde Selbstdisziplin also eher ein anzustrebendes Fernziel als etwas Aktuelles. Ich erwähne dies hier nur, weil ich aus Erfahrung weiß, daß neurotische Patienten den Unterschied zwischen freiwilligem Verzicht und Frustration nicht kennen.

Außerdem müssen wir bedenken, daß ein Mensch in dem Ausmaß, in dem er neurotisch ist, tatsächlich ein frustriertes Wesen ist, auch wenn er sich dessen nicht bewußt sein mag. Seine zwanghaften Triebe, seine Konflikte, seine Pseudolösungen dieser Konflikte und seine Selbstentfremdung hindern ihn daran, die ihm gegebenen Möglichkeiten zu erkennen. Überdies fühlt er sich oft frustriert, weil seine Ansprüche auf unbegrenzte Kräfte unerfüllt bleiben.

Diese Frustrationen – wirkliche oder eingebildete – resultieren jedoch nicht aus einer *absichtlichen Selbstfrustration.* Das Bedürfnis nach Zuneigung und Anerkennung z. B. zieht tatsächlich eine Frustration des wahren Selbst, der spontanen Gefühle nach sich. Der Neurotiker entwickelt ein solches Bedürfnis, weil er – trotz seiner Grundangst – mit anderen Menschen zurechtkommen muß. Die Selbstdeprivation, mag sie noch so wesentlich sein, ist in diesem Fall nur ein unglückliches Nebenprodukt des Prozesses. Was uns hier im Zusammenhang mit dem Selbsthaß interessiert, sind vielmehr die aktiven Selbstfrustrationen, die durch die bisher dargelegten Auswirkungen des Selbsthasses entstehen. Die Tyrannei der Solls ist tatsächlich eine Frustration der Freiheit der Wahl. Selbstanklagen und Selbstverachtung sind Frustrationen der Selbstachtung. Außerdem gibt es noch andere Aspekte, in denen die aktive frustrierende Wirkung des Selbsthasses noch klarer zutage tritt: die Tabus gegen Genuß und das Zerstören von Hoffnungen und Bestrebungen.

Die Tabus gegen Genuß zerstören die Unbefangenheit, etwas zu wünschen oder zu tun, das in unserem wahren Selbstinteresse liegt und deshalb lebensbereichernd wäre. Je mehr sich ein Patient im allgemeinen seiner selbst bewußt wird, desto ausgeprägter erlebt er diese inneren Tabus. Er möchte eine Reise machen, aber die innere Stimme sagt: »Das hast du nicht verdient.« Oder in anderen Situationen: »Du hast kein Recht, dich auszuruhen, ins Kino zu gehen oder ein Kleid zu kaufen«. Oder noch allgemeiner: »Erfreuliches ist nicht für dich bestimmt«. Er möchte eine innere Reizbarkeit bei sich analysieren, die ihm selbst irrational erscheint, und hat plötzlich das Gefühl, »als ob eine eiserne Hand eine schwere Tür schließe«. So wird er müde und hört mit seiner analytischen Arbeit auf, von der er weiß, daß sie ihm guttun könnte. Bisweilen führt er innere Zwiegespräche über dieses Thema. Nach einer anständigen Tagesarbeit ist er müde und möchte sich ausruhen. Die Stimme sagt: »Du bist nur faul«. »Nein, ich bin wirklich müde«. »O nein, das ist bloße Selbstverhätschelung. So wirst du es nie zu etwas bringen«. Nach solchem inneren Hin und Her ruht er sich entweder mit schlechtem Gewissen aus oder zwingt sich, weiterzuarbeiten – aus keinem von beiden aber zieht er einen Nutzen für sich.

Wie ein Mensch sich selbst buchstäblich niederschlagen kann, wenn er nach dem Genuß greift, wird oft in Träumen sichtbar. So träumte eine Frau, sie sei in einem Garten voll köstlicher Früchte. Sobald sie eine Frucht pflücken wollte oder gepflückt hatte, riß irgend jemand sie ihr aus der Hand. Oder der Träumer versucht verzweifelt, eine schwere Tür zu öffnen, kann es aber nicht. Oder er rennt zu einem Zug – doch der Zug ist gerade abgefahren. Er will ein Mädchen küssen – aber das Mädchen verschwindet, und er hört nur noch ein spöttisches Gelächter.

Die Tabus gegen Genuß können hinter einer Fassade sozialen Gewissens verborgen sein: »Solange andere Menschen in Slums wohnen, darf ich keine hübsche Wohnung haben ... Solange andere Menschen hungern, sollte ich kein Geld fürs Essen ausgeben ...« Natürlich muß man in solchen Fällen prüfen, ob diese Einwände aus einem unverfälschten tiefen Gefühl sozialer Verantwortlichkeit stammen oder ob sie nur eine Maskierung für Tabus auf Genuß sind. Oft klärt eine einfache Frage die Situation und deckt einen falschen Heiligenschein auf: Würde der Betreffende von dem Geld, das er nicht für sich ausgibt, tatsächlich Pakete in Hungergebiete schicken?

Wir können auf das Vorhandensein solcher Tabus auch von den Hemmungen her schließen, die durch sie hervorgerufen werden. Bestimmte Typen können z. B. Dinge nur dann genießen, wenn sie sie mit anderen teilen. Natürlich ist für viele Menschen geteilter Genuß ein doppelter Genuß. Aber manche können z. B. zwanghaft darauf bestehen, daß sich andere mit ihnen zusammen eine Schallplattenaufnahme anhören, ob es die anderen interessiert oder nicht, und völlig unfähig sein, etwas zu genießen, wenn sie allein sind. Andere Neurotiker können, wenn es um Ausgaben für sie selbst geht, so geizig sein, daß sogar sie nicht mehr in der Lage sind, eine vernünftige Erklärung dafür zu finden. Das ist besonders auffallend, wenn sie gleichzeitig Geld für Dinge verschwenden, die ihr Prestige vermehren, wie z. B. ungewöhnlich hohe Beträge für wohltätige Zwecke ausgeben, zu einer Party einladen oder Antiquitäten kaufen, die ihnen selbst gar nichts bedeuten. Sie verhalten sich, als seien sie einem Gesetz unterworfen, das ihnen zwar erlaubt, sich für Ruhm und Ehre abzuschinden, ihnen aber alles verbietet, was »nur« ihrer eigenen Bequemlichkeit, ihrem eigenen Glück oder ihrem Wachstum dient.

Wie bei allen Tabus ist die Strafe dafür, daß man sie bricht, Angst oder deren Äquivalent. Eine Patientin hatte sich ein ausgiebiges Frühstück zubereitet, statt ihren Kaffee schnell hinunterzuschlucken. Als ich ihr wortreich zustimmte, daß dies ein gutes Zeichen sei, war sie geradezu bestürzt: Sie hatte erwartet, ich würde sie wegen soviel »Selbstsucht« tadeln. Der Umzug in eine bessere Wohnung kann eine Flut von Ängsten auslösen, auch wenn er vielleicht in jeder Beziehung vernünftig ist. Das Vergnügen an einer Party endet möglicherweise in panischem Schrecken, wobei eine innere Stimme sagen kann: »Dafür wirst du noch zahlen«! Als eine Patientin ein paar neue Möbelstücke kaufte, hörte sie sich sagen: »Daran wirst du keine Freude mehr haben«, was in ihrem speziellen Fall bedeutete, daß eine zuvor nur gelegentlich auftauchende Angst vor Krebs plötzlich zum Durchbruch kam.

Das *Zerschlagen von Hoffnungen* läßt sich in der analytischen Situation deutlich beobachten. Das Wort »niemals« mit all seiner schrecklichen Endgültigkeit kann immer wieder auftauchen. Trotz aller tatsächlichen Besserungen sagt die innere Stimme: »Du wirst niemals über deine Abhängigkeit oder über deine Panik hinwegkommen; du wirst niemals frei sein.« Vielleicht reagiert der Patient dann mit Angst und bittet wie rasend um erneute Versicherung, daß er geheilt werden kann, daß anderen geholfen worden ist usw. Selbst wenn ein Patient manchmal einfach zugeben muß, daß eine Besserung eingetreten ist, kann er immer noch sagen: »Ja, bis hierher hat mir die Analyse geholfen, aber weiter kann sie mir nicht helfen – wozu also das Ganze?« Wenn das Zerschlagen von Hoffnungen alles durchdringt, erwächst daraus ein Gefühl der Verdammung. Man fühlt sich bisweilen an Dantes *Inferno* mit der Inschrift über dem Höllentor erinnert: »Laßt, die ihr eingeht, alle Hoffnung fahren.« Die Rückfälle nach einer unbestreitbaren Besserung kommen oft so regelmäßig vor, daß sie fast voraussagbar sind. Ein Patient fühlt sich besser, hat eine Phobie vergessen können, einen wichtigen Zusammenhang entdeckt, der ihm einen Ausweg zeigt – und kommt dann wieder, zutiefst entmutigt und niedergeschlagen. Ein anderer Patient, der in allen wesentlichen Punkten dem Leben entsagt hat, bekommt panische Angst und gerät an den Rand des Selbstmordes, wenn immer er einen Vorzug bei sich entdeckt. Wenn der unbewußte Entschluß, sich selbst zu demütigen, tief verwurzelt ist, kann der Patient jede beruhigende Beteuerung mit sarkastischen Bemerkungen zurückweisen. In manchen Fällen läßt sich der Prozeß, der zu einem Rückfall führt, genau verfolgen. Sobald der Patient erkannt hat, daß eine bestimmte Verhaltensweise wünschenswert wäre – z. B. die Aufgabe irrationaler Ansprüche –, glaubt er, daß er sich geändert hat, und schwingt sich in seiner Phantasie zu den Höhen *absoluter* Freiheit empor. Dann aber haßt er sich, weil er dies in Wirklichkeit nicht kann, und sagt sich: Du taugst eben nichts und wirst niemals etwas erreichen.

Eine letzte und äußerst heimtückische Form von Selbstfrustration ist das *Tabu gegen jedes Streben* – nicht nur gegen jede grandiose Phantasie, sondern gegen jegliches Streben, das den Einsatz der eigenen Kräfte verlangt oder darauf gerichtet ist, daß man ein besserer und stärkerer Mensch wird. Hier ist die Grenzlinie zwischen Selbstfrustration und Selbstherabsetzung besonders vage: Wer bist du denn schon, daß du Schauspieler oder Sänger werden willst oder heiraten möchtest? Du wirst es doch nie zu etwas bringen.

Einige dieser Faktoren treten in der Geschichte eines Mannes zutage, der später bemerkenswert produktiv wurde und auf seinem Gebiet wirklich etwas erreichte. Ungefähr ein Jahr bevor seine Arbeit sich zum Besseren wandte, ohne daß die äußere Situation irgendwie geändert wurde, unterhielt er sich mit einer älteren Frau. Im Verlauf dieses Gesprächs fragte sie ihn, was er eigentlich mit seinem Leben anfangen wolle, was er zu erreichen wünsche oder erwarte. Dabei ergab sich, daß er trotz seiner Intelligenz, seiner Bedachtsamkeit und seines Fleißes noch nie an die Zukunft gedacht hatte. »Ich werde schon irgendwie mein Auskommen finden«, antwortete er nur. Obwohl er immer als vielversprechend gegolten hatte, war die Vorstellung, etwas Wichtiges tun zu können, in ihm einfach ausgelöscht. Mit Hilfe äußerer Anregungen und etwas Selbstanalyse wurde er dann zunehmend produktiv. Aber seine Entdeckungen im Bereich der Forschung geschahen, ohne daß er sich ihrer Bedeutung bewußt war. Er hatte nicht einmal das Gefühl, irgend etwas geleistet zu haben. Folglich kam dies auch nicht seinem Selbstvertrauen zugute. Er konnte sogar seine Entdeckungen vergessen und sie zufällig wiederentdecken. Als er schließlich zur Analyse kam, hauptsächlich wegen der verbliebenen Arbeitshemmungen, waren seine Tabus hinsichtlich eigener Wünsche, Bestrebungen oder der Erkenntnis seiner besonderen Begabungen immer noch beachtlich. Anscheinend waren seine Begabung und ein versteckter Ehrgeiz, der ihn zur Leistung trieb, zu stark, als daß sie völlig verkümmern konnten. Also brachte er tatsächlich etwas zustande – wenn auch unter Qualen –, aber er mußte diese Tatsache von seinem Bewußtsein fernhalten und konnte sich weder zu seinen Leistungen bekennen noch sich darüber freuen. Bei anderen Neurotikern ist die Wirkung noch ungünstiger. Sie resignieren, wagen nichts Neues, erwarten nichts vom Leben, setzen sich zu niedrige Ziele und leben infolgedessen unter ihren Fähigkeiten und psychischen Möglichkeiten.

Wie bei anderen Formen von Selbsthaß kann sich auch Selbstfrustration in einer Projektion nach außen zeigen. Jemand klagt z. B. darüber, daß er der glücklichste Mensch der Welt wäre, gäbe es nicht seine Frau, seinen Chef, seinen Geldmangel, das Wetter oder die politische Situation. Natürlich dürfen wir nicht in das andere Extrem verfallen und all diese Faktoren als unbedingt irrelevant betrachten. Selbstverständlich können sie unser Wohlbefinden beeinträchtigen. Aber bei der Bewertung sollten wir genau prüfen, wie groß ihr tatsächlicher Einfluß ist und wie viel von inneren Quellen auf sie abgeschoben wird. Häufig fühlt sich ein Mensch ruhig und zufrieden, weil er mit sich selbst besser zurechtkommt, obwohl sich an den äußeren Schwierigkeiten nichts geändert hat.

Selbstquälerei ist zum Teil ein unvermeidliches Nebenprodukt des Selbsthasses. Ob der Neurotiker versucht, sich mit Peitschenhieben zu einer Perfektion zu treiben, die unmöglich erreicht werden kann, ob er Anklagen gegen sich selbst schleudert, sich selbst verachtet oder frustriert, in Wirklichkeit ist alles Selbstquälerei. Diese Selbstquälerei zu einer getrennten Kategorie unter den Ausdrucksformen des Selbsthasses zu machen hieße die Behauptung aufstellen, daß eine *Absicht* auf Selbstquälerei vorliegt oder vorliegen könnte. Natürlich müssen wir bei jedem Fall neurotischer Qual alle Möglichkeiten in Betracht ziehen. Nehmen wir z. B. die Selbstzweifel. Sie können von inneren

Konflikten herrühren und sich in ebenso endlosen wie ergebnislosen inneren Dialogen zeigen, in denen ein Mensch sich gegen seine Selbstanklagen zu verteidigen sucht. Möglicherweise sind sie auch ein Ausdruck von Selbsthaß, der darauf zielt, die Basis zu unterminieren, auf der ein Mensch steht. Sie können tatsächlich äußerst qualvoll sein. Wie Hamlet – oder in einem noch entsetzlicheren Ausmaß als dieser – können sich Menschen vor Selbstzweifeln verzehren. Selbstverständlich müssen wir alle Gründe für diese Selbstzweifel analysieren, aber stellen sie tatsächlich auch eine unbewußte *Absicht* zur Selbstquälerei dar?

Ein weiteres Beispiel von gleichem Gewicht ist das Zaudern. Wie wir wissen, können viele Faktoren dafür verantwortlich sein, daß Entscheidungen oder Handlungen hinausgeschoben werden, so z. B. eine generelle Trägheit oder eine alle Bereiche erfassende Unfähigkeit, Stellung zu nehmen. Der Zauderer selbst weiß, daß verschobene Dinge immer bedrohlicher erscheinen können und daß er sich selbst tatsächlich großes Leid aufbürdet. Hier gelingt uns dann manchmal ein erster Einblick, der über unergiebige Fragen hinausgeht. Wenn der Betreffende nämlich aufgrund seines Zauderns in eine unerfreuliche oder bedrohliche Situation gerät, kann er sich mit unmißverständlicher Freude sagen: Das geschieht dir recht! Dies heißt zwar noch immer nicht, daß er zaudert, weil er dazu getrieben wird, sich selbst zu quälen, aber es deutet doch auf eine gewisse *Schadenfreude* hin, eine rachsüchtige Befriedigung über die selbstauferlegte Qual. Insofern ist es noch kein Beweis für eine aktive Quälerei, sondern vielmehr die schadenfrohe Haltung eines Zuschauers, der aufmerksam beobachtet, wie sich das Opfer dreht und windet.

All dies würde ohne Beweiskraft bleiben, käme nicht eine Vielzahl anderer Beobachtungen dazu, die die Existenz selbstquälerischer Triebe aufzeigen. Bei bestimmten Formen von Geiz gegenüber sich selbst z. B. beobachtet der Patient, daß sein kleinliches Sparen nicht einfach eine »Hemmung« ist, sondern auch eigentümlich befriedigt und manchmal fast an Leidenschaft grenzt. Ferner gibt es gewisse Patienten mit hypochondrischen Neigungen, die nicht nur ihre ehrlichen Ängste haben, sondern sich dazu noch selbst in recht grausamer Weise Angst einzujagen scheinen: Eine leichte Halsentzündung wird zu Tuberkulose, eine Magenverstimmung zu Krebs, ein Muskelschmerz zu Kinderlähmung, Kopfschmerzen zum Gehirntumor, ein Anfall ängstlicher Unruhe zu Irresein. Eine solche Patientin machte das durch, was sie selbst einen »Vergiftungsprozeß« nannte. Beim ersten flüchtigen Anzeichen von Unruhe oder Schlaflosigkeit redete sie sich ein, daß nun wieder eine Periode der Panik für sie beginne. Nacht für Nacht wurde es dann schlimmer, bis dieses Gefühl unerträgliche Ausmaße annahm. Vergleicht man die anfänglichen Ängste mit einem kleinen Schneeball, so rollte sie ihn weiter und weiter, bis er schließlich zu einer Lawine wurde, die sie am Ende begraben mußte. In einem Gedicht, das sie zu jener Zeit schrieb, spricht sie von der »süßen Selbstquälerei, die mein ganzes Entzücken ist«. In all diesen hypochondrischen Fällen läßt sich ein Faktor deutlich herausheben, der die Selbstquälerei in Gang setzt. Diese Neurotiker glauben, sie müßten *absolut* gesund, ausgeglichen und furchtlos sein. Das kleinste gegenteilige Anzeichen bringt sie dazu, sich erbarmungslos gegen sich selbst zu wenden.

Wenn wir die sadistischen Phantasien und Impulse eines Patienten analysieren, erkennen wir ferner, daß diese ihren Ursprung in sadistischen Impulsen haben können, die gegen ihn selbst gerichtet sind. Bestimmte Patienten haben dann und wann zwanghafte Bedürfnisse oder Phantasien, andere zu quälen. Diese scheinen sich meist gegen Kinder oder hilflose Menschen zu richten. In einem Fall betrafen sie das bucklige Dienstmädchen Anne, das in einer Pension arbeitete, in der der Patient wohnte. Der Patient war beunruhigt – teils deshalb, weil die Impulse so intensiv waren, teils aber auch, weil er sich von ihnen verwirrt fühlte. Anne war durchaus freundlich und hatte seine Gefühle nie verletzt. Ehe die sadistischen Phantasien begannen, hatte er abwechselnd Ekel und Mitleid wegen ihrer Verunstaltung empfunden. Er hatte erkannt, daß beide Gefühle ihren Ursprung darin hatten, daß er sich mit dem Mädchen identifizierte. Physisch war er stark und gesund, doch sobald er verzweifelt war und sich wegen seiner psychischen Verwirrungen verachtete, nannte er sich einen Krüppel. Die sadistischen Impulse und Phantasien traten zu dem Zeitpunkt auf, als er zum erstenmal bei Anne eine gewisse übermäßige Dienstbereitschaft bemerkte und den Hang, sich selbst zu degradieren. Wahrscheinlich war Anne schon lange so gewesen. Seine Beobachtung wurde ihm jedoch gerade in dem Augenblick bewußt, als seine eigenen selbstverleugnenden Tendenzen mehr ins Bewußtsein gelangten und das untergründige Rumoren des Selbsthasses für ihn hörbar wurde. Der zwanghafte Drang, Anne zu quälen, wurde demgemäß als aktive Projektion selbstquälerischer Impulse interpretiert, was ihm überdies noch ein aufregendes Gefühl der Macht über einen Schwächeren gab. Der aktive Drang wurde somit zu sadistischen Phantasien, und diese verschwanden, als seine selbstverleugnenden Tendenzen und sein Widerwille dagegen klarer bewußt wurden.

Ich glaube nicht, daß alle sadistischen Impulse oder Handlungen anderen gegenüber ihren Ursprung ausschließlich in Selbsthaß haben. Aber ich halte es für wahrscheinlich, daß die Projektion selbstquälerischer Triebe immer ein wirksamer Begleitfaktor ist. Jedenfalls ist die Verbindung so häufig, daß wir uns veranlaßt fühlen sollten, auf diese Möglichkeit zu achten.

Bei anderen Patienten tritt die Furcht vor Qualen ohne jeden äußeren Anlaß auf. Auch sie erscheint in Zeiten erhöhten Selbsthasses und stellt eine Reaktion der Angst auf eine passive Projektion selbstquälerischer Triebe dar.

Schließlich gibt es noch masochistische und sexuelle Aktivitäten und Phantasien. Ich denke hier an Masturbationsphantasien, die sich von der Entwürdigung bis zur grausamen Qual erstrekken; Masturbationshandlungen, bei denen man sich auch zerkratzt, sich selbst schlägt, sich die Haare ausrauft, in zu engen Schuhen geht oder schmerzhaft verdrehte Stellungen einnimmt; Sexualakte, bei denen der Betreffende beschimpft, geschlagen, gefesselt oder dazu gezwungen werden muß, niedrige oder widerwärtige Aufgaben zu erfüllen, bevor er sexuelle Befriedigung erlangen kann. Die Struktur dieser Praktiken ist ziemlich kompliziert. Meiner Meinung nach müssen mindestens zwei verschiedene Arten unterschieden werden. Bei der einen erlebt der Betreffende durch die Selbstquälerei einen rachsüchtigen Genuß; bei der anderen identifiziert er sich mit dem entwürdigten Selbst und kann aus Gründen, die wir später erörtern werden, nur auf diese Weise sexuelle Befriedigung erlangen. Es besteht jedoch Grund zu der Annahme, daß diese Unterscheidung nur für das bewußte Erleben gilt – daß der Betreffende in Wirklichkeit immer zugleich der Folterknecht und der Gefolterte ist, daß ihm sowohl aus dem Entwürdigtwerden als aus dem Entwürdigen Befriedigung erwächst.

Eine der stillschweigenden Folgerungen für die analytische Therapie ist, in allen Fällen echter Selbstquälerei nach einer geheimen *Absicht* der Selbsttortur zu suchen. Eine weitere Folgerung ist, die Möglichkeit einer Projektion selbstquälerischer Neigungen stets wachsam im Auge zu behalten. Wenn immer eine Absicht zur Selbstquälerei verhältnismäßig klar scheint, müssen wir die intrapsychische Situation sorgfältig untersuchen und uns fragen, ob (und aus welchen Gründen) sich der Selbsthaß zu jenem Zeitpunkt verstärkt hat.

Selbsthaß kulminiert schließlich in reinen und direkten *selbstzerstörerischen Impulsen und Handlungen.* Diese können akut oder chronisch sein, sichtbar heftig oder heimtückisch und allmählich zermürbend, bewußt oder unbewußt, tatsächlich oder nur in der Phantasie ausgeübt. Sie können kleinere oder größere Dinge betreffen. Ihr Endziel ist die physische, psychische und geistige Selbstzerstörung. Wenn man all diese Möglichkeiten in Betracht zieht, ist der Selbstmord kein isoliertes Rätsel mehr. Es gibt viele Methoden, mit denen wir etwas abtöten können, was für unser Leben entscheidend ist – der Selbstmord ist nur der extremste und endgültige Ausdruck von Selbstzerstörung.

Selbstzerstörerische Triebe, die sich gegen den Körper richten, sind der Beobachtung am leichtesten zugänglich. Wirkliche physische Gewalttätigkeit gegen sich selbst ist mehr oder weniger auf Psychosen beschränkt. In Neurosen finden wir geringfügigere selbstzerstörerische Aktivitäten, die meistens als »schlechte Angewohnheiten« hingenommen werden, z. B. Nägelkauen, Kratzen, Aufkratzen von Ausschlägen, Ausraufen von Haaren. Aber auch hier gibt es plötzliche Impulse nackter Gewalt, die beim Neurotiker – im Gegensatz zum Psychotiker – jedoch in der Phantasie verbleiben. Sie scheinen nur bei denjenigen aufzutreten, die in einem solchen Ausmaß in der Phantasie leben, daß sie die Realität verachten, natürlich auch ihre eigene Realität. Derartige Impulse tauchen oft nach plötzlichen Einsichten auf, und der ganze Prozeß läuft dann mit so blitzartiger Geschwindigkeit ab, daß die Aufeinanderfolge nur in der analytischen Situation erfaßt werden kann. Einer plötzlichen tiefen Einsicht in eine Unvollkommenheit, die schnell auftaucht und sofort wieder verschwindet, folgt genauso abrupt ein heftiger Impuls, sich die Augen auszureißen, sich die Kehle durchzuschneiden oder sich ein Messer in den Leib zu stoßen und sich die Eingeweide zu zerfetzen. Menschen dieses Typs können zeitweise auch selbstmörderische Impulse haben, wie z. B. von einem Balkon oder in einen Abgrund zu springen, Impulse, die unter ähnlichen Bedingungen entstehen und aus heiterem Himmel zu kommen scheinen. Sie können so schnell vergehen, daß kaum eine Chance besteht, sie auszuführen. Andererseits kann der Drang, sich aus der Höhe in die Tiefe zu stürzen, plötzlich so stark sein, daß sich der Betreffende festhalten muß, um nicht nachzugeben und es wirklich zu tun. Möglicherweise führt dieser Drang aber auch zu einem tatsächlichen Selbstmordversuch. Dennoch haben diese Menschen keine realistische Vorstellung von der Endgültigkeit des Todes. Sie haben eher das Gefühl, als müßten sie aus dem zwanzigsten Stockwerk springen, um dann unten aufzustehen und heimzugehen. Häufig hängt es nur von Zufallsfaktoren ab, ob solche Versuche gelingen oder nicht. Wenn ich mir hier eine Ungereimtheit erlauben darf: Niemand wäre erstaunter über seinen Tod als der Betreffende selbst.

Die Selbstentfremdung im vorgerückten Stadium muß bei ernsteren Suizidversuchen immer im Auge behalten werden. Im allgemeinen ist jedoch eine unrealistische Haltung gegenüber dem Tod für selbstmörderische Impulse oder gescheiterte Versuche charakteristischer als für jene Selbstmorde, die systematisch geplant und ernsthaft angegangen werden. Selbstverständlich liegen stets viele Gründe vor, die zu einem solchen Schritt führen; selbstzerstörerische Tendenzen sind lediglich das Element, das am regelmäßigsten dabei vorkommt.

Selbstzerstörerische Impulse können als solche unbewußt bleiben und dennoch verwirklicht werden, sei es durch leichtsinniges Fahren, Schwimmen, Klettern oder die Mißachtung körperlicher Unfähigkeit. Wir haben gesehen, daß solche Handlungen für den Neurotiker selbst nicht leichtsinnig erscheinen, da er Anspruch darauf erhebt, unverletzbar zu sein (»Mir kann nichts geschehen«). In vielen Fällen ist dies auch der Hauptfaktor. Wir sollten uns jedoch bewußt sein, daß die Möglichkeit zusätzlicher zerstörerischer Triebe immer gegeben ist, besonders dann, wenn die Mißachtung wirklicher Gefahren drastische Ausmaße annimmt.

Schließlich gibt es noch jene Menschen, die unbewußt, aber systematisch ihre Gesundheit durch Alkoholgenuß oder gewohnheitsmäßigen Gebrauch von Drogen ruinieren. Natürlich sind auch hier andere Faktoren am Werk, wie z. B. das dauernde Bedürfnis nach einem Betäubungsmittel. In Stefan Zweigs Porträt von Balzac können wir die Tragödie eines Genies sehen, das, getrieben von leidenschaftlichem Verlangen nach ruhmvollem Glanz, seine Gesundheit durch ein Übermaß an Arbeit, mangelnden Schlaf und Mißbrauch von Kaffee ruinierte. Gewiß hat Balzacs Bedürfnis nach solchem Glanz ihn in Schulden gestürzt, so daß seine Überarbeitung zum Teil eine Folge seines falschen Lebensstils war. Aber ebenso gewiß ist die Frage gerechtfertigt – hier wie in ähnlichen Fällen –, ob nicht auch selbstzerstörerische Triebe am Werk waren, die letztlich zu einem verfrühten Tod führten.

In anderen Fällen werden Körperschäden sozusagen versehentlich herbeigeführt. Wir alle wissen, daß wir uns leichter schneiden, einen Fehltritt machen und fallen oder uns die Finger klemmen, wenn wir in »schlechter Stimmung« sind. Es kann uns aber auch zum Verhängnis werden, wenn wir z. B. beim Überqueren der Straße nicht auf den Verkehr achten oder, wenn wir selbst fahren, die Verkehrsregeln außer acht lassen.

Schließlich bleibt die immer noch offene Frage, wieweit selbstzerstörerische Triebe insgeheim auch bei organischen Krankheiten mitwirken. Wenngleich man heutzutage mehr über psychosomatische Beziehungen weiß, würde es dennoch schwierig sein, die spezifische Rolle der selbstzerstörerischen Tendenzen hinreichend genau festzulegen. Natürlich weiß jeder gute Arzt, daß bei schweren Krankheiten der »Wunsch« des Patienten, zu genesen und am Leben zu bleiben oder aber zu sterben, entscheidend ist. Aber auch hier kann die Verfügbarkeit psychischer Energien in der einen oder anderen Richtung von vielen Faktoren bestimmt werden. Hinsichtlich der Einheit von Körper und Seele können wir zur Zeit lediglich sagen, daß die Möglichkeit eines geheimen Wirkens selbstzerstörerischer Triebe nicht nur in Phasen der Genesung, sondern auch beim Entstehen oder bei der Verschlimmerung einer Krankheit ernsthaft bedacht werden muß.

Selbstzerstörung, die gegen andere Lebenswerte gerichtet ist, kann als unzeitgemäßer Unfall erscheinen. Nehmen wir das Beispiel von Eilert Lovborg in Ibsens *Hedda Gabler.* Ibsen zeigt uns, wie sich in Lovborg, der sein kostbares Manuskript verliert, selbstzerstörerische Reaktionen und Aktionen ständig steigern. Zunächst geht Lovborg, der seiner Freundin, Frau Elvstedt, ohne stichhaltigen Grund mißtraut, auf eine Zechtour und versucht so, diese Beziehung zu ruinieren. Während er betrunken ist, verliert er das Manuskript und erschießt sich, noch dazu im Haus einer Prostituierten. In verkleinertem Maßstab geht es dabei um jene Menschen, die bei einer Prüfung Dinge vergessen oder zu einem wichtigen Interview zu spät oder betrunken kommen.

Das Zerstören psychischer Werte fällt uns meist durch die Wiederholung auf. Ein Mensch gibt z. B. eine Tätigkeit gerade in dem Augenblick auf, in dem sich ein gewisser Erfolg abzuzeichnen scheint. Wir können ihm seine Behauptung zwar glauben, daß dies nicht etwas gewesen sei, das er »wirklich« wollte, aber wenn sich ein solcher Prozeß drei-, vier- oder fünfmal wiederholt, beginnen wir, nach tieferen Ursachen zu suchen. Selbstzerstörung spielt unter ihnen oft eine dominierende Rolle, wenngleich sie verborgener ist als andere Faktoren. Ohne sich dessen auch nur im geringsten bewußt zu sein, muß sich der Betreffende einfach jede Chance verderben. Dies trifft auch dann zu, wenn er eine Stellung nach der anderen verliert bzw. aufgibt oder wenn eine menschliche Beziehung nach der anderen zerbricht. In den beiden letztgenannten Fällen hat er häufig den Eindruck, als wäre er immer das Opfer von Ungerechtigkeit und krassem Undank seitens der anderen. In Wirklichkeit fordert er durch sein andauerndes Getue um und wegen der Beziehung gerade das Ende heraus, das er so gefürchtet hat. Kurz gesagt: Er bringt seinen Arbeitgeber oder seine Freundin oft so weit, daß diese ihn einfach nicht mehr ertragen können.

Solche sich ständig wiederholenden Geschehnisse können wir verstehen, wenn wir den Neurotiker in der analytischen Beziehung beobachten. Solange es um Äußerlichkeiten geht, kann er durchaus mitarbeiten; oft versucht er sogar, dem Analytiker alle möglichen Gefälligkeiten zu erweisen (die dieser gar nicht will). In allen wesentlichen Punkten dagegen ist er aufgrund seines widerwärtigen Benehmens so herausfordernd, daß selbst der Analytiker ein reges Verständnis für jene Menschen bekommt, die sich zuvor gegen den Patienten gewandt haben. Mit anderen Worten: Der Patient hat buchstäblich versucht und versucht es auch weiterhin, andere Menschen zu Henkersknechten seiner selbstzerstörerischen Absichten zu machen. In welchem Ausmaß wirken aktive selbstzerstörerische Tendenzen bei der allmählichen Zerstörung der Tiefe und Integrität einer Persönlichkeit mit? Bis zu einem gewissen Grad wird die Integrität eines Menschen in grober oder subtiler Form als *Folge* der neurotischen

Entwicklung beeinträchtigt. Die Selbstentfremdung, die unvermeidbaren unbewußten Vorspiegelungen, die ebenso unvermeidbaren unbewußten Kompromisse, die sich aus den ungelösten Konflikten ergeben, die Selbstverachtung – all diese Faktoren führen zu einer Schwächung der moralischen Struktur, die in ihrem Kern eine verminderte Fähigkeit aufweist, sich selbst gegenüber ehrlich zu sein[9]. Es fragt sich jedoch, ob nicht ein Mensch außerdem noch still, aber aktiv an seiner eigenen moralischen Entartung mitarbeiten kann. Bestimmte Beobachtungen zwingen uns, diese Frage zu bejahen.

Wir können akute oder chronische Zustände beobachten, die sich am besten als eine Beeinträchtigung der persönlichen Moral beschreiben lassen. Ein Mensch vernachlässigt sein Äußeres, er erlaubt sich, unordentlich, schlampig und fett zu werden; er trinkt zuviel und schläft zuwenig; er kümmert sich nicht um seine Gesundheit, geht z. B. nicht zum Zahnarzt. Er ißt zuviel oder zuwenig, geht nicht spazieren, vernachlässigt seine Arbeit oder seine sonstigen Interessen und wird faul. Er kann wahllos im Geschlechtsleben werden oder zumindest die Gesellschaft oberflächlicher oder verderbter Menschen bevorzugen. Er kann in Geldsachen unzuverlässig werden, seine Frau und seine Kinder schlagen und zu lügen oder zu stehlen anfangen. Dieser Prozeß läßt sich am deutlichsten bei Alkoholikern im fortgeschrittenen Stadium beobachten, wenngleich er ebensogut auf höchst verborgene und subtile Art vor sich gehen kann. In klar erkennbaren Fällen kann auch der ungeübte Beobachter sehen, daß diese Menschen »sich selbst zerrütten«. In der Analyse erkennen wir jedoch, daß diese Beschreibung nicht adäquat ist. Solche Zustände treten dann auf, wenn Menschen von einer derartigen Flut von Selbstverachtung und Hoffnungslosigkeit übermannt werden, daß ihre konstruktiven Kräfte nicht mehr dem Druck der selbstzerstörerischen Triebe entgegenwirken können. Dann haben die letztgenannten Kräfte freies Spiel und äußern sich in einer meist unbewußten Entschlossenheit, aktiv zu demoralisieren. In nach außen projizierter Form wird der aktive, geplante Entschluß zur Demoralisierung in ORWELLS Roman *1984* beschrieben. Jeder erfahrene Analytiker wird in dieser Darstellung ein wahrheitsgetreues Abbild dessen erkennen, was sich ein

[9] S. KAREN HORNEY: *Unsere inneren Konflikte*, a.a.O., 10. Kapitel, »Die Verarmung der Persönlichkeit«.

Neurotiker selbst antun kann. Auch Träume weisen darauf hin, daß er sich unter Umständen in die Gosse wirft.

Die Reaktion des Neurotikers auf diesen inneren Prozeß ist unterschiedlich. Sie kann Vergnügen sein, Selbstmitleid oder Furcht. All diese Reaktionen haben aber im Bewußtsein des Betreffenden meist keinen Zusammenhang mit dem selbstdemoralisierenden Prozeß.

Die Reaktion in Form von Selbstmitleid war bei einer Patientin besonders stark, nachdem sie folgenden Traum gehabt hatte. Zuvor muß noch erwähnt werden, daß diese Patientin früher ihr Leben weitgehend damit vertan hatte, daß sie sich einfach willenlos treiben ließ. Sie hatte ihren Idealen den Rücken gekehrt und war zynisch geworden. Obwohl sie zur Zeit des Traumes intensiv an sich arbeitete, war sie noch nicht imstande, sich ernst zu nehmen und etwas Konstruktives mit ihrem Leben anzufangen. Sie träumte, daß eine Frau, die als Sinnbild für alles stand, was gut und liebenswert war, und gerade in einen religiösen Orden eintreten wollte, wegen eines Vergehens gegen diesen Orden angeklagt wurde. Sie wurde verurteilt und in einem Umzug der öffentlichen Schande preisgegeben. Obwohl die Träumerin von der Unschuld der Verurteilten überzeugt war, nahm auch sie am Umzug teil. Andererseits versuchte sie, zugunsten der Betreffenden mit einem Priester zu sprechen. Der Priester zeigte zwar Mitgefühl, konnte aber nichts für die Angeklagte tun. Später war dann die Angeklagte auf einem Bauernhof, nicht nur völlig verarmt, sondern schwermütig und halbidiotisch. Noch im Traum fühlte die Patientin ein herzzerreißendes Mitleid mit dem Opfer, und nach dem Erwachen weinte sie stundenlang. Wenn wir von den Einzelheiten einmal absehen, sagt die Träumerin hier zu sich selbst: In mir gibt es etwas, das gut und liebenswert ist. Durch meine Selbstverdammung und Selbstzerstörung kann ich tatsächlich meine Persönlichkeit ruinieren. Meine Maßnahmen gegen solche Triebe sind wirkungslos. Obwohl ich mich retten will, vermeide ich doch einen echten Kampf und kollaboriere in irgendeiner Form mit meinen destruktiven Trieben.

In Träumen sind wir der eigenen Realität näher. Besonders dieser Traum schien aus großen Tiefen zu kommen und einen tiefen unmittelbaren Einblick in die Gefahren der spezifischen Selbstzerstörungsformen der Träumerin zu geben. Die Reaktion in Form von Selbstmitleid war in diesem Fall, wie in vielen anderen Fällen, zu jener Zeit noch nicht konstruktiv; denn die Träumerin konnte dadurch nicht bewegt werden, irgend etwas für sich selbst zu tun. Erst wenn die Hoffnungslosigkeit und die Intensität der Selbstverachtung abklingt, kann unkonstruktives Selbstmitleid zu konstruktivem Mitgefühl mit sich selbst werden. Und dies ist tatsächlich ein entscheidender Fortschritt für jeden, der sich in den Klauen des Selbsthasses befindet. Er geht Hand in Hand mit einem aufkeimenden Gefühl für das wahre Selbst und einem beginnenden Wunsch nach innerer Befreiung.

Die Reaktion auf den Schädigungsprozeß kann auch in blankem Schrecken bestehen. Wenn wir die große Gefahr selbstzerstörerischer Aktivitäten in Betracht ziehen, ist diese Reaktion durchaus angemessen, solange man sich als hilflose Beute jener erbarmungslosen Mächte fühlt. In Träumen und Assoziationen können diese Mächte in vielerlei treffenden Symbolen erscheinen: als wahnsinniger Mörder, als Dracula, als Ungeheuer, als weißer Wal oder als Geister. Dieser Schrecken ist der Kern vieler Ängste, die sonst unerklärlich wären, wie z. B. der Angst vor Gespenstern, vor allem Mysteriösen, vor jedem Zersetzungsprozeß innerhalb des Körpers, wie er beispielsweise durch Gift, Würmer oder Krebs ausgelöst wird. Er ist ein Teil der Angst vieler Patienten vor allem, was unbewußt und deshalb unheimlich ist. Er kann die Ursache einer scheinbar unbegründeten Panik sein. Es wäre für jeden Menschen unmöglich, mit einer solchen Angst zu leben, wenn sie dauernd wirksam wäre. Der Mensch muß Mittel und Wege finden – und er findet sie auch –, um diese Angst zum Schweigen zu bringen. Einige don sind bereits erwähnt worden, andere sollen in den folgenden Kapiteln erörtert werden.

Wenn wir den Selbsthaß und seine verheerende Macht genau betrachten, können wir in ihm nur eine große Tragödie sehen, vielleicht die größte Tragödie des Menschen überhaupt. Der Mensch, der nach dem Unendlichen und Absoluten greift, beginnt damit gleichzeitig, sich selbst zu zerstören. Wenn er einen Pakt mit dem Teufel schließt, der ihm Ruhm und Ehre verspricht, muß er in die Hölle gehen – in die Hölle, die in ihm selbst ist.

## 6. Kapitel

# Selbstentfremdung

Dieses Buch begann mit einer nachdrücklichen Betonung der Wichtigkeit des wahren Selbst. Das wahre Selbst, so sagten wir, ist der lebendige, einzigartige, persönliche Kern des Menschen, der einzige Teil, der sich entfalten kann und will. Wir haben gesehen, daß unglückliche Umstände sein ungehindertes Wachstum schon von Anfang an vereiteln können. Dann richteten wir unser Augenmerk auf jene Kräfte im Menschen, die sich seiner Energien gewaltsam bemächtigen und zur Bildung eines Systems des Stolzes führen, das autonom wird und eine tyrannische und zerstörerische Macht ausübt.

Diese Verschiebung des Interesses vom wahren Selbst zum idealisierten Selbst und dessen Entfaltung ist, wie wir sie im Buch vollzogen haben, ein genaues Abbild der Interessenverschiebung des Neurotikers von dem einen zum anderen. Im Gegensatz zum Neurotiker haben wir jedoch noch einen klaren Blick für die Wichtigkeit des wahren Selbst. Wir wollen es deshalb in den Brennpunkt unserer Aufmerksamkeit zurückholen und systematisch die Gründe erwägen, die zu seiner Preisgabe führen, sowie den Verlust, den dies für die Persönlichkeit bedeutet.

Im Pakt mit dem Teufel würde die Preisgabe des Selbst dem Verkauf der eigenen Seele entsprechen. In der Psychiatrie verwenden wir dafür den Begriff »Selbstentfremdung«. Dieser Begriff wird hauptsächlich auf jene extremen Zustände angewandt, bei denen Menschen das Gefühl für ihre Identität verlieren, wie z. B. bei Amnesien, Entpersönlichung usw. Solche Zustände haben stets die allgemeine Neugier geweckt. Es ist seltsam, ja geradezu bestürzend, daß ein Mensch, der nicht schläft und kein organisches Gehirnleiden hat, nicht weiß, wer er ist, wo er ist, was er tut oder was er getan hat.

Diese Zustände sind allerdings weniger bestürzend, wenn wir sie nicht als isolierte Geschehnisse betrachten, sondern ihren Zusammenhang mit weniger auffälligen Formen der Selbstentfremdung sehen. Bei diesen Formen kommt es zwar nicht zu einem offenkundigen Verlust der Identität und Orientierung, aber die generelle Fähigkeit bewußten Erlebens ist beeinträchtigt. Es gibt

z. B. viele Neurotiker, die so leben, als befänden sie sich im Nebel: nichts ist ihnen klar; nicht nur ihre eigenen Gedanken und Gefühle, sondern auch andere Menschen und die Folgen, die sich aus einer Situation ergeben, sind verschwommen. Ebenfalls verwandt mit den genannten Zuständen sind, wenn auch in noch weniger drastischen Formen, Erscheinungen, bei denen sich die Verdunkelung auf intrapsychische Prozesse beschränkt. Ich denke hier an Menschen, die ziemlich scharfe Beobachter anderer sind, eine Situation oder einen Gedankengang klar erfassen können, bei denen jedoch Erlebnisse jeglicher Art (in bezug auf andere Menschen, auf die Natur usw.) nicht in die Gefühlswelt eindringen und deren Gefühlserlebnisse nicht zur Bewußtheit gelangen. Diese Geisteszustände sind ihrerseits durchaus mit solchen bei anscheinend gesunden Menschen verwandt, die an gelegentlichen Bewußtseinslücken oder gewissen »blinden Flecken« leiden, die ganz bestimmte Gebiete innerer oder äußerer Erlebnisse betreffen.

All diese Formen der Selbstentfremdung können ebensogut das »materielle Selbst«[1] betreffen – den Körper und persönliches Eigentum. Ein Neurotiker fühlt möglicherweise nur wenig von seinem oder für seinen Körper. Sogar seine körperlichen Sinnesempfindungen können betäubt sein. Wenn man ihn z. B. fragt, ob er kalte Füße habe, muß er sich das Kältegefühl unter Umständen mit Hilfe eines Denkprozesses bewußt machen. Wenn er sich unerwartet in einem Ganzspiegel erblickt, kann es durchaus sein, daß er sich selbst nicht erkennt. Vielleicht hat er auch nicht das Gefühl, sein Heim sei sein Heim; es ist für ihn so unpersönlich wie ein Hotelzimmer. Andere wieder haben kein Gefühl dafür, daß das Geld, das sie besitzen, ihr Geld ist, obwohl sie es möglicherweise mit harter Arbeit verdient haben.

Dies sind nur einige wenige Variationen dessen, was wir, streng genommen, als Entfremdung vom wirklichen Selbst bezeichnen. Alles, was ein Mensch wirklich ist oder hat, einschließlich der Beziehungen seines gegenwärtigen Lebens zu seiner Vergangenheit, des Gefühls für die Kontinuität seines Lebens, kann ausgelöscht oder verdunkelt werden. Etwas von diesem Prozeß ist in jeder Neurose enthalten. Manchmal sind sich Patienten auch einer derartigen Störung bewußt, wie z. B. jener

[1] Hier, wie bei vielen anderen meiner Kommentare, folge ich in etwa William James: *Psychologie*, Quelle & Meyer, Leipzig 1909. Die Zitate in diesem Zusammenhang sind dem Kapitel über die Bewußtheit des Selbst entnommen.

Patient, der sich als einen Laternenpfahl mit einem aufgesetzten Gehirn bezeichnete. In den meisten Fällen trifft das allerdings nicht zu, obwohl die Störung recht ausgedehnt sein kann; hier dürfte wohl nur die Analyse zu einer allmählichen Enthüllung führen.

Im Kern dieser Entfremdung vom wirklichen Selbst steht ein Phänomen, das weniger greifbar, obwohl entscheidender ist. Es ist die Distanz des Neurotikers zu seinen eigenen Gefühlen, Wünschen, Überzeugungen und Energien. Es ist der Verlust des Gefühls, eine aktiv bestimmende Kraft im eigenen Leben zu sein. Es ist der Verlust des Gefühls, selbst ein organisches Ganzes zu sein. Dies alles weist seinerseits auf eine Entfremdung von jenem lebendigsten Zentrum unserer selbst hin, das ich das *wahre Selbst* nannte. Um die Bestimmung dieses wahren Selbst noch genauer in der Terminologie von William James darzulegen: Das wahre Selbst sorgt für das »pulsende innere Leben«; es bewirkt die Spontaneität aller Gefühle, sei es Freude, Sehnsucht, Liebe, Ärger, Furcht oder Verzweiflung. Es ist außerdem die Quelle spontaner Interessen und Energien, »die Quelle von Bemühung und Aufmerksamkeit, aus der der Machtspruch des Willens fließt«, die Fähigkeit, zu wünschen und zu wollen; es ist jener Teil in uns, der sich ausdehnen, wachsen und sich selbst erfüllen will. Von ihm geht die »Reaktion der Spontaneität« unserer Gefühle oder Gedanken aus, »begrüßend oder opponierend, annehmend oder ablehnend, mit- oder entgegenstrebend, bejahend oder verneinend«. All dies zeigt, daß unser wahres Selbst, wenn es stark und aktiv ist, uns befähigt, Entscheidungen zu treffen und Verantwortung für diese zu übernehmen. Es führt deshalb zu echter Integration und einem gesunden Sinn für Ganzheit und Einheit. Körper und Geist, Tat und Gedanken oder Gefühl stimmen nicht nur harmonisch überein, sie funktionieren auch ohne ernste innere Konflikte. Hier gibt es wenig oder gar keinen begleitenden Druck, im Gegensatz zu jenen künstlichen Mitteln, uns selbst zusammenzuhalten, die in dem Maß an Bedeutung gewinnen, in dem das wahre Selbst geschwächt wird.

Die Geschichte der Philosophie zeigt, daß wir uns mit den Problemen des Selbst von mehreren Ansatzpunkten aus befassen können. Es scheint jedoch, als hätte es jeder, der sich mit diesem Thema beschäftigt hat, schwierig gefunden, über die Beschreibung seiner speziellen Erfahrungen und Interessen hinauszugehen. Aus der Sicht theoretischer Zweckmäßigkeit würde ich das wirkliche oder empirische Selbst[2] vom idealisierten Selbst einerseits und vom wahren Selbst andererseits unterscheiden. Das wirkliche Selbst ist ein umfassender Begriff für alles, was ein Mensch zu einer gegebenen Zeit ist: Körper und Seele, gesund und neurotisch. Daran denken wir, wenn wir sagen, daß wir uns kennenlernen wollen, d. h. wissen wollen, wie wir sind. Das idealisierte Selbst ist das, was wir in unserer irrationalen Phantasie sind oder gemäß den Geboten des neurotischen Stolzes sein sollten. Das wahre Selbst, das ich mehrfach definiert habe, ist die »ursprüngliche« Kraft, die uns zur persönlichen Entwicklung und Erfüllung drängt und mit der wir wieder eine volle Identifikation erlangen können, wenn wir von den lähmenden Fesseln der Neurose befreit sind. Das also meinen wir, wenn wir sagen, wir wollten uns selbst finden. In diesem Sinn ist es auch (für alle Neurotiker) das *mögliche* Selbst im Gegensatz zum idealisierten Selbst, das *unmöglich* erreicht werden kann. Von diesem Standpunkt aus betrachtet, scheint es das spekulativste von allen zu sein. Wer könnte schon, wenn er einen neurotischen Patienten sieht, die Spreu vom Weizen trennen und sagen: »Dies ist sein mögliches Selbst.« Aber wenn auch das wahre oder mögliche Selbst eines Neurotikers in gewisser Hinsicht eine Abstraktion ist, es wird dennoch *gefühlt*, und wir können sagen, daß jeder noch so flüchtige Blick, den wir von ihm erhaschen, realer, zuverlässiger und bestimmter anmutet als alles andere. Wir können diese Eigenart bei uns selbst oder bei unseren Patienten beobachten, wenn nach einer blitzartigen Einsicht plötzlich eine Befreiung aus dem Griff irgendeines zwanghaften Bedürfnisses eintritt.

Obwohl man nicht immer deutlich zwischen der Entfremdung vom wirklichen Selbst und der vom wahren Selbst unterscheiden kann, soll die Entfremdung vom wahren Selbst in den nun folgenden Darlegungen Mittelpunkt unseres Interesses sein. Der Verlust des Selbst, sagt Kierkegaard, ist die »Krankheit zum Tode«[3]; es ist Verzweiflung – Verzweiflung darüber, daß man sich nicht bewußt ist, ein Selbst zu haben, oder Verzweiflung darüber, daß man nicht willens ist, man selbst zu sein. Aber es ist eine Verzweiflung – immer noch im Sinne Kierkegaards –,

[2] Der Begriff *empirical self* (empirisches Selbst) wird von WILLIAM JAMES verwandt.

[3] SÖREN KIERKEGAARD: *Die Krankheit zum Tode*, a.a.O.

die nicht lärmt oder schreit. Die Menschen leben weiter, als stän- den sie immer noch in unmittelbarem Kontakt mit diesem leben- digen Mittelpunkt ihrer selbst. Jeder andere Verlust – der Verlust einer Stellung z. B. oder eines Beines – erregt viel mehr Besorg- nis. Diese Behauptung Kierkegaards deckt sich mit klinischen Beobachtungen. Abgesehen von den ausgesprochen pathologi- schen Zuständen, von denen bereits die Rede war, fällt dieser Verlust nicht direkt und stark ins Auge. Patienten, die zur Kon- sultation kommen, klagen über Kopfschmerzen, sexuelle Stö- rungen, Arbeitshemmungen oder andere Symptome, in der Re- gel aber nicht darüber, daß sie den Kontakt mit dem Kern ihrer psychischen Existenz verloren haben.

Versuchen wir nunmehr, ohne ins Detail zu gehen, uns ein umfassendes Bild von jenen Kräften zu machen, die für die Selbstentfremdung verantwortlich sind. Zum Teil ist diese Selbstentfremdung die Folge der gesamten neurotischen Ent- wicklung, im besonderen *all dessen, was in der Neurose zwang- haft ist*; eine Folge all dessen, was bedeutet: »Ich werde ge- trieben, statt selbst der Treibende zu sein.« In diesem Zu- sammenhang kommt es nicht darauf an, welches die jeweiligen zwanghaften Faktoren sind – ob sie in bezug auf andere wirken (Nachgiebigkeit, Rachsucht, Absonderung etc.) oder in bezug auf das Selbst (wie z. B. bei der Selbstidealisierung). Gerade der zwanghafte Charakter dieser Triebe beraubt den Betreffenden unvermeidlich seiner vollen Willensfreiheit und Spontaneität. Sobald beispielsweise sein Bedürfnis, von allen geliebt zu wer- den, zwanghaft wird, vermindert sich sowohl die Echtheit seiner Gefühle als auch sein Unterscheidungsvermögen. Sobald er dazu getrieben wird, eine Arbeit um des Ruhms und der Ehre willen zu tun, läßt sein spontanes Interesse an der Arbeit als solcher nach. Einander widerstrebende zwanghafte Triebe beeinträchti- gen überdies seine Integration, seine Fähigkeit, Entscheidungen zu treffen und Anweisungen zu geben. Und schließlich berauben auch die neurotischen Pseudolösungen[4], obwohl sie Versuche zur Integration darstellen, ihn seiner Willensfreiheit, weil sie zu einer zwanghaften Lebensweise werden.

Hinzu kommt, daß die Entfremdung durch ebenfalls zwang- hafte Prozesse gefördert wird, die man als *aktive Schritte fort*

[4] Vgl. KAREN HORNEY: *Unsere inneren Konflikte*, a.a.O. sowie die folgenden Kapitel dieses Buches.

*vom wahren Selbst* bezeichnen könnte. Das gesamte Streben nach Ruhm und Ehre ist ein solcher Schritt, besonders durch die Entschlossenheit des Neurotikers, sich in eine Form zu pressen, die ihm nicht entspricht. Er fühlt, was er fühlen *sollte*, wünscht, was er wünschen *sollte*, liebt, was er lieben *sollte*. Mit anderen Worten: Die Tyrannei der Solls treibt ihn wie eine Furie dazu, etwas anderes zu sein, als er ist oder sein könnte. Und in seiner Phantasie *ist* es anders, so anders, daß sein wahres Selbst noch mehr entschwindet und verblaßt. Neurotische Ansprüche im Sinne des Selbst bedeuten, das Reservoir spontaner Kräfte aufzugeben. Anstatt sich z. B. selbst um mitmenschliche Beziehungen zu bemühen, besteht der Neurotiker darauf, daß die anderen sich ihm anpassen sollten. Statt sich selbst ganz für seine Arbeit einzusetzen, glaubt er ein Recht darauf zu haben, daß andere sie für ihn tun. Anstatt seine eigenen Entscheidungen zu treffen, besteht er darauf, daß andere für ihn verantwortlich sein sollten. Infolgedessen liegen seine konstruktiven Kräfte brach, und er *ist* tatsächlich immer weniger ein bestimmender Faktor seines eigenen Lebens.

Neurotischer Stolz führt ihn noch einen Schritt weiter von sich selbst fort. Da er sich jetzt dessen zu schämen beginnt, was er tatsächlich ist – seiner Gefühle, seiner Möglichkeiten und Aktivitäten –, entzieht er sich selbst seinem Interesse. Der gesamte Prozeß der Projektion nach außen ist ein weiterer aktiver Schritt fort vom eigenen Selbst, dem wirklichen und dem wahren. Es ist übrigens erstaunlich, wie genau dieser Prozeß mit Kierkegaards »Verzweiflung, nicht man selbst sein zu wollen«, übereinstimmt.

Schließlich gibt es noch die *aktiven Maßnahmen gegen das wahre Selbst*, wie sie in den verschiedenen Ausdrucksformen von Selbsthaß zutage treten. Wenn sich das wahre Selbst sozusagen im Exil befindet, wird man zu einem verurteilten Sträfling, verachtet und vom Untergang bedroht. Die Vorstellung, man selbst zu sein, erregt geradezu Ekel und Furcht. Eine solche Furcht erscheint manchmal völlig unmaskiert, wie es bei einer Patientin der Fall war, wenn sie dachte: Das bin ich. Dieses Erleben stellte sich zu einer Zeit ein, als die genaue Unterscheidung, die sie zwischen »ich« und »meine Neurose« zu machen pflegte, zu zerbröckeln begann. Als Schutzmaßnahme gegen diese Angst »läßt sich der Neurotiker verschwinden«. Er hat ein unbewußtes Interesse daran, keine klare Vorstellung von sich selbst zu haben, sich sozusagen taub, stumm und blind zu machen. Nicht nur, daß er die Wahrheit über sich selbst verwischt, er hat auch ein unabdingbares Interesse daran, es zu tun; denn dieser Prozeß stumpft seine Empfindsamkeit gegenüber dem ab, was wahr und was falsch ist, sowohl innerhalb als auch außerhalb seiner selbst. Er hat ein Interesse daran, seine Nebelhaftigkeit zu wahren, obwohl er vielleicht bewußt darunter leidet. Ein Patient benutzte z. B. in seinen Assoziationen oft die Ungeheuer aus der Beowulfsage, die nachts aus dem See steigen, um seinen Selbsthaß zu symbolisieren. Und einmal sagte er: »Wenn Nebel ist, können die Ungeheuer mich nicht sehen.«

Das Ergebnis all dieser Maßnahmen ist eine Entfremdung vom eigenen Selbst. Wenn wir den Begriff »Selbstentfremdung« benutzen, müssen wir uns darüber klar sein, daß er nur einen Aspekt des Phänomens beleuchtet. Was er genau ausdrückt, ist das subjektive Gefühl des Neurotikers, von sich selbst entfernt zu sein. In der Analyse erkennt der Patient vielleicht, daß all die klugen Dinge, die er über sich selbst gesagt hat, in Wirklichkeit keinerlei Zusammenhang mit ihm und seinem Leben hatten, daß sie einen Menschen betrafen, mit dem er wenig oder gar nichts zu tun hat, und daß die diesen Menschen betreffenden Entdeckungen zwar interessant, aber nicht auf sein Leben anwendbar waren.

Gerade diese analytische Erfahrung führt uns unmittelbar zum Kern des Problems. Wir müssen schließlich im Auge behalten, daß der Patient nicht über das Wetter oder über das Fernsehen spricht, sondern über seine intimsten persönlichen Lebenserfahrungen. Doch diese haben ihre persönliche Bedeutung verloren. Und wie er über sich selbst sprechen kann, ohne »einbezogen« zu sein, kann er auch arbeiten, mit Freunden zusammensein, spazierengehen oder mit einer Frau schlafen, ohne selbst einbezogen zu sein. Seine *Beziehung zu sich selbst ist unpersönlich geworden,* und dasselbe gilt für seine Beziehung zu seinem ganzen Leben. Wenn das Wort »Entpersönlichung« nicht schon eine spezifische psychiatrische Bedeutung hätte, wäre es ein treffender Ausdruck für das, was Selbstentfremdung eigentlich ist: ein Prozeß der Entpersönlichung und damit ein die Lebenskraft raubender Prozeß.

Ich habe bereits erwähnt, daß sich die Selbstentfremdung nicht so unmittelbar und auffallend zeigt, wie ihre Bedeutsamkeit annehmen ließe, außer (wir sprechen hier nur von Neurosen) im

Stadium der Entpersönlichung, bei Gefühlen der Unwirklichkeit oder bei Amnesie. Wenngleich solche Zustände temporär sind, können sie doch nur bei Menschen auftreten, die sich selbst ohnehin schon entfremdet sind. Jene Faktoren, die die Gefühle von Unwirklichkeit heraufbeschwören, sind meist schwere Verletzungen des Stolzes, verbunden mit einer akuten Zunahme der Selbstverachtung, die das Maß des für die jeweilige Person Erträglichen übersteigt. Wenn sich umgekehrt solche akuten Zustände – mit oder ohne Therapie – wieder legen, heißt das nicht etwa, daß sich damit die Selbstentfremdung des Betreffenden wesentlich geändert hätte. Sie wird lediglich in solche Grenzen zurückgewiesen, daß der Neurotiker ohne auffällige Desorientiertheit funktionieren kann. Andernfalls wäre der geübte Beobachter durchaus in der Lage, gewisse allgemeine Symptome wahrzunehmen, die auf eine bestehende Selbstentfremdung hinweisen, z. B. ein stumpfer Blick, eine Aura von Unpersönlichkeit und ein automatenhaftes Benehmen. Schriftsteller wie Camus, Marquand und Sartre haben solche Symptome ausgezeichnet beschrieben. Für den Analytiker ist es eine Quelle nie endenden Staunens, wie verhältnismäßig gut ein Mensch funktionieren kann, obwohl sein Innerstes nicht beteiligt ist.

Was sind demnach die *Auswirkungen* der Selbstentfremdung auf die Persönlichkeit eines Menschen und sein Leben? Um uns ein klares und umfassendes Bild davon machen zu können, wollen wir der Reihe nach den Einfluß erörtern, den die Selbstentfremdung auf das Gefühlsleben des Betreffenden, auf seine Energien, seine Fähigkeit, dem Leben eine Richtung zu geben und Selbstverantwortung zu übernehmen, sowie auf seine Integrationskräfte hat.

Auf Anhieb scheint es schwierig, etwas über die *Fähigkeit zu fühlen* oder die *Bewußtheit von Gefühlen* zu sagen, das für alle Neurosen Gültigkeit hat. Manche Neurotiker sind in ihrer Freude, ihrer Begeisterung oder ihrem Leiden überemotional; andere geben sich nüchtern-kühl oder verstecken sich zumindest hinter einer Fassade der Gleichgültigkeit, während bei anderen wiederum die Gefühle ihre Intensität verloren zu haben scheinen und abgestumpft und verflacht sind. Trotz endloser Variationen scheint jedoch ein Charakteristikum für alle ernsten Neurosen typisch zu sein: Bewußtheit, Stärke und Art der Gefühle werden vorwiegend durch das System des Stolzes bestimmt. Echte Gefühle für das Selbst sind gedämpft oder herabgemindert, manchmal bis zum Erlöschen. Kurz gesagt: *Der Stolz regiert die Gefühle.*

Der Neurotiker neigt dazu, die Gefühle, die seinem persönlichen Stolz entgegenwirken, zu verdrängen und jene überzubetonen, die eben diesem Stolz Nahrung geben. Wenn er sich in seiner Arroganz anderen weit überlegen vorkommt, kann er es sich nicht erlauben, Neid zu empfinden. Sein Stolz auf seine asketische Haltung kann seine Gefühle von Genuß und Freude dämpfen. Wenn er auf seine Rachsucht stolz ist, wird rachsüchtige Wut möglicherweise sehr stark erlebt. Glorifiziert er dagegen seine Rachsucht und interpretiert er sie rational als einen Akt der »Gerechtigkeit«, so erlebt er rachsüchtige Wut nicht als solche, obwohl sie derart offen ausgedrückt wird, daß niemand anders daran zweifelt. Der Stolz auf *absolutes* Ertragenkönnen verbietet möglicherweise jedes Gefühl des Leidens. Wenn jedoch das Leiden innerhalb des Systems des Stolzes eine wichtige Rolle spielt – als Ausdrucksmöglichkeit für Entrüstung und Groll und als Grundlage für neurotische Ansprüche –, so wird es nicht nur vor anderen betont, sondern tatsächlich tiefer empfunden. Ein Gefühl von Mitleid kann erstickt werden, wenn es als Schwäche betrachtet wird; registriert man es dagegen als eine göttliche Eigenschaft, so kann es in vollem Ausmaße erlebt werden. Ist der Stolz hauptsächlich auf Selbstgenügsamkeit in dem Sinn gerichtet, niemand und nichts zu brauchen, dann wird das Zugeben von Gefühlen und Bedürfnissen gleichsam »ein unerträgliches Sichbeugen, um durch ein enges Tor zu schreiten ... Wenn ich jemand gern habe, könnte er Macht über mich bekommen ... Wenn ich etwas mag, könnte ich abhängig davon werden.«

In der Analyse können wir manchmal unmittelbar beobachten, wie der Stolz echte Gefühle negativ beeinflußt. X hat vielleicht spontan freundlich auf eine freundliche Annäherung von Z reagiert, obwohl er Z gewöhnlich ablehnt, hauptsächlich aufgrund von verletztem Stolz. Kurz darauf sagt irgend etwas zu ihm: »Du bist doch ein Narr, dich von Freundlichkeit einwickeln zu lassen!« Und damit ist das freundliche Gefühl weggewischt. Oder ein Bild löst in ihm helle Begeisterung aus. Aber sein Stolz macht diese Gefühle zunichte, wenn er sich im stillen sagt: »Kein anderer weiß Bilder so zu würdigen wie du.«

Bis hierher wirkt der Stolz als eine Art Zensur, die darüber entscheidet, ob Gefühle ins Bewußtsein gelangen dürfen oder nicht. Stolz kann jedoch die Gefühle noch grundlegender beherrschen. Je mehr er die Macht übernommen hat, in desto größerem Ausmaß kann ein Mensch emotional dem Leben gegenüber nur mit seinem Stolz reagieren. Es ist, als hätte der Betreffende sein wahres Selbst in einem schalldichten Raum eingeschlossen und könnte nur noch die Stimme des Stolzes hören. Ob er befriedigt oder unbefriedigt ist, sich niedergeschlagen oder in gehobener Stimmung fühlt, die Menschen sympathisch oder unsympathisch findet, all dies sind vorwiegend Reaktionen des Stolzes. Auch das Leiden, das er bewußt empfindet, ist hauptsächlich ein Leiden seines Stolzes. Doch dies ist bei oberflächlicher Betrachtung nicht erkennbar. Für den Neurotiker ist sein Gefühl, daß er unter Mißerfolgen, Schuldgefühlen, Einsamkeit und unerwiderter Liebe leidet, überzeugend real. Und er leidet auch tatsächlich. Die Frage ist nur: Wer leidet? In der Analyse stellt sich heraus, daß es vornehmlich sein stolzes Selbst ist. Er leidet, weil er fühlt, daß es ihm mißlungen ist, einzigartige Erfolge zu erzielen, alles mit äußerster Perfektion zu erledigen, so unwiderstehlich attraktiv zu sein, daß seine Gesellschaft stets gesucht wird, daß jeder ihn lieben muß. Oder er leidet, weil er einen Anspruch auf Erfolg, Beliebtheit usw. zu haben glaubt, was nicht gegeben ist.

Erst wenn das System des Stolzes erheblich untergraben ist, fängt er an, wahres Leid zu empfinden. Erst dann kann er Mitgefühl für dieses eigene leidende Selbst haben, ein Mitgefühl, das ihn dazu bewegen kann, etwas Konstruktives für sich selbst zu tun. Das Selbstmitleid, das er vorher empfand, war eher ein rührseliges Sichwinden des stolzen Selbst, weil es sich mißbraucht fühlte. Jemand, der den Unterschied nicht erlebt hat, zuckt mit den Achseln und denkt, dies sei irrelevant, Leiden sei schließlich Leiden. Aber nur wahres Leiden hat die Macht, den Bereich unserer Gefühle auszudehnen und zu vertiefen und unser Herz für das Leid der anderen zu öffnen. In *De Profundis* hat Oscar Wilde die Befreiung beschrieben, die er fühlte, als er echtes Leid anstelle des Leidens an verletzter Eitelkeit zu erleben begann.

Manchmal kann der Neurotiker sogar seine Stolzreaktion nur durch andere erleben. Möglicherweise fühlt er sich durch die Arroganz eines Freundes oder die geringschätzige Behandlung, die dieser ihm zuteil werden läßt, nicht gedemütigt, schämt sich aber bei dem Gedanken, sein Bruder oder seine Kollegen könnten dies als Demütigung betrachten.

Natürlich gibt es Unterschiede hinsichtlich des Ausmaßes, in dem der Stolz die Gefühle regiert. Selbst ein Neurotiker, der emotional ernsthaft gelähmt ist, kann bestimmte Gefühle haben, die stark und echt sind, z. B. für die Natur oder die Musik. Diese werden also nicht von seiner Neurose berührt. Man könnte sagen, daß seinem wahren Selbst soviel Freiheit erlaubt ist. Mit anderen Worten: Obwohl die Neigungen und Abneigungen des Neurotikers hauptsächlich von seinem Stolz bestimmt werden, können auch echte Elemente vorhanden sein. Dennoch kommt es in Neurosen – als Folge solcher Züge – zu einer generellen Verarmung des emotionalen Lebens, die sich in einer verminderten Echtheit, Spontaneität und Tiefe der Gefühle äußert oder zumindest in einer Begrenzung des Bereichs möglicher Gefühle.

Das bewußte Verhalten eines Menschen gegenüber solchen Störungen ist verschieden. Möglicherweise betrachtet er seinen emotionalen Mangel überhaupt nicht als eine Störung, sondern ist sogar stolz darauf. Er kann aber auch ernsthaft besorgt sein über seine zunehmende emotionale Abgestumpftheit. Er kann z. B. erkennen, daß seine Gefühle immer mehr einen ausschließlich reaktiven Charakter haben. Wenn sie nicht auf Freundlichkeit oder Feindseligkeit reagieren, bleiben sie passiv und schweigen. Sein Herz öffnet sich nicht aktiv für die Schönheit eines Baumes oder eines Bildes, und damit bleiben diese für ihn bedeutungslos. Wenn sich ein Freund bei ihm über eine mißliche Lage beklagt, reagiert er vielleicht, aber er kann sich die Lebenssituation des anderen nicht aktiv vorstellen. Oder es wird ihm mit Bestürzung bewußt, daß sogar solche reaktiven Gefühle abgestumpft sind. »Wäre er nur in der Lage gewesen, in sich eine winzige Emotion zu entdecken, die wirklich, wenn auch in bescheidenem Ausmaß lebendig war . . .« schreibt Jean-Paul Sartre über eine seiner Gestalten in *Zeit der Reife*. Schließlich kann sich der Neurotiker auch keiner Verarmung bewußt sein. Nur in seinen Träumen wird er sich dann als eine Attrappe, eine Marmorstatue, eine zweidimensionale Pappfigur oder gar als Leiche sehen, deren Lippen von den Zähnen so zurückgezogen sind, daß sie zu lächeln scheint. Die Selbsttauschung in diesen zuletzt genannten Fällen ist verständlich, weil die bestehende

Verarmung oberflächlich auf eine der drei folgenden Arten getarnt sein kann.

Einige Neurotiker können sprühende Lebhaftigkeit und eine falsche Spontaneität zeigen. Sie können leicht in Begeisterung geraten oder entmutigt werden, leicht in Liebe entbrennen oder verärgert werden. Diese Gefühle kommen jedoch nicht aus einer echten Tiefe, sie sind nicht in ihnen. Solche Neurotiker leben in einer Welt eigener Phantasie und reagieren oberflächlich auf alles, was ihr Interesse erweckt oder ihren Stolz verletzt. Oft steht das Bedürfnis im Vordergrund, andere Menschen zu beeindrucken. Die Selbstentfremdung ermöglicht es diesen Neurotikern, ihre Persönlichkeit je nach den Erfordernissen der Situation zu verändern. Sie sind wie ein Chamäleon und spielen ständig eine Rolle im Leben, ohne es zu wissen. Und wie gute Schauspieler bringen sie auch die Gefühle hervor, die zu den jeweiligen Rollen gehören. Deshalb können sie auch echt scheinen, ob sie nun einen leichtfertigen Mann von Welt darstellen, einen Menschen, der ernsthaft an Musik oder Politik interessiert ist, oder einen hilfsbereiten Freund. Diese Haltung ist für den Analytiker ebenfalls irreführend, weil solche Menschen in der Analyse die angemessene Rolle eines Patienten spielen, der eifrig darauf bedacht ist, etwas über sich selbst zu erfahren und seine Lebensweise zu ändern. Das Problem, das hier angegangen werden muß, ist die Leichtigkeit, mit der diese Menschen in eine Rolle schlüpfen und sie gegen eine andere austauschen, ebenso mühelos, als schlüpften sie in ein Kleid und wechselten es dann wieder.

Andere halten ihre Jagd nach und ihre leidenschaftliche Teilnahme an Sensationen – rücksichtslosem Autofahren, Intrigen oder sexuellen Abenteuern – irrtümlich für emotionale Stärke. In Wirklichkeit ist aber das Bedürfnis nach Spannung und Erregung ein zuverlässiges Zeichen für schmerzliche innere Leere. Nur der starke Reiz des Ungewöhnlichen kann den trägen Emotionen eines solchen Neurotikers irgendwelche Reaktionen entlocken.

Schließlich gibt es noch jene Menschen, die eine ausgesprochene Gefühlssicherheit zu haben scheinen. Sie erwecken den Eindruck, als wüßten sie, was sie fühlen, und ihre Gefühle sind der Situation angemessen. Aber auch hier ist nicht nur der Bereich der Gefühlsmöglichkeiten begrenzt, sondern alle Gefühle sind gedämpft, als ob sie generell geschwächt wären. Genauere Kenntnis zeigt, daß diese Menschen automatisch das fühlen, was sie gemäß ihren inneren Geboten fühlen *sollten.* Oder sie reagieren vielleicht nur mit solchen Gefühlen, die andere von ihnen erwarten. Beobachtungen dieser Art täuschen noch leichter, wenn sich persönliche Solls mit kulturellen decken. In jedem Fall können wir uns aber vor Fehlschlüssen bewahren, indem wir die Gesamtheit des emotionalen Bildes in Betracht ziehen. Die Gefühle, die aus dem Kern unseres Seins kommen, sind spontan, tief und echt. Fehlt eine dieser Qualitäten, so wäre es ratsam, das zugrundeliegende Kräftespiel genau zu prüfen.

Die *Verfügbarkeit von Energien* tritt in Neurosen in allen nur möglichen Abstufungen auf, von einer alles durchdringenden Trägheit über sporadische, zeitlich begrenzte Anstrengungen bis zum konsequenten und sogar übertriebenen Energieaufwand. Wir können nicht sagen, ob eine Neurose an sich einen Neurotiker mehr oder weniger tatkräftig macht, als es ein gesunder Mensch ist. Diese Behauptung hat jedoch nur Gültigkeit, solange wir Energien rein quantitativ betrachten, losgelöst von Motivation und Zielsetzung. Eines der Hauptcharakteristika von Neurosen ist ja, wie wir im allgemeinen festgestellt und im besonderen erläutert haben, das Verschieben der Energien von der Entwicklung der gegebenen Möglichkeiten des wahren Selbst auf die Entwicklung der fiktiven Möglichkeiten des idealisierten Selbst. Je besser wir die Bedeutung dieses Prozesses verstehen, um so weniger Kopfzerbrechen bereitet es uns, wenn wir auf Widersinnigkeiten im Energieaufwand stoßen. Beschränken wir uns hier auf zwei der typischen Begleiterscheinungen.

Je mehr Energien im Dienst des Systems des Stolzes verbraucht werden, desto weniger sind für das konstruktive Streben nach Selbstverwirklichung verfügbar. Um es an einem alltäglichen Beispiel zu veranschaulichen: Der von Ehrgeiz besessene Mensch kann eine erstaunliche Energie aufbringen, um Auszeichnung, Macht und Glanz zu erlangen, andererseits aber keinerlei Zeit, Interesse oder Energie für sein Privatleben und seine Entfaltung als Mensch haben. In Wirklichkeit handelt es sich nicht nur darum, für sein persönliches Leben und dessen Entfaltung »keine verfügbaren Energien mehr zu haben«. Denn selbst wenn er sie noch hätte, würde er sich unbewußt weigern, sie für sein wahres Selbst einzusetzen, weil er sich damit in Widerspruch zur Zielsetzung seines Selbsthasses bringen würde: sein wahres Selbst niederzuhalten.

Ein weiteres Moment dabei ist, daß der Neurotiker seine Energien nicht *besitzt* (sie nicht als sein Eigentum empfindet). Er hat das Gefühl, nicht selbst eine bewegende Kraft in seinem eigenen Leben zu sein. Bei verschiedenen Arten von Neurotikern können verschiedene Faktoren noch zu diesem Mangel beitragen. Wenn ein Mensch z. B. das Gefühl hat, er müsse alles tun, was man von ihm erwartet, wird er tatsächlich vom Zug und Gegenzug der anderen in Bewegung gesetzt oder von dem, was er dafür hält, und bleibt unter Umständen stehen wie ein Auto mit leerer Batterie, wenn er auf seine eigenen Möglichkeiten angewiesen ist. Oder jemand fürchtet sich vor seinem eigenen Stolz und hat den Ehrgeiz für tabu erklärt. Folglich muß er – vor sich selbst – seinen aktiven Anteil an seinem Tun bestreiten. Selbst wenn er sich einen Platz in der Welt erobert hat, hat er doch nicht das Gefühl, es selbst getan zu haben. Was bei ihm vorherrscht, ist das Gefühl: »Es geschah einfach.« Abgesehen von solchen mitwirkenden Faktoren entspricht das Gefühl, nicht selbst die bewegende Kraft im eigenen Leben zu sein, in einem tieferen Sinn durchaus den Tatsachen. Denn der Betreffende wird tatsächlich nicht in erster Linie von seinen eigenen Wünschen und Hoffnungen getrieben, sondern von den Bedürfnissen, die seinem System des Stolzes entspringen.

Natürlich wird unser Lebensweg teilweise von Faktoren bestimmt, die außerhalb unseres Einflußbereichs liegen. Wir können aber die Richtung zu bestimmen versuchen. Wir können wissen, was wir aus unserem Leben machen wollen. Wir können Ideale haben und danach streben, sie annähernd zu erreichen, und auf ihrer Grundlage unsere sittlichen Entscheidungen treffen. Dieser Richtungssinn fehlt bemerkenswerterweise bei vielen Neurotikern, deren *richtunggebende Kräfte* entsprechend dem Ausmaß ihrer Selbstentfremdung geschwächt sind. Solche Menschen lassen sich plan- oder ziellos treiben, wohin ihre Laune sie gerade zieht. Sinnlose Tagträume können an die Stelle gezielter Tätigkeiten treten, blanker Opportunismus den Platz ehrlichen Strebens einnehmen, Zynismus alle Ideale ersticken. Die Unentschlossenheit kann solche Ausmaße annehmen, daß jedes sinn- und zweckvolle Funktionieren unterbunden wird.

Noch weiter verbreitet und schwerer zu erkennen sind die verborgenen Störungen dieser Art. Ein Mensch kann gut, ja vollkommen organisiert erscheinen, weil er dazu getrieben wird, neurotische Ziele wie Perfektion oder Triumph zu erreichen. Die richtungweisende Kontrollfunktion wird in diesen Fällen von zwanghaften Maßstäben übernommen. Der künstliche Charakter der Direktiven, die sich dann entwickeln, zeigt sich möglicherweise erst, wenn sich der Betreffende zwischen zwei einander widerstreitenden Solls gefangen fühlt. Die Angst, die in solchen Situationen auftritt, ist groß, weil der Neurotiker keine anderen Direktiven hat, denen er folgen könnte. Sein wahres Selbst ist sozusagen in einem Verlies eingesperrt; er kann sich nicht mit ihm beraten, und gerade deshalb ist er eine hilflose Beute einander widersprechender Kräfte. Dies trifft auch für andere neurotische Konflikte zu. Der Grad der Hilflosigkeit ihnen gegenüber und die Angst, ihnen entgegenzutreten, zeigen nicht nur die Gewichtigkeit der Konflikte auf, sondern mehr noch das Ausmaß der Selbstentfremdung.

Ein Mangel an innerer Richtung erscheint vielleicht auch deshalb nicht in seiner wahren Gestalt, weil sich das Leben des Betreffenden in traditionellen Bahnen abgespielt und es ihm ermöglicht hat, persönlichen Plänen und Entscheidungen auszuweichen. Zögern kann Unentschlossenheit überdecken, und in manchen Fällen wird sich ein Mensch seiner Unentschlossenheit erst dann bewußt, wenn eine Entscheidung getroffen werden muß, die nur er allein zu treffen vermag. Eine solche Situation kann zu einer entsetzlichen Qual werden. Aber selbst dann erkennt der Betreffende meist nicht den Allgemeincharakter dieser Störung, sondern schreibt seine Qual der Schwierigkeit der speziellen Entscheidung zu.

Ein ungenügender Richtungssinn kann sich schließlich auch hinter einer nachgiebigen Haltung verbergen. In solchen Fällen handeln die Menschen so, wie es ihrer Meinung nach die anderen von ihnen erwarten; und sie sind, was sie – so glauben sie – nach dem Wunsch der anderen sein sollten. Sie können dabei einen bemerkenswerten Scharfsinn für das entwickeln, was andere brauchen oder erwarten. Meistens werden sie dann noch diese Fähigkeit sekundär als Empfindsamkeit und Rücksichtnahme verherrlichen. Wird ihnen der zwanghafte Charakter solcher »Nachgiebigkeit« bewußt und versuchen sie, diesen zu analysieren, so lenken sie das Hauptaugenmerk gewöhnlich auf Faktoren, die persönliche Beziehungen betreffen, wie beispielsweise das Bedürfnis, zu gefallen oder die Feindseligkeiten anderer abzuwehren. Allerdings sind sie auch in solchen Situationen »nachgiebig«, in denen diese Faktoren keine Rolle spielen, z. B. in der analytischen Situation. Sie überlassen dem Analytiker die Initiative und möchten wissen oder erraten, welches Problem er mit ihnen in Angriff nehmen will, und das trotz der ausdrücklichen Ermutigung seitens des Analytikers, ihren eigenen Interessen zu folgen. Hier wird der Hintergrund der »Nachgiebigkeit« klar. Ohne sich dessen im geringsten bewußt zu sein, sind diese Menschen gezwungen, die Steuerung ihres Lebens anderen zu überlassen, statt sie selbst in die Hand zu nehmen. Sie kommen sich verloren vor, wenn sie sich selbst überlassen werden. In Träumen wird dies dadurch symbolisiert, daß sie in einem Boot ohne Steuerruder sitzen, den Kompaß verloren haben, in fremdem gefährlichem Gebiet ohne Führer sind. Daß der Mangel an innerer Richtung das wesentliche Element bei ihrer »Nachgiebigkeit« ist, wird auch später sichtbar, wenn der Kampf um innere Unabhängigkeit beginnt. Die Angst, die während dieses Prozesses auftritt, hängt mit der Aufgabe gewohnter Hilfen zusammen, ohne daß die Betreffenden schon wagen, sich selbst zu trauen.

Während die Schwächung oder der Verlust der richtungweisenden Kräfte verborgen sein können, ist ein anderer Mangel immer klar erkennbar, zumindest für den geübten Beobachter: *die mangelnde Fähigkeit, für sich selbst die Verantwortung zu übernehmen.* Der Begriff »Verantwortung« kann an sich dreierlei bedeuten. In diesem Zusammenhang meine ich aber nicht Verläßlichkeit in dem Sinn, daß man seinen Verpflichtungen nachkommt oder seine Versprechen hält, und auch nicht das Übernehmen von Verantwortung für andere. Diesbezügliche Verhaltensweisen sind so verschieden, daß man keine konstanten Einzelcharakteristika für alle Neurosen herauslösen kann. Der Neurotiker kann absolut zuverlässig sein oder zuviel oder zuwenig Verantwortung in bezug auf andere übernehmen.

Es geht uns aber auch nicht darum, hier auf philosophische Feinheiten sittlicher Verantwortlichkeit einzugehen. Die zwanghaften Faktoren bei Neurosen sind so vorherrschend, daß die Freiheit der Wahl belanglos ist. Wir nehmen es praktisch als gegeben hin, daß sich der Patient im allgemeinen nicht anders entwickeln konnte, als er sich entwickelt hat, und daß er im besonderen nicht umhin konnte, so zu handeln, zu fühlen und zu denken, wie er es getan hat. Diese Ansicht wird vom Patienten allerdings nicht geteilt. Seine erhabene Mißachtung gegenüber allem, was Gesetze und Notwendigkeiten betrifft, erstreckt sich auch auf ihn selbst. Die Tatsache, daß seine Entwicklung, wenn man alles in Betracht zieht, nur in eine bestimmte Richtung gehen konnte, ist für ihn ohne jede Bedeutung. Ob irgendein Trieb oder irgendeine Haltung bewußt oder unbewußt war, spielt keine Rolle. Mögen die Widerstände, gegen die er anzukämpfen hatte, auch noch so unüberwindlich gewesen sein, er hätte ihnen mit gleichbleibender Kraft, mit Beherztheit und Gleichmut entgegentreten *sollen*. Hat er dies nicht getan, so ist es ein Beweis dafür, daß er nichts taugt. Umgekehrt kann er aber auch aus Selbstschutz jede Schuld hartnäckig ablehnen, sich für unfehlbar erklären und die Verantwortung für alle Schwierigkeiten, vergangene oder gegenwärtige, auf andere schieben.

Hier hat, wie schon bei anderen Funktionen, wieder der Stolz die Verantwortung übernommen und überhäuft den Neurotiker mit verdammenden Anklagen, wenn er nicht imstande ist, das Unmögliche zu tun. Dies macht es dann fast unmöglich, die einzige Verantwortung zu übernehmen, auf die es ankommt. Und das ist im Grunde nicht mehr, aber auch nicht weniger *als einfache, offene Ehrlichkeit in bezug auf sich selbst und sein Leben.* Diese wirkt auf dreierlei Weise: als klare Erkenntnis dessen, was er ist, ohne Unterschätzung oder Übertreibung; als Bereitschaft, die Folgen seiner eigenen Handlungen, Entscheidungen usw. zu tragen, ohne zu versuchen, »davonzukommen« oder die Schuld auf andere zu schieben; und schließlich als Erkenntnis, daß es seine Aufgabe ist, etwas wegen seiner Schwierigkeiten zu unternehmen und nicht darauf zu bestehen, daß andere, das Schicksal oder die Zeit diese Schwierigkeiten schon für ihn lösen werden. Das schließt nicht etwa die Annahme von Hilfe aus, sondern bedeutet im Gegenteil, daß der Neurotiker jede Hilfe in Anspruch nehmen soll, die er nur irgend bekommen kann. Aber auch die beste Hilfe von außen ist nutzlos, wenn der Betreffende selbst keine Anstrengungen macht, um einen konstruktiven Wandel herbeizuführen.

Ich möchte dies an einem Beispiel illustrieren, das in Wirklichkeit ein Mosaik aus vielen ähnlichen Fällen ist: Ein junger Ehemann gibt andauernd mehr Geld aus, als er hat – trotz regelmäßiger finanzieller Hilfe seitens seines Vaters. Sich selbst und anderen gegenüber hat er eine Fülle von Erklärungen bereit:

Es ist die Schuld seiner Eltern, die ihm niemals beigebracht haben, mit Geld umzugehen. Es ist die Schuld seines Vaters, der ihm einen zu kleinen Zuschuß gibt; er aber ist zu schüchtern, einen größeren zu erbitten, und darum bleibt es dabei. Er braucht Geld, weil seine Frau nicht sparsam ist oder weil sein Kind ein Spielzeug benötigt; Steuern muß man auch bezahlen, außerdem Arztrechnungen, und schließlich hat doch jeder hier und da ein Recht auf ein bißchen Vergnügen, oder nicht?

All diese Gründe sind für den Analytiker relevante Informationen. Sie zeigen die Ansprüche des Patienten und seine Neigung, sich mißbraucht zu fühlen. Dem Patienten dienen sie nicht nur als vollständige und befriedigende Erklärung seines Dilemmas, sondern – und das ist der springende Punkt – er benutzt sie auch als Zauberstab, um die simple Tatsache verschwinden zu lassen, daß er aus irgendwelchen Gründen zuviel Geld ausgegeben hat. Diese Feststellung von Tatsachen, diese unmißverständliche Ausdrucksweise grenzt für den Neurotiker, der zwischen Zug und Gegenzug von Stolz und Selbstverdammung gefangen ist, oft ans Unmögliche. Natürlich lassen die Folgen nicht auf sich warten: Sein Bankkonto ist überzogen, er gerät in Schulden. Er ist wütend auf den Bankangestellten, der ihn höflich über den Stand seines Kontos unterrichtet; er ist wütend auf seine Freunde, die ihm kein Geld leihen wollen. Wenn sich seine mißliche Lage genügend zugespitzt hat, stellt er seinen Vater oder einen seiner Freunde vor die vollendete Tatsache und zwingt sie damit mehr oder weniger, ihm zu helfen. Er sieht dem einfachen Zusammenhang nicht ins Auge, daß seine Schwierigkeiten die Folge seines eigenen undisziplinierten Geldausgebens sind. Er faßt Vorsätze für die Zukunft, die aber unmöglich Gewicht haben können, weil er viel zu sehr damit beschäftigt ist, sich zu rechtfertigen und die Schuld anderen zuzuschieben, als daß er sie ernst meinen könnte. Die nüchterne Erkenntnis, daß sein Mangel an Disziplin *sein* Problem ist, daß dieses Problem tatsächlich *sein* Leben schwierig macht und daß es infolgedessen an *ihm* ist, etwas dagegen zu tun, ist bei ihm einfach nicht eingedrungen.

Nehmen wir ein anderes Beispiel dafür, wie hartnäckig ein Neurotiker die Augen vor den Folgen seiner Probleme oder Handlungen verschließen kann: Ein Mensch, der eine unbewußte Überzeugung hat, gegen alltägliche Kausalzusammenhänge immun zu sein, kann durchaus seine Arroganz und seine

Rachsucht erkannt haben. Aber er sieht einfach die Folge nicht, daß andere diese Haltungen mißbilligen. Wenn sie sich gegen ihn wenden, ist das für ihn ein unerwarteter Schlag; er fühlt sich verraten und kann oft recht scharfsinnig die neurotischen Faktoren (bei anderen!) aufzeigen, die zu solcher Mißbilligung seines Verhaltens führen. Alle vorgebrachten Beweise schiebt er mühelos beiseite. Sie sind für ihn nur ein fadenscheiniger Versuch der anderen, ihre eigene Schuld oder Verantwortung abzulehnen.

Diese wenn auch typischen Beispiele wollen keineswegs all die Methoden aufzeigen, wie Verantwortung für das Selbst vermieden wird. Die meisten von ihnen haben wir bereits erörtert, als wir über Mittel und Wege sprachen, das Gesicht zu wahren, und über Schutzmaßnahmen gegen Anfälle von Selbsthaß. Wir haben gesehen, wie der Neurotiker die Verantwortung allem und jedem zuschiebt, nur nicht sich selbst; wie er sich zu einem unbeteiligten Beobachter seiner selbst macht; wie er geschickt zwischen sich selbst und seiner Neurose unterscheidet. Die Folge ist, daß sein wahres Selbst zunehmend schwächer oder vager wird. Wenn er z. B. abstreitet, daß unbewußte Kräfte ein Teil seiner Gesamtpersönlichkeit sind, können diese zu einer mysteriösen Macht werden, die ihn vor Angst seiner Sinne beraubt. Und je schwächer der Kontakt mit seinem wahren Selbst durch solches unbewußtes Ausweichen wird, desto mehr wird er zu einer hilflosen Beute seiner unbewußten Kräfte, und um so mehr Grund hat er dann tatsächlich, sie zu fürchten. Andererseits macht ihn jeder Schritt, den er tut, um die Verantwortung für diesen gesamten Komplex zu übernehmen, der er selbst ist, sichtbar stärker.

Außerdem erschwert das Umgehen der Verantwortung für sich selbst es jedem Patienten, sich seinen Problemen zu stellen und sie zu lösen. Wenn wir dieses Thema gleich zu Beginn einer Analyse angehen könnten, würden wir dadurch viel Zeit und Mühe sparen. Solange jedoch der Patient sein idealisiertes Vorstellungsbild *ist*, kann er nicht einmal anfangen, seine Aufrichtigkeit anzuzweifeln. Und wenn der Druck der Selbstverdammung im Vordergrund steht, kann er auf die Vorstellung, für sich selbst verantwortlich zu sein, durchaus mit nacktem Entsetzen reagieren und keinerlei Gewinn daraus ziehen. Wir müssen allerdings auch im Auge behalten, daß die Unfähigkeit, für sich selbst Verantwortung zu übernehmen, nur ein Ausdruck der gesamten Selbstentfremdung ist. Deshalb ist es sinnlos, dieses Problem anzugehen, ehe der Patient ein gewisses Gefühl von sich und für sich gewonnen hat.

Wenn schließlich das wahre Selbst »ausgeschlossen« oder verbannt ist, hat auch die *Integrationskraft* einen Tiefstand erreicht. Gesunde Integration ist das Ergebnis davon, daß man wirklich man selbst ist, und kann auch nur auf dieser Basis gewonnen werden. Wenn wir genügend wir selbst sind, so daß wir spontane Gefühle haben, unsere eigenen Entscheidungen treffen und die Verantwortung dafür übernehmen können, dann haben wir ein Gefühl der Einheit, das auf einer soliden Basis ruht. Um mit den Worten einer Dichterin zu sprechen, die in jubelnden Tönen zum Ausdruck bringt, wie sie sich selbst gefunden hat[5]:

> All fuses now, falls into place
> From wish to action, word to silence.
> My work, my loves, my time, my face
> Gathered into one intense
> Gesture of growing like a plant.
>
> Alles schmilzt zusammen, findet seinen Ort
> Vom Wunsch zur Tat, zur Stille hin vom Wort.
> Mein Werk und Lieben, meine Zeit und mein Gesicht
> Vereinigt zur ekstatischen Gebärde
> Des Wachsens, wie der Baum es uns verspricht.

Wir betrachten im allgemeinen den Mangel an spontaner Integration als eine direkte Folge neurotischer Konflikte. Dies ist zweifellos richtig, aber wir können die Macht der zersetzenden Kräfte nur dann ganz verstehen, wenn wir die Teufelskreise bedenken, die hier am Werk sind. Wenn wir uns selbst verlieren, haben wir kein sicheres Fundament, von dem aus wir versuchen könnten, unsere inneren Konflikte zu entwirren. Wir sind ihnen ausgeliefert, eine hilflose Beute ihrer zersetzenden Kraft, und müssen jedes verfügbare Mittel ergreifen, um sie zu lösen. Das nennen wir neurotische Lösungsversuche, und von hier aus gesehen ist jede Neurose eine Kette solcher Versuche. Bei diesen Versuchen verlieren wir uns jedoch mehr und mehr, und die zersetzende Kraft der Konflikte wächst. Deshalb brauchen wir

[5] Aus MAY SARTON: »Now I Become Myself«, in *The Atlantic Monthly* 1948.

künstliche Mittel, um uns zusammenzuhalten. Die Solls, Instrumente des Stolzes und des Selbsthasses, bekommen eine neue Funktion: sie müssen uns vor dem Chaos schützen. Sie regieren den Neurotiker mit eiserner Hand, schaffen und erhalten aber, genau wie eine politische Tyrannei, eine gewisse oberflächliche Ordnung. Unnachgiebige Kontrolle durch Willensstärke und Verstand ist ein weiteres wirksames Mittel bei dem Versuch, all die losgelösten Teile der Persönlichkeit miteinander zu verbinden. Wir werden im nächsten Kapitel noch ausführlich darauf zu sprechen kommen, wenn wir die Methoden zur Erleichterung innerer Spannungen erörtern.

Die umfassende Bedeutung dieser Störungen für das Leben des Patienten ist klar ersichtlich. Die Tatsache, daß er nicht ein aktiver bestimmender Faktor in seinem eigenen Leben ist, bedingt ein tiefes Gefühl der Unsicherheit, gleichgültig, wie sehr diese von zwanghafter Starrheit überdeckt ist. Daß er nicht seine eigenen Gefühle erlebt, macht ihn unlebendig, wie groß seine äußere Lebhaftigkeit auch sein mag. Und daß er für sich selbst keine Verantwortung übernimmt, beraubt ihn seiner wahren inneren Unabhängigkeit. Außerdem hat die Inaktivität seines wahren Selbst einen bedeutsamen Einfluß auf den Verlauf der Neurose. Gerade darin wird der *circulus vitiosus* der Selbstentfremdung am deutlichsten erkennbar. Zwar ist die Selbstentfremdung das Ergebnis eines neurotischen Prozesses, aber sie ist zugleich auch der Grund für seine Weiterentwicklung. Je größer nämlich die Selbstentfremdung ist, desto hilfloser ist der Neurotiker den Machinationen des Systems des Stolzes ausgeliefert. Er hat dann immer weniger aktive Kraft, um diesen zu widerstehen.

In manchen Fällen können ernsthafte Zweifel auftreten, ob diese ergiebigste Quelle der Energie nicht schon völlig ausgetrocknet oder für immer versiegt ist. Nach meinen Erfahrungen ist es klüger, sich hier des Urteils zu enthalten. Denn wenn der Analytiker genügend Geduld und Können einsetzt, kehrt das wahre Selbst meist aus der Verbannung zurück oder »wird wieder lebendig«. Es ist z. B. ein vielversprechendes Zeichen, wenn Kräfte, die für das persönliche Leben nicht verfügbar sind, bei konstruktiven Bemühungen für andere eingesetzt werden. Natürlich können solche Bemühungen von integrierten Menschen unternommen werden. Jene Menschen aber, die uns hier interessieren, zeigen eine erstaunliche Diskrepanz zwischen scheinbar unbegrenzten Kräften, wenn es um andere geht, und einem Mangel an konstruktivem Bemühen oder Interesse für ihr eigenes persönliches Leben. Selbst wenn sie in analytischer Behandlung sind, haben ihre Verwandten, Freunde oder Schüler oft mehr von ihrer analytischen Arbeit als sie selbst. Trotzdem halten wir als Therapeuten daran fest, daß ihr Interesse am Wachstum lebendig ist, wenn es auch starr nach außen pojiziert wird. Es kann unter Umständen aber schwierig sein, das Interesse dieser Menschen auf sie selbst zu lenken. Denn sie verfügen nicht nur über beachtliche Kräfte, die sich gegen jeden konstruktiven Wandel in ihnen wehren; auch sie selbst sind nicht unbedingt darauf bedacht, solche Veränderungen anzustreben, weil ihre nach außen gerichteten Bemühungen eine Art Gleichgewicht schaffen und ihnen ein Wertgefühl geben.

Die Rolle des wahren Selbst tritt deutlicher zutage, wenn wir es mit Freuds Konzeption des »Ich« vergleichen. Obwohl ich von völlig anderen Voraussetzungen ausgehe und völlig andere Wege beschreite, scheine ich doch zu demselben Ergebnis zu kommen wie Freud mit seiner These von der Schwäche des »Ich«. Gewiß gibt es klare Unterschiede in der Theorie. Für Freud ist das »Ich« wie ein Angestellter, der zwar Funktionen hat, aber keinerlei Initiative oder ausübende Gewalt besitzt. Für mich dagegen ist das wahre Selbst die Triebfeder der emotionalen Kräfte, der konstruktiven Energien, der richtungweisenden und kritisch urteilenden Kräfte. Wenn man aber zugibt, daß das wahre Selbst all diese Möglichkeiten hat und daß sie in einem gesunden Menschen tatsächlich am Werk sind, was für ein großer Unterschied besteht dann noch zwischen meiner und Freuds Position, soweit es sich um Neurosen handelt? Ist es praktisch gesehen nicht dasselbe, ob das Selbst durch den neurotischen Prozeß geschwächt oder gelähmt oder »außer Land gejagt« wird, oder aber ob es *der Natur nach* gar keine konstruktive Kraft ist?

Wenn wir die Anfangsphasen der meisten Analysen betrachten, müßten wir diese Frage bejahen. Zu jenem Zeitpunkt ist nur sehr wenig vom wahren Selbst sichtbar tätig. Wir sehen die Möglichkeit, daß bestimmte Gefühle oder Überzeugungen echt sind. Wir können annehmen, daß das Streben des Patienten, sich zu entfalten, neben den auffälligeren grandiosen Elementen auch echte enthält, daß der Neurotiker über sein Bedürfnis nach intellektueller Meisterschaft hinaus auch daran interessiert ist, die

Wahrheit über sich selbst zu erfahren, und so weiter und so fort. Aber all dies ist nur Mutmaßung.

Während des analytischen Prozesses ändert sich jedoch das Bild radikal. Sobald das System des Stolzes untergraben wird, geht der Patient nicht etwa automatisch in die Defensive, sondern interessiert sich für die Wahrheit über sich selbst. Er beginnt, für sich Verantwortung in dem schon beschriebenen Sinn zu übernehmen: Er trifft Entscheidungen, erlebt seine eigenen Gefühle und entwickelt seine eigenen Meinungen. Alle Funktionen, die bis dahin – wie wir gesehen haben – vom System des Stolzes übernommen waren, gewinnen allmählich ihre Urspünglichkeit zurück, wenn dem wahren Selbst wieder Kraft zuwächst. Es findet eine Neuverteilung von Faktoren statt, und in diesem Prozeß erweist sich das wahre Selbst mit seinen konstruktiven Kräften als der stärkere Teil.

Die einzelnen Schritte, die für diesen therapeutischen Prozeß nötig sind, werden wir in einem späteren Zusammenhang erörtern. Hier sollte nur der Vorgang als solcher angedeutet werden; sonst würde diese Erörterung der Selbstentfremdung einen allzu negativen Eindruck vom wahren Selbst hinterlassen, den Eindruck nämlich, es sei ein Phantom, das man zwar zurückgewinnen möchte, das aber auf immer unerreichbar ist. Nur wenn uns die späten Phasen der Analyse vertraut sind, erkennen wir, daß die Behauptung hinsichtlich der potentiellen Stärke des wahren Selbst keine spekulative ist. Unter günstigen Bedingungen – wie z. B. konstruktiver analytischer Arbeit – kann es wieder zu einer lebendigen Kraft werden.

Nur weil dies eine realistische Möglichkeit ist, kann unsere therapeutische Arbeit über eine rein symptomatische Besserung hinausgehen und dem Patienten in seiner menschlichen Entwicklung helfen. Nur durch die Vision dieser realistischen Möglichkeit können wir verstehen, daß die Beziehung zwischen Pseudoselbst und wahrem Selbst ein Konflikt zwischen zwei rivalisierenden Mächten ist, wie es im vorhergehenden Kapitel bereits angedeutet wurde. Zu einem offenen Kampf kann dieser Konflikt erst in dem Augenblick werden, in dem das wahre Selbst wieder aktiv genug geworden ist, um einen solchen Kampf zu wagen. Bis zu diesem Zeitpunkt kann der Betreffende nur eins tun: sich selbst vor der zerreißenden Gewalt der Konflikte schützen, indem er Pseudolösungen findet, wie sie im folgenden Kapitel dargelegt werden.

7. Kapitel

# Allgemeine Maßnahmen zur Spannungsminderung

Alle bisher beschriebenen Prozesse schaffen eine innere Situation, die voll von aufreibenden Konflikten, unerträglichen Spannungen und potentiellem Entsetzen ist. Niemand kann unter solchen Bedingungen funktionieren oder auch nur leben. Der Mensch muß also automatisch versuchen – und versucht es auch –, diese Probleme zu lösen, Konflikte zu beseitigen, Spannungen zu mildern und Schrecken zu verhüten. Dabei treten dieselben Integrationskräfte in Aktion wie beim Prozeß der Selbstidealisierung, der seinerseits ja der kühnste und radikalste neurotische Lösungsversuch ist: alle Konflikte und die daraus resultierenden Schwierigkeiten zu beseitigen, indem man sich über sie hinweghebt. Es gibt jedoch einen Unterschied zwischen diesem letztgenannten Bestreben und den Versuchen, die nunmehr beschrieben werden sollen. Dieser Unterschied läßt sich allerdings nicht genau definieren, da er kein Qualitätsunterschied ist, sondern ein Unterschied des »Mehr« oder »Weniger«. Die Suche nach Ruhm und Ehre ist, obwohl ebenfalls aus zwingenden inneren Notwendigkeiten entstanden, eher ein schöpferischer Prozeß. Wenn dieser Prozeß auch in seinen Auswirkungen destruktiv ist, erwächst er doch aus den besten Sehnsüchten des Menschen, aus dem Verlangen, sich über die eigenen engen Grenzen hinaus zu entfalten. Was ihn bei genauester Analyse vom gesunden Streben unterscheidet, ist seine ungeheure Egozentrik. Und was den Unterschied zwischen dieser Lösung und den noch zu erörternden betrifft, so wird die Suche nach Ruhm und Ehre nicht durch das Versiegen der Imaginationskraft verursacht. Die Phantasie arbeitet weiter, aber zum Schaden des inneren Zustands. Dieser Zustand war bereits prekär, als der Betreffende seinen ersten Flug zur Sonne antrat: Inzwischen ist jedoch (unter dem überaus heftigen Druck der erwähnten Konflikte und Spannungen) die Gefahr einer psychischen Zerrüttung zu einer unmittelbaren Bedrohung geworden.

Bevor wir auf die neuen Lösungsversuche eingehen, müssen wir uns mit bestimmten Maßnahmen vertraut machen, die der Herabsetzung von Spannungen dienen und dauernd angewandt werden[1]. Ich begnüge mich damit, sie hier nur kurz aufzuzählen, weil sie in diesem Buch und in früheren Publikationen bereits erörtert worden sind und in späteren Kapiteln nochmals herangezogen werden.

*Selbstentfremdung* ist, aus dieser Perspektive gesehen, eine dieser Maßnahmen, wahrscheinlich sogar die wichtigste. Wir haben die Faktoren dargelegt, die zur Selbstentfremdung führen und sie verstärken. Um es nochmals – zumindest teilweise – zu wiederholen: Selbstentfremdung ist nur eine Folge davon, daß der Neurotiker von zwanghaften Mächten getrieben wird. Sie resultiert zum Teil aus aktiven Schritten fort vom wahren Selbst oder gegen das wahre Selbst. Wir müssen in diesem Zusammenhang hinzufügen, daß der Neurotiker auch ein entscheidendes Interesse daran hat, sein wahres Selbst zu verleugnen, damit er einen inneren Kampf vermeiden und die inneren Spannungen auf ein Minimum beschränken kann[2]. Das hier erörterte Prinzip ist dasselbe, das auch bei anderen Versuchen zur Lösung innerer Konflikte wirksam ist. Jeder innere oder äußere Konflikt kann aus dem Blickfeld entschwinden und tatsächlich (künstlich) zum Schweigen gebracht werden, wenn ein Aspekt unterdrückt und der andere hervorgehoben wird[3]. Am Bild zweier Menschen oder zweier Gruppen mit einander entgegengesetzten Bedürfnissen und Interessen verdeutlicht, heißt dies, daß der offene Konflikt verschwindet, wenn ein Individuum oder eine Gruppe unterworfen wird. Zwischen einem tyrannischen Vater und einem eingeschüchterten Kind gibt es keinen sichtbaren Konflikt. Dasselbe gilt für innere Konflikte. In uns kann z. B. ein heftiger Konflikt bestehen zwischen unserer Feindseligkeit gegenüber anderen und unserem Bedürfnis, geliebt zu werden. Wenn wir jedoch die Feindseligkeit unterdrücken – oder das Bedürfnis, geliebt zu werden –, werden unsere mitmenschlichen Beziehungen reibungsloser. Oder um ein analoges Beispiel anzuführen:

[1] Sie stimmen im Prinzip – wenn auch nicht im Gehalt – mit dem überein, was ich in *Unsere inneren Konflikte* Hilfsmethoden zur Erlangung künstlicher Harmonie nannte.

[2] Dieses Interesse ist ein weiterer Faktor, der die Selbstentfremdung verstärkt; es gehört in die Kategorie der Schritte fort vom wahren Selbst.

[3] Vgl. KAREN HORNEY: *Unsere inneren Konflikte*, a.a.O., 2. Kapitel, »Der Grundkonflikt«.

Wenn wir unser wahres Selbst ins Exil schicken, verschwindet der Konflikt zwischen diesem wahren Selbst und dem Pseudoselbst nicht nur aus dem Bewußtsein, sondern auch die Verteilung der Kräfte wird so verändert, daß der Konflikt tatsächlich abklingt. Natürlich kann diese Spannungsminderung nur auf Kosten einer verstärkten Autonomie des Systems des Stolzes erreicht werden.

Daß die Verleugnung des wahren Selbst von Selbstschutzinteresse diktiert wird, zeigt sich besonders deutlich in der letzten Phase der Analyse. Wie bereits erwähnt, läßt sich das Toben eines inneren Kampfes tatsächlich beobachten, wenn das wahre Selbst stärker wird. Jeder, der die Unerbittlichkeit dieses Kampfes bei sich oder anderen erlebt hat, kann verstehen, daß das vorzeitige Zurückziehen des wahren Selbst aus der Kampflinie von dem Bedürfnis, zu überleben, von dem Wunsch, nicht zerrissen zu werden, diktiert wurde.

Dieser Selbstschutzprozeß manifestiert sich hauptsächlich darin, daß der Patient ein Interesse daran hat, klare Sachverhalte zu verdunkeln. Mag er nach außen auch noch so harmonisch erscheinen, im Grunde ist er ein zutiefst verwirrter Mensch. Er hat nicht nur eine erstaunliche Fähigkeit, Sachverhalte zu verdunkeln, sondern ist auch nicht leicht von dieser Verdunkelungstaktik abzubringen. Sein Interesse daran muß genauso wirken – und wirkt auch tatsächlich so –, wie es auf bewußter Ebene bei jedem Betrüger geschieht: dem Spion, der seine Identität verbergen muß, dem Heuchler, der eine Fassade der Ehrlichkeit zeigen muß, dem Verbrecher, der sich ein falsches Alibi verschaffen muß. Entsprechend muß der Neurotiker, der unwissentlich ein Doppelleben führt, *unbewußt* die Wahrheit dessen verschleiern, was er ist, will, fühlt und glaubt. Und all sein Selbstbetrug ist nur die Folge dieses grundlegenden Selbstbetrugs. Um die dynamischen Wirkungen noch einmal klar herauszustellen: Der Neurotiker ist nicht nur intellektuell verwirrt bezüglich der Bedeutung von Freiheit, Unabhängigkeit, Liebe und Stärke; solange er nicht bereit ist, sich mit sich selbst auseinanderzusetzen, hat er sogar ein zwingendes subjektives Interesse daran, die Verwirrung aufrechtzuerhalten, die er ihrerseits wieder durch falschen Stolz auf seinen alles durchdringenden Intellekt überdecken kann.

Die zweitwichtigste Methode, innere Spannungen zu mindern, ist die *Projektion von inneren Erlebnissen nach außen.* Dies bedeutet (wie schon gesagt), daß intrapsychische Vorgänge nicht als solche erlebt, sondern als etwas aufgenommen oder empfunden werden, das zwischen dem Selbst und der Außenwelt geschieht. Es ist eine ziemlich radikale Methode, und ihre Anwendung geht stets zu Lasten einer inneren Verarmung und vermehrter Störungen in mitmenschlichen Beziehungen. Anfänglich habe ich die Projektion nach außen als ein Mittel beschrieben, das idealisierte Vorstellungsbild aufrechtzuerhalten, indem die Schuld für alle Mängel oder Leiden, die nicht in das jeweilige Image passen, anderen zugeschoben wird[4]. Darauf habe ich diesen Prozeß als Versuch gedeutet, die Existenz selbstzerstörerischer Kräfte zu leugnen bzw. den inneren Kampf zwischen ihnen zu entschärfen. Ich habe dabei zwischen aktiver und passiver Projektion nach außen unterschieden: »Ich tue nicht mir etwas an, sondern anderen, und das mit Recht«, im Gegensatz zu: »Ich bin nicht feindlich gegen andere eingestellt; sie tun mir etwas.« Nunmehr habe ich einen weiteren Schritt zum Verständnis der Projektion nach außen getan. Es gibt kaum einen der inneren Prozesse, die ich beschrieben habe, der nicht nach außen projiziert werden könnte. Ein Neurotiker kann z. B. durchaus Mitleid mit anderen Menschen haben, während es ihm zum selben Zeitpunkt absolut unmöglich wäre, Mitleid mit sich selbst zu haben. Seine Sehnsucht nach eigener innerer Rettung kann lebhaft geleugnet werden, sich aber in einer scharfsinnigen Beobachtung ausdrücken, daß andere in ihrem Wachstum steckengeblieben sind, sowie in einer manchmal erstaunlichen Fähigkeit, diesen Menschen zu helfen. Die Rebellion des Neurotikers gegen den Zwang innerer Gebote kann als Trotz gegen Konventionen, Gesetze und Einflüsse erscheinen. Seines eigenen anmaßenden Stolzes unbewußt, kann er gerade solchen Stolz bei anderen hassen oder aber davon fasziniert sein. Möglicherweise verachtet er in anderen sein eigenes Sichducken vor dem diktatorischen System seines Stolzes. Und da er nicht weiß, daß er die erbarmungslose Grausamkeit seines Selbsthasses beschönigt, entwickelt er unter Umständen eine überoptimistische Haltung gegenüber dem Leben, die alle Härte, Grausamkeit oder sogar den Tod aus diesem entfernt.

[4] Vgl. Karen Horney: *Unsere inneren Konflikte,* a.a.O., 7. Kapitel, »Das Externalisieren«.

Eine andere allgemeine Methode beruht auf der Tendenz des Neurotikers, sich selbst stückweise zu erleben, als wäre der Mensch nur die Summe zusammenhangloser Einzelteile. Dieses Phänomen wird in der psychiatrischen Literatur als *Zerlegung*[5] oder *psychische Fragmentation* bezeichnet und scheint lediglich eine ständige Wiederholung der Tatsache zu sein, daß der Neurotiker sich nicht als organisches Ganzes empfindet, als Organismus, in dem jeder Teil auf das Ganze bezogen ist und mit jedem anderen Teil in Wechselwirkung steht. Zweifellos kann nur einem Menschen, der sich selbst entfremdet und in sich gespalten ist, ein solches Ganzheitsgefühl fehlen. Was ich hier besonders betonen möchte, ist das aktive Interesse des Neurotikers am Zerlegen bzw. Aufspalten. Er kann einen Zusammenhang zwar verstandesmäßig begreifen, wenn man ihm diesen vor Augen führt; aber das Ganze ist für ihn eine Überraschung, und seine Einsicht ist so oberflächlich, daß sie kurz darauf wieder schwindet.

Er hat z. B. ein unbewußtes Interesse daran, Kausalzusammenhänge nicht zu sehen: daß sich ein psychischer Faktor aus dem anderen ergibt oder einer den anderen verstärkt; daß eine bestimmte Verhaltensweise zwangsläufig aufrechterhalten werden muß, weil sie irgendeine wichtige Illusion schützt; daß sich jeder zwanghafte Zug auf seine mitmenschlichen Beziehungen oder sein Leben allgemein auswirkt. Möglicherweise sieht er nicht einmal die einfachsten Kausalzusammenhänge. Er findet es weiterhin eigenartig, daß seine Unzufriedenheit etwas mit seinen Ansprüchen zu tun hat oder daß sein allzu großes Bedürfnis nach Menschen – aus was für neurotischen Gründen auch immer – ihn von anderen abhängig macht. Für ihn kann es sogar eine bestürzende Erkenntnis sein, daß sein spätes Aufstehen etwas mit seinem späten Schlafengehen zu tun hat.

Unter Umständen hat er ein ebenso großes Interesse daran, *widersprüchliche Werte* in sich zu ignorieren. Er kann buchstäblich absolut außerstande sein, zu erkennen, daß er zweierlei Wertmaßstäbe in sich duldet oder sogar hegt, die zwar beide bewußt sind, sich aber gegenseitig ausschließen. Möglicherweise stört es ihn z. B. gar nicht, daß es widersprüchlich ist, wenn er einerseits Wert auf vollkommene Güte legt und andererseits

[5] Vgl. Edward A. Strecker und Kenneth Appel: *Discovering Ourselves*, Macmillian & Co., New York 1943.

darauf, daß andere ihm untertan sind; oder daß seine Ehrlichkeit nicht mit seiner Vorliebe, sich »durchzumogeln«, vereinbar ist. Selbst wenn er versucht, sich genau zu erforschen, kommt er nur zu einem statischen Bild, als sähe er die zusammenhanglosen Teile eines Puzzlespiels: Schüchternheit, Verachtung gegenüber anderen, Ehrgeiz, masochistische Phantasien, das Bedürfnis, geliebt zu werden, usw. Die einzelnen Teile können zwar genau erkannt werden, aber nichts vermag sich zu ändern, da sie außerhalb des Zusammenhangs gesehen werden, ohne ein Gefühl für die wechselseitigen Beziehungen, den ablaufenden Prozeß oder die Dynamik.

Obwohl psychische Fragmentation im wesentlichen ein Zerfallsprozeß ist, dient sie doch dazu, den *status quo* aufrechtzuerhalten, das neurotische Gleichgewicht vor dem Kollaps zu bewahren. Durch seine Weigerung, sich von inneren Widersprüchen irritieren zu lassen, hindert sich der Neurotiker selbst daran, die zugrundeliegenden Konflikte zu sehen, und hält auf diese Weise die innere Spannung auf einem Tiefpunkt. Er hat nicht einmal ein rudimentäres Interesse an diesen Konflikten, und deshalb bleiben sie seinem Bewußtsein fern.

Derselbe Erfolg wird natürlich auch dadurch erzielt, daß man Ursache und Wirkung voneinander trennt. Indem der Neurotiker das Band zwischen diesen beiden durchschneidet, verhindert er, daß ihm die Intensität und Bedeutung bestimmter innerer Kräfte bewußtwerden. Ein wichtiges und durchaus illustratives Beispiel ist das eines Menschen, der zeitweilig die volle Wirkung eines Anfalls von Rachsucht verspürt. Trotzdem kann er die größten Schwierigkeiten haben, auch nur verstandesmäßig zu begreifen, daß sein verletzter Stolz und das Bedürfnis, diesen wiederherzustellen, die auslösenden Kräfte waren. Selbst wenn dies klar erkannt wird, bleibt der Zusammenhang immer noch bedeutungslos. Oder vielleicht hat der Neurotiker einen ziemlich deutlichen Eindruck von seiner Gewohnheit gewonnen, sich in wütenden Selbstbeschimpfungen zu ergehen. Er kann in zahllosen Fällen gesehen haben, daß solche Ausbrüche zerstörerischer Selbstverachtung immer dann erfolgen, wenn er gegenüber den phantastischen Forderungen seines Stolzes versagt hat. Aber auch hier zerreißt sein Geist unmerklich die Verbindung. Damit bleiben sowohl die Intensität seines Stolzes als auch die Auswirkungen auf die Selbstverachtung bestenfalls vage theoretische Betrachtungen, die ihn der Notwendigkeit entheben, seinen

Stolz anzugehen. Dieser bleibt an der Macht, und die Spannungen werden niedrig gehalten, weil keine Konflikte auftauchen und der Betreffende ein trügerisches Gefühl der Einheit wahren kann.

Die drei bisher beschriebenen Versuche, einen Anschein von innerem Frieden zu wahren, haben ein gemeinsames Charakteristikum: Sie beseitigen Elemente, die die Möglichkeit in sich tragen, die neurotische Struktur zu zerstören; sie verstoßen das wahre Selbst, verhindern jede Art innerer Erfahrung, lassen Zusammenhänge verschwinden, die (falls sie erkannt werden) das Gleichgewicht zerstören würden. Eine andere Methode, die *automatische Kontrolle,* folgt teilweise demselben Trend. Ihre Hauptfunktion ist, die Gefühle unter Kontrolle zu bringen. Denn in einer Struktur, die am Rand des Zerfalls steht, sind Gefühle eine Gefahrenquelle, weil sie sozusagen die ungezähmten Elementarkräfte in uns sind. Ich spreche hier nicht von bewußter Selbstkontrolle, mit deren Hilfe wir impulsive Handlungen oder einen Ausbruch von Ärger oder Begeisterung vereiteln können, wenn wir es wollen. Das automatische Kontrollsystem hemmt nicht nur impulsive Handlungen oder den Ausdruck von Gefühlen, sondern hält auch die Impulse und Gefühle selbst in Grenzen. Es arbeitet wie ein automatisches Einbruchs- oder Feueralarmsystem, indem es ein Signal (der Furcht) gibt, wenn unerwünschte Gefühle hochkommen.

Im Gegensatz zu den anderen Versuchen ist dieser – wie schon der Name sagt – zugleich ein Kontrollsystem. Wenn durch Selbstentfremdung oder psychische Fragmentation ein Gefühl organischer Einheit fehlt, ist ein künstliches Kontrollsystem notwendig, um die widerstreitenden Teile in uns zusammenzuhalten.

Solche automatische Kontrolle kann alle Impulse und Gefühle von Furcht, Verletztsein, Ärger, Freude, Zuneigung und Begeisterung umfassen. Die mit einem ausgedehnten Kontrollsystem verbundenen körperlichen Symptome sind z. B. Muskelverspannungen, die sich in Verstopfung, in der Gangart, in der Haltung, in einem starren Gesichtsausdruck, in Atembeschwerden usw. äußern. Die bewußte Haltung gegenüber dem Kontrollsystem als solchem ist unterschiedlich. Manche Menschen haben noch genügend Kraft, um darunter zu leiden und – zumindest zeitweilig – verzweifelt zu wünschen, sie könnten sich gehenlassen, herzhaft lachen, sich verlieben oder einfach von Begeisterung für irgend etwas mitgerissen werden. Andere dagegen haben die Kontrolle mit mehr oder weniger offenem Stolz zementiert, den sie auf verschiedene Art und Weise zum Ausdruck bringen können. Sie nennen es vielleicht Würde, Ausgeglichenheit, Stoizismus, eine Maske tragen, ein Pokergesicht machen, »realistisch«, »unsentimental«, »zurückhaltend« sein.

Bei anderen Typen von Neurose wirkt die Kontrolle selektiver. Bestimmte Gefühle werden nicht gebremst oder werden sogar gefördert. So neigen z. B. Menschen mit starken Selbstverleugnungstendenzen dazu, Gefühle von Liebe oder Leid zu übertreiben. Hier erfassen die Bremskontrollen hauptsächlich den gesamten Bereich feindseliger Gefühle: Mißtrauen, Ärger, Verachtung, Rachsucht.

Natürlich können Gefühle aufgrund vieler anderer Faktoren, wie z. B. Selbstentfremdung, übermäßiger Stolz oder Selbstfrustration, abgestumpft oder unterdrückt werden. Daß aber ein wachsames Kontrollsystem auch außerhalb dieser Faktoren wirksam ist, zeigt sich in vielen Fällen in Form von Angstreaktionen, die durch die bloße Aussicht auf ein Nachlassen der Kontrolle ausgelöst werden – man denke beispielsweise an die Angst vor dem Einschlafen, die Angst vor Narkose oder Alkoholeinfluß, Angst davor, auf der Couch zu liegen und frei zu assoziieren oder sich beim Skilaufen gehenzulassen. Solche Gefühle – sei es Mitleid, Furcht oder Wut –, die das Kontrollsystem durchbrechen, können Panikstimmungen auslösen. Eine derartige Panik entsteht möglicherweise dadurch, daß der Betreffende gerade diese Gefühle fürchtet und zurückweist, weil sie eine Besonderheit in seiner neurotischen Struktur gefährden. Er kann aber auch einfach deshalb in Panik geraten, weil er merkt, daß sein Kontrollsystem nicht funktioniert. Wenn dies analysiert ist, läßt die Panik nach, und erst dann können die besonderen Gefühle und das Verhalten des Patienten ihnen gegenüber in der analytischen Arbeit angegangen werden.

Die letzte allgemeine Maßnahme, die hier erörtert werden soll, ist der Glaube des Neurotikers an die *Überlegenheit des Geistes.* Während Gefühle wegen ihrer Unbändigkeit verdächtig sind und kontrolliert werden müssen, breitet sich der Geist – Phantasie und Vernunft – aus wie ein Kobold aus der Flasche. So wird tatsächlich ein neuer Dualismus geschaffen. Von nun an gilt nicht mehr Geist *und* Gefühl, sondern Geist *gegen* Gefühl; nicht mehr Geist *und* Körper, sondern Geist *gegen* Körper; nicht mehr Geist *und* Selbst, sondern Geist *gegen* Selbst. Aber wie die anderen Fragmentationen, so dient auch diese dem Zweck, Spannungen zu vermindern, Konflikte zu verdecken und einen Anschein von Einheit zu begründen. Dies kann auf dreierlei Art und Weise geschehen.

Die eine Möglichkeit besteht darin, daß der Geist zum Zuschauer des Selbst wird. Um mit Suzuki zu sprechen[6]: »Der Intellekt ist schließlich ein Zuschauer. Wenn er Arbeit leistet, tut er dies schlecht und recht als Beauftragter, als Knecht.« Bei einem Neurotiker ist der Geist nie ein freundlicher, teilnahmsvoller Zuschauer. Er kann mehr oder weniger interessiert, mehr oder weniger sadistisch sein, immer aber hält er Distanz, als beobachtete er einen Fremden, mit dem er zufällig zusammengebracht worden ist. Manchmal ist diese Art Selbstbeobachtung rein mechanisch und oberflächlich. Dann gibt der Patient einen mehr oder weniger genauen Bericht von Vorfällen, Tätigkeiten, Symptomen, die zunehmen oder abnehmen, ohne daß er die Bedeutung, die diese Ereignisse für ihn haben, oder seine eigenen Reaktionen darauf auch nur berührt. Er kann auch an seinen psychischen Prozessen lebhaft interessiert sein oder es im Verlauf der Analyse werden. Aber dieses Interesse ist mehr ein Entzücken über die Genauigkeit seiner Beobachtungen oder den Mechanismus, mit dem jene Prozesse ablaufen, ungefähr in der Art, wie ein Entomologe vom Funktionieren eines Insekts fasziniert ist. Auch der Analytiker kann nun entzückt sein, weil er den Eifer des Patienten fälschlich für ein echtes Interesse an sich selbst hält. Erst nach geraumer Zeit wird er entdecken, daß der Patient völlig uninteressiert an der Bedeutung ist, die seine Entdeckungen für sein Leben haben.

Dieses distanzierte Interesse kann auch offen mißbilligend, hämisch oder sadistisch sein. In solchen Fällen wird es oft nach außen projiziert, sowohl aktiv wie passiv. Der Patient kann sich sozusagen selbst den Rücken kehren und in derselben distanzierten, beziehungslosen Art ein scharfer Beobachter anderer und ihrer Probleme werden. Oder er hat vielleicht das Gefühl, ständig der verhaßten, boshaften Beobachtung anderer ausgesetzt zu

[6] D. T. Suzuki: *Die große Befreiung. Einführung in den Zen-Buddhismus*, Weller, Konstanz 1939.

sein, ein Gefühl, das bei paranoiden Zuständen deutlich ausgeprägt, aber keineswegs auf diese beschränkt ist.

In welcher Weise auch immer er sich selbst beobachten mag, er ist nicht mehr an dem inneren Kampf beteiligt und hat sich selbst von seinen inneren Problemen entfernt. »Er« ist sein beobachtender Geist und hat als solcher ein Gefühl der Einheit; sein Gehirn ist dann der einzige Teil von ihm, der lebendig wirkt.

Der Geist arbeitet aber auch als *Koordinator.* Diese Funktion ist uns schon bekannt. Wir haben gesehen, wie die Phantasie bei der Schaffung eines idealisierten Vorstellungsbildes am Werk ist, bei der pausenlosen Anstrengung des Stolzes, dieses auszulöschen und jenes zu erhellen, Bedürfnisse in Tugenden zu verwandeln und Möglichkeiten in Wirklichkeiten. Auch im Prozeß der Rationalisierung kann der Verstand dem Stolz dienstbar gemacht werden. Dann erscheint möglicherweise alles und jedes vernünftig, plausibel, rational, wie es aus der Perspektive der unbewußten Voraussetzungen, mit denen der Neurotiker arbeitet, ja auch ist.

Die koordinierenden Funktionen wirken auch dadurch, daß sie Selbstzweifel auslöschen. Dies ist um so notwendiger, je unsicherer die Gesamtstruktur ist. Dann herrscht, um mit den Worten eines Patienten zu sprechen, eine »phantastische Logik« – eine Logik, die meist Hand in Hand geht mit einem unerschütterlichen Glauben an die eigene Unfehlbarkeit. »Meine Logik ist maßgebend, denn es ist die einzige Logik . . . Wenn die anderen nicht zustimmen, sind sie Idioten.« In den Beziehungen zu anderen erweist sich diese Haltung als arrogante Selbstgerechtigkeit. In bezug auf innere Probleme verschließt sie die Tür zu konstruktivem Nachforschen, vermindert aber gleichzeitig Spannungen, indem sie die Sicherheit der Sterilität schafft. Wie es auch bei anderen neurotischen Zusammenhängen so oft der Fall ist, führt das entgegengesetzte Extrem – ein tiefgehender Selbstzweifel – zum selben Ergebnis, zur Spannungsmilderung. Wenn nichts so ist, wie es zu sein scheint, warum sich dann bemühen? Bei vielen Patienten kann eine so allumfassende Skepsis durchaus verborgen sein. Nach außen hin akzeptieren sie liebenswürdig alles, aber im stillen machen sie Vorbehalte, mit dem Ergebnis, daß sowohl ihre eigenen Entdeckungen als auch die Vorschläge des Analytikers im Treibsand verschwinden.

Und schließlich ist der Geist der magische *Herrscher,* für den alles möglich ist, wie für Gott. Kenntnis der inneren Probleme ist dann kein Schritt zur Wandlung mehr, sondern Wissen *ist* Wandlung. Patienten, die unter dieser Voraussetzung arbeiten, ohne sich dessen bewußt zu sein, finden es oft merkwürdig, daß diese oder jene Störung nicht verschwindet, wo sie doch so viel über deren Dynamik wissen. Der Analytiker weist dann möglicherweise darauf hin, daß es noch weitere wichtige Faktoren geben muß, die sie nicht kennen – was meist auch zutrifft. Selbst wenn andere relevante Faktoren aufgedeckt werden, ändert sich nichts. Und wieder ist der Patient verwirrt und entmutigt. So kann es zu einer endlosen Suche nach mehr Wissen kommen, die an sich wertvoll ist, aber zur Sinnlosigkeit verdammt bleiben muß, solange der Patient darauf besteht, daß die Strahlen dieses Wissens allein schon jede Wolke in seinem Leben erhellen sollten, ohne daß er selbst den tatsächlichen Wandel vollzieht.

Je mehr er versucht, sein ganzes Leben nur mit dem Intellekt zu steuern, desto unerträglicher wird es für ihn, das Vorhandensein unbewußter Faktoren in sich anzuerkennen. Wenn sie sich unvermeidbar aufdrängen, können sie übermäßige Furcht auslösen oder, wie es bei anderen Patienten der Fall ist, geleugnet und wegerklärt werden. Dies ist besonders wichtig, wenn ein Patient zum erstenmal einen neurotischen Konflikt in sich einigermaßen klar erkennt. Denn dann sieht er blitzartig ein, daß er mit all seinem Verstand, mit all seiner Phantasie Unvereinbares nicht vereinbar machen kann. Er fühlt sich in einer Falle gefangen und reagiert unter Umständen mit Furcht. Dann ruft er all seine geistigen Energien auf den Plan, um der Gefahr zu entrinnen, diesem Konflikt entgegentreten zu müssen. Wie aber kann er ausweichen?[7] Wie kann er sich durchmogeln? Wo ist das Loch in der Falle, durch das er entfliehen kann? Arglosigkeit und List vertragen sich nicht miteinander – nun, könnte er nicht einfach in bestimmten Situationen arglos und in anderen listig sein? Oder wenn er beispielsweise dazu getrieben wird, rachsüchtig zu sein, und darauf noch stolz ist, die Vorstellung heiterer Gelassenheit für ihn aber auch sehr verlockend ist, dann wird er von der Idee fasziniert, eine gelassene Rachsucht zu entwickeln, unbewegt durchs Leben zu gehen und diejenigen, die seinen Stolz verletzen, einfach aus dem Weg zu räumen, wie er es mit Buschwerk machen könnte. Dieses Bedürfnis, sich aus der Affäre zu ziehen, kann zu einer echten Leidenschaft werden. Dann verliert

[7] Vgl. die Szene mit dem Dovregreis in Ibsen: *Peer Gynt*.

alle wertvolle Arbeit, die darauf verwendet wurde, den Konflikt erst einmal klar herauszustellen, ihre Wirkung, doch der innere »Frieden« ist wiederhergestellt.

All diese Maßnahmen vermindern auf verschiedene Weise innere Spannungen. In gewisser Hinsicht könnten wir sie Lösungsversuche nennen, denn in all diesen Methoden sind integrierende Kräfte am Werk. Durch Zerlegung z. B. unterbricht der Neurotiker einander widersprechende Strömungen und erlebt infolgedessen Konflikte nicht mehr als Konflikte. Wenn ein Mensch sich als Beobachter seiner selbst erlebt, begründet er damit ein Gefühl der Einheit. Wir könnten jedoch niemals einen Menschen zufriedenstellend beschreiben, wenn wir nur sagten, er sei ein Betrachter seiner selbst. Es kommt schließlich darauf an, was er beobachtet, wenn er sich betrachtet, und in welcher Stimmung er solche Betrachtungen anstellt. Ähnlich betrifft der Prozeß der Projektion nach außen nur einen Aspekt der neurotischen Struktur, selbst wenn wir wissen, was der Neurotiker projiziert und wie er es tut. Mit anderen Worten: All diese Maßnahmen sind immer nur Teillösungen. Ich ziehe es vor, von neurotischen Lösungen nur dann zu sprechen, wenn sie jenen umfassenden Charakter haben, wie ich ihn im 1. Kapitel beschrieben habe. Solche Lösungen geben der Gesamtpersönlichkeit Form und Richtung. Sie entscheiden, welche Befriedigungen erreichbar sind und welche Faktoren vermieden werden müssen; sie bestimmen die Hierarchie der Werte und die Beziehungen zu anderen. Sie entscheiden auch, welche Art genereller Integrationsmethoden angewandt werden sollen. Kurz gesagt: Sie sind ein *modus vivendi*, eine Lebensform.

8. KAPITEL

# Die expansiven Lösungen: der Reiz der Meisterschaft

In allen neurotischen Entwicklungen ist die Selbstentfremdung das Kernproblem; in allen finden wir die Suche nach Ruhm und Ehre, die Solls, die Ansprüche, den Selbsthaß und die verschiedenen Maßnahmen, Spannungen zu vermindern. Wir haben aber immer noch kein Bild davon, wie diese Faktoren in einer *bestimmten* neurotischen Struktur wirken. Ein solches Bild hängt von der Art der Lösung ab, die der Mensch für seine intrapsychischen Konflikte findet. Ehe wir diese Lösungen jedoch adäquat beschreiben können, müssen wir die innere Konstellation klarlegen, die durch das System des Stolzes und die darin enthaltenen Konflikte geschaffen wird. Es leuchtet ein, daß zwischen dem System des Stolzes und dem wahren Selbst ein Konflikt besteht. Wie ich aber bereits angedeutet habe, entsteht auch innerhalb des Systems des Stolzes selbst ein größerer Konflikt. Selbstglorifizierung und Selbstverachtung bedingen keinen Konflikt. Solange wir nur in den Begriffen dieser beiden diametral entgegengesetzten Vorstellungsbilder von uns selbst denken, erkennen wir tatsächlich widersprüchliche und dennoch komplementäre Selbstbewertungen; aber wir sind uns nicht der einander widerstrebenden Triebe bewußt. Dieses Bild wandelt sich jedoch, wenn wir es aus einer anderen Perspektive anschauen und den Blick auf die Frage richten: Wie erleben wir uns selbst?

Die innere Konstellation bewirkt eine fundamentale Unsicherheit bezüglich des Identitätsgefühls. Wer bin ich? Bin ich das stolze übermenschliche Wesen, oder bin ich die unterdrückte, schuldbeladene und im Grunde verachtenswerte Kreatur? Wenn ein Mensch nicht gerade Dichter oder Philosoph ist, wird er solche Fragen im allgemeinen nicht bewußt stellen. Aber in seinen Träumen kommt die bestehende Verwirrung doch zum Vorschein. Hier kann sich der Verlust der Identität auf mancherlei Weise direkt und prägnant offenbaren. Der Träumer hat vielleicht seinen Paß verloren oder kann sich nicht ausweisen, wenn er darum ersucht wird. Oder ein alter Freund erscheint in seinem Traum und sieht ganz anders aus, als er ihn in Erinnerung hat.

Oder er schaut ein Bild an, doch der Bilderrahmen enthält nur eine leere Leinwand.

Weit häufiger ist der Träumer nicht ausgesprochen verwirrt von der Frage seiner Identität, sondern stellt sich selbst in voneinander abweichenden Symbolen dar: als verschiedene Leute, Tiere, Pflanzen oder leblose Objekte. Er kann in ein und demselben Traum als er selbst, als edler Ritter und als drohendes Ungeheuer erscheinen. Er kann das entführte Opfer und der Verbrecher sein, der Gefangene und der Gefangenenwärter, der Richter und der Angeklagte, der Gefolterte und der Folterknecht, das verängstigte Kind und die Klapperschlange. Diese Selbstdramatisierung zeigt die divergierenden Kräfte, die in einem Menschen am Werk sind, und die Interpretation kann viel dazu beitragen, sie zu erkennen. Die Tendenz des Träumers zur Resignation kann z. B. dadurch zum Ausdruck kommen, daß ein resignierter Mensch eine Rolle in seinem Traum spielt, während seine Selbstverachtung durch Küchenschaben auf dem Fußboden sichtbar gemacht werden kann. Aber damit ist die Bedeutung der Selbstdramatisierung noch nicht erschöpft. Allein die Tatsache, daß sie geschieht (der Grund, warum sie hier erwähnt wird), weist auch auf unsere Fähigkeit hin, uns als verschiedene Selbst zu erleben. Dieselbe Fähigkeit zeigt sich auch in der oft schreienden Diskrepanz zwischen der Art, wie sich ein Mensch im täglichen Leben einerseits und in seinen Träumen andererseits erlebt. In seinem Bewußtsein ist er vielleicht *die* Kapazität, der Retter der Menschheit, der einzige, für den keine Leistung unmöglich ist, während er zur selben Zeit in seinen Träumen eine Mißgeburt, ein stotternder Idiot oder ein Verkommener in der Gosse ist. Schließlich kann ein Neurotiker auch im bewußten Erleben seiner selbst zwischen einem Gefühl arroganter Allmacht und jenem, der Abschaum der Menschheit zu sein, hin und her schwanken. Dies tritt besonders augenfällig bei Alkoholikern zutage (ist aber keineswegs auf sie beschränkt), die im einen Augenblick über den Wolken schweben, großartige Gesten und grandiose Versprechen machen und sich im nächsten elend und kriecherisch im Staube krümmen.

Diese Vielzahl der Möglichkeiten, sich selbst zu erleben, entspricht der inneren Struktur. Lassen wir die noch komplexeren Möglichkeiten außer acht, so kann sich der Neurotiker als sein glorifiziertes Selbst, als sein verachtetes Selbst und ab und zu (obwohl dies meistens blockiert ist) als sein wahres Selbst erleben. Infolgedessen muß er sich hinsichtlich seiner Identität tatsächlich unsicher fühlen. Und solange die innere Konstellation beibehalten wird, ist die Frage »Wer bin ich?« wirklich nicht zu beantworten. Was uns in diesem Zusammenhang mehr interessiert, ist hingegen die Tatsache, daß die verschiedenen Arten, sich selbst zu erleben, notwendigerweise einander widerstreiten. Genauer gesagt: Ein Konflikt muß auftreten, weil sich der Neurotiker *in toto* mit seinem erhabenen stolzen Selbst und mit seinem verachteten Selbst identifiziert. Wenn er sich als ein erhabenes Wesen erlebt, neigt er dazu, in seinem Streben und seinem Glauben an das, was er erreichen kann, expansiv zu sein; er neigt dazu, mehr oder weniger offen arrogant, ehrgeizig, aggressiv und fordernd zu sein; er ist sich selbst genug und geringschätzig gegenüber anderen; er fordert Bewunderung oder blinden Gehorsam. Wenn er dagegen in seiner Vorstellung sein unterdrücktes Selbst ist, neigt er dazu, sich hilflos zu fühlen, ist nachgiebig und beschwichtigend, von anderen abhängig und sehnt sich nach ihrer Zuneigung. Mit anderen Worten: Die Identifikation *in toto* mit dem einen oder dem anderen Selbst bringt nicht nur entgegengesetzte Arten der Selbstbewertung mit sich, sondern auch entgegengesetzte Haltungen gegenüber anderen, entgegengesetzte Verhaltensweisen, entgegengesetzte Wertmaßstäbe, entgegengesetzte Triebe und entgegengesetzte Arten der Befriedigung.

Wenn diese beiden Arten, sich selbst zu erleben, zur gleichen Zeit wirksam sind, muß sich der Betreffende wie zwei Menschen fühlen, die in entgegengesetzte Richtung zerren. Und das ist tatsächlich die Bedeutung der Identifikation *in toto* mit den beiden bestehenden Selbst. Hier liegt nicht einfach ein Konflikt vor, sondern ein Konflikt von solcher Gewalt, daß er den Betreffenden zerreißen kann. Wenn es ihm nicht gelingt, die daraus resultierende Spannung zu vermindern, entsteht zwangsläufig ein Gefühl der Angst. Dann kann er sich dem Trunk ergeben (wenn er aus anderen Gründen dazu neigt), um diese Angst zu betäuben.

Üblicherweise setzen jedoch – wie bei jedem Konflikt von großer Intensität – automatisch Lösungsversuche ein. Es gibt drei Hauptmethoden, eine solche Lösung zu erreichen. Eine von ihnen wird in der Literatur beschrieben, und zwar in STEVENSONS Geschichte von Dr. Jekyll und Mr. Hyde. Dr. Jekyll erkennt, daß er zwei Seiten hat (ungefähr als der Sünder und der Heilige dargestellt, wobei keiner er selbst ist), die in ständigem Krieg miteinander leben. »Wenn jede von ihnen in getrennten Persönlichkeiten untergebracht werden könnte, dachte ich, dann würde das Leben von allem befreit, was jetzt untragbar erscheint . . .« Er stellt eine Medizin zusammen, mit deren Hilfe er diese beiden Selbst voneinander trennen kann. Nimmt man der Geschichte ihre phantastische Umkleidung, so stellt sie den Versuch dar, den vorliegenden Konflikt durch *Zerlegung* zu lösen. Viele Patienten tendieren in diese Richtung. Sie erleben sich selbst nacheinander als extrem selbstverleugnend und als grandios und expansiv, ohne durch diesen Widerspruch beunruhigt zu sein, weil in ihrer Vorstellung die beiden Selbst keinerlei Zusammenhang haben.

Wie schon STEVENSONS Geschichte zeigt, kann dieser Versuch keinen Erfolg haben. Denn er ist, wie wir im letzten Kapitel sahen, eine allzu partielle Lösung. Eine radikalere Methode ist das *Streamlining*, eine Art Anpassung, die für so viele Neurotiker typisch ist. Sie besteht in dem Versuch, dauernd rigoros das eine Selbst zu unterdrücken und nur das andere zu sein. Eine dritte Möglichkeit, den Konflikt zu lösen, besteht darin, daß man sich der Teilnahme am inneren Kampf entzieht und auf das aktive psychische Leben *verzichtet.*

Es gibt also, um kurz zusammenzufassen, zwei intrapsychische Hauptkonflikte, die durch das System des Stolzes hervorgerufen werden: den zentralen inneren Konflikt und den Konflikt zwischen dem stolzen und dem verachteten Selbst. Bei Patienten, die noch am Anfang der Analyse stehen, erscheinen diese beiden Konflikte allerdings nicht als zwei getrennte Konflikte, was zum Teil darauf zurückzuführen ist, daß das wahre Selbst eine potentielle, aber noch keine wirkliche Kraft ist. Außerdem neigt der Patient dazu, summarisch alles in sich zu verachten, was nicht Stolz beinhaltet, und dazu würde auch sein wahres Selbst gehören. Aus diesen Gründen scheinen die beiden Konflikte zu einem zu verschmelzen, nämlich jenem zwischen dem Expansivsein und der Selbstverleugnung. Erst nach langer analytischer Arbeit tritt der zentrale innere Konflikt als ein selbständiger in Erscheinung.

Nach unserer derzeitigen Erkenntnis scheinen die neurotischen Hauptlösungen für intrapsychische Konflikte die angemessenste

Basis zu sein, Neurosetypen festzulegen. Wir müssen dabei aber immer bedenken, daß unser Wunsch nach eindeutiger Klassifizierung mehr unser Bedürfnis nach Ordnung und Orientierung befriedigt, als daß er der Vielfalt menschlichen Lebens gerecht würde. Von menschlichen Typen zu sprechen – oder wie hier von neurotischen Typen – ist letzten Endes nur eine Methode, Persönlichkeiten von bestimmten Gesichtspunkten aus zu betrachten. Was wir als Kriterien anwenden, sind dann jene Faktoren, die im Rahmen des besonderen psychologischen Systems entscheidend zu sein scheinen. In diesem begrenzten Sinn hat jeder Versuch, Typen festzulegen, sowohl seine Meriten als auch seine definitiven Grenzen. Im Rahmen meiner psychologischen Theorien spielt die neurotische Charakterstruktur die zentrale Rolle. Deshalb können auch die Kriterien, nach denen ich »Typen« festlege, nicht dieses oder jenes symptomatische Bild oder irgendein individueller Zug sein, sondern einzig und allein die Besonderheiten der gesamten neurotischen Struktur. Diese werden ihrerseits weitgehend durch die Hauptlösungen bestimmt, die ein Neurotiker für seine inneren Konflikte gefunden hat.

Wenngleich dieses Kriterium umfassender ist als viele andere, die in Typologien verwandt werden, ist seine Nützlichkeit dennoch begrenzt, und zwar wegen der vielen Vorbehalte und Einschränkungen, die wir machen müssen. Zunächst einmal können Neurotiker, die der gleichen Hauptlösung zuneigen und charakteristische Ähnlichkeiten zeigen, hinsichtlich ihrer menschlichen Qualitäten trotzdem grundverschieden sein. Hinzu kommt, daß das, was wir als »Typen« ansehen, in Wirklichkeit Querschnitte von Persönlichkeiten sind, bei denen der neurotische Prozeß zu recht extremen Entwicklungen mit deutlich ausgeprägten Charakteristika geführt hat. Aber es gibt immer einen unbestimmten Bereich von Zwischenstrukturen, die sich jeder präzisen Klassifizierung entziehen. Diese Verwicklung wird noch durch die Tatsache verstärkt, daß selbst in extremen Fällen wegen des Prozesses der psychischen Fragmentation oft mehr als eine Hauptlösung vorhanden ist. »Die meisten Fälle sind gemischte Fälle«, sagt WILLIAM JAMES[1], »und wir selbst sollten unsere Klassifizierungen nicht allzu respektvoll behandeln.« Wahrscheinlich

[1] WILLIAM JAMES: *Die religiösen Erfahrungen in ihrer Mannigfaltigkeit,* Hinrichs, Leipzig 1925.

wäre es noch korrekter, von Entwicklungsrichtungen zu sprechen statt von Typen.

Unter Berücksichtigung dieser Einschränkungen können wir, vom Aspekt der Probleme gesehen, die in diesem Buch dargelegt werden, drei Hauptlösungen unterscheiden: die expansive Lösung, die Selbstverleugnung und die Resignation. Bei den *expansiven Lösungen* identifiziert sich der Neurotiker hauptsächlich mit seinem glorifizierten Selbst. Wenn er von »sich« spricht, meint er – mit Peer Gynt – sein grandioses Selbst. Oder wie ein Patient es formulierte: »Ich existiere nur als ein großartiges Wesen.« Das Gefühl der Erhabenheit, das zu dieser Lösung gehört, ist nicht zwangsläufig bewußt, bestimmt aber größtenteils – bewußt oder unbewußt – das Verhalten, das Streben und die Einstellung gegenüber dem Leben im allgemeinen. Der Reiz des Lebens besteht darin, es zu meistern. Hauptinhalt wird für den Neurotiker die Entschlossenheit, bewußt oder unbewußt jedes Hindernis – innerhalb oder außerhalb seiner selbst – zu bewältigen, und die Überzeugung, daß er fähig sein sollte und tatsächlich auch fähig *ist,* dies zu erreichen. Er sollte in der Lage sein, die Widrigkeiten des Schicksals, die Schwierigkeiten einer Situation, die Kompliziertheit intellektueller Probleme, den Widerstand anderer Menschen und die Konflikte in sich selbst zu meistern. Die Kehrseite dieses Bedürfnisses nach Meisterung ist die Angst vor jeder Hilflosigkeit; es ist die schlimmste Angst, die er kennt.

Wenn wir die expansiven Typen oberflächlich betrachten, erhalten wir ein Bild von Menschen, die in elegant-effektvoller Weise auf Selbstverherrlichung, ehrgeizige Pläne und rachsüchtigen Triumph bedacht sind, wobei das Meistern des Lebens durch Intelligenz und Willenskraft als Mittel dient, ihr idealisiertes Selbst zu verwirklichen. Läßt man sämtliche Abweichungen hinsichtlich der Voraussetzungen, der individuellen Konzepte und Terminologien außer acht, so ist dies die Art, in der Freud und Adler jene Menschen gesehen haben (getrieben vom Bedürfnis nach narzißtischer Selbstverherrlichung oder danach, überlegen zu sein). Wenn wir jedoch in der Analyse solcher Patienten weit genug gehen, entdecken wir in allen selbstverleugnende Tendenzen, die von den Patienten nicht nur unterdrückt wurden, sondern auch gehaßt und verachtet werden. Das erste Bild, das wir von diesen Patienten erhalten, ist der einseitige Aspekt, von dem sie selbst vorgeben, er sei ihr ganzes Wesen, um sich so ein subjektives Gefühl der Einheit zu verschaffen. Die Starrheit, mit der diese Menschen an ihren expansiven Neigungen festhalten, ist nicht allein auf den zwanghaften Charakter dieser Tendenzen[2] zurückzuführen, sondern ergibt sich auch aus der Notwendigkeit, jegliche Spur selbstverleugnender Tendenzen, jegliche Spur von Selbstanklagen, Selbstzweifeln und Selbstverachtung aus dem Bewußtsein zu verbannen. Nur auf diese Weise können sie die subjektive Überzeugung von ihrer Erhabenheit und Meisterschaft aufrechterhalten.

Der Gefahrenpunkt hierbei ist das Bewußtwerden unerfüllter Solls, weil dies ein Gefühl von Schuld und Wertlosigkeit hervorrufen würde. Da aber niemand in Wirklichkeit seinen Solls entsprechen kann, ist es für einen solchen Menschen unerläßlich, alle verfügbaren Mittel einzusetzen, um sein »Versagen« vor sich selbst zu leugnen. Durch Phantasie, Herausstreichen »guter« Eigenschaften und Auslöschen anderer, Perfektion des Verhaltens und Projektion muß er versuchen, in seiner Vorstellung ein Bild von sich aufrechtzuerhalten, auf das er stolz sein kann. Er muß sozusagen unbewußt bluffen und mit der Vorspiegelung leben, er sei allwissend, absolut großzügig, vollkommen gerecht usw. Er darf sich nie und unter keinen Umständen bewußt werden, daß er im Vergleich mit seinem glorifizierten Selbst tönerne Füße hat. In seinen Beziehungen zu anderen Menschen kann jeweils das eine von zwei Gefühlen vorherrschen. Er kann – bewußt oder unbewußt – überaus stolz auf seine Fähigkeit sein, andere zu täuschen, und in seiner Arroganz und Verachtung für andere glaubt er sogar, daß ihm dies wirklich gelingt. Andererseits fürchtet er sich maßlos davor, selbst getäuscht zu werden, und kann es als tiefe Demütigung empfinden, wenn es wirklich geschieht. Oder er kann von einer ständig lauernden Furcht besessen sein, er sei nur ein Bluffer, und zwar in weit höherem Maß, als es bei anderen neurotischen Typen der Fall ist. Selbst wenn er z. B. durch ehrliche Arbeit zu Erfolg oder Ehren gekommen ist, glaubt er immer noch, dies durch Täuschung anderer erlangt zu haben. Das macht ihn überaus empfindlich gegen Kritik und Versagen oder gegen die bloße Möglichkeit, zu versagen bzw. durch Kritik als »Bluffer« entlarvt zu werden.

Diese Gruppe umfaßt ihrerseits wieder viele heterogene Typen,

[2] Vgl. die diesbezüglichen Ausführungen im 1. Kapitel, »Die Suche nach Ruhm und Ehre«.

wie jeder anhand einer kurzen Übersicht von Patienten, Freunden oder literarischen Figuren feststellen kann. Unter den individuellen Unterschieden betrifft der wichtigste die Fähigkeit, das Leben zu genießen und positive mitmenschliche Gefühle zu haben. Sowohl Peer Gynt als auch Hedda Gabler *sind* beispielsweise die eigenen verherrlichten Versionen ihrer selbst – aber welch ein Unterschied im emotionalen Klima! Andere relevante Unterschiede betreffen die Methoden, mit denen der Neurotiker dieses Typs das Erkennen von »Mängeln« aus dem Bewußtsein entfernt. Daneben gibt es noch Variationen in der Natur der Ansprüche, deren Rechtfertigung und der Mittel, mit denen sie durchgesetzt werden. Wir müssen mindestens drei Untergruppen des »expansiven Typs« in Betracht ziehen: den narzißtischen, den perfektionistischen und den arrogant-rachsüchtigen Typ. Die beiden ersten brauchen wir hier nur kurz zu streifen, weil sie in der psychiatrischen Literatur ausführlich beschrieben worden sind; beim letzten Typ hingegen empfiehlt es sich, mehr ins Detail zu gehen.

Ich verwende den Ausdruck *Narzißmus* etwas zögernd, weil er in der klassischen Freudschen Literatur recht wahllos jegliche Art von Aufgeblasenheit, Egozentrik, ängstlicher Sorge um das eigene Wohlergehen und Zurückziehen von anderen Menschen umfaßt[3]. Wenn ich ihn hier dennoch gebrauche, so in seinem ursprünglichen, beschreibenden Sinn als »in sein idealisiertes Vorstellungsbild verliebt sein«[4]. Genauer gesagt: Der Betreffende ist sein idealisiertes Selbst und scheint es anzubeten. Diese

[3] Vgl. die Erörterung dieses Begriffs in meinem Buch *Neue Wege in der Psychoanalyse.* Der Unterschied zwischen der vorliegenden Konzeption und der in *Neue Wege* vorgeschlagenen ist folgender: In *Neue Wege* habe ich den Hauptakzent auf das Aufgeblasensein gelegt und dieses auf die Entfremdung von anderen, den Verlust des Selbst und die Schädigung des Selbstvertrauens zurückgeführt. Dies alles ist nach wie vor richtig, nur ist der Prozeß, der zum Narzißmus führt, so wie ich ihn heute sehe, viel komplexer. Heute neige ich eher dazu, zwischen Selbstidealisierung und Narzißmus zu unterscheiden, wobei ich Narzißmus als das Gefühl der Identifikation mit dem idealisierten Selbst ansehen möchte. Selbstidealisierung kommt in allen Neurosen vor und stellt einen Versuch dar, frühe innere Konflikte zu lösen. Narzißmus andererseits ist eine der verschiedenen Möglichkeiten, den Konflikt zwischen expansiven und selbstverleugnenden Trieben zu lösen.

[4] Sigmund Freud: *Zur Einführung des Narzißmus,* Ges. Werke, Bd. X, S. Fischer Verlag, Frankfurt/M. 1961.

Vgl. auch Bernard Glueck: »The God Man or Jehovah Complex«, in: *Medical Journal,* New York 1915.

Grundhaltung gibt ihm jene Spannkraft oder Elastizität, die den anderen Gruppen völlig mangelt. Sie gibt ihm einen scheinbaren Überfluß an Selbstvertrauen, der all jenen beneidenswert vorkommt, die unter Selbstzweifeln leiden. Er hat (bewußt) keine Zweifel; er ist der Gesalbte, der vom Schicksal Auserwählte, der Prophet, der große Gebende, der Wohltäter der Menschheit. All dies enthält ein Körnchen Wahrheit: Oft ist er wirklich überdurchschnittlich begabt, hat früh und mühelos Auszeichnungen erlangt und war manchmal das bevorzugte und bewunderte Kind.

Dieser unbestrittene Glaube an seine Größe und Einzigartigkeit ist der Schlüssel dazu, ihn zu verstehen. Seine Spannkraft und immerwährende Jugendlichkeit stammen aus dieser Quelle. Dasselbe gilt für seinen oft faszinierenden Charme. Aber trotz seiner Begabungen steht er offenkundig auf gefährlichem Boden. Er kann pausenlos von seinen Taten oder seinen wunderbaren Qualitäten sprechen und braucht unaufhörlich eine Bestätigung seiner Selbsteinschätzung in Form von Bewunderung und Verehrung. Sein Gefühl der Meisterschaft liegt in seiner Überzeugung, daß es nichts gibt, was er nicht tun, und daß es keinen Menschen gibt, den er nicht für sich gewinnen könnte. Oft ist er wirklich charmant, besonders dann, wenn neue Menschen in sein Leben treten. Ungeachtet ihrer tatsächlichen Bedeutung für ihn, *muß* er sie beeindrucken. Er erweckt bei sich und anderen den Eindruck, daß er die Menschen »liebt«. Und er kann großzügig sein, mit einer glitzernden Schau seiner Gefühle, mit Schmeichelei, Gunstbezeigungen und Hilfe – in Erwartung von Bewunderung oder als Gegengabe für erhaltene Verehrung. Er stattet seine Familie und seine Freunde genauso wie sein Werk und seine Pläne mit glänzenden Attributen aus. Er kann durchaus tolerant sein, und erwartet gar nicht, daß andere Menschen vollkommen sind. Er kann sogar Witze über sich selbst vertragen, solange sie nur eine seiner liebenswerten Eigenheiten hervorheben. Niemals aber darf er ernsthaft in Frage gestellt werden.

Seine Solls sind keinesfalls weniger unerbittlich als die in anderen Formen der Neurose, wie sich in der analytischen Arbeit erweist. Für ihn ist es jedoch charakteristisch, daß er ihnen mit Hilfe eines Zauberstabes begegnet. Seine Fähigkeit, Mängel zu übersehen oder in Tugenden zu verwandeln, scheint grenzenlos zu sein. Ein nüchterner Beobachter würde ihn oft skrupellos oder zumindest unzuverlässig nennen. Es macht ihm nichts aus, Versprechen zu brechen, treulos zu sein, Schulden zu machen oder zu betrügen. (Man denke an John Gabriel Borkman.) Ein ränkeschmiedender Ausbeuter ist er allerdings nicht. Er glaubt vielmehr, daß seine Bedürfnisse oder seine Aufgaben so wichtig sind, daß sie ihn zu jedem Privileg berechtigen. Er stellt seine Rechte nicht in Frage und erwartet von anderen, daß sie ihn »bedingungslos lieben« – gleichgültig, wie sehr er sich tatsächlich gegen ihre Rechte vergeht.

Seine Schwierigkeiten treten sowohl in seinen Beziehungen zu Menschen als auch in seiner Arbeit zutage. Daß er im Grunde keinen Kontakt mit anderen Menschen hat, zeigt sich zwangsläufig in engen Beziehungen. Die einfache Tatsache, daß andere ihre eigenen Wünsche oder Meinungen haben, daß sie ihn kritisch anschauen oder gegen seine Unzulänglichkeiten etwas einwenden könnten, daß sie etwas von ihm erwarten – all dies wird als gemeine Demütigung empfunden und erregt einen schwelenden Groll. Er kann dann auch in einem Wutausbruch explodieren und zu anderen Menschen gehen, die ihn besser »verstehen«. Da ein solcher Prozeß in den meisten seiner Beziehungen vorkommt, ist er häufig einsam.

Seine Schwierigkeiten im Arbeitsleben sind mannigfaltig. Seine Pläne sind oft allzu weit gespannt. Er rechnet nicht mit Begrenzungen und überschätzt seine Fähigkeiten. Sein Streben ist zu vielfältig, und deshalb kommt es leicht zu Mißerfolgen. Bis zu einem gewissen Grad gibt ihm seine Elastizität zwar die Fähigkeit, sich wieder aufzufangen, aber andererseits können wiederholte Mißerfolge in seinen Unternehmungen oder in mitmenschlichen Beziehungen (Abweisungen) ihn auch völlig zerschlagen. Selbsthaß und Selbstverachtung, die sonst erfolgreich niedergehalten werden, können dann volle Wirkkraft erlangen. Er kann in Depressionen verfallen oder in psychotische Perioden geraten, unter Umständen kann er sogar Selbstmord begehen oder (was häufiger vorkommt) infolge selbstzerstörerischer Triebe in einen Unfall verwickelt werden oder auch einer Krankheit erliegen[5].

Noch ein Wort über sein Lebensgefühl im allgemeinen. Nach

[5] James M. Barrie hat ein solches Ende in *Tommy and Grizel*, Charles Scriner's Sons, New York 1900, beschrieben.

Vgl. auch Arthur Miller, *Der Tod des Handlungsreisenden*, S. Fischer Verlag, Frankfurt/M. 1950.

außen hin ist er recht optimistisch, sichtbar dem Leben zugewandt, ersehnt Freude und Glücklichsein. Es gibt jedoch Unterströmungen von Verzweiflung und Pessimismus. Am Maßstab der Unendlichkeit oder des Erlangens phantastischer Glückseligkeit gemessen, kann er nicht umhin, eine schmerzhafte Diskrepanz in seinem Leben zu spüren. Solange er auf den Wogen des Glücks schwebt, kann er unmöglich zugeben, daß er irgendwo versagt hat, besonders nicht darin, sein Leben zu meistern. Die Diskrepanz liegt also nicht in ihm, sondern im Leben als solchem. Folglich kann er eine Tragik im Leben sehen, aber nicht die Tragik, die wirklich existiert, sondern jene, die er dem Leben gibt.

Der Typ der zweiten Untergruppe, der dem *Perfektionismus* zustrebt, identifiziert sich mit seinen Maßstäben. Dieser Typ fühlt sich wegen seiner hohen Maßstäbe, der moralischen und der intellektuellen, überlegen und schaut von dieser Basis auf andere herab. Seine arrogante Verachtung anderer ist allerdings – auch vor ihm selbst – hinter höflicher Freundlichkeit verborgen, weil gerade seine Maßstäbe solche »irregulären« Gefühle verbieten.

Seine Methoden, den Sachverhalt unerfüllter Solls zu verschleiern, sind zweifacher Natur. Im Gegensatz zum narzißtischen Typ macht er wirklich große Anstrengungen, seinen Solls gerecht zu werden, indem er seine Pflichten und Verpflichtungen erfüllt, sich höflich und ordentlich benimmt, keine offensichtlichen Lügen erzählt usw. Wenn wir von perfektionistischen Menschen sprechen, denken wir oft nur an jene, die peinliche Ordnung halten, übergenau und überpünktlich sind, immer genau das richtige Wort finden, die genau richtige Krawatte oder den genau richtigen Hut tragen müssen. Doch dies sind nur die oberflächlichen Aspekte ihres Bedürfnisses, den höchsten Grad von Vortrefflichkeit zu erreichen. Worauf es wirklich ankommt, sind nicht diese belanglosen Kleinigkeiten, sondern die makellose Vortrefflichkeit der gesamten Lebensführung. Da der Betreffende aber höchstens eine Perfektion des Verhaltens erreichen kann, ist noch eine andere Maßnahme notwendig: die Gleichsetzung von Maßstäben und Wirklichkeiten in seiner Vorstellung. Von moralischen Werten *wissen* und ein guter Mensch *sein* ist somit ein und dasselbe. Der hier wirkende Selbstbetrug bleibt dem Betreffenden um so mehr verborgen, als er anderen gegenüber darauf bestehen kann, daß sie nach seinen Perfektionsmaßstäben leben, und er sie verachtet, wenn sie darin versagen. Seine Selbstverdammung wird auf diese Weise nach außen projiziert.

Als Bestätigung seiner Meinung über sich selbst braucht er eher Respekt seitens anderer als glühende Bewunderung (die er zu verschmähen neigt). Dementsprechend basieren seine Ansprüche auch weniger auf einem »naiven« Glauben an seine Größe als auf einem »Handel«, den er insgeheim mit dem Leben geschlossen hat[6]. Weil er fair, gerecht und pflichtbewußt ist, hat er einen Anspruch darauf, von den anderen und dem Leben im allgemeinen fair behandelt zu werden. Diese Überzeugung, daß im Leben eine unfehlbare Gerechtigkeit waltet, gibt ihm ein Gefühl der Meisterschaft. Seine eigene Perfektion ist daher nicht nur ein Mittel, Erhabenheit zu erlangen, sondern auch ein Mittel zur Beherrschung des Lebens. Der Gedanke an ein unverdientes Geschick, ob es nun gut ist oder schlecht, ist ihm fremd. Sein eigener Erfolg, sein Wohlstand oder seine Gesundheit sind deshalb weniger etwas, das man genießen muß, als vielmehr ein Beweis für seine Vortrefflichkeit. Umgekehrt kann jedes Mißgeschick, das ihm widerfährt – der Tod eines Kindes, ein Unfall, die Untreue seiner Frau, der Verlust einer Stellung etc. – diesen scheinbar ausgeglichenen Menschen an den Rand des Zusammenbruchs bringen. Nicht nur, daß er ein böses Geschick als ungerecht übelnimmt, er wird darüber hinaus noch von ihm bis in die Grundfesten seiner psychischen Existenz erschüttert. Ein solches Geschick macht all seine Berechnungen zunichte und beschwört zudem die gräßliche Vorstellung von Hilflosigkeit herauf.

Die anderen Punkte, an denen er zerbrechen kann, haben wir bereits im Zusammenhang mit der Tyrannei der Solls erwähnt: die Erkenntnis eines Irrtums oder Fehlers, den er selbst begangen hat, oder die plötzliche Entdeckung, sich zwischen zwei einander widerstreitenden Solls zu befinden. Und so, wie ihm ein Mißgeschick den Boden unter den Füßen wegreißt, geschieht es auch bei der Erkenntnis seiner eigenen Fehlbarkeit. Selbstverleugnungstendenzen und konzentrierter Selbsthaß, die bis dahin erfolgreich in Schach gehalten wurden, können dann in den Vordergrund treten.

[6] Vgl. 2. Kapitel, »Neurotische Ansprüche«.

Der dritte Typ, dessen Weg zu arroganter Rachsucht führt, identifiziert sich mit seinem Stolz. Die Hauptantriebskraft in seinem Leben ist sein Bedürfnis nach rachsüchtigem Triumph. Wie Harold Kelman bezüglich traumatischer Neurosen gesagt hat[7], wird Rachsucht hier zu einer Lebensart.

Das Bedürfnis nach rachsüchtigem Triumph ist ein regulärer Bestandteil der Suche nach Ruhm und Ehre. Unser Interesse gilt daher nicht so sehr dem Vorhandensein dieses Bedürfnisses als vielmehr seiner überwältigenden Intensität. Wie kann die Vorstellung, triumphieren zu müssen, eine derartige Macht über einen Menschen erlangen, daß er sein ganzes Leben damit zubringt, dem Triumph nachzujagen? Zweifellos muß diese Vorstellung aus einer Vielzahl starker Quellen gespeist werden. Doch das Wissen um diese Quellen allein kann die entsetzliche Macht jener Vorstellung noch nicht genügend erklären. Um zu einem tieferen Verständnis zu gelangen, müssen wir das Problem noch von einem anderen Gesichtspunkt aus betrachten. Wenn auch bei anderen Menschen die Macht des Bedürfnisses nach Rache und Triumph quälend sein kann, wird dieses Bedürfnis doch meistens durch drei Faktoren in Schach gehalten: durch Liebe, Furcht und Selbsterhaltungstrieb. Nur wenn diese Kontrollfunktionen zeitweilig oder dauernd fehlgesteuert werden, kann die Rachsucht die Gesamtpersönlichkeit durchdringen. Sie wird damit, wie bei Medea, eine Art integrierende Kraft, die den Menschen ausschließlich auf die Bahn von Rache und Triumph lenkt. Bei dem Neurotikertyp, der hier zur Diskussion steht, ist es die Kombination dieser beiden Prozesse – starker Impuls und ungenügende Kontrolle –, die zu solch erheblichem Ausmaß der Rachsucht führt. Bedeutende Schriftsteller haben diese Kombination intuitiv erfaßt und in viel eindringlicherer Form dargestellt, als es irgendein Psychiater jemals könnte. Ich denke z. B. an Captain Ahab in *Moby Dick,* an Heathcliff in *Sturmhöhe* und an Julien in *Rot und Schwarz.*

Beginnen wir mit der Beschreibung dessen, wie sich Rachsucht in mitmenschlichen Beziehungen zeigt. Das zwingende Bedürfnis nach Triumph läßt diesen Typ Neurotiker dauernd auf Konkurrenzkampf eingestellt sein. Er kann tatsächlich niemanden

[7] Harold Kelman: »The Traumatic Syndrome«, in: *American Journal of Psychoanalysis,* Bd. VI, Washington 1946.

tolerieren, der mehr weiß oder erreicht als er selbst, der mehr Macht besitzt oder in irgendeiner Form seine Überlegenheit in Frage stellt. Zwanghaft muß er seinen Rivalen herabsetzen oder ihn besiegen. Selbst wenn er sich seiner Karriere wegen unterordnet, plant er einen schließlichen Triumph. Da Loyalitätsgefühle ihn nicht binden, kann er leicht unzuverlässig oder treulos werden. Was er mit seiner oft unermüdlichen Arbeit wirklich erreicht, hängt von seinen Begabungen ab. Aber trotz all seiner Pläne, all seiner Intrigen erreicht er häufig nichts Erstrebenswertes, nicht nur deshalb, weil er unproduktiv ist, sondern auch, weil er allzu selbstzerstörerisch ist, wie wir noch sehen werden.

Die auffallendsten Erscheinungsformen seiner Rachsucht sind wilde Wutausbrüche. Diese Anfälle von rachsüchtiger Wut können so entsetzlich sein, daß der Betreffende selbst Angst bekommt, er könne etwas Irreparables tun, wenn er die Beherrschung verliert. Patienten können beispielsweise tatsächlich eine panische Angst davor haben, einen Menschen unter dem Einfluß von Alkohol umzubringen, in einer Situation also, in der ihre normalen Kontrollen ausgeschaltet sind. Der Drang nach Rache kann so stark sein, daß die vorsichtige Klugheit, die sonst das Verhalten dieser Menschen bestimmt, dadurch unterdrückt wird. Wenn sie von einem Anfall rachsüchtigen Zorns ergriffen werden, können sie faktisch ihr Leben, ihre Sicherheit, ihre Arbeit oder ihre gesellschaftliche Position aufs Spiel setzen. Ein literarisches Beispiel hierfür ist Stendhals *Rot und Schwarz*, in dem Julien Madame de Rênal erschießt, nachdem er den Brief gelesen hat, in dem er verleumdet wird. Die Unbesonnenheit, die sich hier zeigt, werden wir später verstehen lernen.

Wichtiger als diese immerhin seltenen Ausbrüche rachsüchtiger Leidenschaft ist die permanente Rachsucht, die die gesamte Haltung eines solchen Neurotikers gegenüber seinen Mitmenschen durchzieht. Er ist überzeugt davon, daß alle anderen Menschen im Grunde böswillig und unehrlich sind, daß freundliche Gesten Heuchelei darstellen und daß es nur klug ist, jedem mit Mißtrauen zu begegnen, solange er sich nicht als ehrlich erwiesen hat. Aber selbst ein solcher Beweis wird beim geringsten Anlaß sogleich einem neuen Verdacht Platz machen. In seinem Benehmen anderen gegenüber ist er offen anmaßend, vielfach grob und beleidigend, obwohl dieses Benehmen manchmal von einer dünnen Schicht zivilisierter Höflichkeit überdeckt ist. Bewußt oder unbewußt demütigt er andere in subtiler oder grober Form und nutzt sie aus. Er kann Frauen zur Befriedigung seiner sexuellen Bedürfnisse verwenden, ohne sich auch nur im geringsten um ihre Gefühle zu kümmern. Mit einer scheinbar »naiven« Egozentrik benutzt er Menschen als Mittel zum Zweck. Häufig nimmt er Verbindungen auf und hält sie ausschließlich unter der Bedingung aufrecht, daß sie seinem Bedürfnis nach Triumph dienlich sind: Menschen, die er als Sprungbrett für seine Karriere gebrauchen kann, einflußreiche Frauen, die er erobern und unterdrücken kann, Anhänger, die ihm blinde Anerkennung zollen und seine Macht verstärken.

Er ist ein wahrer Meister darin, andere zu frustrieren, ihre kleinen und großen Hoffnungen zu zerstören, ihr Bedürfnis nach Beachtung und Bestätigung, nach Freizeit, Gesellschaft und Genuß zu vereiteln[8]. Wenn andere sich gegen eine solche Behandlung wehren, ist es ihre neurotische Überempfindlichkeit, die solche Reaktionen auslöst.

Wenn diese Tendenzen während der Analyse klar herauskommen, kann der Betreffende sie als legitime Waffen im Kampf aller gegen alle betrachten. Er wäre doch ein Narr, nicht auf der Hut zu sein, nicht all seine Energien für einen defensiven Kampf einzusetzen. Er muß doch immer darauf vorbereitet sein, zurückschlagen zu können. Er muß immer und in jeder Lage der unbesiegbare Herr der Situation sein.

Die wichtigste Ausdrucksform seiner Rachsucht gegenüber anderen liegt in den Ansprüchen, die er geltend macht, und in der Art, wie dies geschieht. Möglicherweise ist er gar nicht offen anspruchsvoll und sich überhaupt nicht bewußt, daß er Ansprüche hat oder geltend macht. In Wirklichkeit aber glaubt er sowohl ein Recht darauf zu haben, daß seine neurotischen Bedürfnisse ausdrücklich respektiert werden, als auch darauf, daß ihm die absolute Mißachtung der Bedürfnisse oder Wünsche anderer

[8] Die meisten Ausdrucksformen von Rachsucht sind von anderen und auch von mir als sadistische Tendenzen beschrieben worden. Der Begriff »sadistisch« lenkt das Hauptaugenmerk auf die Befriedigung, die sich aus der Macht, anderen Menschen Schmerz oder Schmach zufügen zu können, gewinnen läßt. Befriedigung – Erregung, Aufregung, Lust – kann zweifellos in sexuellen und nichtsexuellen Situationen vorhanden sein, und hierfür scheint der Begriff »sadistisch« genügend ausdrucksvoll. Mein Vorschlag, den Begriff »sadistisch« in seinem generellen Anwendungsbereich durch »rachsüchtig« zu ersetzen, basiert auf der Behauptung, daß bei allen sogenannten sadistischen Tendenzen rachsüchtige Bedürfnisse die Hauptantriebskraft sind. S. Karen Horney: *Unsere inneren Konflikte,* a.a.O., 12. Kapitel, »Sadistische Züge«.

gestattet ist. Er fühlt sich z. B. berechtigt, seine häßlichen Bemerkungen und Kritteleien uneingeschränkt zu äußern, während er sich gleichermaßen berechtigt fühlt, selbst nie kritisiert zu werden. Er darf entscheiden, wie oft oder wie selten er einen Freund sehen will und was man mit der gemeinsam zu verbringenden Zeit anfängt. Andererseits hat er auch ein Recht darauf, daß andere keinerlei Erwartungen oder Einwände in dieser Hinsicht erheben.

Gleichgültig, was die innere Notwendigkeit solcher Ansprüche bedingt, sie drücken zweifellos eine verächtliche Geringschätzung anderer aus. Wenn diese Ansprüche nicht erfüllt werden, erwächst daraus eine strafende Rachsucht, die sich über eine ganze Skala von Gefühlen erstrecken kann: von Reizbarkeit über Beleidigtsein, wobei er anderen Menschen Schuldgefühle aufzwingt, bis zur offenen Wut. Zum Teil sind dies Reaktionen des Unwillens darauf, daß sich der Neurotiker frustriert fühlt. Der unverfälschte Ausdruck dieser Gefühle dient ihm jedoch auch als Mittel dazu, seine Ansprüche durchzusetzen, indem er andere so weit einschüchtert, bis sie sich in zahme Beschwichtigung flüchten. Wenn er dagegen nicht auf seinen »Rechten« besteht oder sich nicht strafend verhält, wird er wütend auf sich selbst und beschimpft sich, daß er »weich« werde. Beklagt sich ein solcher Patient in der Analyse über seine Hemmungen oder seine »Nachgiebigkeit«, so will er dadurch teilweise seine Unzufriedenheit mit der Unvollkommenheit dieser Techniken ausdrücken, ohne es allerdings zu wissen. Gerade deren Verbesserung ist etwas, das er insgeheim von der Analyse erwartet. Mit anderen Worten: Er möchte nicht seine Feindseligkeit meistern lernen, sondern lieber weniger gehemmt oder geschickter bei ihrer Anwendung werden. Dann würde er nämlich so einschüchternd sein, daß sich jeder beeilen würde, seine Ansprüche zu erfüllen. Aus diesen beiden Faktoren ergibt sich, daß ein solcher Neurotiker eigentlich unzufrieden sein müßte. Und er ist tatsächlich ein chronisch unzufriedener Mensch. In seiner Vorstellung hat er auch Gründe, so zu sein, und er ist selbstverständlich daran interessiert, seine Umwelt dies wissen zu lassen. Doch all diese Dinge, einschließlich der Tatsache, daß er unzufrieden ist, können unbewußt sein.

Teilweise rechtfertigt er seine Ansprüche mit seinen erstklassigen Qualitäten, die seiner Meinung nach sein umfassenderes Wissen, seine »Weisheit« und seine Voraussicht sind. Bei genauerem Hinsehen erweisen sich seine Ansprüche jedoch als Forderungen auf Wiedergutmachung für erlittenes Unrecht. Um diese Basis seiner Ansprüche zu festigen, muß er natürlich erlittenes Unrecht hegen und lebendig halten, sei es uralt oder neu. Er kann sich hier durchaus mit dem Elefanten vergleichen, der niemals vergißt. Was er sich dabei allerdings nicht klarmacht, ist sein vitales Interesse daran, keine Geringschätzung oder Mißachtung zu vergessen, weil diese in seiner Vorstellung die Rechnung darstellen, die er der Welt zu präsentieren hat. Sowohl das Bedürfnis, seine Ansprüche zu rechtfertigen, als auch seine Reaktionen auf ihre Frustration arbeiten wie ein *circulus vitiosus* und versorgen seine Rachsucht dauernd mit frischer Nahrung.

Eine derart durchdringende Rachsucht macht sich natürlich auch im analytischen Verhältnis bemerkbar und zeigt sich auf vielerlei Art und Weise. Sie ist ein Teil der sogenannten negativen therapeutischen Reaktionen[9], womit wir eine akute Verschlechterung der Beziehungen nach einem konstruktiven Schritt meinen. Jeder Schritt auf Menschen oder das Leben im allgemeinen zu würde ja tatsächlich die Ansprüche des Neurotikers und alles, was seine Rachsucht mit sich bringt, gefährden. Solange dies subjektiv unentbehrlich ist, muß der Betreffende es in der Analyse verteidigen. Aber nur ein verschwindend kleiner Teil einer solchen Verteidigung geschieht ausdrücklich und direkt. Soweit dies der Fall ist, erklärt der Patient möglicherweise offen und ehrlich, daß er entschlossen sei, seine Rachsucht nicht aufzugeben. »Das können Sie mir nicht nehmen; sie wollen doch einen guten Menschen aus mir machen; das bringt mir ja gerade freudige Erregung; das macht mich in meinem Gefühl lebendig; das ist Kraft und Stärke« usw. Der größte Teil seiner Verteidigung versteckt sich jedoch hinter Spitzfindigkeiten und Andeutungen. Deshalb ist es für den Analytiker von größter theoretischer Wichtigkeit, die Formen zu kennen, die diese Verteidigung annimmt, da der analytische Prozeß sonst nicht nur verzögert, sondern auch völlig zunichte gemacht werden kann.

Diese defensive Haltung kann sich auf zweierlei Art auswir-

[9] Vgl. Sigmund Freud: *Das Ich und das Es,* Ges. Werke, Bd. XIII, S. Fischer Verlag, Frankfurt/M. 1955. Ferner: Karen Horney: »The Problem of the Negative Therapeutic Reaction«, in: *Psychoanalytic Quarterly* 1936, sowie Muriel Ivimey: »The Negative Therapeutic Reaction«, in: *American Journal of Psychoanalysis,* Bd. VIII, Washington 1948.

ken. Zunächst einmal kann sie das analytische Verhältnis stark beeinflussen, wenn nicht sogar ganz beherrschen. Für den Patienten scheint es dann wichtiger zu sein, den Analytiker zu besiegen, als selbst Fortschritte zu erzielen. Sie kann aber auch (und dies ist weniger bekannt) dazu führen, daß der Patient entscheidet, welche Probleme er in der Analyse angehen will. Auf extreme Fälle bezogen, hieße das: Der Patient ist an allem interessiert, was im Endeffekt seine Rachsucht noch größer und vollkommener machen könnte, so daß sie schließlich noch wirksamer ist und mit überlegener Haltung und Gelassenheit geübt werden kann, ohne daß er selbst irgendeinen Nachteil davon hätte. Dieser Prozeß des Auswählens ist nicht ein bewußter Denkprozeß, sondern geschieht mit Hilfe eines intuitiven Richtungssinns, der absolut sicher arbeitet. Der Patient ist z. B. höchst interessiert daran, seine Neigung zur Nachgiebigkeit oder sein Gefühl, keine Rechte zu haben, loszuwerden. Er ist daran interessiert, mit seinem Selbsthaß fertig zu werden, weil dieser ihn in seinem Kampf gegen die Welt schwächt. Andererseits hat er keinerlei Interesse daran, seine arroganten Ansprüche herabzusetzen oder sein Gefühl, von anderen ausgenutzt zu werden, zu überwinden. Er kann dabei an seinen Projektionen mit einer merkwürdigen Zähigkeit festhalten. Ja, er kann sogar absolut abgeneigt sein, seine mitmenschlichen Beziehungen zu analysieren, und dabei immer wieder betonen, er wolle nichts anderes, als daß man ihn damit in Ruhe lasse. In einem solchen Fall kann die gesamte Analyse den Analytiker leicht verwirren, bis er die entsetzliche Logik dieses selektiven Prozesses begreift.

Was sind nun die Quellen einer solchen Rachsucht, und woher stammt ihre Intensität? Wie jede neurotische Entwicklung, hat auch diese in der Kindheit begonnen – mit besonders schlechten mitmenschlichen Erfahrungen und wenigen oder gar keinen versöhnenden Faktoren. Brutalität, Demütigungen, Spott und Hohn, Vernachlässigung und offene Heuchelei regneten auf ein Kind von besonders großer Empfindsamkeit herab. Menschen, die Jahre in Konzentrationslagern ausgehalten haben, erzählen uns, daß sie nur dadurch überleben konnten, daß sie ihre verletzbaren Gefühle unterdrückten, besonders das des Mitleids mit sich selbst und anderen. Mir scheint, als ginge ein Kind unter den von mir geschilderten Umständen ebenfalls durch einen solchen Härtungsprozeß, um überleben zu können. Es macht vielleicht einige kümmerliche erfolglose Versuche, Sympathie, Interesse oder Zuneigung zu gewinnen, unterdrückt aber schließlich alle zarten Bedürfnisse. Nach und nach »kommt es zu dem Schluß«, daß echte Zuneigung nicht nur unerreichbar ist, sondern überhaupt nicht existiert. Am Ende will es gar keine Zuneigung mehr und verschmäht sie sogar. Dieser Schritt hat jedoch ernsthafte Folgen, weil das Bedürfnis nach Zuneigung, nach menschlicher Wärme und Nähe ein starker Anreiz dafür ist, jene Qualitäten zu entwickeln, die uns liebenswert machen. Das Gefühl, geliebt zu werden und – mehr noch – liebenswert zu sein, ist vielleicht einer der größten Werte im Leben. Dementsprechend kann natürlich, wie wir in den folgenden Kapiteln noch sehen werden, das Gefühl, nicht liebenswert zu sein, eine Quelle tiefer Verzweiflung sein. Der rachsüchtige Neurotiker versucht, mit solcher Verzweiflung auf einfache und radikale Art und Weise fertig zu werden: Er überzeugt sich selbst, daß er eben nicht liebenswert ist und daß ihm dies nichts ausmacht. Infolgedessen möchte er gar nicht mehr gefallen und kann – zumindest in seiner Vorstellung – seinem aufgespeicherten bitteren Groll freie Bahn lassen.

Hier liegt der Anfang dessen, was wir später in dem vollentwickelten Persönlichkeitsbild sehen: Die Äußerung von Rachsucht kann aus Gründen der Vorsicht oder der Opportunität gebremst werden, aber Gefühle der Sympathie, der Zuneigung oder der Dankbarkeit vermögen nur wenig gegen sie auszurichten. Damit verständlich wird, warum dieser Prozeß der Unterdrückung positiver Gefühle auch dann fortbesteht, wenn andere Menschen später die Freundschaft oder Liebe des Betreffenden gewinnen möchten, müssen wir das zweite Mittel betrachten, mit dessen Hilfe ein solcher Mensch zu überleben versucht: seine Phantasie und seine Vision der Zukunft. Er ist und wird unendlich viel besser sein als »die anderen«. Er wird berühmt werden und sie beschämen. Er wird ihnen zeigen, wie falsch sie ihn beurteilt und was sie ihm angetan haben. Er wird der große Held werden (Juliens Vorbild ist Napoleon), der Verfolger, der Führer, der Wissenschaftler, der unsterblichen Ruhm erlangt. Da er von einem verständlichen Bedürfnis nach Rechtfertigung, Rache und Triumph getrieben wird, sind dies keine leeren Phantasien: sie bestimmen seinen Lebensweg. Er jagt sich selbst von Sieg zu Sieg, sei es in belanglosen oder wichtigen Angelegenheiten, und lebt für den »Tag der Abrechnung«.

Das Bedürfnis nach Triumph und das Bedürfnis, positive Gefühle zu unterdrücken, sind, da beide aus einer unglücklichen Kindheit stammen, von Anfang an eng miteinander verknüpft. Und das bleiben sie auch, weil sie sich gegenseitig verstärken. Die Verhärtung der Gefühle, die ursprünglich eine Notwendigkeit für das Überleben war, gestattet ein ungehindertes Wachstum des Strebens nach triumphaler Meisterung des Lebens. Mit der Zeit wird dieses Streben jedoch durch den unersättlichen Stolz, der damit verbunden ist, zu einem Ungeheuer, das nach und nach alle Gefühle verschlingt. Liebe, Mitleid, Rücksichtnahme – alles menschliche Bindungen – werden als Behinderung auf dem Pfad zu unheilvollem Ruhm empfunden. Ein Neurotiker dieses Typs sollte neutral und ungebunden bleiben.

In der Gestalt von Simon Fennimore hat Maugham[10] eine solche vorsätzliche Zerstörung menschlicher Sehnsüchte als bewußten Prozeß geschildert. Simon zwingt sich selbst dazu, Liebe, Freundschaft und alles, was das Leben angenehm machen könnte, zurückzuweisen und zu zerstören, um unumschränkter Herr der »Gerechtigkeit« in einem totalitären Staat zu werden. Keine menschliche Regung in ihm oder in anderen soll ihn berühren. Er opfert sein wahres Selbst dem rachsüchtigen Triumph. Hier haben wir die genaue Vision eines Künstlers von dem, was in einem Neurotiker vom arrogant-rachsüchtigen Typ allmählich und unbewußt vor sich geht. Irgendein menschliches Bedürfnis zuzugeben wird zum Zeichen verächtlicher Schwäche. Wenn bei einem solchen Patienten nach langer analytischer Arbeit schließlich Gefühle auftauchen, ängstigen sie ihn und machen ihn krank. Er hat das Gefühl, »weich zu werden«, und intensiviert dann entweder seine verdrießlichen sadistischen Verhaltensweisen oder wendet sich gegen sich selbst mit akuten Selbstmordimpulsen.

Bislang sind wir hauptsächlich der Entwicklung der mitmenschlichen Beziehungen in einem solchen Fall gefolgt, und zweifellos wird auf diese Weise ein Großteil jener Rachsucht und Gefühlskälte verständlich. Noch aber sind viele Fragen offen, Fragen über den subjektiven Wert und die Intensität der Rachsucht, über die Unbarmherzigkeit der Ansprüche usw. All dies werden wir besser verstehen, wenn wir unser Augenmerk jetzt auf die

[10] W. Somerset Maugham: *Weihnachtsurlaub*, Rascher Verlag, Zürich 1939.

intrapsychischen Faktoren richten und ihren Einfluß auf die zwischenmenschlichen Eigentümlichkeiten betrachten.

Die Hauptantriebskraft ist hierbei das Bedürfnis des Neurotikers, sich zu rechtfertigen. Da er sich wie ein Paria vorkommt, muß er sich selbst seinen eigenen Wert beweisen. Und das kann er zu seiner Zufriedenheit nur dadurch, daß er sich außergewöhnliche Attribute anmaßt, deren besondere Qualitäten von seinen besonderen Bedürfnissen bestimmt werden. Für einen Menschen, der so isoliert und so feindselig ist wie er, ist es natürlich wichtig, keinen anderen Menschen zu brauchen. Deshalb entwickelt er einen ausgesprochenen Stolz auf eine göttergleiche Selbstgenügsamkeit. Er wird zu stolz, um irgend etwas zu erbitten, und kann nichts freundlich entgegennehmen. Es ist so demütigend für ihn, auf der Empfängerseite zu stehen, daß schon dadurch jedes Gefühl der Dankbarkeit erstickt wird. Da er die positiven Gefühle unterdrückt hat, kann er sich nur auf seinen Intellekt verlassen, um das Leben zu meistern. Infolgedessen erreicht sein Stolz auf seine intellektuellen Fähigkeiten ungewöhnliche Dimensionen: Stolz auf seine Wachsamkeit, auf die Fähigkeit, andere zu überlisten, auf seine Voraussicht, auf sein Planen. Hinzu kommt, daß von Anfang an das Leben für ihn ein erbarmungsloser Kampf aller gegen alle war. Deshalb muß es ihm nicht nur wünschenswert, sondern unerläßlich erscheinen, unbesiegbar und unverletzbar zu sein. Doch je verzehrender sein Stolz wird, desto unerträglichere Ausmaße nimmt seine Verletzbarkeit an. Der Betreffende selbst gestattet sich allerdings nie, sich verletzt zu *fühlen,* weil sein Stolz es verbietet. Folglich muß der Verhärtungsprozeß, der im Anfang dazu notwendig war, echte Gefühle zu schützen, jetzt intensiver arbeiten, um seinen Stolz zu schützen. Sein Stolz besteht nunmehr darin, über Schmerz und Leid erhaben zu sein. Nichts und niemand – weder Mücke noch Unfall noch Mensch – kann ihm etwas anhaben. Diese Schutzmaßnahme hat jedoch zwei Seiten. Da der Betreffende die Verletzungen nicht bewußt empfindet, kann er ohne dauernde starke Schmerzen leben. Außerdem erhebt sich die Frage, ob die herabgesetzte Bewußtheit des Verletztwerdens nicht auch die rachsüchtigen Impulse schwächt; anders gesagt, ob der Betreffende ohne diese herabgesetzte Bewußtheit nicht noch heftiger und destruktiver wäre. Bestimmt ist eine gewisse herabgesetzte Bewußtheit der Rachsucht als solcher vorhanden. Diese wird in der Vorstellung des Neurotikers zu einem gerechten Zorn über erlittenes Unrecht und dem begründeten Anspruch, den Übeltäter zu bestrafen. Wenn jedoch eine Kränkung den Schutzpanzer der Unverletzbarkeit durchdringt, wird der Schmerz unerträglich. Abgesehen davon, daß sein Stolz verletzt wurde – etwa durch mangelnde Anerkennung –, erleidet der Betreffende noch den demütigenden Schlag, irgend jemandem oder irgend etwas »gestattet« zu haben, ihn zu verletzen. Eine solche Situation kann in einem sonst stoischen Menschen eine emotionale Krise auslösen.

Eng verwandt mit dem stolzen Glauben eines solchen Neurotikers an seine Unverwundbarkeit oder Unverletzbarkeit – sozusagen eine Ergänzung dazu – ist sein Glaube an seine Immunität und Straflosigkeit. Diese völlig unbewußte Überzeugung resultiert aus einem Anspruch, der ihn zu der Freiheit berechtigt, anderen Menschen anzutun, was er will, ohne daß irgend jemand ihm dies übelnehmen oder versuchen dürfte, es ihm heimzuzahlen. Sein Wahlspruch lautet: Niemand darf mir ungestraft etwas antun, ich aber darf jeden ungestraft verletzen. Wenn wir die Notwendigkeit dieses Anspruchs verstehen wollen, müssen wir noch einmal die Verhaltensweisen des Betreffenden gegenüber seinen Mitmenschen ins Auge fassen. Wir haben gesehen, wie leicht er seine Mitmenschen durch seine militante Rechthaberei verletzt, durch seine arrogant strafende Haltung und dadurch, daß er sie offen als Mittel zum Zweck benutzt. Er äußert aber bei weitem nicht die gesamte Feindseligkeit, die er empfindet, sondern mildert sie erheblich ab. Wie Stendhal in *Rot und Schwarz* beschrieben hat, ist Julien eher übermäßig beherrscht, vorsichtig und auf der Hut, es sei denn, er würde von einer unkontrollierbaren rachsüchtigen Wut übermannt. Wir gewinnen hier also den merkwürdigen Eindruck, daß ein solcher Mensch in seinem Umgang mit anderen gleichzeitig vorsichtig und unbesonnen ist. Dieser Eindruck ist ein genaues Spiegelbild der Kräfte, die in ihm wirken. Er muß in der Tat das Gleichgewicht wahren zwischen seinem Bedürfnis, andere seinen gerechten Ärger fühlen zu lassen, und dem, diesen Ärger zurückzuhalten. Was ihn dazu zwingt, seinen Ärger zum Ausdruck zu bringen, ist nicht nur die Macht seiner rachsüchtigen Triebe, sondern mehr noch sein Bedürfnis, andere einzuschüchtern und sie in der Furcht des Herrn zu halten. Dies wiederum ist für ihn so notwendig, weil er keine Möglichkeit sieht, sich auf freundschaftlichem Weg mit anderen zu verständigen, weil es ein Mittel ist, seine Ansprüche geltend zu machen und – allgemeiner gesehen – weil im Kampf aller gegen alle der Angriff die beste Verteidigung ist.

Das Bedürfnis, seine aggressiven Impulse zu mindern, wird dagegen von Ängsten bestimmt. Wenn er auch viel zu arrogant ist, sich selbst gegenüber zuzugeben, daß irgend jemand ihn einschüchtern oder nur in irgendeiner Weise treffen könnte, so hat er in Wirklichkeit doch Angst vor Menschen. Viele Gründe zusammengenommen ergeben diese Angst. Er hat Angst davor, daß sich andere für die Beleidigungen und Verletzungen, die er ihnen zugefügt hat, rächen könnten. Er hat Angst davor, daß sie die jeweiligen Absichten, die er ihnen gegenüber hat, durchkreuzen könnten, wenn er »zu weit geht«. Er hat Angst vor seinen Mitmenschen, weil sie eben doch die Macht haben, seinen Stolz zu verletzen. Und er hat Angst vor ihnen, weil er ihre Feindseligkeit in seiner Vorstellung übertreiben muß, damit seine eigene Feindseligkeit gerechtfertigt ist. Sich selbst gegenüber diese Ängste zu leugnen reicht indessen nicht aus, um sie auszumerzen – dazu braucht er wirksamere Hilfen. Er kann mit seinen Ängsten nicht fertig werden, wenn er seine rachsüchtige Feindseligkeit nicht ausdrückt; und er muß sie ohne bewußte Angst zum Ausdruck bringen. Der Anspruch auf Immunität, der zu einer illusorischen Überzeugung von Immunität wird, scheint dieses Dilemma zu lösen.

Noch eine letzte Art von Stolz muß hier erwähnt werden: der Stolz dieses Neurotikers auf seine Ehrlichkeit, seine Fairneß und seine Gerechtigkeit. Daß er weder ehrlich, fair noch gerecht ist und es auch unmöglich sein kann, braucht nicht eigens betont zu werden. Im Gegenteil, gerade dieser Typ ist – unbewußt – entschlossen, sich durchs Leben zu bluffen, unter völliger Mißachtung der Wahrheit. Dennoch können wir seinen Glauben, er besitze all diese Eigenschaften, verstehen, wenn wir seine Prämissen in Betracht ziehen. Zurückzuschlagen oder – vorzugsweise – als erster zuzuschlagen erscheint ihm (logischerweise!) als eine unentbehrliche Waffe gegen die verlogene und feindliche Umwelt. Dies ist nichts anderes als kluges und legitimes Eigeninteresse. Da er auch die Gültigkeit seiner Ansprüche nicht in Frage stellt, müssen ihm sein Ärger und die Äußerung dieses Ärgers als durchaus gerechtfertigt und »ehrlich« erscheinen.

Ein weiterer Faktor trägt viel zu seiner Überzeugung bei, daß er ein besonders ehrlicher Mensch ist, ein Faktor, der aus anderen Gründen unbedingt erwähnt werden sollte. Um sich herum sieht der Betreffende viele nachgiebige Menschen, die sich liebevoller, mitfühlender und großzügiger stellen, als sie wirklich sind. In dieser Hinsicht ist er tatsächlich ehrlicher. Er gibt nicht vor, ein freundlicher Mensch zu sein, im Gegenteil, er verachtet eine derartige Haltung. Könnte er es bei einem »Wenigstens gebe ich nicht vor . . .« bewenden lassen, so würde er auf sicherem Boden stehen. Sein Bedürfnis jedoch, seine eigene Kälte zu rechtfertigen, zwingt ihn zu einem weiteren Schritt. Er neigt zur Ansicht, daß der Wunsch, hilfreich zu sein, oder irgendein freundlicher Akt niemals echt sein können. Abstrakt gesehen, bestreitet er nicht, daß es Freundlichkeit gibt, wenn es aber um konkrete Fälle geht, neigt er dazu, alles wahllos als Heuchelei zu betrachten. Dieser innere Schritt bringt ihn wieder an die Spitze, denn damit kommt er sich als der einzige Mensch vor, der über der allgemeinen Heuchelei steht.

Diese Intoleranz gegenüber der Vorspiegelung von Liebe hat eine noch tiefere Wurzel als sein Bedürfnis nach Selbstrechtfertigung. Nur nach längerer analytischer Arbeit werden auch hier, wie bei jedem expansiven Typ, selbstverleugnende Tendenzen sichtbar. Da sich in diesem Fall aber der Betreffende selbst zu einem Instrument zur Erlangung späteren Triumphes gemacht hat, ist die Notwendigkeit, solche Tendenzen zu verbergen, noch zwingender als bei den anderen expansiven Typen. Es kommt dann zu einer Periode, in der er sich selbst völlig verächtlich und hilflos vorkommt und sich selbst demütigen möchte, um geliebt zu werden. So können wir verstehen, daß er bei seinen Mitmenschen nicht nur das Vorspiegeln von Liebe verachtet hat, sondern auch ihre Nachgiebigkeit, ihre Selbsterniedrigung, ihr hilfloses Flehen um Liebe. Kurz gesagt: Er verachtet bei seinen Mitmenschen dieselben selbstverleugnenden Tendenzen, die er in sich selbst haßt und verachtet.

Der Selbsthaß und die Selbstverachtung, die jetzt in Erscheinung treten, sind erschreckend in ihrem Ausmaß. Selbsthaß ist immer grausam und erbarmungslos. Seine Intensität und Wirksamkeit hangen jedoch von zwei Konstellationen ab. Einerseits spielt der Grad, in dem sich ein Mensch von seinem eigenen Stolz beeinflussen läßt, eine Rolle; und andererseits kommt es darauf an, in welchem Ausmaß konstruktive Kräfte dem Selbsthaß entgegenwirken, so z. B. der Glaube an positive Lebenswerte, das Vorhandensein konstruktiver Lebensziele, die Existenz warmer oder anerkennender Gefühle für den Betreffenden selbst. Da alle diese Faktoren beim aggressiv-rachsüchtigen Typ ungünstig liegen, ist der Selbsthaß in diesem Fall bösartiger als bei anderen. Sogar außerhalb der analytischen Situation kann man beobachten, wie sehr ein solcher Neurotiker ein erbarmungsloser Sklavenschinder seiner selbst ist, sich selbst frustriert und diese Frustration als asketische Haltung glorifiziert.

Ein derartiger Selbsthaß verlangt rigorose Selbstschutzmaßnahmen. Seine Projektion scheint eine Angelegenheit reiner Selbsterhaltung zu sein. Wie bei allen expansiven Lösungen ist sie primär aktiv. Der Betreffende haßt und verachtet an anderen all jene Eigenschaften, die er in sich unterdrückt und haßt: ihre Spontaneität, ihre Lebensfreude, ihre beschwichtigende Art, ihre Nachgiebigkeit, ihre Heuchelei, ihre »Dummheit«. Er zwingt anderen seine Maßstäbe auf und verhält sich strafend, wenn sie ihnen nicht genügen. Seine Frustration anderer ist teilweise eine Projektion seiner selbstfrustrierenden Impulse. Deshalb ist auch seine strafende Haltung anderen gegenüber, die absolut rachsüchtig anmutet, ein komplexes Phänomen. Sie ist teils ein Ausdruck von Rachsucht, zugleich aber auch die Projektion seiner mißbilligend-strafenden Tendenzen gegen sich selbst. Und schließlich dient sie noch dazu, andere einzuschüchtern, damit er seine Ansprüche geltend machen kann. Alle drei Quellen dieses Selbsthasses müssen nacheinander in der Analyse angegangen werden.

Daß der Betreffende sich gegen seinen Selbsthaß schützen muß, entspringt hier – wie überall – der Notwendigkeit, jegliche Erkenntnis, nicht das zu sein, was er entsprechend den Geboten seines Stolzes sein sollte, abzuwehren. Sieht man von seinen Projektionen ab, so ist sein Hauptverteidigungsmittel in dieser Hinsicht ein Panzer von Selbstgerechtigkeit, der so dick und so undurchdringlich ist, daß der Neurotiker oft der Vernunft unzugänglich wird. Bei möglichen Streitfragen scheint er sich nicht für die Wahrheit einer Behauptung zu interessieren, die er als feindseligen Angriff empfindet, sondern reagiert automatisch mit einem Gegenangriff – wie ein Stachelschwein, wenn es angefaßt wird. Er kann es sich einfach nicht leisten, auch nur vage etwas in Betracht zu ziehen, das einen Zweifel daran auslösen könnte, daß er im Recht ist.

Eine dritte Methode, durch die er sich vor der Erkenntnis irgendwelcher eigener Unzulänglichkeiten schützt, sind seine Ansprüche an andere. Bei der Erörterung dieser Ansprüche haben wir die rachsüchtigen Elemente hervorgehoben, die darin liegen, daß er sich selbst alle Rechte anmaßt, anderen dagegen jedes Recht verweigert. Trotz all seiner Rachsucht könnte er jedoch bezüglich seiner Forderungen an andere vernünftig sein, bestände nicht für ihn die zwingende Notwendigkeit, sich gegen die Angriffe seines eigenen Selbsthasses zu schützen. Von diesem Standpunkt aus gesehen, lauten seine Ansprüche, andere sollten sich so verhalten, daß in ihm keine Schuldgefühle oder Selbstzweifel ausgelöst werden. Wenn er sich selbst davon überzeugen kann, daß er dazu berechtigt ist, andere auszunutzen und zu frustrieren, ohne daß sie ein Recht auf Klagen, Kritik oder Ablehnung haben, dann ist es ihm möglich, sich auch weiterhin seiner Neigung zur Frustration oder Ausnutzung nicht bewußt zu werden. Wenn er ein Recht darauf hat, daß seine Mitmenschen Zärtlichkeit, Dankbarkeit oder Rücksichtnahme *nicht* zu erwarten haben, dann ist ihre Enttäuschung ihr Pech und fällt nicht darauf zurück, daß er sie nicht fair behandelt hat. Jeder Zweifel, den er sich hinsichtlich eigener Mängel in mitmenschlichen Beziehungen erlauben würde, jeder Verdacht, andere könnten einen Grund für die Ablehnung seiner Verhaltensweisen haben, wäre wie ein Loch in einem Deich, durch das die Flut der Selbstverdammung eindringen und die ganze künstliche Selbstsicherheit hinwegschwemmen würde.

Wenn wir die Rolle erkennen, die Stolz und Selbsthaß bei einem Neurotiker dieses Typs spielen, verstehen wir nicht nur die Kräfte genauer, die hier am Werk sind, sondern können auch unsere Gesamtansicht über einen solchen Menschen ändern. Solange wir unser Hauptaugenmerk darauf richten, wie er in seinen zwischenmenschlichen Beziehungen agiert, können wir ihn als arrogant, gefühllos, egozentrisch, sadistisch bezeichnen oder mit irgend einem anderen Ausdruck für feindselige Aggression, der uns gerade einfällt. Und jeder von ihnen wäre zutreffend. Wenn wir uns aber klarmachen, wie sehr ein solcher Mensch in der Maschinerie seines Systems des Stolzes gefangen ist, wenn wir bedenken, welche Mühen er aufbringen muß, um nicht von seinem Selbsthaß zerstört zu werden, dann sehen wir ihn als ein geplagtes menschliches Wesen, das um seine Überlebenschance ringt. Und dieses Bild ist nicht weniger richtig als das erste.

Ist nun einer dieser beiden verschiedenen Aspekte, aus verschiedenen Perspektiven gesehen, essentieller, wichtiger als der andere? Diese Frage ist schwer zu beantworten, wenn nicht gar unbeantwortbar. In der Analyse kann man jedoch den Neurotiker auf seine inneren Kämpfe zu einem Zeitpunkt ansprechen, in dem er es ablehnt, seine Schwierigkeiten in bezug auf andere zu prüfen, weil ihm diese Schwierigkeiten völlig fernliegen. Zum Teil ist er auf seine inneren Kämpfe ansprechbarer, weil seine mitmenschlichen Beziehungen so unglaublich prekär sind, daß er es ängstlich vermeidet, daran zu rühren. Es gibt aber auch noch einen objektiven Grund dafür, die intrapsychischen Faktoren in der Therapie zuerst anzugehen. Wir haben gesehen, daß gerade diese Faktoren auf vielerlei Art und Weise zu dem hervorstechenden Zug eines solchen Neurotikers, der arroganten Rachsucht, beitragen. Wir können tatsächlich das Ausmaß seiner Arroganz nicht verstehen, wenn wir nicht gleichzeitig seinen Stolz und dessen Verletzbarkeit in Betracht ziehen. Ebensowenig können wir die Intensität seiner Rachsucht begreifen, wenn wir nicht gleichzeitig sein Bedürfnis sehen, sich vor seinem Selbsthaß usw. zu schützen. Aber diese Faktoren – und damit kommen wir zu einem weiteren Punkt – wirken nicht nur im Sinne einer Verstärkung; sie sind es, die die feindselig-aggressiven Tendenzen *zwanghaft* machen. Das ist der entscheidende Grund dafür, warum es unwirksam und nutzlos ist und sein muß, die Feindseligkeit direkt angehen zu wollen. Der Patient kann unmöglich ein Interesse daran entwickeln, diese Feindseligkeit zu sehen oder gar zu prüfen, solange die Faktoren, die sie zwanghaft machen, fortbestehen – einfacher gesagt, solange er sowieso nichts dagegen tun kann.

Sein Bedürfnis nach rachsüchtigem Triumph z. B. ist gewiß ein feindselig-aggressiver Zug. Zwanghaft wird er jedoch erst durch das Bedürfnis, sich vor sich selbst zu rechtfertigen. Dieses Bestreben ist ursprünglich nicht einmal neurotisch. Der Betreffende beginnt so weit unten auf der Stufenleiter menschlicher Werte, daß er zunächst einfach sein Dasein rechtfertigen und seinen Wert beweisen muß. Dann aber wird das Bedürfnis, seinen Stolz wiederherzustellen und sich gegen die lauernde Selbstverachtung zu schützen, zwingend. Ähnlich werden sein Bedürfnis, immer recht zu haben, und die daraus resultierenden vermessenen Ansprüche trotz ihres militanten und aggressiven Charakters erst durch die Notwendigkeit zwanghaft, jeglichen Selbstzweifel und Selbsttadel am bloßen Auftauchen hindern zu müssen. Und schließlich entstammt der größte Teil seiner nörgelnden, strafenden und verdammenden Verhaltensweisen anderen gegenüber – oder jedenfalls das, was diese Verhaltensweisen zwanghaft macht – dem verzweifelten Bedürfnis, seinen Selbsthaß nach außen zu projizieren.

Außerdem kann Rachsucht, wie wir bereits gesehen haben, auch dann zu wuchern beginnen, wenn die normalerweise entgegenwirkenden Kräfte in ihrer Funktion gestört sind. Auch hier sind die intrapsychischen Faktoren wieder der Hauptgrund dafür, daß diese Kontrollmechanismen nicht funktionieren. Das Unterdrücken zarter Gefühle, das in der Kindheit begann und als Härtungsprozeß beschrieben worden ist, wurde wegen bestimmter Handlungen und Verhaltensweisen anderer Menschen notwendig und dient dazu, den Betreffenden vor den anderen zu schützen. Das Bedürfnis, sich selbst unempfindlich gegen Leiden zu machen, wird durch die Verletzbarkeit seines Stolzes erheblich verstärkt und durch den Stolz auf seine Unverletzbarkeit auf einen Höhepunkt gebracht. Sein Wunsch nach menschlicher Wärme und Zuneigung (im Geben wie im Nehmen), der zunächst durch die Umwelt unterdrückt und dann dem Bedürfnis nach Triumph aufgeopfert wurde, wird schließlich durch das Urteil seines Selbsthasses, der ihn als nicht liebenswert abstempelt, eingefroren. Wenn sich der Betreffende also gegen andere wendet, hat er nichts Kostbares zu verlieren. Unbewußt eignet er sich die Maxime Kaiser Caligulas an: *Oderint, dum metuant.* Mit anderen Worten: »Es ist ausgeschlossen, daß sie mich lieben könnten. Sie hassen mich sowieso, also sollen sie mich wenigstens fürchten.« Das gesunde Selbstinteresse, das sonst rachsüchtige Impulse in Schach halten würde, ist außerdem durch die absolute Mißachtung des persönlichen Wohlergehens auf ein Minimum geschrumpft. Und selbst die Angst vor anderen, die noch bis zu einem gewissen Grad wirksam ist, wird durch seinen Stolz auf seine Unverletzbarkeit und Immunität unterdrückt.

Im Zusammenhang mit den fehlenden Kontrollen muß ein Sachverhalt besonders erwähnt werden: Ein solcher Neurotiker hat wenig oder gar kein Mitgefühl für andere. Dieses Fehlen der Anteilnahme hat viele Ursachen, die alle in der Feindseligkeit des Betreffenden anderen gegenüber und in seinem mangelnden Mitgefühl für sich selbst liegen. Was aber vielleicht am meisten zu seiner Gefühllosigkeit anderen gegenüber beiträgt, ist die Tatsache, daß er sie beneidet. Es ist ein bitterer Neid – kein Neid wegen dieses oder jenes besonderen Vorzugs, sondern ein durchdringender Neid –, der dem Gefühl entspringt, in jeder Beziehung vom Leben ausgeschlossen zu sein[11]. Und er ist tatsächlich mit seinen inneren Verstrickungen von allem ausgeschlossen, was das Leben lebenswert macht – Freude, Glück, Liebe, Schöpferkraft, Wachstum. Wenn wir versucht wären, in zu starren Grenzen zu denken, würden wir hier fragen: Hat er nicht selbst dem Leben den Rücken gekehrt? Ist er nicht stolz auf seine asketische Haltung, nichts zu wünschen und nichts zu brauchen? Weist er nicht selbst positive Gefühle jeglicher Art immer wieder zurück? Warum sollte er also neidisch auf die anderen sein? In Wirklichkeit ist er es aber. Natürlich würde ohne Analyse seine Arroganz es ihm nicht erlauben, dies offen zuzugeben. Bei fortschreitender Analyse kann er jedoch sinngemäß etwa sagen, daß selbstverständlich jeder andere es besser habe als er. Oder er erkennt plötzlich, daß er über einen Menschen wütend ist, nur weil dieser immer fröhlich ist oder sich intensiv für etwas interessiert. Indirekt gibt er dann selbst eine Erklärung. Er glaubt, ein solcher Mensch wolle ihn dadurch demütigen, daß er mit seinem Glück prahlt. Eine solche Art, die Dinge zu erleben, weckt nicht nur jene rachsüchtigen Impulse wie z. B., alle Freude zerstören zu wollen, sondern bewirkt auch eine seltsame Gefühllosigkeit, indem das Mitgefühl für das Leiden anderer erstickt wird. (Ibsens Hedda Gabler ist ein treffendes Beispiel für eine solche rachsüchtige Gefühllosigkeit.)

Bis zu diesem Punkt erinnert uns der Neid eines derartigen Neurotikers an die typische Neidhammelhaltung. Es verletzt seinen Stolz, daß andere etwas haben könnten, das für ihn unerreichbar ist, ob er es nun haben möchte oder nicht.

Aber diese Erklärung geht nicht tief genug. In der Analyse kommt nach und nach heraus, daß die Früchte des Lebens, die er stets als sauer bezeichnet hat, immer noch wünschenswert für ihn sind. Wir dürfen nie vergessen, daß seine Abkehr vom Leben nicht freiwillig geschah und daß das Surrogat, das er dage-

[11] Vgl. NIETZSCHES Ausdruck »Lebensneid« und MAX SCHELER, »Das Ressentiment in Aufbau der Moralen«, in: *Vom Umsturz der Werte* (Abhandlungen und Aufsätze), Der Neue Geist Verlag, Leipzig 1919.

gen eintauschte, armselig ist. Mit anderen Worten: Seine Lebensfreude ist zwar unterdrückt, aber nicht ausgelöscht. Zu Beginn einer Analyse ist dies nur ein hoffnungsvoller Glaube des Analytikers, doch dieser Glaube erweist sich in mehr Fällen, als man üblicherweise annimmt, als berechtigt. Von seiner Gültigkeit hängen die Aussichten der Therapie ab, denn wie sollten wir einem Patienten helfen können, wenn es nicht irgend etwas in ihm gäbe, das sich nach einem reicheren und intensiveren Leben sehnt?

Diese Erkenntnis ist auch für das Verhalten des Analytikers gegenüber einem solchen Patienten bedeutsam. Die meisten Menschen reagieren auf diesen Typ entweder damit, daß sie bis zur Unterwürfigkeit eingeschüchtert werden, oder sie lehnen ihn völlig ab. Keine dieser Verhaltensweisen ist für den Analytiker möglich. Selbstverständlich will der Analytiker einem Menschen helfen, wenn er ihn als Patienten annimmt. Läßt er sich jedoch einschüchtern, so wird er es kaum wagen, die Probleme dieses Patienten wirkungsvoll anzugehen. Wenn er andererseits den Patienten innerlich ablehnt, kann er in seiner analytischen Arbeit nicht produktiv sein. Hingegen wird er das notwendige mitfühlende und respektvolle Verständnis aufbringen, wenn er erkennt, daß auch dieser Patient, trotz seiner gegenteiligen Behauptungen, ein leidender und ringender Mensch ist.

Blicken wir auf die drei Arten der expansiven Lösungen zurück, so sehen wir, daß sie alle dem Zweck dienen, das Leben zu meistern. Dies ist die Art, in der diese Neurotiker Angst und Furcht überwinden; hierdurch bekommt ihr Leben einen Sinn, und hierdurch erlangen sie eine gewisse Lebensfreude. Sie versuchen auf verschiedene Weise, diese Meisterung des Lebens zu erreichen: indem sie sich selbst bewundern, ihren Charme spielen lassen, das Schicksal durch die Erhabenheit ihrer Maßstäbe bezwingen oder indem sie unbesiegbar sind und das Leben im Geist eines rachsüchtigen Triumphes besiegen.

Dementsprechend gibt es auch auffallende Unterschiede im emotionalen Klima von gelegentlicher begeisternder Herzlichkeit und Lebensfreude über Gleichgültigkeit bis schließlich zu eisiger Kälte. Das jeweilige Klima wird hauptsächlich durch die Verhaltensweisen der Neurotiker gegenüber ihren positiven Gefühlen bestimmt. Der narzißtische Typ kann unter gewissen Bedingungen aus einem Gefühl des Überflusses heraus freundlich und großzügig sein, wenngleich dieses Gefühl einer teilweise unechten Quelle entspringt. Der perfektionistische Typ kann deshalb Freundlichkeit zeigen, weil er freundlich sein *sollte*, während der arrogant-rachsüchtige Typ dazu neigt, freundliche Gefühle zu zerstören und zu verschmähen. In jedem dieser Typen ist viel Feindseligkeit vorhanden. Beim narzißtischen Typ kann sie jedoch durch Großzügigkeit überspielt werden; beim perfektionistischen Typ wird sie dadurch niedergehalten, daß er nicht feindselig sein *sollte;* und beim arrogant-rachsüchtigen Menschen tritt sie offener zutage und ist – aus den dargelegten Gründen – potentiell zerstörerischer. Die Erwartungen, die an die Umwelt gestellt werden, reichen vom Bedürfnis nach Ergebenheit und Bewunderung über das nach Respekt bis zum Bedürfnis nach Gehorsam. Die unbewußten Grundlagen ihrer Ansprüche an das Leben erstrecken sich vom »naiven« Glauben an die eigene Größe über einen peinlich genauen »Handel« mit dem Leben bis zu dem Gefühl, ein Recht auf Wiedergutmachung für erlittenes Unrecht zu haben.

Von hier aus könnte man erwarten, daß die Aussichten für die Therapie entsprechend dieser Skala abnehmen. Aber auch hier müssen wir bedenken, daß diese Klassifizierungen nur Richtungen der neurotischen Entwicklung markieren. Die Erfolgschancen hängen in Wirklichkeit von vielerlei Faktoren ab. Die wichtigste Frage ist hier: Wie tief sind diese Tendenzen verwurzelt und wie stark ist der Anreiz oder der potentielle Anreiz, sie zu überwinden?

## 9. Kapitel

# Die Selbstverleugnung als Lösung: der Reiz der Liebe

Die zweite Hauptlösung innerer Konflikte, die hier erörtert werden soll, ist die Selbstverleugnung. Sie stellt eine Entwicklung in eine Richtung dar, die in allen wesentlichen Punkten der expansiven Lösung entgegengesetzt ist. So treten denn auch die charakteristischen Elemente der selbstverleugnenden Lösung sofort klar und deutlich hervor, wenn wir sie als Kontrast zur expansiven Lösung betrachten. Wir wollen uns deshalb einige hervorstechende Charakteristika des expansiven Typs noch einmal vergegenwärtigen, wobei wir unser Hauptaugenmerk auf die Frage richten: Was glorifiziert ein Neurotiker dieses Typs in sich, und was haßt und verachtet er? Was kultiviert er in sich, und was unterdrückt er?

Er glorifiziert und kultiviert in sich alles, was Meisterschaft bedeutet. Meisterschaft im Hinblick auf andere bedingt das Bedürfnis, sich auszuzeichnen und in irgendeiner Form überlegen zu sein. Er neigt dazu, andere zu manipulieren oder zu beherrschen und sie von sich abhängig zu machen. Diese Tendenz spiegelt sich auch in dem, was er von ihrem Verhalten ihm gegenüber erwartet. Ob er Bewunderung, Respekt oder Anerkennung sucht, ihm liegt daran, daß andere sich ihm unterordnen und zu ihm aufschauen. Die Vorstellung, er könnte nachgiebig, friedliebend oder abhängig sein, ist für ihn unerträglich.

Außerdem ist er stolz auf seine Fähigkeit, mit allen Situationen fertig zu werden, und ist überzeugt davon, daß er diese Fähigkeit hat. Es gibt nichts – oder sollte nichts geben –, was er nicht meistern könnte. Irgendwie muß er der Herr seines Schicksals sein, und seiner Meinung nach ist er es auch. Hilflosigkeit könnte ihn ängstlich machen, und so haßt er jede Spur davon in sich.

Meisterschaft in bezug auf sich selbst heißt, daß er sein idealisiertes stolzes Selbst ist. Mit Hilfe von Willenskraft und Vernunft ist er der Herr seiner Seele. Nur widerstrebend anerkennt er Kräfte in sich, die unbewußt sind, d. h. seiner bewußten Kontrolle nicht unterliegen. Es stört ihn außerordentlich, in sich einen Konflikt zu entdecken oder irgendein Problem, das er nicht sofort lösen (meistern) kann. Leiden wird als Schande empfunden, die verheimlicht werden muß. Es ist typisch für ihn, daß er in der Analyse keine besonderen Schwierigkeiten hat, seinen Stolz zu erkennen, aber nicht gewillt ist, seine Solls zu sehen bzw. jenen Aspekt seiner Solls, der ihm zeigt, wie er von ihnen herumgeschoben wird. Nichts sollte ihn hin und her treiben. Solange wie irgend möglich besteht er auf der Fiktion, daß er für sich eigene Gesetze aufstellen und sie einhalten kann. Gegenüber irgend etwas in seinem Innern hilflos zu sein ist für ihn genauso schrecklich oder noch schrecklicher, als irgendeinem äußeren Faktor gegenüber hilflos zu sein.

In dem Typ, der auf die selbstverleugnende Lösung zusteuert, finden wir entgegengesetzte Akzente. Ein solcher Neurotiker darf sich *nicht* bewußt anderen überlegen fühlen oder solche Gefühle in seinem Verhalten zeigen. Er neigt im Gegenteil dazu, sich anderen unterzuordnen, von ihnen abhängig zu sein, sie zu beschwichtigen. Am charakteristischsten ist die dem expansiven Typ diametral entgegengesetzte Haltung in bezug auf Hilflosigkeit und Leiden. Diese Zustände schrecken ihn keinesfalls ab, im Gegenteil, er kultiviert und übertreibt sie unwissentlich. Dementsprechend bereitet ihm alles in der Verhaltensweise anderer Unbehagen, was ihn in eine überlegene Position bringt, wie z. B. Bewunderung oder Anerkennung. Wonach er sich sehnt, ist Hilfe, Schutz und hingebende Liebe.

Dies sind auch die vorherrschenden Charakteristika in seiner Verhaltensweise sich selbst gegenüber. In scharfem Gegensatz zum expansiven Typ lebt er in einem diffusen Gefühl des Versagens (seinen Solls zu entsprechen) und neigt deshalb dazu, sich schuldig, minderwertig oder verachtenswert zu fühlen. Selbsthaß und Selbstverachtung, die aus diesem Gefühl des Versagens stammen, werden passiv projiziert: andere klagen ihn an oder verachten ihn. Andererseits neigt er dazu, eigene expansive Gefühle zu leugnen und auszulöschen, so z. B. Selbstglorifizierung, Stolz und Arroganz. Stolz, gleichgültig worauf, wird weitgehend strikt für tabu erklärt. Daraus ergibt sich, daß er nicht bewußt empfunden, sondern negiert oder verleugnet wird. Der Neurotiker ist *sein unterjochtes Selbst*, der blinde Passagier ohne Rechte. In Übereinstimmung mit dieser Haltung neigt er auch dazu, alles in sich zu unterdrücken, was Ehrgeiz, Rachsucht, Triumph oder Jagd nach eigenem Vorteil einschließt. Kurz gesagt: Er hat seinen inneren Konflikt dadurch gelöst, daß er alle expansiven Verhaltensweisen und Triebe unterdrückt und seine selbstverleugnenden Tendenzen vorherrschend gemacht hat. Nur im Laufe einer Analyse kommen diese einander widerstreitenden Züge zum Vorschein.

Das ängstliche Vermeiden von Stolz, Triumph oder Überlegenheit zeigt sich in vielerlei Hinsicht. Charakteristisch und leicht feststellbar ist die Angst davor, Spiele zu gewinnen. Eine Patientin z. B., bei der alle Anzeichen einer krankhaften Abhängigkeit vorlagen, konnte zeitweilig ausgezeichnet Tennis oder Schach spielen. Solange sie ihre günstige Position nicht beachtete, ging alles gut. Aber sobald ihr bewußt wurde, daß sie ihrem Gegner überlegen war, verpaßte sie plötzlich den Ball oder übersah (beim Schachspiel) die augenfälligsten Züge, die ihr zum Sieg verholfen hätten. Selbst vor der Analyse war es ihr durchaus klar, daß der Grund hierfür nicht etwa war, daß sie nicht gewinnen wollte, sondern daß sie nicht zu gewinnen wagte. Obwohl sie sich über sich ärgerte, weil sie sich ja selbst besiegte, rollte dieser Prozeß so automatisch ab, daß sie ihn einfach nicht aufhalten konnte.

Genau dieselbe Verhaltensweise trifft auf andere Situationen zu. Für einen Neurotiker dieses Typs ist es charakteristisch, daß er gar nicht weiß, daß er in der stärkeren Position ist, und deshalb auch keinen Gebrauch davon machen kann. Privilegien werden in seiner Vorstellung zu Pflichten. Oft ist er sich seines überlegenen Wissens nicht bewußt und im gegebenen Augenblick nicht in der Lage, es anzuwenden. Er schwimmt in jeder Situation, in der seine Rechte nicht klar abgegrenzt sind – wie z. B. in seiner Beziehung zu Haus- oder Büroangestellten. Selbst wenn er absolut legitime Forderungen stellt, hat er das Gefühl, den anderen Menschen auszunutzen. Entweder vermeidet er es, um etwas zu bitten, oder er tut es beinahe reumütig, mit einem »schlechten« Gewissen. Er kann sogar den Menschen gegenüber hilflos sein, die eigentlich von ihm abhängig sind, und wenn sie ihn in beleidigender Art behandeln, ist er nicht in der Lage, sich zu verteidigen. Kein Wunder, daß er Leuten, die ihn ausnutzen wollen, leicht zum Opfer fällt. Er ist machtlos, wird sich dessen aber oft erst viel später bewußt und kann dann mit heftigem Zorn über sich selbst und den Ausbeuter reagieren.

Seine Furcht vor Triumph oder Sieg in ernsteren Angelegenheiten bezieht sich auf Erfolg, Beifall und Rampenlicht. Er fürchtet sich nicht nur vor öffentlichem Auftreten, sondern kann es sich nicht einmal als Verdienst anrechnen, wenn er auf irgendeinem Gebiet erfolgreich ist. Er bekommt entweder Angst, schmälert seinen Erfolg oder erklärt, er habe Glück gehabt. Im letzteren Fall hat er nicht etwa das Gefühl, »das habe ich getan«, sondern nur, »das ist geschehen«. Oft liegt dann ein umgekehrtes Verhältnis von Erfolg und innerer Sicherheit vor. Wiederholt anerkannte Leistungen auf seinem Gebiet machen ihn nicht sicherer, sondern ängstlicher. Dies kann solche panikartigen Ausmaße annehmen, daß z. B. Musiker oder Schauspieler manchmal vielversprechende Angebote ablehnen.

Außerdem muß ein solcher Neurotiker jeden Gedanken, jedes Gefühl, jede Geste meiden, die »vermessen« sind. In einem unbewußten, aber systematischen Prozeß der Selbstverkleinerung müht er sich auf jede nur erdenkliche Weise ab, um alles zu vermeiden, was er für arrogant, überheblich oder vermessen hält. Er vergißt, was er weiß, was er geleistet und wieviel Gutes er getan hat. Er hält es für überheblich, zu glauben, daß er seine Angelegenheiten selbst regeln könnte, daß die Leute gern zu ihm kommen würden, wenn er sie einlädt, oder daß ein attraktives Mädchen ihn gern haben könnte. »Alles, was ich tun möchte, ist arrogant.« Wenn ihm wirklich etwas gelingt, war es Glückssache oder Bluff. Er kann es sogar schon für vermessen halten, eine eigene Meinung oder Überzeugung zu haben, und gibt infolgedessen leicht jedem Vorschlag nach, der lebhaft vorgebracht wird, ohne dabei seine eigenen Ansichten auch nur in Erwägung zu ziehen. Deshalb kann er auch, wie eine Wetterfahne schwankend, dem entgegengesetzten Einfluß erliegen. Legitime Selbstbehauptung scheint ihm ebenfalls vermessen, so z. B. offen seine Meinung zu äußern, wenn er zu Unrecht getadelt wurde, ein Essen bestellen, um eine Gehaltserhöhung bitten, seine Rechte beim Abschluß eines Vertrags zu verteidigen oder sich einer begehrten Person des anderen Geschlechts zu nähern.

Vorhandene Vorzüge oder Leistungen können zwar indirekt erkannt werden, sie werden aber nicht emotional erlebt. »Meine Patienten scheinen zu glauben, daß ich ein guter Arzt bin.« »Meine Freunde sagen, ich sei ein guter Erzähler.« »Männer haben mir gesagt, ich sei attraktiv.« Manchmal wird sogar eine ehrliche positive Anerkennung seitens anderer negiert: »Meine Lehrer meinen, ich sei intelligent; aber sie irren sich.« Die gleiche Haltung zeigt sich gegenüber finanziellen Werten. Ein solcher Mensch hat möglicherweise gar nicht das Gefühl, daß ihm das

Geld gehört, das er mit eigener Arbeit verdient hat. Wenn es ihm finanziell gut geht, hat er dennoch das ehrliche Gefühl, er sei arm. Jede ganz normale Beobachtung oder Selbstbeobachtung deckt bereits die Ängste auf, die sich hinter dieser Überbescheidenheit verbergen. Sie tauchen auf, sobald er nur den Kopf hebt. Was auch immer diesen Selbstverkleinerungsprozeß in Gang bringen mag, aufrechterhalten wird er durch wirksame Tabus gegen jedes Überschreiten der engen Grenzen, die sich der Betreffende selbst gesetzt hat. Er sollte mit wenig zufrieden sein. Er sollte nicht mehr wünschen oder nach mehr streben. Jeder Wunsch, jedes Streben, jedes Greifen nach mehr erscheint ihm wie eine gefährliche oder tollkühne Kampfansage an das Schicksal. Er sollte seine Figur nicht durch Diät oder Gymnastik verbessern wollen oder sein Aussehen durch vorteilhaftere Kleidung. Und schließlich sollte er auch sich selbst nicht mit Hilfe der Analyse bessern wollen. Unter Zwang kann er dazu zwar in der Lage sein, sonst aber wird er einfach keine Zeit dafür finden. Ich denke hier nicht an bestimmte Ängste des Patienten davor, besondere Probleme anzugehen. Vielmehr gibt es über diese üblichen Schwierigkeiten hinaus etwas, das den Betreffenden davon zurückhält, sich überhaupt einer Analyse zu unterziehen: In scharfem Gegensatz zu seiner bewußten Überzeugung vom Wert der Selbstanalyse erscheint es ihm oft »egoistisch, soviel Zeit auf sich selbst zu verschwenden.«

Was er als »Egoismus« verschmäht, ist fast so umfassend wie das, was ihm »vermessen« erscheint. Egoismus bedeutet für ihn alles, was er nur für sich selbst tut. Er ist oft in der Lage, vieles zu genießen, aber es würde »egoistisch« sein, es allein genießen zu wollen. Häufig weiß er gar nicht, unter welchen Tabus er steht, und es scheint ihm nur »natürlich«, Freude teilen zu wollen. In Wirklichkeit ist dieses Teilen für ihn ein absolutes Muß. Sei es Essen, Musik oder Natur, alles wird schal und verliert an Bedeutung, wenn es nicht mit jemandem geteilt wird. Für sich selbst kann er kein Geld ausgeben. Sein Geiz bei persönlichen Ausgaben kann absurde Formen annehmen, was besonders überrascht, wenn man demgegenüber seine oft verschwenderischen Ausgaben für andere bedenkt. Durchbricht er dieses Tabu und gibt tatsächlich Geld für sich aus, so gerät er in Panik, selbst wenn die Ausgabe objektiv vernünftig war. Dasselbe gilt für die Verwendung von Zeit und Energie. In seiner Freizeit kann er Bücher meist nur dann lesen, wenn sie für seine Arbeit nutzbringend sind. Er gönnt sich nicht die Zeit für einen persönlichen Brief, sondern zwängt ihn verstohlen zwischen zwei Verabredungen hinein. Oft kann er in seinen persönlichen Angelegenheiten keine Ordnung machen oder halten, es sei denn, er bereitete damit einem anderen Menschen Freude. Analog kann er auch seine äußere Erscheinung vernachlässigen, sofern er nicht gerade eine dienstliche oder gesellschaftliche Verabredung hat – sofern es also wieder nicht für andere ist. Im Gegensatz dazu kann er erhebliche Energie und großes Geschick aufbringen, um für andere etwas zu erreichen, um ihnen z. B. dabei behilflich zu sein, erwünschte Kontakte herzustellen oder eine Anstellung zu bekommen; er wäre aber wie gelähmt, wenn es darum ginge, dasselbe für sich zu tun.

Obwohl in ihm viel Feindseligkeit entsteht, kann er sie nur dann zum Ausdruck bringen, wenn er erregt ist. Sonst aber fürchtet er aus verschiedenen Gründen Kampf oder auch nur Reibungen. Das liegt zum Teil daran, daß ein Mensch mit so stark beschnittenen Flügeln keineswegs ein guter Kämpfer ist und es auch unmöglich sein kann. Zum Teil fürchtet er, irgend jemand könnte ihm gegenüber feindlich eingestellt sein, und zieht es daher vor, nachzugeben, zu »verstehen« und zu verzeihen. Diese Angst wird verständlicher, wenn wir seine mitmenschlichen Beziehungen betrachten. Außerdem gibt es für ihn noch ein weiteres Tabu, das mit seinen anderen übereinstimmt und sich im Grunde aus diesen ergibt, das Tabu gegen »Aggressivität«. Er kann nicht für seine Abneigung gegen eine Person, eine Idee oder eine Sache einstehen und dagegen ankämpfen, falls es nötig sein sollte. Bewußt kann er weder fortgesetzt Feindseligkeit noch Groll aufrechterhalten. Infolgedessen bleiben rachsüchtige Triebe unbewußt und können nur indirekt und in verkleideter Form ausgedrückt werden. Er kann nicht offen fordern oder tadeln. Es ist äußerst schwierig für ihn, zu kritisieren, Vorwürfe zu machen oder anzuklagen, selbst wenn es gerechtfertigt erscheint. Nicht einmal im Scherz kann er eine scharfe, witzige, sarkastische Bemerkung machen.

Zusammenfassend könnten wir sagen, daß für einen Neurotiker dieses Typs alles tabu ist, was er für vermessen, egoistisch oder aggressiv hält. Wenn wir uns das Ausmaß dieser Tabus im einzelnen vorstellen, erkennen wir, daß sie hindernde Schranken für die Entfaltung eines Menschen sind, für seine Fähigkeit, zu kämpfen und sich und die eigenen Interessen zu verteidigen,

Schranken für alles, was zu seinem Wachstum oder seiner Selbstachtung beitragen könnte. Die Tabus und die Selbstverkleinerung stellen einen *Schrumpfungsprozeß* dar, der das Gesamtformat des Betreffenden künstlich reduziert und in ihm ein Gefühl hinterläßt wie den Traum eines Patienten, in dem ein Mensch aufgrund einer erbarmungslosen Strafe bis zur Hälfte seiner Körpergröße zusammengeschrumpft war und zu bitterer Not und Schwachsinn gebracht wurde.

Der selbstverleugnende Typ kann deshalb keine selbstbehauptenden, aggressiven oder expansiven Maßnahmen ergreifen, ohne gegen seine Tabus zu verstoßen. Ein solcher Verstoß weckt sowohl seine Selbstverdammung als auch seine Selbstverachtung, worauf der Betreffende entweder mit einem allgemein ängstlichen Gefühl ohne spezifischen Inhalt oder mit einem Schuldgefühl reagiert. Wenn die Selbstverachtung im Vordergrund steht, reagiert er möglicherweise mit einem Gefühl der Angst, sich lächerlich zu machen. Da er in seinem Selbstgefühl so klein und nichtig ist, kann jedes Streben über seine engen Grenzen hinaus leicht eine derartige Angst, sich lächerlich zu machen, auslösen. Falls diese Angst überhaupt bewußt ist, wird sie gewöhnlich nach außen projiziert: Andere würden es lächerlich finden, wenn er sich in einer Diskussion zu Wort meldete, sich um ein öffentliches Amt bewerben würde oder den Ehrgeiz hätte, etwas schreiben zu wollen. Größtenteils bleibt diese Angst jedoch völlig unbewußt, zumindest scheint sich der Betreffende nie ihrer entsetzlichen Macht bewußt zu sein. Trotzdem spielt sie eine entscheidende Rolle dabei, daß dieser Neurotiker nicht hochkommt. Die Angst, sich lächerlich zu machen, weist besonders stark auf selbstverleugnende Tendenzen hin. Sie ist dem expansiven Typ fremd. Dieser kann höchst anmaßend sein, ohne sich überhaupt klarzumachen, daß er lächerlich sein oder andere ihn für lächerlich halten könnten.

Während dem Neurotiker des selbstverleugnenden Typs bei der Verfolgung jeglichen eigenen Ziels enge Grenzen gesetzt sind, kann er nicht nur uneingeschränkt etwas für andere tun, sondern sollte nach seinen inneren Geboten ein Höchstmaß an Hilfsbereitschaft, Großzügigkeit, Rücksichtnahme, Verständnis, Sympathie, Liebe und Opferbereitschaft aufbringen. Tatsächlich sind Liebe und Opferbereitschaft in seiner Vorstellung eng miteinander verwoben: Er sollte alles für die Liebe opfern – Liebe *ist* Opfer.

Bis hierher zeigen die Tabus und die Solls eine bemerkenswerte Übereinstimmung. Früher oder später treten jedoch einander entgegengesetzte Tendenzen auf. Naiverweise könnten wir erwarten, daß ein solcher Neurotiker aggressive, arrogante oder rachsüchtige Charakterzüge bei anderen verabscheuen würde. In Wirklichkeit aber ist seine Einstellung geteilt. Er verabscheut die anderen zwar, doch gleichzeitig bewundert er sie insgeheim oder auch offen – und das völlig wahllos, ohne dabei zwischen echtem Selbstvertrauen und hohler Arroganz, zwischen echter Stärke und egozentrischer Brutalität zu unterscheiden. Da er unter seiner erzwungenen Bescheidenheit leidet, ist es durchaus verständlich, daß er bei anderen die aggressiven Eigenschaften bewundert, die ihm fehlen oder für ihn unerreichbar sind. Allmählich erkennen wir allerdings, daß dies nicht die ganze Erklärung ist. Wir sehen, daß es in ihm noch eine tiefer verborgene Wertskala gibt, die das absolute Gegenteil der oben beschriebenen ist, und daß er die expansiven Züge im aggressiven Typ bewundert, die er in sich um seiner Integration willen so stark unterdrücken muß. Dieses Ableugnen des eigenen Stolzes und der eigenen Aggressivität bei gleichzeitiger Bewunderung solcher Züge in anderen spielt eine große Rolle in seiner krankhaften Abhängigkeit, wie das nächste Kapitel zeigen wird.

Wenn der Patient stark genug ist, seinen Konflikten ins Auge zu sehen, kommen die expansiven Züge stärker ins Blickfeld. Er sollte auch *absolut* furchtlos sein, sich in jeder Weise um seinen Vorteil bemühen und in der Lage sein, jedem einen Gegenschlag zu versetzen, der ihn beleidigt. Deshalb verachtet er sich im Grunde auch für jede Spur von »Feigheit«, Untauglichkeit und Nachgiebigkeit. Er steht somit in ständigem Kreuzfeuer. Er ist verdammt, wenn er etwas tut, und er ist gleichermaßen verdammt, wenn er nichts tut. Schlägt er die Bitte um eine Anleihe oder irgendeine Gefälligkeit ab, so hält er sich für eine abscheuliche, schreckliche Kreatur; erfüllt er sie dagegen, so fühlt er sich »ausgebeutet«. Wenn er den Beleidiger in seine Grenzen zurückweist, bekommt er Angst und fühlt sich absolut unliebenswert.

Solange er diesem Konflikt nicht ins Auge sehen und ihn angehen kann, macht das Bedürfnis, die aggressiven Unterströmungen einzudämmen, das hartnäckige Festhalten am Modell der Selbstverleugnung noch notwendiger und verstärkt dadurch seine Starrheit.

Bisher trat das Bild eines Menschen zutage, der sich selbst bis zur Verkümmerung seines wahren Formats unterdrückt, um expansive Maßnahmen zu vermeiden. Außerdem fühlt er sich, wie bereits angedeutet wurde und weiter unten noch im einzelnen zu zeigen sein wird, von einer ständig vorhandenen Bereitschaft bedrängt, sich selbst anzuklagen und zu verachten. Zudem hat er leicht Angst und verausgabt, wie wir noch sehen werden, ein gut Teil seiner Energien dafür, all diese schmerzhaften Gefühle zu lindern. Ehe wir jedoch auf weitere Einzelheiten seines Grundzustandes und der damit verbundenen Folgeerscheinungen eingehen, wollen wir die Entwicklung als solche verstehen lernen, indem wir die Faktoren betrachten, die einen solchen Neurotiker in diese Entwicklungsrichtung treiben.

Menschen, die später zur selbstverleugnenden Lösung neigen, haben meistens ihre frühen Konflikte mit der mitmenschlichen Umwelt dadurch gelöst, daß sie sich »auf sie zu bewegt« haben[1]. In typischen Fällen ist die frühe Umwelt eindeutig verschieden von jener des expansiven Typs, der entweder früh Bewunderung erhielt, unter dem Druck starrer Maßstäbe aufwuchs oder grob behandelt, ausgenutzt und gedemütigt wurde. Der selbstverleugnende Typ dagegen wuchs *im Schatten* irgendeines Menschen auf: eines bevorzugten Bruders oder einer bevorzugten Schwester, eines Elternteils, der allgemein (von Außenstehenden) bewundert wurde, einer schönen Mutter oder eines wohlwollend-despotischen Vaters. Diese prekäre Situation mußte zwangsläufig Angst auslösen. Zuneigung war zwar erreichbar, aber gegen Entgelt. Und dieses Entgelt war sich unterordnende Hingabe. Es könnte z. B. eine leidende Mutter gegeben haben, die in ihrem Kind Schuldgefühle weckte, sooft dieses versäumte, ihr absolute Liebe und Aufmerksamkeit zu schenken. Oder vielleicht gab es eine Mutter bzw. einen Vater, die nur dann freundlich und großzügig sein konnten, wenn sie blind bewundert wurden. Möglicherweise war es auch ein Bruder oder eine Schwester, die im Mittelpunkt standen und deren Zuneigung und Schutz nur durch Gefälligkeiten und Beschwichtigungen erlangt werden konnten[2]. Nach einigen Jahren, in denen der Wunsch nach Re-

[1] Vgl. Karen Horney: *Der neurotische Mensch unserer Zeit*, a.a.O., 6–8. Kapitel, sowie *Unsere inneren Konflikte*, a.a.O., 3. Kapitel.

[2] S. Karen Horney: *Selbstanalyse*, Kindler Verlag München, 8. Kapitel, Systematische Selbstanalyse einer pathologischen Abhängigkeit. Claires Kindheit ist typisch für eine solche Entwicklung.

bellion im Herzen des Kindes mit seinem Bedürfnis nach Zuneigung stritt, unterdrückte das Kind schließlich seine Feindseligkeit, gab seinen kämpferischen Geist auf, und das Bedürfnis nach Zuneigung hatte gesiegt. Trotzausbrüche hörten auf, es wurde nachgiebig, lernte, alle Menschen gern zu haben und sich mit hilfloser Bewunderung gerade an jene anzulehnen, die es am meisten fürchtete. Es wurde überempfindlich gegen feindselige Spannungen, mußte beschwichtigen und die Dinge beschönigen. Da es von unerhörter Wichtigkeit war, Freunde zu gewinnen, versuchte das Kind die Qualitäten in sich zu züchten, die es erwünscht und liebenswert machen würden. Manchmal kam es dann während der Pubertät zu einer weiteren Periode der Rebellion, die mit einem hektischen und zwanghaften Ehrgeiz verbunden war. Aber diese expansiven Triebe wurden abermals zugunsten von Liebe und Schutz aufgegeben, bisweilen bei der ersten Liebe. Die weitere Entwicklung hing hauptsächlich davon ab, bis zu welchem Ausmaß Rebellion und Ehrgeiz unterdrückt wurden oder wie vollständig die Schwenkung in Richtung auf Unterordnung, Zuneigung oder Liebe war.

Wie jeder andere Neurotiker löst auch der selbstverleugnende Typ die aus seiner frühen Entwicklung herrührenden Bedürfnisse durch Selbstidealisierung. Er kann dies aber nur auf eine Art und Weise erreichen. Sein idealisiertes Vorstellungsbild von sich ist im wesentlichen ein buntes Mosaik aus »liebenswerten« Eigenschaften: Selbstlosigkeit, Güte, Großzügigkeit, Bescheidenheit, Engelhaftigkeit, Vornehmheit und Sympathie. Auch Hilflosigkeit, Leiden und Märtyrertum werden glorifiziert, wenngleich sekundär. Im Gegensatz zum arrogant-rachsüchtigen Typ schätzt ein solcher Neurotiker auch Gefühle – Gefühle der Freude oder des Leidens, Gefühle nicht nur für einzelne Menschen, sondern für die Menschheit als solche, für Kunst, Natur und alle möglichen Werte. Tiefe Gefühle zu haben ist ein Teil seines Vorstellungsbildes. Er kann seine inneren Gebote nur dann erfüllen, wenn er die selbstverleugnenden Tendenzen stärkt, die aus seiner Lösung des Grundkonflikts mit Menschen erwachsen sind. Infolgedessen muß er eine ambivalente Haltung gegenüber seinem eigenen Stolz entwickeln. Da die engelhaften und liebenswerten Eigenschaften seines Pseudoselbst die einzigen Werte sind, die er hat, muß er stolz auf sie sein. Eine Patientin sagte beispielsweise während ihres Heilungsprozesses über sich selbst: »Ich nahm meine moralische Überlegenheit bescheiden als gegeben hin.« Obwohl der Neurotiker dieses Typs seinen Stolz verleugnet und obwohl sich dieser Stolz nicht in seinem Verhalten zeigt, äußert er sich doch in vielen indirekten Formen, in denen neurotischer Stolz meist in Erscheinung tritt: in Verletzbarkeit, in Methoden, das Gesicht zu wahren, in Vermeidungshaltungen usw. Andererseits verbietet gerade sein Vorstellungsbild von Engelhaftigkeit und Liebenswertheit jedes *bewußte* Gefühl von Stolz. Er muß sich alle erdenkliche Mühe geben, um jede Spur davon auszulöschen. So beginnt der Schrumpfungsprozeß, der ihn klein und hilflos zurückläßt. Es würde für ihn unmöglich sein, sich mit seinem stolzen glanzvollen Selbst zu identifizieren. Er kann sich nur als sein unterworfenes, gequältes Selbst erleben. Er fühlt sich nicht nur klein und hilflos, sondern auch schuldbewußt, unerwünscht, nicht liebenswert, dumm und unfähig. Er ist der Unterlegene und identifiziert sich leicht mit anderen, die unterdrückt werden. Daher gehört der Ausschluß von Stolz aus dem Bewußtsein zu seiner Methode, seinen inneren Konflikt zu lösen.

Die Schwäche dieser Lösung liegt, soweit wir ihr bisher nachgegangen sind, in zwei Faktoren. Einer davon ist der Schrumpfungsprozeß, der – biblisch gesprochen – die »Sünde« (gegen sich selbst) enthält, sein Licht unter den Scheffel zu stellen. Der andere Faktor betrifft die Art und Weise, wie ihn das Tabu gegen Expansivität zur hilflosen Beute des Selbsthasses macht. Wir können dies bei vielen selbstverleugnenden Patienten zu Beginn der Analyse beobachten, wenn sie nämlich mit panischer Angst auf jeden Selbstvorwurf reagieren. Da sich ein solcher Neurotiker oft nicht der Verbindung zwischen Selbstanklage und Angst bewußt ist, erlebt er nur das Gefühl, Angst zu haben. Zwar weiß er im allgemeinen, daß er zu Selbstvorwürfen neigt, aber ohne weiter darüber nachzudenken hält er dies für ein Zeichen gewissenhafter Ehrlichkeit gegen sich selbst.

Er kann sich auch der Tatsache bewußt sein, daß er Anklagen seitens anderer allzu schnell akzeptiert, und erkennt erst später, daß diese Anklagen in Wirklichkeit vielleicht unbegründet waren und daß es ihm leichter fällt, sich selbst für schuldig zu erklären, als andere zu bezichtigen. Tatsächlich kommt seine Reaktion, eine Schuld oder einen Fehler zuzugeben, wenn er kritisiert wird, so schnell und automatisch, daß seine Vernunft sich gar nicht erst einschalten kann. Allerdings ist er sich auch nicht der Tatsache bewußt, daß er sich selbst mißbraucht, geschweige denn des

Ausmaßes, das dieser Mißbrauch annimmt. Seine Träume sind voll von Symbolen der Selbstverachtung und Selbstverdammung. Typisch dafür sind Träume von Exekutionen: Er ist zum Tode verurteilt; er weiß zwar nicht, weshalb, aber er akzeptiert es; niemand zeigt ihm Gnade oder auch nur Mitgefühl. Oder er hat Träume oder Phantasien, in denen er gefoltert wird. Die Furcht vor Folter kann sich auch in hypochondrischen Ängsten zeigen: Kopfschmerzen werden zu einem Gehirntumor, Halsweh zu Tuberkulose, eine Magenverstimmung zu Krebs.

Bei fortschreitender Analyse kommt die Intensität seiner Selbstanklagen und seiner Selbstquälerei klar ins Blickfeld. Jede Schwierigkeit, die zur Diskussion steht, kann dazu dienen, ihn völlig niederzuschlagen. Ein Bewußtwerden seiner Feindseligkeit kann in ihm das Gefühl erwecken, ein potentieller Mörder zu sein. Wenn er entdeckt, wieviel er von anderen erwartet, hält er sich für einen räuberischen Ausbeuter. Die Erkenntnis seines gestörten Verhältnisses zu Zeit und Geld kann in ihm die Furcht vor »Zerfall« auslösen. Die bloße Tatsache, daß er Angst erlebt, kann ihm das Gefühl geben, er sei völlig aus dem Gleichgewicht geraten und am Rande des Irrsinns. Wenn solche Reaktionen offen zutage liegen, kann die Analyse zu Beginn den Zustand scheinbar verschlimmern.

Wir könnten also zunächst den Eindruck bekommen, Selbsthaß und Selbstverachtung seien in diesem Fall stärker und bösartiger als bei anderen Neurosen. Wenn wir einen solchen Neurotiker jedoch besser kennenlernen und seine Situation mit anderen klinischen Erfahrungen vergleichen, verwerfen wir diese Möglichkeit und erkennen, daß er nur hilfloser gegenüber seinem Selbsthaß ist. Denn die meisten wirkungsvollen Methoden zur Abwehr des Selbsthasses, die dem expansiven Typ zur Verfügung stehen, kann er nicht anwenden. Immerhin versucht er doch, seinen besonderen Solls und Tabus zu entsprechen, und wie in jeder Neurose, helfen auch hier Vernunft und Phantasie, das Bild zu verdunkeln und zu verschönern.

Den Selbstanklagen kann er aber nicht durch Selbstgerechtigkeit entgehen, weil er damit seine Tabus gegen Arroganz und Überheblichkeit verletzen würde. Ebensowenig kann er effektiv in anderen das hassen oder verachten, was er bei sich ablehnt, da er ja »verständnisvoll« und versöhnlich sein muß. Andere anzuklagen oder irgendeine Art Feindseligkeit anderen gegenüber zu empfinden würde ihn in Wirklichkeit wegen seiner Tabus gegen Aggressionen ängstigen (statt ihn zu beruhigen). Außerdem braucht er, wie wir noch sehen werden, andere so sehr, daß er Reibungen schon aus diesem Grund vermeiden muß. Und schließlich ist er wegen all dieser Faktoren kein guter Kämpfer, was nicht nur auf seine mitmenschlichen Beziehungen zutrifft, sondern auch auf seine Attacken gegen sich selbst. Mit anderen Worten: Er ist gegen seine Selbstanklagen, seine Selbstverachtung, seine Selbstquälerei usw. ebenso wehrlos, wie er es gegen Angriffe anderer ist. Er nimmt dies alles kampflos hin. Er akzeptiert das Urteil seiner inneren Tyrannei – und beeinträchtigt damit seine an sich schon reduzierte Gefühlswelt noch mehr.

Dennoch braucht auch er natürlich Selbstschutz und entwikkelt daher Defensivmaßnahmen eigener Art. Die schreckliche Angst, mit der er auf die Angriffe seines Selbsthasses reagiert, tritt normalerweise nur dann zutage, wenn seine Verteidigungsmechanismen nicht ordentlich funktionieren. Der Prozeß der Selbstverkleinerung ist nicht nur ein Mittel, expansive Verhaltensweisen zu vermeiden und sich in den durch die eigenen Tabus gesetzten Grenzen zu halten, sondern auch ein Mittel, den Selbsthaß zu mildern. Dieser Prozeß läßt sich meines Erachtens am besten dadurch veranschaulichen, daß man die charakteristische Verhaltensweise des selbstverleugnenden Typs beschreibt, wenn er sich angegriffen fühlt. Er versucht, zu beschwichtigen und Anklagen zu entschärfen, beispielsweise durch ein übereifriges Schuldbekenntnis: »Du hast ganz recht . . . ich tauge sowieso nichts . . . es ist alles meine Schuld.« Er versucht, wohlwollende Bestätigung dadurch zu erlangen, daß er sich apologetisch verhält, Reue zeigt und Selbstvorwürfe äußert. Oder er bittet um Gnade, indem er seine Hilflosigkeit hervorhebt. Mit derselben Beschwichtigungsmethode entfernt er den Stachel seiner Selbstanklagen. Er übertreibt in seiner Vorstellung seine Schuldgefühle, seine Hilflosigkeit, seine in jeder Beziehung üble Lage – kurz, er betont sein Leiden.

Eine andere Methode, seine innere Spannung zu lösen, ist die passive Projektion nach außen. Dies zeigt sich darin, daß er sich von anderen beschuldigt, verdächtigt oder vernachlässigt, unterdrückt, mit Verachtung gestraft, mißhandelt, ausgenutzt oder sogar mit offener Grausamkeit behandelt fühlt. Obwohl diese passive Projektion Angstgefühle dämpft, scheint sie kein ebenso wirkungsvolles Mittel zur Befreiung von Selbstanklagen zu sein wie die aktive Projektion. Außerdem stört sie, wie jede Projektion, die Beziehungen zu anderen, und gegen eine solche Störung ist dieser Neurotiker aus vielen Gründen besonders empfindlich.

Trotz all dieser Defensivmaßnahmen befindet sich der Betreffende jedoch immer noch in einer prekären inneren Situation. Er bedarf nach wie vor einer wirksameren Beruhigung und Bestätigung. Selbst in den Zeiten, in denen sich sein Selbsthaß in Grenzen hält, macht ihn sein Gefühl, alles sei sinnlos, was er von sich aus oder für sich tut – seine Selbstverkleinerung usw. –, zutiefst unsicher. So folgt er seinen alten Methoden und sucht nach Mitmenschen, die seine innere Position dadurch stärken sollen, daß sie ihm das Gefühl geben, akzeptiert, anerkannt und gebraucht zu werden, erwünscht zu sein, geliebt und geschätzt zu werden. *Seine Rettung liegt in den Händen anderer.* Infolgedessen ist sein Bedürfnis nach Menschen nicht nur sehr verstärkt, sondern nimmt oft sogar erschreckende Ausmaße an. Allmählich verstehen wir, welche Anziehungskraft die Liebe für einen Neurotiker dieses Typs hat. Ich gebrauche das Wort »Liebe« als umfassende Bezeichnung für alle positiven Gefühle, sei es Sympathie, Zärtlichkeit, Zuneigung, Dankbarkeit, geschlechtliche Liebe oder das Gefühl, gebraucht und anerkannt zu werden. Wie diese Anziehungskraft der Liebe das Liebesleben eines Menschen im engeren Sinn beeinflußt, soll in einem anderen Kapitel ausgeführt werden. In diesem Zusammenhang wollen wir uns darauf beschränken, zu zeigen, wie sie sich auf seine mitmenschlichen Beziehungen im allgemeinen auswirkt.

Der expansive Typ braucht Menschen zur Bestätigung seiner Macht und seiner falschen Werte. Außerdem braucht er sie als Sicherheitsventil für seinen Selbsthaß. Da er aber leichter Zugang zu seinen eigenen Kraftquellen hat und größere Unterstützung von seinem Stolz erhält, sind seine Bedürfnisse nach anderen Menschen weder so zwingend noch so umfassend wie beim selbstverleugnenden Typ. Die Art und Stärke dieser Bedürfnisse bestimmen grundlegend die vom selbstverleugnenden Typ gehegten *Erwartungen an andere.* Während der arrogant-rachsüchtige Typ so lange Böses erwartet, bis er Beweise des Gegenteils hat, während der wirklich distanzierte, gleichgültige Typ – von ihm wird später die Rede sein – weder Gutes noch Schlechtes erwartet, erwartet der selbstverleugnende Typ immer Gutes. Oberflächlich gesehen scheint es, als hätte er einen unerschütterlichen Glauben an das essentiell Gute im Menschen. Und er ist tatsächlich offener und empfänglicher für die liebenswerten Eigenschaften anderer. Doch die Zwanghaftigkeit seiner Erwartungen macht es ihm unmöglich, Unterschiede zu erkennen. Im allgemeinen kann er nicht zwischen echter Freundlichkeit und ihren vielen unechten Spielarten unterscheiden. Er läßt sich allzu leicht von jedem äußeren Anschein von Herzlichkeit oder Interesse bestechen. Außerdem befehlen ihm seine inneren Gebote, daß er jeden Menschen gern haben *sollte*, daß er nicht mißtrauisch sein *sollte*. Und schließlich läßt ihn seine Angst vor Feindseligkeit und möglichen Kämpfen auch solche Züge wie Lügenhaftigkeit, Unehrlichkeit, Egoismus, Grausamkeit oder Treulosigkeit, übersehen, beiseite schieben, verkleinern oder wegerklären.

Wenn er mit unwiderlegbaren Beweisen für solche Züge konfrontiert wird, überrascht es ihn jedesmal; aber selbst dann weigert er sich, an einen *vorsätzlichen* Betrug, eine *vorsätzliche* Demütigung oder Ausnutzung zu glauben. Obwohl er oft mißbraucht wird und sich noch öfter mißbraucht fühlt, ändert dies seine Grunderwartungen nicht. Selbst wenn er aus bitterer eigener Erfahrung weiß, daß er von einer bestimmten Gruppe oder Person nichts Gutes erwarten kann, erwartet er es dennoch immer wieder, bewußt oder unbewußt. Wenn eine derartige Blindheit bei jemanden auftritt, der sonst psychologischen Scharfsinn hat, sind seine Freunde oder Kollegen darüber oft besonders verblüfft. Und doch ist diese Blindheit nur ein Zeichen dafür, daß die emotionalen Bedürfnisse so groß sind, daß sie jeden Beweis zunichte machen. Je mehr der Betreffende von seinen Mitmenschen erwartet, desto mehr neigt er dazu, sie zu idealisieren. Er hat daher auch keinen wahren Glauben an die Menschheit, sondern einen kindlich-sonnigen, übertriebenen und indifferenten Optimismus, der unvermeidlich viele Enttäuschungen mit sich bringt und ihn anderen Menschen gegenüber unsicherer macht.

Fassen wir in Form eines kurzen Überblicks zusammen, was ein Neurotiker dieses Typs von anderen erwartet. Zunächst muß er sich von ihnen akzeptiert fühlen. Er braucht diese Anerkennung in jeder nur möglichen Form, sei es Aufmerksamkeit, Zustimmung, Dankbarkeit, Zuneigung, Sympathie, Liebe oder Sex. Um dies anhand eines Vergleichs zu veranschaulichen: So wie in unserer westlichen Zivilisation viele Menschen ihren persönlichen Wert an dem Geld messen, das sie »machen«, mißt der selbstverleugnende Typ seinen Wert in Liebeswährung, wobei der Ausdruck »Liebe« als Gesamtbegriff für die verschiedenen Formen der Anerkennung verstanden sein will. Mit anderen Worten: Ein solcher Neurotiker ist sich selbst genausoviel wert, wie er geschätzt, gebraucht, erwünscht oder geliebt wird.

Außerdem braucht er menschlichen Kontakt und menschliche Gesellschaft, da er es nicht aushalten kann, längere Zeit allein zu sein. Er fühlt sich leicht verloren, als wäre er vom Leben abgeschnitten. So schmerzhaft dieses Gefühl auch ist, es kann dennoch so lange erträglich bleiben, wie sich der Selbstmißbrauch des Betreffenden in Grenzen hält. Sobald jedoch Selbstanklagen oder Selbstverachtung akut werden, kann sein Gefühl der Verlorenheit zu einem namenlosen Schrecken werden, und genau an diesem Punkt nimmt sein Bedürfnis nach anderen Menschen ungestüme Formen an.

Dieses Bedürfnis nach Gesellschaft ist um so stärker, weil der Betreffende jedes Alleinsein als Beweis dafür empfindet, daß er unerwünscht und ungeliebt ist. Alleinsein ist also eine Schande und muß deshalb geheimgehalten werden. Es ist eine Schande, allein ins Kino zu gehen, allein eine Ferienreise zu machen oder am Wochenende allein zu sein, wenn andere Menschen gesellig sind. All dies zeigt uns, in welchem Ausmaß sein Selbstvertrauen davon abhängig ist, daß sich irgend jemand um ihn kümmert. Er braucht die anderen aber auch dazu, seinem jeweiligen Tun Inhalt und Freude zu geben. Der selbstverleugnende Typ braucht einen Menschen, für den er näht, kocht oder gärtnert, einen Lehrer, für den er Klavier spielt, Patienten oder Klienten, die sich auf ihn verlassen.

Außer dieser emotionalen Unterstützung braucht er allerdings auch praktische Hilfe – und nicht gerade wenig. In seiner eigenen Vorstellung bleibt die Hilfe, die er benötigt, in durchaus vernünftigen Grenzen – teilweise deshalb, weil sein Bedürfnis nach Hilfe in den meisten Fällen unbewußt ist, und teilweise, weil er den Blick auf bestimmte Ersuchen richtet, als ob sie isoliert und einzigartig wären: Hilfe beim Beschaffen einer Arbeitsstelle, Hilfe bei Verhandlungen mit seinem Hauswirt, beim Einkaufen mit ihm oder für ihn oder bei der Gewährung eines Darlehens. Außerdem erscheint ihm jeder bewußte Wunsch nach Hilfe äußerst vernünftig, weil das Bedürfnis, das dahinter steht, so groß ist. Wenn wir aber in der Analyse das Gesamtbild sehen, erweist sich das Bedürfnis nach Hilfe in Wirklichkeit als Erwartung, daß alles für ihn getan wird. Andere sollten für ihn die Initiative ergreifen, seine Arbeit tun, die Verantwortung übernehmen, seinem Leben Sinn geben oder überhaupt sein Leben in die Hand nehmen, so daß er durch sie leben kann. Wenn man den ganzen Bereich dieser Bedürfnisse und Erwartungen erkennt, wird der Reiz, den die Liebe für den selbstverleugnenden Typ hat, vollkommen klar. Liebe ist nicht nur ein Mittel, Angst abzuwehren; ohne Liebe sind er und sein Leben wertlos und sinnlos. *Liebe ist deshalb ein wesentlicher Bestandteil der selbstverleugnenden Lösung.* Im Sinne der diesem Typ eigenen Gefühle ausgedrückt: Liebe ist für ihn so unentbehrlich wie die Luft zum Atmen.

Natürlich werden diese Erwartungen auch in die analytische Beziehung eingebracht. Im Gegensatz zu den meisten expansiven Typen schämt er sich keineswegs, um Hilfe zu bitten. Im Gegenteil, er kann sogar seine Bedürfnisse und seine Hilflosigkeit dramatisieren und um Hilfe flehen. Aber natürlich möchte er diese Hilfe auf seine Art. Im Grunde erwartet er eine Heilung durch »Liebe.« Er kann durchaus gewillt sein, Mühe für die analytische Arbeit aufzubringen; doch wie sich später herausstellt, wird er von einer begierigen Erwartung getrieben, daß Rettung und Erlösung nur von außen kommen können und müssen (in diesem Fall vom Analytiker), und zwar dadurch, daß man ihn akzeptiert. Er erwartet vom Analytiker, daß dieser seine Schuldgefühle durch Liebe beseitigt, was bei einem Analytiker des anderen Geschlechts durch sexuelle Liebe heißen kann. Häufiger wird diese Liebe jedoch viel allgemeiner als Zeichen von Freundschaft, besonderer Aufmerksamkeit oder Interesse verstanden.

Wie es immer in Neurosen geschieht, verwandeln sich auch hier Bedürfnisse in Ansprüche, und das heißt in diesem Fall, daß der Neurotiker ein Recht darauf zu haben meint, daß alles Gute ihm zufließt. Das Bedürfnis nach Liebe, Zuneigung, Verständnis, Sympathie oder Hilfe wird zu der Forderung: »Ich habe ein Recht auf Liebe, Zuneigung, Verständnis, Sympathie. Ich habe ein Recht darauf, daß Dinge für mich getan werden. Ich habe ein Recht darauf, das Glück nicht suchen zu müssen es muß mir in den Schoß fallen. Es braucht kaum erwähnt zu werden, daß diese Ansprüche – als Ansprüche – unbewußter bleiben als beim expansiven Typ.

Die hier relevanten Fragen sind: Worauf gründet der selbstverleugnende Typ seine Ansprüche, und wie macht er sie geltend? Die am meisten bewußte und in gewisser Hinsicht realistische Grundlage sind seine Versuche, sich selbst annehmbar und nützlich zu machen. Je nach Temperament, neurotischer Struktur und der gegebenen Situation kann er charmant, nachgiebig, rücksichtsvoll und empfänglich für die Wünsche anderer sein, sich zur Verfügung stellen, hilfreich, aufopfernd und verständnisvoll sein. Es ist nur natürlich, daß er das, was er für einen anderen Menschen tut, in irgendeiner Form überbewertet. Er ist blind für die Tatsache, daß gerade jener Mensch diese Art Aufmerksamkeit oder Großmut vielleicht gar nicht schätzt; er ist sich gar nicht bewußt, daß seine Angebote mit Bedingungen verknüpft sind; bei seinen Überlegungen klammert er alle unangenehmen Züge aus, die er hat. So erscheint ihm alles als das pure Gold der Freundschaftlichkeit – und dafür kann er mit Recht Gegengaben erwarten.

Eine andere Basis seiner Ansprüche ist für ihn selbst schädlicher und setzt seine Umwelt unter stärkeren Zwang. Weil er Angst vor dem Alleinsein hat, sollten die anderen daheim bleiben; weil er keinen Lärm vertragen kann, müssen die anderen auf Zehenspitzen durchs Haus gehen. Hier wird also ein Preis für neurotische Bedürfnisse und neurotisches Leiden ausgesetzt. Leiden wird unbewußt in den Dienst der Geltendmachung von Ansprüchen gestellt. Dadurch wird nicht nur der Impuls unterdrückt, dieses Leiden zu meistern, sondern das Leiden auch unbeabsichtigt übertrieben. Dies heißt aber nicht, daß sein Leiden nur demonstrativ »zur Schau gestellt wird.« Ihn berührt das Leiden viel stärker, weil er sich zunächst selbst zur vollen Zufriedenheit beweisen muß, daß er ein Recht auf die Befriedigung seiner Bedürfnisse hat. Er muß fühlen, daß sein Leiden so außergewöhnlich und so ungeheuer stark ist, daß er ein Recht auf Hilfe hat. Mit anderen Worten: Dieser Prozeß läßt einen Menschen sein Leiden tatsächlich intensiver empfinden, als es der Fall wäre, wenn das Leiden keinen unbewußten strategischen Wert hätte.

Eine dritte noch unbewußtere und destruktivere Grundlage für seine Ansprüche ist sein Gefühl, mißbraucht zu werden und deshalb ein Recht darauf zu haben, daß andere das ihm zugefügte Unrecht wiedergutmachen. In seinen Träumen spielt er manchmal die Rolle eines unheilbar zerstörten Menschen, der somit dazu berechtigt ist, daß alle seine Bedürfnisse befriedigt werden.

Um diese rachsüchtigen Elemente verstehen zu können, müssen wir uns einen Überblick über die Faktoren verschaffen, die für sein Gefühl, mißbraucht zu werden, verantwortlich sind.

Bei einem typisch selbstverleugnenden Menschen ist das Gefühl, mißbraucht zu werden, eine nahezu konstante Unterströmung in seiner Gesamthaltung dem Leben gegenüber. Wenn wir einen solchen Menschen mit wenigen Worten grob und oberflächlich charakterisieren wollten, würden wir sagen, er sehne sich dauernd nach Zuneigung und fühle sich meistens mißbraucht. Wie ich schon erwähnt habe, nutzen die anderen oft seine Hilflosigkeit und seine übertriebene Hilfsbereitschaft oder Selbstaufopferung aus. Da er sich selbst für wertlos hält und nicht in der Lage ist, für sich selbst einzustehen, nimmt er solchen Mißbrauch manchmal gar nicht bewußt zur Kenntnis. Wegen seines Schrumpfungsprozesses und allem was damit zusammenhängt, wird er zudem oft benachteiligt, ohne daß irgendeine böse Absicht seitens der anderen vorliegt. Wenn er auch in mancher Beziehung tatsächlich glücklicher ist als andere, erlauben ihm seine Tabus dennoch nicht, seinen eigenen Vorteil zu erkennen, und darum muß er sich vor sich selbst als benachteiligt gegenüber den anderen hinstellen (und sich dementsprechend erleben).

Außerdem fühlt er sich immer dann mißhandelt, wenn seine vielen unbewußten Ansprüche nicht erfüllt werden, so z. B., wenn andere auf seine zwanghaften Bemühungen, ihnen zu gefallen, zu helfen oder Opfer für sie zu bringen, nicht mit Dankbarkeit reagieren. Seine typische Reaktion auf die Frustrierung seiner Ansprüche ist weniger selbstgerechte Entrüstung, als vielmehr ein Gefühl des Selbstmitleids wegen ungerechter Behandlung.

Schmerzhafter als all diese Faktoren sind wahrscheinlich die Mißhandlungen, die er sich selbst zufügt – durch seine Selbstverkleinerung, seine Selbstvorwürfe, seine Selbstverachtung und Selbstquälerei, wobei all dies nach außen projiziert wird. Je intensiver die Selbstmißhandlung ist, desto weniger können gute äußere Umweltbedingungen dagegen aufkommen. Oft erzählt ein solcher Neurotiker herzzerreißende Geschichten von seinen Nöten und Leiden, erregt damit das Mitgefühl der anderen und ruft in ihnen den Wunsch wach, ihn besser zu behandeln – das alles nur, um sich bald darauf in derselben mißlichen Lage zu sehen. In Wirklichkeit ist er vielleicht gar nicht so ungerecht behandelt worden, wie es ihm scheint; auf jeden Fall steht hinter seinem Gefühl die Realität der Selbstmißhandlung. Die Verbindung zwischen einem plötzlichen Ansteigen der Selbstanklagen und dem darauffolgenden Gefühl, mißbraucht zu werden, ist nicht allzu schwer zu beobachten. Sobald z. B. in der Analyse Selbstanklagen dadurch hervorgerufen werden, daß der Patient eine eigene Schwierigkeit sieht, trägt ihn seine Phantasie sofort zu Vorkommnissen oder Perioden in seinem Leben zurück, in denen er wirklich schlecht behandelt worden ist – sei es in der Kindheit, bei einer früheren ärztlichen Behandlung oder in einer früheren Stellung. Möglicherweise dramatisiert er dann das Unrecht, das ihm zugefügt wurde, und bleibt monoton bei dieser Erzählung, wie er es schon oft zuvor getan hat. Dasselbe Verhaltensmuster kann in anderen mitmenschlichen Beziehungen vorkommen. Wenn er beispielsweise das dumpfe Gefühl hat, rücksichtslos gewesen zu sein, kann er blitzartig auf das Gefühl umschalten, selbst schlecht behandelt worden zu sein. Kurz gesagt: Die entsetzliche Angst, Unrecht zu tun, zwingt ihn einfach dazu, sich als Opfer zu fühlen, selbst wenn in Wirklichkeit er es war, der den anderen gegenüber versagt oder sie durch seine maßlosen Forderungen mißhandelt hat. Da dieses Gefühl, selbst ein Opfer zu sein, ein Schutz gegen seinen Selbsthaß wird, ist es eine strategische Position, die lebhaft verteidigt werden muß. Je bösartiger seine Selbstanklagen sind, desto heftiger muß er das Unrecht, das ihm angetan wurde, beweisen und übertreiben, und desto tiefer erlebt er auch das »Unrecht.« Dieses Bedürfnis kann so zwingend werden, daß er für echte Hilfe zeitweise nicht ansprechbar ist. Denn Hilfe annehmen oder sich auch nur eingestehen, daß Hilfe angeboten wird, würde ja seine Verteidigungsposition als absolutes Opfer zum Einsturz bringen. Umgekehrt ist es natürlich nützlich, bei jeder plötzlichen Zunahme des Gefühls, mißbraucht zu werden, nach einer möglichen Zunahme von Schuldgefühlen zu suchen. In der Analyse können wir oft beobachten, daß das zugefügte Unrecht auf vernünftige Proportionen zusammenschrumpft oder sogar aufhört, ein Unrecht zu sein, sobald der Betreffende seinen Anteil an einer bestimmten Situation erkennt und diesen sachlich betrachten kann, d. h. ohne Selbstverdammung.

Die passive Projektion des Selbsthasses kann auch über das bloße Gefühl, mißbraucht zu werden, hinausgehen. So kann beispielsweise ein solcher Neurotiker seine Mitmenschen geradezu herausfordern, daß sie ihn schlecht behandeln, und damit das innere Drama nach außen verlagern. Auch auf diese Weise wird er das würdige Opfer, das an einer unwürdigen und grausamen Welt leidet.

All diese mächtigen Quellen vereinigen sich, um in ihm das Gefühl des Mißbrauchtwerdens zu erzeugen. Nähere Beobachtung zeigt jedoch, daß er sich nicht nur aus diesem oder jenem Grund mißbraucht und mißhandelt fühlt, sondern daß irgend etwas in ihm dieses Gefühl willkommen heißt – ja, es sogar gierig ergreifen kann. Das verweist auf die Tatsache, daß das Gefühl, mißbraucht und mißhandelt zu werden, auch eine wichtige Funktion haben muß. Diese Funktion besteht darin, ihm ein Ventil für die unterdrückten expansiven Triebe zu verschaffen – fast der einzige Ausweg, den er tolerieren kann – und gleichzeitig jene Triebe zu verdecken. Das gestattet ihm, sich insgeheim den anderen überlegen zu fühlen (die Märtyrerkrone); das gestattet ihm, seine feindseligen Aggressionen gegen andere auf eine legitime Grundlage zu stellen; und schließlich ist es ihm dadurch vergönnt, diese feindseligen Aggressionen zu verbergen, weil der größte Teil seiner Feindseligkeit, wie wir gleich sehen werden, unterdrückt und in Leiden geäußert wird. Sich mißhandelt zu fühlen ist deshalb das größte Hindernis dafür, daß der Patient seinen inneren Konflikt sieht und erlebt, für den die Selbstverleugnung eine Lösung war. Obgleich die Analyse jedes individuellen Faktors dazu beiträgt, die Hartnäckigkeit des Konflikts zu verringern, kann dieser doch erst verschwinden, wenn der Patient ihm unmittelbar gegenübertritt.

Solange das Gefühl, mißbraucht zu werden, anhält – und dieses Gefühl bleibt meist nicht statisch, sondern wächst mit der Zeit –, bedingt es ein Anwachsen rachsüchtigen Grolls gegen andere. Diese rachsüchtige Feindseligkeit bleibt weitgehend unbewußt. Sie muß intensiv unterdrückt werden, weil sonst alle subjektiven Wertmaßstäbe, nach denen der Betreffende lebt, gefährdet sind. Sie zerstört sein idealisiertes Vorstellungsbild von seinem absoluten Gutsein und seiner Großmut. Sie gibt ihm das Gefühl, nicht liebenswert zu sein, und bringt ihn in Konflikt mit all seinen Erwartungen, die er in bezug auf andere hat. Auch seine inneren Gebote, absolut verständnisvoll und vergebend sein zu müssen, werden durch sie in Frage gestellt. Wenn er also verärgert ist, richtet er sich nicht nur gegen andere, sondern gleichzeitig gegen sich selbst. Deshalb ist ein derartiger Groll für diesen Typ auch ein so unerhört zerstörerischer Faktor.

Trotz der durchgehend vorhandenen Unterdrückung des Grolls werden gelegentlich Vorwürfe erhoben, wenn auch in abgeschwächter Form. Nur wenn sich der Betreffende zur Verzweiflung getrieben fühlt, brechen die verschlossenen Tore auf, und eine Flut heftiger Anklagen stürzt hervor. Obwohl gerade diese genau ausdrücken können, was er in seinem tiefsten Innern fühlt, werden sie von ihm meistens mit der Begründung abgetan, er sei zu aufgeregt gewesen, um zu sagen, was er wirklich meine. Seine charakteristischste Methode, rachsüchtigen Groll auszudrücken, ist jedoch wieder das Leiden. Wut kann dadurch absorbiert werden, daß er in verstärktem Maß unter irgendeinem psychosomatischen Symptom oder einem Gefühl der Niedergeschlagenheit oder Depression leidet. Wenn in der Analyse die Rachsucht eines solchen Patienten geweckt wird, ist er nicht offen ärgerlich, sondern sein Gesamtzustand verschlechtert sich. Er kommt mit vermehrten Klagen und weist darauf hin, daß die Analyse seinen Zustand eher zu verschlechtern statt zu verbessern scheine. Vielleicht weiß der Analytiker, was den Patienten in der letzten Sitzung getroffen hat, und versucht ihm dies bewußtzumachen. Doch der Patient ist nicht daran interessiert, eine Verbindung zu erkennen, die sein Leiden vermindern könnte. Er verstärkt einfach seine Klagen, als ob er sichergehen wollte, daß der Analytiker auch völlig begreift, wie entsetzlich die Depression war. Ohne es zu wissen, ist er darauf aus, im Analytiker Schuldgefühle zu wecken, weil dieser ihn, den Patienten, so hat leiden lassen. Oft ist dies eine genaue Reproduktion dessen, was daheim geschieht. Leiden erhält damit eine weitere Funktion: Es muß Wut absorbieren und in anderen Schuldgefühle wecken, da dies der einzige wirkungsvolle Weg ist, sich an ihnen zu rächen.

All diese Faktoren verleihen seiner mitmenschlichen Verhaltensweise eine merkwürdige Ambivalenz: ein oberflächliches Vorherrschen »naiven« optimistischen Vertrauens und eine Unterströmung eines ebenso wahllosen Mißtrauens und Grolls.

Die innere Spannung, die durch erhöhte Rachsucht hervorgerufen wird, kann ungeheuer groß sein. Und das Rätselhafte ist oft *nicht* die Tatsache, daß er diese oder jene Gefühlserregung hat, sondern daß er es fertigbringt, einigermaßen sein Gleichgewicht zu wahren. Ob und wie lange er dies kann, hängt teilweise von der Intensität der inneren Spannung ab und teilweise von den äußeren Umständen. Angesichts seiner Hilflosigkeit und

Abhängigkeit von anderen sind die Mitmenschen für ihn wichtiger als für jeden anderen neurotischen Typ. Für ihn ist eine Umwelt günstig, die von ihm nicht mehr verlangt, als er bei seinen Hemmungen zu leisten vermag, und die ihm ein solches Maß an Befriedigung bringt, wie er es seiner Struktur nach braucht und sich erlauben kann. Wenn seine Neurose nicht allzu schwer ist, kann er darin Befriedigung finden, daß er ein Leben führt, das anderen gewidmet ist oder einer guten Sache dient – ein Leben, in dem er sich dadurch verlieren kann, daß er nützlich und hilfreich ist, und in dem er sich gebraucht, erwünscht und geliebt fühlt. Aber selbst unter den günstigsten inneren und äußeren Bedingungen ruht sein Leben auf unsicheren Fundamenten. Denn jede Änderung im Bereich der äußeren Lebensbedingungen bedeutet bereits eine Gefahr. Die Menschen, für die er sorgt, können sterben oder ihn nicht mehr brauchen. Die gute Sache, für die er sich eingesetzt hat, kann fehlschlagen oder ihre Wichtigkeit für ihn verlieren. Solche Verluste, die ein gesunder Mensch durchaus ertragen kann, bringen ihn unter Umständen an den Rand eines »Zusammenbruchs«, wobei dann all seine Angst, all seine Gefühle der Sinnlosigkeit in den Vordergrund treten. Die andere Gefahr droht hauptsächlich von innen. Es gibt einfach zu viele Faktoren in seiner uneingestandenen Feindseligkeit gegen sich und andere, die zu einer stärkeren inneren Spannung führen können, als er zu ertragen vermag. Mit anderen Worten: Die Chancen, daß er sich mißbraucht fühlt, sind zu groß, als daß irgendeine Situation für ihn sicher sein könnte.

Andererseits ist es natürlich auch möglich, daß die Umweltbedingungen nicht einmal die teilweise günstigen Elemente enthalten, die ich gerade beschrieben habe. Wenn die inneren Spannungen groß und die Umweltbedingungen schwierig sind, kann ein Neurotiker dieses Typs nicht nur außerordentlich elend werden, sondern auch sein Gleichgewicht verlieren. Was immer die Symptome dafür sein mögen – Panik, Schlaflosigkeit, Appetitlosigkeit –, sie kommen daher, daß die Feindseligkeit den Damm durchbricht und die Gesamtpersönlichkeit überflutet. Alle aufgespeicherten bitteren Anklagen gegen andere treten dann zutage; seine Ansprüche werden offen gehässig und unverschämt; sein Selbsthaß wird bewußt und nimmt entsetzliche Ausmaße an. Er ist in einem Zustand maßloser Verzweiflung, kann panische Ängste ausstehen, und die Gefahr eines Selbstmordes ist beträchtlich. Alles in allem ergibt sich ein Bild, das sich von dem der allzu weichen Persönlichkeit, die so gern gefallen und Freude bereiten möchte, grundsätzlich unterscheidet. Und doch sind Anfangs- und Endstadium nur Stufen einer neurotischen Entwicklung. Es wäre ein falscher Schluß, zu glauben, daß das Ausmaß der destruktiven Gewalt, wie sie im Endstadium sichtbar wird, immer unter Kontrolle war. Zweifellos hat unter der Oberfläche warmer Verständnisbereitschaft eine größere Spannung geherrscht, als nach außen drang. Aber nur ein erhebliches Anwachsen von Frustration und Feindseligkeit führt zum Endstadium.

Da einige andere Aspekte der selbstverleugnenden Lösung im Zusammenhang mit der krankhaften Abhängigkeit erörtert werden sollen, möchte ich den allgemeinen Überblick über diese neurotische Struktur mit einigen Bemerkungen zum Problem des neurotischen Leidens abschließen. Mit jeder Neurose ist echtes Leiden verbunden, in der Regel sogar mehr, als dem Neurotiker bewußt ist. Der selbstverleugnende Typ leidet unter den Fesseln, die seine Expansion verhindern, unter seiner Selbstmißhandlung und seiner ambivalenten Verhaltensweise anderen gegenüber. All dies ist einfaches, unmißverständliches Leiden: es steht nicht im Dienst eines geheimen Zwecks, es wird nicht vorgespiegelt, um andere in irgendeiner Weise zu beeindrucken. Zusätzlich übernimmt das Leiden hier aber bestimmte Funktionen. Ich schlage vor, das Leiden, das aus diesem Prozeß erwächst, *neurotisches oder funktionelles Leiden* zu nennen. Einige dieser Funktionen habe ich bereits erwähnt. Leiden wird für einen solchen Neurotiker zur Grundlage seiner Ansprüche. Es bedeutet nicht nur eine dringende Bitte um Aufmerksamkeit, Fürsorge und Sympathie, sondern berechtigt ihn auch zu all diesem. Es dient dazu, seine neurotische Lösung aufrechtzuerhalten, und hat deshalb eine integrierende Funktion. Außerdem ist Leiden das für ihn typische Mittel, Rachsucht zu äußern. Es gibt tatsächlich zahlreiche Fälle, in denen die psychischen Leiden eines Ehepartners als tödliche Waffe gegen den anderen eingesetzt werden oder in denen sie dazu dienen, die Kinder an ihrer Entfaltung zu hindern, indem ihnen bei jedem selbständigen Schritt Schuldgefühle eingeflößt werden.

Wie kann ein solcher Neurotiker sich selbst gegenüber die Tatsache rechtfertigen, daß er anderen so viel Unglück und Elend aufbürdet – er, der doch ängstlich darauf bedacht ist, niemandem weh zu tun? Er mag sich mehr oder weniger vage bewußt sein, daß er für seine Umgebung eine Last ist, aber dieses Gefühl nimmt er nicht zur Kenntnis, weil sein eigenes Leiden ihn entschuldigt. Kurz gesagt: *Sein Leiden klagt die anderen an und spricht ihn frei!* In seiner Vorstellung entschuldigt es alles – seine Forderungen, seine Reizbarkeit, die Tatsache, daß er die seelisch-geistigen Kräfte der anderen hemmt. Leiden mildert nicht nur seine eigenen Selbstanklagen[3], sondern wehrt auch die möglichen Vorwürfe anderer ab. Und wiederum wird sein Bedürfnis zu einem Anspruch. Sein Leiden berechtigt ihn, »Verständnis« zu finden. Wenn andere kritisch sind, sind *sie* gefühllos. Gleichgültig, was er tut, es sollte Mitleid erwecken und den Wunsch, ihm zu helfen.

Leiden entschuldigt den selbstverleugnenden Menschen auch noch in anderer Form. Es verschafft ihm ein lückenloses Alibi dafür, daß er nicht mehr aus seinem Leben macht und keine ehrgeizigen Ziele erreicht. Obwohl er, wie wir gesehen haben, ängstlich jedem Ehrgeiz und Triumph ausweicht, wirkt das Bedürfnis nach Leistung und Triumph dennoch in ihm. Sein Leiden erlaubt ihm, sein Gesicht zu wahren, weil er in seiner Vorstellung – bewußt oder unbewußt – an der Möglichkeit großer Erfolge festhalten kann, wäre er nur nicht von so vielen mysteriösen Leiden geplagt.

Schließlich kann neurotisches Leiden auch dazu führen, daß der Betreffende mit dem Gedanken spielt, er könne zusammenbrechen, oder daß er unbewußt die entsprechende Absicht hat. Die Verlockung, sich einfach gehenzulassen, ist in Zeiten arger Bedrängnis natürlich viel größer und kann dann auch bewußt sein. Öfter jedoch erreichen in solchen Zeiten nur reaktive Ängste das Bewußtsein, wie die Angst vor geistigem, körperlichem oder moralischem Verfall, die Angst davor, unproduktiv oder für dies oder jenes zu alt zu werden. Diese Ängste zeigen,

[3] Franz Alexander hat dieses Phänomen als »Bedürfnis nach Bestrafung« interpretiert und mit vielen überzeugenden Beispielen belegt. Dies war ein eindeutiger Fortschritt im Verständnis intrapsychischer Prozesse. Der Unterschied zwischen Alexanders Ansicht und meiner ist folgender: Die Selbstbefreiung von neurotischen Schuldgefühlen durch Leiden ist meiner Meinung nach nicht ein für alle Neurosen gültiger Prozeß, sondern trifft nur für den selbstverleugnenden Typ zu. Und wenn dieser mit Leiden zahlt, fühlt er sich dadurch auch keineswegs frei, um sozusagen wieder sündigen zu können. Die Gebote seiner inneren Tyrannei sind so mannigfach und so starr, daß er gar nicht anders kann, als sie immer wieder zu verletzen. S. Franz Alexander: *Psychoanalyse der Gesamtpersönlichkeit,* a.a.O.

daß der gesündere Teil des Menschen ein uneingeschränktes Leben leben möchte und mit Besorgnis auf einen anderen Teil reagiert, der auf Untergang bedacht ist. Diese Tendenz kann auch völlig unbewußt wirken. Der Betreffende weiß möglicherweise nicht einmal, daß sein Gesamtzustand angegriffen ist – daß er z. B. weniger tun kann, daß er mehr Angst vor Menschen hat, daß er mutloser ist –, bis er eines Tages plötzlich aufwacht und der Gefahr ins Auge sieht, daß es mit ihm abwärts geht und daß etwas in ihm selbst ihn nach unten zieht.

In Zeiten des Elends kann das »Untergehen« einen starken Reiz auf ihn ausüben. Es scheint ein Ausweg aus all seinen Schwierigkeiten zu sein: den hoffnungslosen Kampf um Liebe und die verzweifelten Versuche aufgeben, widersprüchliche Solls zu erfüllen, und sich vom Schrecken der Selbstanklagen befreien, indem er die Niederlage hinnimmt. Dieser Weg hat auch deshalb einen Reiz, weil der Betreffende so passiv ist. Denn es ist kein derart aktiver Weg wie Selbstmordtendenzen, die in solchen Zeiten selten auftreten. Der Neurotiker hört einfach auf zu kämpfen und läßt den selbstzerstörerischen Kräften ihren Lauf.

Außerdem erscheint ihm ein Zugrundegehen unter dem Angriff einer gefühllosen Welt als der letzte Triumph. Dies kann die bemerkenswerte Form annehmen, »sterbend auf der Schwelle des Missetäters zusammenzubrechen.« In den meisten Fällen ist es aber nicht ein demonstratives Leiden, das andere beschämen und damit Ansprüche erheben will; es geht viel tiefer und ist deshalb auch gefährlicher. Es ist vor allem ein Triumph in der Vorstellung des Neurotikers, und selbst das kann unbewußt sein. Wenn wir dies in der Analyse aufdecken, finden wir eine Glorifizierung von Schwäche und Leiden, unterstützt von konfusen Halbwahrheiten. Leiden an sich erscheint als Beweis von Würde. Was könnte ein sensibler Mensch in einer unwürdigen Welt auch sonst tun, als zusammenzubrechen! Sollte er etwa kämpfen und sich durchsetzen und damit auf dasselbe Niveau grober Pöbelhaftigkeit herabsinken? Er kann nur vergeben und in der krönenden Glorie des Märtyrertums untergehen.

All diese Funktionen neurotischen Leidens erklären dessen Zähigkeit und Tiefe. Und sie alle entstammen den schrecklichen Notwendigkeiten der Gesamtstruktur und können nur vor diesem Hintergrund verstanden werden. Therapeutisch ausgedrückt: Der Neurotiker kann seine Leidensfunktionen nicht aufgeben, ohne seine ganze Charakterstruktur radikal zu ändern.

Für das Verstehen der selbstverleugnenden Lösung ist es unerläßlich, die Gesamtheit des Bildes in Betracht zu ziehen: sowohl die Gesamtheit des Entwicklungsablaufs als auch die Gesamtheit der zu einer bestimmten Zeit ablaufenden inneren Prozesse. Überblickt man die diesbezüglichen Theorien, so scheint es, daß ihr Ungenügen im wesentlichen auf eine einseitige Betrachtungsweise gewisser Aspekte zurückzuführen ist, z. B. auf eine einseitige Betrachtung entweder der intrapsychischen oder der zwischenmenschlichen Faktoren. Wir können jedoch die Dynamik des Ganzen nicht von einem dieser Blickpunkte allein verstehen, sondern nur als einen Prozeß, in dem zwischenmenschliche Konflikte zu einer ganz bestimmten intrapsychischen Konstellation führen. Diese Konstellation hängt ihrerseits vom ursprünglichen Muster der mitmenschlichen Beziehungen ab und modifiziert sie: sie werden zwanghafter und destruktiver.

Einige Theorien, wie die von Freud und Karl Menninger[4], konzentrieren sich überdies allzusehr auf die auffallend morbiden Phänomene wie z. B. »masochistische« Perversion, Wühlen in Schuldgefühlen oder selbstverschuldetes Märtyrertum, während sie Tendenzen, die dem Gesunden näher sind, unberücksichtigt lassen. Gewiß, die Bedürfnisse, Freunde zu gewinnen, anderen Menschen nahezustehen oder in Frieden zu leben, werden von Schwäche und Furcht bestimmt und sind deshalb wahllos, aber sie enthalten dennoch den Keim gesunder mitmenschlicher Beziehungen. Die Bescheidenheit dieses Typs und seine Fähigkeit, sich selbst unterzuordnen (wenn auch auf falschen Grundlagen beruhend), scheinen dem Normalen näher zu sein als z. B. die zur Schau getragene Arroganz des aggressiv-rachsüchtigen Typs. Diese Qualitäten machen den selbstverleugnenden Neurotiker sozusagen »menschlicher«, als es andere Neurotiker sind. Ich spreche hier nicht als sein Verteidiger: gerade die obenerwähnten Tendenzen sind es ja, die seine Selbstentfremdung einleiten und die weitere pathologische Entwicklung in Gang setzen. Ich möchte nur darauf hinweisen, daß es unweigerlich zu einer Fehlinterpretation des Gesamtprozesses führen

[4] S. SIGMUND FREUD: *Jenseits des Lustprinzips*, Ges. Werke Bd. XIII, S. Fischer Verlag, Frankfurt/M. 1955. Ferner: KARL MENNINGER: *Man Against Himself*, a.a.O.

muß, wenn diese Tendenzen nicht als ein wesentlicher Bestandteil der ganzen Lösung verstanden werden.

Schließlich stellen einige Theorien das neurotische Leiden in den Mittelpunkt – das ja tatsächlich ein Zentralproblem ist – und trennen es vom gesamten Hintergrund. Dies führt unvermeidlich zu einer Überbetonung der strategischen Kunstgriffe. So sah Alfred Adler[5] das Leiden als ein Mittel, Beachtung zu erlangen, Verantwortungen aus dem Wege zu gehen und eine zweifelhafte Überlegenheit zu erreichen. Theodor Reik[6] sieht demonstratives Leiden betont als ein Mittel, Liebe zu gewinnen und Rachsucht zu äußern. Franz Alexander hebt, wie bereits erwähnt, besonders die Funktion hervor, die das Leiden bei der Eliminierung von Schuldgefühlen hat. All diese Theorien beruhen auf richtigen Beobachtungen, wenn sie aber in die Gesamtstruktur eingebettet sind, stellen sie nur eine unerwünschte Annäherung an die populäre Meinung dar, daß der selbstverleugnende Typ einfach leiden will oder nur glücklich ist, wenn es ihm schlecht geht.

Die Gesamtschau ist nicht nur für das theoretische Verständnis wichtig, sondern auch für die Haltung des Analytikers gegenüber solchen Patienten. Durch ihre versteckten Forderungen und ihre spezielle Art neurotischer Unehrlichkeit können sie leicht Groll hervorrufen, aber sie brauchen vielleicht noch mehr mitfühlendes Verständnis als die anderen.

5 Alfred Adler: *Menschenkenntnis,* S. H. Hirzel, Leipzig 1928

6 Theodor Reik: *Masochism in Modern Man,* Farrar & Straus, New York 1941.

## 10. Kapitel

# Morbide oder krankhafte Abhängigkeit

Unter den drei Hauptmöglichkeiten zur Lösung innerer Konflikte innerhalb des Systems des Stolzes scheint die Lösung durch Selbstverleugnung die am wenigsten befriedigende zu sein. Denn abgesehen von dem Nachteil, der mit jeder neurotischen Lösung verknüpft ist, bringt diese Lösung noch ein subjektiv stärkeres Gefühl des Unglücklichseins mit sich. Mit anderen Worten: Das wahre Leiden eines Neurotikers vom selbstverleugnenden Typ ist vielleicht nicht stärker als bei anderen Neuroseformen, doch subjektiv fühlt sich der Betreffende häufiger und weit mehr elend als andere Neurotiker, weil das Leiden für ihn zahlreiche Funktionen hat.

Außerdem führen seine Bedürfnisse und Erwartungen in bezug auf andere zu einer allzu großen Abhängigkeit von diesen. Jede aufgezwungene Abhängigkeit ist schmerzhaft, diese aber ist besonders unglücklich, weil die Beziehungen eines solchen Neurotikers zu seinen Mitmenschen nur geteilt sein können. Dennoch ist die Liebe (immer noch im weitesten Sinn verstanden) das einzige, was seinem Leben einen positiven Inhalt gibt. Liebe im spezifischen Sinn von erotischer Liebe spielt dabei eine so merkwürdige und entscheidende Rolle, daß es gerechtfertigt ist, sie in einem Extrakapitel zu erörtern. Obwohl dies unvermeidlich zu Wiederholungen führt, gibt es uns doch auch eine gute Gelegenheit, bestimmte charakteristische Faktoren der Gesamtstruktur klarer herauszuarbeiten.

Erotische Liebe lockt den Neurotiker dieses Typs als vermeintlich höchste Erfüllung. Liebe scheint ihm zwangsläufig als Schlüssel zum Paradies. Hier hat alles Leid ein Ende. Man ist erlöst von seiner Einsamkeit, von dem Gefühl der Verlorenheit, der Schuld und der eigenen Wertlosigkeit; man ist frei von Verantwortlichkeit sich selbst gegenüber, befreit vom Kampf gegen eine grausame Welt, für den man sich hoffnungslos schlecht gerüstet fühlt. Statt dessen scheint Liebe ihm Schutz, Unterstützung, Zuneigung, Ermutigung, Sympathie und Verständnis zu versprechen. Sie wird ihm ein Wertgefühl und seinem Leben einen Sinn geben. Sie wird Rettung und Erlösung bedeuten. So verwundert es denn nicht, daß für einen solchen Neurotiker die Menschen oft in Besitzende und Habenichtse geteilt sind – Besitz nicht als Geld oder soziale Stellung verstanden, sondern als verheiratet sein oder irgendeine gleichwertige menschliche Bindung haben.

Insofern liegt die Bedeutung der Liebe für diesen Typ primär in dem, was er vom Geliebtwerden erwartet. Autoren aus dem Bereich der Psychiatrie haben bei der Schilderung der Liebe abhängiger Personen diesen Aspekt einseitig betont und demzufolge eine solche Liebe parasitär, schmarotzerisch oder »oral-erotisch« genannt. Zweifellos gibt es Fälle, in denen dieser Aspekt tatsächlich im Vordergrund steht, aber für den typisch sich selbst verleugnenden Neurotiker (einen Menschen mit vorherrschend selbstverleugnenden Tendenzen) liegt die Verlokkung ebensosehr im Lieben wie im Geliebtwerden. Lieben heißt für ihn, sich zu verlieren, in mehr oder weniger ekstatischen Gefühlen unterzugehen, mit einem anderen Wesen zu verschmelzen, körperlich und seelisch eins zu werden – eine Einheit, die er in sich selbst nicht finden kann. Seine Sehnsucht nach Liebe wird somit aus tiefen und mächtigen Quellen gespeist: aus dem Wunsch nach Hingabe und Einheit. Wenn wir diese Quelle unberücksichtigt lassen, können wir die Tiefe seiner emotionalen Verstrickung nicht verstehen. Die Suche nach Einheit ist eine der stärksten Motivationskräfte des Menschen, erst recht natürlich für den Neurotiker mit seinem inneren Zwiespalt. Die Sehnsucht nach Hingabe an etwas, das größer ist als wir, scheint das wesentliche Element der meisten Religionen zu sein. Wenn auch die selbstverleugnende Hingabe ein Zerrbild gesunden Sehnens ist, so hat sie doch dieselbe Macht. Sie äußert sich nicht nur in dem sehnsüchtigen Verlangen nach Liebe, sondern auf mancherlei andere Art und Weise[1]. Sie drängt den Menschen dazu, sich an alle möglichen Gefühle zu verlieren: in einem »Meer von Tränen«, in ekstatischen Gefühlen für die Natur, in einem Wühlen in Schuldgefühlen, in der Sehnsucht, sich im

[1] Vgl. Karen Horney: *Der neurotische Mensch unserer Zeit*, a.a.O., »Der Sinn des neurotischen Leidens (Das Problem des Masochismus)«. In diesem Buch habe ich die Ansicht geäußert, daß die Sehnsucht, sich selbst zu vernichten, die Grunderklärung für das sei, was ich damals noch als masochistische Phänomene bezeichnete. Heute neige ich zu der Ansicht, daß dieses Sehnen dem besonderen Hintergrund der selbstverleugnenden Struktur entspringt.

Orgasmus zu vergessen oder im Schlaf ausgelöscht zu sein, und oft auch in der Sehnsucht nach dem Tod als endgültiger Auslöschung des Selbst.

Um noch eine Stufe tiefer zu steigen: Der Reiz, den die Liebe hat, liegt hier nicht nur in der Hoffnung auf Befriedigung, Frieden und Einheit; Liebe erscheint auch als der einzige Weg, das idealisierte Selbst zu verwirklichen. Wenn ein solcher Neurotiker liebt, kann er alle liebenswerten Eigenschaften seines idealisierten Selbst voll entwickeln; und wenn er geliebt wird, erlangt er die höchste Bestätigung dieses idealisierten Selbst.

Weil Liebe für einen solchen Menschen einen einzigartigen Wert hat, muß die Eigenschaft, *liebenswert* zu sein, den ersten Rang unter all den Faktoren einnehmen, die sein Selbstwertgefühl bestimmen. Ich habe schon darauf hingewiesen, daß bei diesem Typ die Pflege liebenswerter Eigenschaften mit seinem frühen Bedürfnis nach Zuneigung beginnt. Diese Pflege wird um so notwendiger, je wichtiger andere Menschen für seinen Seelenfrieden werden, und um so umfassender, je mehr expansive Bedürfnisse unterdrückt werden. Liebenswerte Eigenschaften sind die einzigen, die mit einer Art gedämpftem Stolz verbunden sind. Dieser zeigt sich in einer Überempfindlichkeit gegen jede Kritik oder jeden Zweifel an ihnen. Ein solcher Neurotiker fühlt sich tief verletzt, wenn seine Großzügigkeit oder seine Aufmerksamkeit gegenüber den Bedürfnissen der anderen nicht anerkannt werden oder diese sogar irritieren. Da seine liebenswerten Eigenschaften die einzigen Momente sind, auf die er Wert legt, empfindet er ihre Zurückweisung als Zurückweisung seiner gesamten Person. Seine Furcht vor Zurückweisung ist dementsprechend heftig, Zurückweisung bedeutet für ihn nicht nur den Verlust aller Hoffnungen, die er an andere Menschen geknüpft hat, sondern gibt ihm auch das Gefühl, in absoluter Wertlosigkeit verlassen zu sein.

In der Analyse können wir genauer beobachten, wie durchaus liebenswerte Eigenschaften durch ein rigoroses System von Solls erzwungen werden. Er sollte nicht nur mitfühlend sein, sondern ein *absolutes* Verständnis entwickeln. Er sollte sich niemals persönlich verletzt fühlen, weil dergleichen durch dieses Verständnis ausgelöscht werden sollte. Sich verletzt zu fühlen ist nicht nur schmerzhaft, sondern löst überdies noch Selbstvorwürfe wegen Kleinlichkeit oder Egoismus aus. Vor allem sollte er immun gegen die Qualen der Eifersucht sein – ein unmöglich erfüllbares Gebot für einen Menschen, dessen Furcht vor Zurückweisung und Verlassenheit so leicht erregt werden kann. Bestenfalls kann er auf dem Vorwand beharren, er sei »tolerant«. Entstehende Reibungen sind seine Schuld. Er hätte gelassener, rücksichtsvoller, verzeihender sein sollen. Das Ausmaß, in dem er seine Solls als zu sich gehörig empfindet, schwankt. Gewöhnlich werden einige von ihnen auf den Partner projiziert. In diesem Fall wird er sich eines eifrigen Verlangens bewußt, den Erwartungen des anderen zu entsprechen. Die beiden wichtigsten Solls in dieser Hinsicht sind, jede Liebesbeziehung zur absoluten Harmonie entwickeln und den Partner dazu bringen zu können, daß er ihn liebt. Wenn er sich selbst dadurch in eine unhaltbare Beziehung verstrickt hat und klug genug ist, um zu wissen, daß es nur gut für ihn wäre, diese Beziehung abzubrechen, verurteilt sein Stolz eine solche Lösung als ein beschämendes Versagen und verlangt, er solle diese Beziehung wieder in Ordnung bringen. Andererseits werden seine liebenswerten Eigenschaften – mögen sie auch noch so unecht sein – zur Grundlage seiner vielen versteckten Ansprüche, gerade weil sie mit einem heimlichen Stolz verbunden sind. Sie berechtigen ihn zu ausschließlicher Ergebenheit und zur Befriedigung jener zahlreichen Bedürfnisse, die im vorhergehenden Kapitel dargelegt wurden. Er glaubt, ein Recht darauf zu haben, daß man ihn liebt, und zwar nicht nur wegen seiner Aufmerksamkeit, die echt sein kann, sondern auch gerade wegen seiner Schwäche und Hilflosigkeit, seines Leidens und seiner Selbstaufopferung.

Zwischen diesen Solls und den Ansprüchen können einander widerstreitende Tendenzen entstehen, in denen er unentrinnbar verstrickt werden kann. An einem Tag ist er die ganz und gar mißbrauchte Unschuld und entschließt sich vielleicht, dem Partner die Meinung zu sagen. Dann aber hat er plötzlich Angst vor der eigenen Courage, einerseits etwas für sich zu verlangen und andererseits den anderen anzuklagen. Außerdem fürchtet er sich davor, den Partner möglicherweise zu verlieren. So schwingt das Pendel zum anderen Extrem: Seine Solls und seine Selbstvorwürfe bekommen die Oberhand. Er sollte liebevoller sein und mehr Verständnis haben; und alles ist sowieso seine Schuld. Ähnlich schwankt er auch in der Bewertung des Partners, der manchmal stark und anbetungswürdig erscheint und dann wieder unglaublich und unmenschlich grausam. So wird alles vernebelt, und jede Entscheidung ist unmöglich.

Obwohl der innere Zustand, in dem der Betreffende eine Liebesbeziehung beginnt, immer unsicher ist, muß es nicht unbedingt zur Katastrophe führen. Der Neurotiker kann durchaus ein gewisses Maß an Glück erlangen, sofern er nicht allzu destruktiv ist und einen Partner findet, der entweder recht gesund ist oder die Schwäche und Abhängigkeit des anderen aus eigenen neurotischen Gründen genießt. Obwohl ein solcher Partner diese Abhängigkeit zeitweilig vielleicht als Last empfindet, kann es ihm doch auch ein Gefühl der Stärke und Sicherheit geben, daß er die Rolle des Beschützers spielt und so viel persönliche Ergebenheit wachruft – oder was er dafür hält. Unter solchen Umständen könnte die neurotische Lösung Erfolg haben. Das Gefühl, geschätzt und beschützt zu werden, bringt die besten Eigenschaften einer selbstverleugnenden Persönlichkeit ans Tageslicht. Andererseits wird eine solche Situation den Neurotiker davon abhalten, seine neurotischen Schwierigkeiten zu überwinden.

Wie oft solche zufälligen Umstände zusammentreffen, kann der Analytiker nicht beurteilen. Er lernt nur die weniger glücklichen Beziehungen kennen, in denen sich die Partner gegenseitig quälen und der abhängige Partner Gefahr läuft, sich selbst langsam und schmerzhaft zugrunde zu richten. In diesen Fällen sprechen wir von einer morbiden oder krankhaften Abhängigkeit. Sie ist nicht auf sexuelle Beziehungen beschränkt: viele ihrer charakteristischen Merkmale kommen auch in nichtsexuellen Beziehungen zwischen Eltern und Kind, Lehrer und Schüler, Arzt und Patient, Führer und Geführtem vor. Allerdings sind sie in Liebesbeziehungen am deutlichsten ausgeprägt. Wenn man sie dort einmal erfaßt hat, wird man sie leicht in anderen Beziehungen wiedererkennen, wo sie unter dem Deckmantel von Loyalität, Verpflichtung usw. versteckt sein können.

Krankhaft abhängige Beziehungen beginnen mit einer unglücklichen Partnerwahl. Genauer genommen dürften wir eigentlich nicht von Wahl sprechen. Denn der selbstverleugnende Mensch wählt in Wirklichkeit gar nicht, sondern wird von bestimmten Typen »in Bann geschlagen«. Instinktiv fühlt er sich von Menschen desselben oder des anderen Geschlechts angezogen, die ihm stärker und überlegen erscheinen. Lassen wir hier den gesunden Partner außer acht, so kann sich der Neurotiker leicht in jemand verlieben, der von der Gesellschaft zurückgezogen lebt, sofern dieser nur etwas Glanz durch Reichtum, Position, Ansehen oder besondere Gaben besitzt; oder er verliebt sich in einen extravertierten narzißtischen Typ, der eine unbekümmerte Selbstsicherheit, ähnlich seiner eigenen, hat; oder in einen arrogant-rachsüchtigen Typ, der es wagt, offen Ansprüche zu stellen und rücksichtslos hochmütig und beleidigend ist. Verschiedene Gründe wirken hier zusammen, daß sich der Betreffende leicht in solche Menschen verliebt. Er neigt dazu, sie zu überschätzen, weil sie Eigenschaften zu besitzen scheinen, die er bei sich nicht nur bitter vermißt, sondern deren Fehlen zugleich eine Quelle seiner Selbstverachtung ist. Es kann sich dabei um Unabhängigkeit, Selbstgenügsamkeit, unbezwingbare Gewißheit der eigenen Überlegenheit oder um ein kühnes Zurschaustellen der eigenen Arroganz und Aggressivität handeln. Nur solche starken, überlegenen Menschen – denn das sind sie in seinen Augen – können seine Bedürfnisse befriedigen und ihn gefangennehmen. Um die Phantasievorstellungen einer Patientin wiederzugeben: Nur ein Mann mit starken Armen kann mich aus einem brennenden Haus retten, vor Schiffbruch oder drohenden Einbrechern bewahren.

Der Grund für die Faszination oder den Bann, d. h. für das zwanghafte Element in einer solchen Verliebtheit, ist vor allem die Unterdrückung der eigenen expansiven Triebe. Wir haben gesehen, daß der Betreffende alles tun muß, um sie zu verleugnen. Was er auch immer an verstecktem Stolz und Drang nach Meisterung besitzt, sie bleiben ihm fremd. Im Gegensatz dazu erlebt er den gedämpften hilflosen Teil seines Systems von Stolz als das wahre Wesen seines Selbst. Weil er andererseits aber unter den Auswirkungen seines Schrumpfungsprozesses leidet, scheint ihm die Fähigkeit, das Leben aggressiv und arrogant zu meistern, höchst wünschenswert. Unbewußt oder – wenn er sich frei genug fühlt, dies auszusprechen – auch bewußt glaubt er, er würde »frei« sein, wenn er so stolz und unbarmherzig sein könnte wie ein spanischer Konquistador, und die Welt würde ihm zu Füßen liegen. Da diese Eigenschaft für ihn aber unerreichbar ist, fasziniert sie ihn bei anderen. Er projiziert seine eigenen expansiven Triebe nach außen und bewundert sie in anderen. Ihr Stolz und ihre Arroganz beeindrucken ihn zutiefst. Da er nicht weiß, daß er seinen Konflikt nur in sich selbst lösen kann, versucht er, ihn durch Liebe zu lösen. Einen stolzen Menschen zu lieben, mit ihm zu verschmelzen und stellvertretend durch ihn zu leben, würde ihm erlauben, an der Meisterung des Lebens teilzuhaben, ohne sich dies eingestehen zu müssen. Entdeckt er im Laufe der Beziehung, daß sein Gott tönerne Füße hat, so verliert er mitunter das Interesse, weil er seinen Stolz nicht mehr auf ihn übertragen kann.

Andererseits hat ein Partner mit selbstverleugnenden Tendenzen keinen sexuellen Reiz für ihn. Einen solchen Menschen kann er als Freund mögen, weil er bei ihm mehr Mitgefühl, Verständnis oder Ergebenheit findet als bei anderen. Wenn es aber zu einer intimeren Beziehung kommt, fühlt er sich möglicherweise sogar abgestoßen. Er sieht in ihm, wie in einem Spiegel, seine eigenen Schwächen und verachtet ihn deswegen oder ist zumindest davon irritiert. Außerdem hat er Angst vor der klettenhaften Anhänglichkeit eines solchen Partners, weil die bloße Idee, er selbst müsse der Stärkere sein, ihm Schrecken einjagt. Diese negativen emotionalen Reaktionen können es dann unmöglich machen, die vorhandenen guten Qualitäten eines solchen Partners zu schätzen.

Unter den unverkennbar stolzen Menschen üben im allgemeinen diejenigen des arrogant-rachsüchtigen Typs die größte Faszination auf einen abhängigen Neurotiker aus, obwohl dieser im Hinblick auf sein wahres Eigeninteresse zwingende Gründe hätte, sich vor ihnen zu fürchten. Die Ursache einer derartigen Faszination liegt teilweise in dem augenfällig zur Schau getragenen Stolz dieser Menschen. Noch wichtiger ist allerdings die Tatsache, daß sie höchstwahrscheinlich seinen eigenen Stolz auslöschen. Die Beziehung kann sogar mit einem Akt grober Beleidigung seitens der arroganten Persönlichkeit beginnen. Somerset Maugham beschreibt in seinem Roman *Der Menschen Hörigkeit* eine solche Szene, und zwar bei dem ersten Treffen zwischen Philip und Mildred. Ein ähnliches Beispiel finden wir in Stefan Zweigs *Amok*. In beiden Fällen reagiert die abhängige Persönlichkeit zunächst mit Ärger und dem Impuls, es dem Beleidiger heimzuzahlen – in beiden Fällen eine Frau –, fast gleichzeitig aber ist der Mann so fasziniert, daß er ihr hoffnungslos und leidenschaftlich »verfällt« und danach nur noch das eine zwingende Interesse hat, ihre Liebe zu gewinnen. Damit ruiniert er sich völlig oder zumindest annähernd. Beleidigendes Verhalten beschleunigt oft eine abhängige Beziehung. Ein solches Verhalten muß nicht immer so dramatisch sein wie in *Der Menschen Hörigkeit* oder in *Amok*, sondern kann sehr viel subtiler und heimtückischer sein. Ich bezweifle jedoch, ob es je in einer derartigen Beziehung fehlt. Es kann in einem bloßen Mangel an Interesse bestehen, in arroganter Zurückhaltung, in Aufmerksamkeiten für andere, in neckenden oder scherzhaften Bemerkungen, in Gleichgültigkeit gegen Vorzüge, von denen andere gewöhnlich beeindruckt sind – Name, Beruf, Wissen, Schönheit usw. All dies sind »Beleidigungen«, weil sie als Ablehnung empfunden werden, und Ablehnung ist, wie ich schon sagte, für jeden eine Beleidigung, dessen Stolz hauptsächlich darin besteht, andere zur Liebe zu bewegen. Die Häufigkeit solcher Vorkommnisse wirft ein Licht auf die Anziehungskraft, die distanzierte Menschen für einen derartigen Neurotiker haben. Gerade ihre Zurückhaltung und Unerreichbarkeit stellen die beleidigende Ablehnung dar.

Vorfälle wie diese scheinen die Ansicht zu stützen, daß sich der selbstverleugnende Mensch nur nach Leiden sehnt und gierig nach der entsprechenden Möglichkeit greift, die ihm die Beleidigungen bieten. In Wirklichkeit hat aber nichts ein echtes Verständnis für die krankhafte Abhängigkeit so sehr verhindert wie gerade diese Vorstellung. Sie ist um so irreführender, weil sie tatsächlich ein Körnchen Wahrheit enthält. Wir wissen, daß Leiden für einen Neurotiker große Bedeutung hat, und es trifft auch durchaus zu, daß beleidigendes Verhalten ihn magnetisch anzieht. Falsch ist es dagegen, zwischen diesen beiden Tatsachen einen allzu geschickten Zusammenhang herzustellen, indem man annimmt, die magnetische Anziehung werde durch die Aussicht auf Leiden hervorgerufen. Der Grund für diese Anziehung liegt vielmehr in zwei anderen Faktoren, die bereits gesondert erwähnt wurden: in der Faszination, die Arroganz und Aggressivität anderer auf einen solchen Menschen ausüben, sowie in seinem eigenen Bedürfnis nach Hingabe. Diese beiden Faktoren sind also viel enger miteinander verknüpft, als wir bisher erkannt haben. Der Betreffende sehnt sich danach, sich mit Körper und Seele hinzugeben, was aber nur möglich ist, wenn sein Stolz geknickt oder zerbrochen ist. Mit anderen Worten: Die anfängliche Beleidigung ist nicht deshalb so fesselnd, weil sie schmerzt, sondern weil sie Aussicht auf Selbstbefreiung und Selbsthingabe bietet. Oder wie ein Patient es formulierte: »Der Mensch, der meinen Stolz erschüttert, macht mich frei von meiner Arroganz und meinem Stolz.« Oder: »Wenn er mich beleidigen kann, bin ich eben ein ganz gewöhnlicher Mensch« – und, so könnte man hinzufügen, »nur dann kann ich lieben«. Man könnte auch an Bizets Carmen denken, deren Leidenschaft nur entbrannte, wenn sie nicht geliebt wurde.

Zweifellos ist das Aufgeben des Stolzes als starre Vorbedingung für die Hingabe in der Liebe pathologisch, zumal der ausgesprochen selbstverleugnende Typ, wie wir gleich sehen werden, nur lieben kann, wenn er sich erniedrigt fühlt oder erniedrigt wird. Dieses Phänomen erscheint jedoch nicht mehr einzigartig und geheimnisvoll, wenn wir uns erinnern, daß für den gesunden Menschen Liebe und *echte* Demut zusammengehören. Außerdem ist es keineswegs so grundverschieden von dem, was wir beim expansiven Typ gesehen haben, wie wir zunächst glauben könnten. Beim expansiven Typ entspringt die Angst vor Liebe hauptsächlich der unbewußten Vorstellung, einen Großteil des neurotischen Stolzes für die Liebe aufgeben zu müssen. Kurz gesagt: *Neurotischer Stolz ist der Feind der Liebe.* Der Unterschied zwischen dem expansiven und dem selbstverleugnenden Typ ist in diesem Fall, daß der erstere Liebe nicht lebensnotwendig braucht, sondern ihr sogar als Gefahr aus dem Weg geht, während dem selbstverleugnenden Typ Liebeshingabe als Lösung für alles erscheint und infolgedessen eine Lebensnotwendigkeit ist. Der expansive Typ kann sich außerdem nur hingeben, wenn sein Stolz gebrochen ist, doch dann läßt er sich unter Umständen leidenschaftlich versklaven. Stendhal hat diesen Prozeß in der Leidenschaft der stolzen Mathilde für Julien in seinem schon mehrfach zitierten Roman *Rot und Schwarz* beschrieben. Hier zeigt sich, daß die Furcht des arroganten Menschen vor Liebe wohlbegründet ist – für ihn. Meistens ist er allerdings viel zu sehr auf der Hut, um sich überhaupt zu gestatten, daß er sich verliebt.

Obwohl wir die typischen Merkmale krankhafter Abhängigkeit in jeder Beziehung beobachten können, treten sie doch am deutlichsten in der sexuellen Beziehung zwischen einem selbstverleugnenden und einem arrogant-rachsüchtigen Typ zutage. Die hier entstehenden Konflikte sind heftiger und können sich vollständiger entwickeln, weil eine solche Beziehung wegen der Eigenschaften der beiden Partner meist von langerer Dauer ist. Der narzißtische oder der distanzierte Partner wird der blinden

Forderungen, die an ihn gestellt werden, schneller müde und gibt daher auf[2], während der sadistische Partner eher dazu neigt, sich an sein Opfer zu klammern. Für einen abhängigen Menschen ist es sehr schwer, sich aus einer Beziehung mit einem arrogantrachsüchtigen Typ zu befreien. Aufgrund seiner besonderen Schwächen ist er für eine solche Verstrickung genauso schlecht ausgerüstet wie ein Flußdampfer für Hochseefahrten. Bei einer solchen Fahrt in rauhen Sturmgewässern würden sich alle Mängel des Schiffes, jeder schwache Punkt in seiner Konstruktion bemerkbar machen und unter Umständen den Untergang bedeuten. Ebenso kann ein selbstverleugnender Mensch im Leben recht gut funktioniert haben; wenn er aber in Konflikte gerät, wie sie aus den beschriebenen Beziehungen erwachsen, wird jeder verborgene neurotische Faktor aktiv. Wir wollen diesen Prozeß hier hauptsächlich vom Standpunkt des abhängigen Menschen aus betrachten. Um die Darstellung zu vereinfachen, nehmen wir an, der selbstverleugnende Partner sei eine Frau, der aggressive ein Mann. Diese Kombination scheint in unserer Zivilisation ohnehin häufiger zu sein, obwohl Selbstverleugnung, wie viele Beispiele zeigen, nichts mit Weiblichkeit zu tun hat und aggressive Arroganz nichts mit Männlichkeit. Beides sind hochgradig neurotische Phänomene.

Das erste auffällige Charakteristikum ist, daß die Frau in einer solchen Beziehung völlig aufgeht. Der Partner wird zur Lebensmitte; alles dreht sich nur um ihn. Ihre Stimmung hängt davon ab, ob sein Verhalten ihr gegenüber positiv oder negativ ist. Sie wagt nicht, Pläne zu machen – sie könnte sonst einen Anruf von ihm oder einen Abend mit ihm verpassen. Ihre Gedanken sind darauf ausgerichtet, ihn zu verstehen und ihm zu helfen. Ihre Bemühungen gehen dahin, dem zu entsprechen, was er ihrer Meinung nach erwartet. Sie hat nur eine Angst: ihn zu ihrem Widersacher zu machen und zu verlieren. Dementsprechend lassen auch ihre anderen Interessen nach. Ihre Arbeit, soweit sie nicht mit ihm verbunden ist, wird relativ bedeutungslos. Das kann sogar ihre Berufsarbeit betreffen, die ihr im Grunde am Herzen liegt, oder schöpferische Arbeit, bei der sie schon etwas geleistet hat. Diese leidet natürlich am meisten darunter.

Andere mitmenschliche Beziehungen werden vernachlässigt.

[2] Vgl. Flaubert: *Madame Bovary*, Winkler-Verlag, München 1959. Beide Liebhaber wurden ihrer überdrüssig und verließen sie. S. auch Karen Horney: *Selbstanalyse*, a.a.O.

Möglicherweise vernachlässigt sie sogar ihre eigenen Kinder oder verläßt sie, verläßt ihr Heim. Freundschaften dienen mehr und mehr nur als Lückenbüßer, wenn der Partner nicht zur Verfügung steht. Verabredungen werden kurzerhand abgesagt, sobald er auftaucht. Die Verschlechterung anderer Beziehungen wird oft noch vom betreffenden Partner genährt, weil er seinerseits den Wunsch hat, sie immer abhängig zu machen. Sie beginnt, ihre Verwandten und Freunde mit seinen Augen zu sehen. Er verachtet ihr Vertrauen zu anderen Menschen und träufelt ihr nach und nach sein eigenes Mißtrauen ein. So verliert sie ihre Wurzeln und verarmt immer mehr. Außerdem läßt ihr Eigeninteresse, das ohnehin dauernd auf einem Tiefstand ist, noch mehr nach. Sie macht vielleicht Schulden, setzt ihren guten Ruf aufs Spiel, ihre Gesundheit, ihre Würde. Wenn sie in der Analyse ist oder sich selbst zu analysieren gewohnt ist, weicht das Interesse an Selbsterkenntnis dem Bemühen, *seine* Motivationen zu verstehen und *ihm* zu helfen.

Die Schwierigkeiten können schon am Anfang in voller Stärke auftreten. Manchmal sieht zwar alles eine Zeitlang recht verheißungsvoll aus. In gewisser neurotischer Weise scheinen die beiden zusammenzupassen. Er muß der Herr sein, sie muß sich ihm bedingungslos hingeben. Er stellt Forderungen, sie fügt sich. Sie kann sich nur unterwerfen, wenn ihr Stolz gebrochen wird, und aus vielerlei in ihm liegenden Gründen kann er gar nicht anders, als ihren Stolz zu brechen. Früher oder später muß es jedoch zu Zusammenstößen zwischen diesen beiden Temperamenten kommen – oder genauer gesagt, zwischen diesen beiden neurotischen Strukturen –, die in allen wesentlichen Punkten diametral entgegengesetzt sind. Die größten Zusammenstöße gibt es im Bereich der Gefühle, in der »Liebe«. Sie besteht auf Liebe, Zuneigung und Nähe – er hat panische Angst vor positiven Gefühlen; sie zu äußern scheint ihm ungehörig. Ihre Liebesversicherungen scheinen ihm blanke Heuchelei, und wie wir wissen, bewegt sie ja auch mehr das Bedürfnis, sich zu verlieren und mit ihm zu verschmelzen, als echte Liebe für ihn. Er muß ihre Gefühle herabsetzen und damit sie selbst. Infolgedessen fühlt sie sich mißachtet und schlecht behandelt, Angst wird in ihr wach, und sie klammert sich noch stärker an ihn. Hier kommt es zu einer weiteren Kollision. Obwohl er alles tut, um sie abhängig zu machen, erschreckt ihn ihre klettenhafte Anhänglichkeit und stößt ihn ab. Er fürchtet und verabscheut jede Schwäche in sich und verachtet sie deshalb bei ihr. Dies bedeutet für sie eine weitere Ablehnung, die noch mehr Angst auslöst und eine noch stärkere Anhänglichkeit bedingt. Ihre stillschweigenden Forderungen werden als Zwang empfunden, und er muß um sich schlagen, damit er sein Gefühl der Herrschaft behält. Ihre zwanghafte Hilfsbereitschaft verletzt seinen Stolz auf Selbstgenügsamkeit, und ihr Beharren auf »Verständnis« für ihn verletzt ebenfalls seinen Stolz. Im Grunde versteht sie ihn trotz all ihrer ehrlichen Versuche tatsächlich nicht und kann es auch kaum. Außerdem liegt in ihrem »Verständnis« ein allzu großes Bedürfnis, entschuldigen und vergeben zu müssen, da sie *ihre* Verhaltensweisen als gut und natürlich empfindet. Er dagegen spürt, daß sie sich moralisch für besser hält, und fühlt sich dadurch herausgefordert, diese anmaßenden Vorspiegelungen zu entlarven. Die Aussicht, daß sich die beiden über diese Angelegenheit vernünftig unterhalten können, ist gering, weil im Grunde beide selbstgerecht sind. So beginnt sie ihn als Scheusal zu sehen und er sie als pedantische Moralistin. Sie zu entlarven könnte unerhört hilfreich sein, wenn es auf konstruktive Art und Weise geschähe. In den meisten Fällen jedoch spielt sich dies in einer derart sarkastischen und abschätzigen Form ab, daß sich die Betreffende nur verletzt fühlt und noch unsicherer und abhängiger wird.

Die Überlegung, ob sich die beiden mit all diesen Zusammenstößen nicht gegenseitig helfen könnten, ist zwecklos. Natürlich könnte er etwas mehr Nachgiebigkeit und sie etwas mehr Härte vertragen. Aber meist sind die neurotischen Bedürfnisse und Aversionen bei beiden zu tief eingefahren. Die Teufelskreise, die das Schlimmste in ihnen zutage treten lassen, bleiben wirksam und können nur zu gegenseitiger Quälerei führen.

Die Frustrationen und Einengungen, denen die Partnerin ausgesetzt ist, unterscheiden sich nicht so sehr in der Art; sie sind mehr oder weniger verfeinert, mehr oder weniger stark. Immer liegt irgendeine Art Katz-und-Maus-Spiel von Anziehen und Abstoßen, von Binden und Zurückziehen vor. Nach einem befriedigenden Sexualverkehr kommen möglicherweise grobe Beleidigungen; nach einem netten Abend wird eine Verabredung vergessen; hervorgelockte Geständnisse werden sarkastisch gegen sie verwendet. Sie versucht vielleicht, das gleiche Spiel zu treiben, doch dazu ist sie viel zu gehemmt. Aber sie ist stets ein vorzügliches Instrument, auf dem er spielen kann, weil seine

Angriffe sie mutlos machen und seine scheinbar positiven Stimmungen in ihr falsche Hoffnungen wecken, daß von nun an alles besser werde. Er hingegen glaubt sich immer zu vielem berechtigt, ohne daß diese Berechtigung in Frage gestellt werden dürfte. Seine Ansprüche können finanzielle Hilfe betreffen oder Geschenke für sich, seine Freunde oder Verwandten; sie können sich auf Arbeiten für ihn richten, wie z. B. Haus- oder Schreibarbeiten; oder darauf, ihm bei seiner Karriere behilflich zu sein oder seine Bedürfnisse strikt zu beachten. Dies kann zeitliches Disponieren bedeuten, ungeteiltes kritikloses Interesse für seine Pläne, Gäste haben oder nicht haben, gelassen bleiben, wenn er schlecht gelaunt oder reizbar ist, und so weiter und so fort.

Alles, was er verlangt, kommt ihm selbstverständlich vor. Anerkennung seinerseits gibt es nicht; wenn dagegen seine Wünsche nicht erfüllt werden, ist er oft maßlos gereizt. Er hat das Gefühl – und erklärt dies auch unmißverständlich –, daß er gar keine Ansprüche stellt, sondern daß sie geizig, unordentlich, rücksichtslos und unempfänglich ist und daß er sich alle möglichen Beleidigungen gefallen lassen muß. Andererseits erweist er sich als äußerst scharfsinnig, wenn es darum geht, ihre Ansprüche aufzudecken, die er samt und sonders für neurotisch hält. Ihr Bedürfnis nach Zuneigung, Zeit oder Gesellschaft ist Besitzgier, ihr Wunsch nach Sex oder gutem Essen Genußsucht. Wenn er dann ihre Bedürfnisse frustriert, was er aus eigenen Gründen tun muß, ist das in seiner Vorstellung gar keine Frustration. Im Gegenteil, es ist besser, ihre Bedürfnisse zu mißachten, weil sie sich schämen sollte, solche Bedürfnisse zu haben. Seine Frustrationsmethoden sind sogar außerordentlich hoch entwickelt. Zu ihnen gehört, ihre Freude durch schlechte Laune zu dämpfen, in ihr das Gefühl zu wecken, nicht willkommen und unerwünscht zu sein, oder sich physisch und psychisch von ihr zurückzuziehen. Am meisten verletzend und für sie am wenigsten greifbar ist seine grundsätzliche Vernachlässigung und Verachtung. Mag er auch tatsächlich Fähigkeiten oder Qualitäten in ihr anerkennen – ausgesprochen wird es selten. Andererseits verachtet er sie, wie ich schon sagte, wegen ihrer Weichheit, ihrer indirekten Art, ihrer Unaufrichtigkeit. Und da er das Bedürfnis hat, seinen Selbsthaß aktiv nach außen zu projizieren, verhält er sich überdies noch nörgelnd und abschätzig. Wenn sie ihrerseits wagt, ihn zu kritisieren, geht er anmaßend über das hinweg, was sie sagt, oder beweist ihr, daß sie rachsüchtig ist.

Die größten Unterschiede lassen sich auf sexuellem Gebiet feststellen. Der Geschlechtsverkehr kann in einer solchen Beziehung der einzig befriedigende Kontakt sein. Wenn der männliche Partner jedoch Hemmungen hat, Sex zu genießen, kann er seine Partnerin auch in dieser Hinsicht frustrieren, was um so stärker empfunden wird, da bei seinem Mangel an Zärtlichkeit Sex vielleicht die einzige Versicherung seiner Liebe darstellt. Sex kann auch ein Mittel sein, die Partnerin herabzusetzen oder zu demütigen. Er kann ihr beispielsweise klarmachen, daß sie für ihn lediglich ein Sexualobjekt ist. Oder er kann mit seinen Sexualbeziehungen zu anderen Frauen paradieren, wobei er es nicht an abschätzigen Bemerkungen fehlen läßt, daß sie weniger attraktiv sei oder weniger auf ihn eingehe als jene anderen. Sexualverkehr kann somit aus Mangel an Zärtlichkeit entwürdigend sein oder weil er sadistische Methoden anwendet.

*Ihre Verhaltensweisen gegenüber einer derart schlechten Behandlung* sind voller Widersprüche. Wie wir weiter unten sehen werden, handelt es sich hier nicht um statische Reaktionen, sondern um einen fluktuierenden Prozeß, der die Frau in immer tiefere Konflikte stürzt. Zu Beginn ist sie einfach hilflos, wie sie es immer gegenüber aggressiven Menschen war. Sie hat sich nie gegen sie behaupten können oder wirksam zurückzuschlagen vermocht. Nachgeben ist für sie immer einfacher gewesen. Und da sie sowieso zu Schuldgefühlen neigt, stimmt sie lieber seinen vielen Vorwürfen zu, zumal diese oft ein Körnchen Wahrheit enthalten.

Ihre Nachgiebigkeit nimmt jetzt allerdings größere Ausmaße an und ändert sich auch qualitativ. Zwar bleibt sie Ausdruck ihres Bedürfnisses, zu gefallen und zu versöhnen, wird aber zusätzlich noch durch ihre Sehnsucht nach völliger Hingabe und Unterwerfung bestimmt. Wie wir gesehen haben, kann sie sich aber nur dann ganz unterwerfen, wenn ihr Stolz weitgehend gebrochen ist. So begrüßt ein Teil ihres Selbst heimlich das Verhalten des Partners und kollaboriert eifrig mit ihm. Er ist augenscheinlich – wenn auch unbewußt – darauf aus, ihren Stolz zu zerstören; und sie hat heimlich einen verlockend-unwiderstehlichen Drang, eben diesen Stolz zu opfern. Im Sexualverkehr kann dieser Drang voll bewußt werden. Mit einer geradezu orgiastischen Lust kann sie sich niederwerfen, demütigende Positionen annehmen, sich schlagen, beißen oder beleidigen lassen; und manchmal sind das sogar die einzigen Bedingungen, unter denen sie volle Befriedigung erreichen kann. Dieser Drang nach totaler Unterwerfung durch Selbsterniedrigung scheint eine bessere Erklärung für masochistische Perversionen zu sein als sonstige Interpretationen.

Ein derart offenes Äußern der Lust, sich selbst zu erniedrigen, ist ein Beweis für die enorme Macht, die diese Triebe erhalten können. Das zeigt sich unter Umständen auch in Phantasien, die vielfach mit Masturbation einhergehen – Phantasien von erniedrigenden sexuellen Orgien, Phantasien, in denen die Frau öffentlich zur Schau gestellt, vergewaltigt, gebunden oder geschlagen wird. Schließlich kann sich dieser Trieb auch in Träumen äußern, in denen die Frau hilflos in der Gosse liegt und von ihrem Partner aufgehoben, von ihm wie eine Dirne behandelt wird oder winselnd ihm zu Füßen liegt.

Der Drang nach Selbsterniedrigung kann zu sehr verdeckt sein, um deutlich in Erscheinung zu treten. Für den erfahrenen Beobachter zeigt er sich aber in vielen anderen Formen, so z. B. in dem Eifer – oder besser in dem Impuls – der abhängigen Frau, den Partner reinzuwaschen und sich selbst die Schuld für sein schlechtes Verhalten zu geben; oder in der Unterwürfigkeit, mit der sie ihm dient und sich ihm beugt. Sie ist sich dessen allerdings nicht bewußt, weil sie diese Art Unterwürfigkeit für Demut oder Liebe oder demütige Liebe hält und weil gewöhnlich – außer in sexuellen Angelegenheiten – der Drang, sich selbst zu erniedrigen, tief verborgen ist. Der Drang ist jedoch da und zwingt zu einem Kompromiß: sich zu unterwerfen, ohne sich dessen bewußt zu werden. Dies erklärt auch, warum sie sein beleidigendes Verhalten lange Zeit nicht einmal bemerkt, während es anderen geradezu in die Augen springt. Nimmt sie es aber zur Kenntnis, so erlebt sie es nicht emotional, und deshalb stört es sie auch nicht wirklich. Manchmal macht sie vielleicht ein Freund darauf aufmerksam; doch selbst wenn sie überzeugt ist, daß er recht hat und aus ehrlichem Interesse an ihrem Wohlergehen gehandelt hat, irritiert es sie möglicherweise nur. Und das muß es auch, weil es ihrem eigenen Konflikt zu nahe kommt. Noch bezeichnender sind ihre persönlichen Anstrengungen, die sie jeweils macht, wenn sie sich aus der Situation herauszuwinden versucht. Dann kann sie sich immer wieder seine beleidigenden und demütigenden Verhaltensweisen ins Gedächtnis rufen, in der Hoffnung, dies werde ihr helfen, sich gegen ihn aufzulehnen.

Erst nach vielen vergeblichen Versuchen dieser Art erkennt sie voll Erstaunen, daß sie im Grunde völlig sinnlos sind.

Ihr Bedürfnis nach absoluter Unterwerfung macht es auch erforderlich, daß sie den Partner idealisiert. Weil sie ihre Einheit nur mit einem Menschen finden kann, dem sie ihren Stolz übertragen hat, muß er der Stolze sein und sie die Unterworfene. Ich habe die ursprüngliche Faszination erwähnt, die seine Arroganz für sie hat. Obwohl diese bewußte Faszination verebben kann, glorifiziert sie ihn auch weiterhin, wenngleich in subtilerer Form. Sie kann ihn später zwar in vielen Einzelzügen klarer sehen, gewinnt aber erst dann ein nüchternes Gesamtbild von ihm, wenn sie mit ihm gebrochen hat, und selbst dann kann die Glorifizierung noch bestehen bleiben. In der Zwischenzeit glaubt sie vielleicht, daß er trotz seiner Schwierigkeiten meistens recht hat und alles besser weiß als andere. Hier arbeiten ihre Bedürfnisse, ihn zu idealisieren und sich zu unterwerfen, Hand in Hand. Sie hat ihre Eigenpersönlichkeit so weit ausgelöscht, daß sie ihn, andere und sich selbst mit seinen Augen sieht – ein weiterer Faktor, der den Bruch mit ihm so schwer macht.

Bis hierhin läuft alles mit dem Partner glatt. Es gibt jedoch einen Wendepunkt – oder vielmehr einen langanhaltenden Prozeß der Wende –, wenn sie nämlich den Preis, um den sie spielt, nicht bekommt. Ihre Selbsterniedrigung ist ja größtenteils (wenn auch nicht ganz) ein Mittel zum Zweck – dem Zweck, durch Selbstaufgabe und Verschmelzung mit dem Partner zu einer inneren Einheit zu gelangen. Damit sie diese Erfüllung finden kann, muß der Partner ihre Liebeshingabe annehmen und ihre Liebe erwidern. Aber gerade in diesem entscheidenden Punkt versagt er, weil er, wie wir bereits wissen, seiner eigenen Neurose wegen versagen muß. Obgleich sie seine Arroganz nicht fürchtet, sondern sie im Gegenteil heimlich begrüßt, nimmt sie die Zurückweisungen und die stillen und ausgesprochenen Frustrationen in Liebesangelegenheiten bitter übel. Hier wirken sowohl ihr tiefes Sehnen nach Erlösung als auch jener Teil ihres Stolzes, der von ihr verlangt, sie müsse den Partner zur Liebe bringen und die Beziehung fruchtbar gestalten. Außerdem kann sie – wie die meisten Menschen – nur schwer ein Ziel aufgeben, in das sie so viel investiert hat. Infolgedessen reagiert sie auf seine schlechte Behandlung mit Angst, Mutlosigkeit oder Verzweiflung. Doch kurz darauf hat sie – entgegen jedem gegenteiligen

Beweis – wieder die Hoffnung, er werde sie eines Tages dennoch lieben.

Hier treten Konflikte in Erscheinung, die zunächst von kurzer Dauer sind und schnell gemeistert werden können, sich aber stetig vertiefen und permanent werden. Einerseits versucht die Partnerin verzweifelt, die Beziehung zu verbessern. In ihren Augen ist dies ein guter Weg, sich um die Pflege der Beziehung zu bemühen; für ihn dagegen ist es ein verstärktes Anklammern. Beide haben in gewisser Weise recht, aber beide erkennen auch den entscheidenden Sachverhalt, daß sie nämlich um etwas kämpft, was ihr als das höchste Gut erscheint. Mehr denn je ist sie darauf bedacht, ihm zu gefallen, seinen Erwartungen zu entsprechen, die Fehler bei sich selbst zu suchen, Grobheiten zu übersehen oder nicht übelzunehmen, zu verstehen und zu bemänteln. Sie macht sich allerdings nicht klar, daß all diese Bemühungen einem absolut falschen Ziel dienen, und wertet sie infolgedessen als »Besserungen«. Außerdem neigt sie typischerweise zu der meist trügerischen Annahme, daß auch er sich »bessere«.

Andererseits beginnt sie allmählich, ihn zu hassen. Dieses Gefühl wird zunächst zwar vollständig unterdrückt, weil es ihre Hoffnungen zunichte machen würde. Doch dann kann es Augenblicke geben, in denen es ihr plötzlich bewußt wird. Sie fängt an, sein beleidigendes Verhalten übelzunehmen, zögert aber wieder, sich dies einzugestehen. In dieser Zeit der Wende treten bei ihr rachsüchtige Tendenzen in den Vordergrund. Es kommt zu Ausbrüchen, in denen ihre echte Empörung sichtbar wird, obwohl sie nicht weiß, wie echt diese Empörung ist. Sie wird kritischer und ist weniger bereit, sich ausnutzen zu lassen. Bezeichnenderweise tritt diese Rachsucht größtenteils indirekt in Erscheinung – in Form von Klagen, Leiden, Märtyrertum und verstärktem Sichanklammern. Die rachsüchtigen Elemente schleichen sich auch in ihr Ziel ein. Sie waren zwar immer latent vorhanden, aber jetzt wuchern sie wie eine Krebsgeschwulst. Obgleich das Sehnen nach seiner Liebe weiterbesteht, wird es nun stärker eine Angelegenheit rachsüchtigen Triumphs.

Dies ist für die Frau in jeder Beziehung verhängnisvoll. Wenn es auch unbewußt bleibt, ein Zwiespalt in so entscheidenden Lebensfragen führt zu wirklichem Unglück und Elend. Gerade weil die Rachsucht unbewußt ist, bindet sie die abhängige Frau noch enger an den Partner, weil sie damit einen weiteren starken

Anreiz bekommt, auf ein »glückliches Ende« hinzuarbeiten. Aber selbst wenn es ihr gelingen und er sie schließlich doch noch lieben sollte – was geschehen kann, wenn er nicht allzu starr und sie nicht allzu selbstzerstörerisch ist –, erntet sie die Früchte nicht. Ihr Bedürfnis nach Triumph ist befriedigt und schwindet, ihrem Stolz ist Genüge getan, aber sie selbst hat kein Interesse mehr. Sie kann dankbar sein, gegebene Liebe schätzen und würdigen, aber sie hat das Gefühl, es sei nun zu spät. In Wirklichkeit kann sie ihn gar nicht lieben, weil ihr Stolz befriedigt ist.

Wenn jedoch ihre verstärkten Bemühungen das Bild nicht wesentlich ändern, kann sie sich heftiger gegen sich selbst wenden und gerät dadurch in ein eigenes inneres Kreuzfeuer. Da die Vorstellung von Hingabe allmählich an Wert verliert und ihr damit bewußt wird, daß sie allzuviel Beleidigungen von ihm duldet, fühlt sie sich ausgenutzt und haßt sich deswegen. Außerdem beginnt sie schließlich zu erkennen, daß ihre »Liebe« in Wirklichkeit krankhafte Abhängigkeit ist (gleichgültig, welche Definition sie selbst dafür findet). Obwohl diese Erkenntnis durchaus gesund ist, reagiert sie darauf zunächst mit Selbstverachtung. Überdies haßt sie sich auch deshalb, weil sie rachsüchtige Züge in sich trägt, die sie bei sich verdammt. Am Ende hetzt sie sich selbst fast zu Tode, weil es ihr nicht gelungen ist, seine Liebe zu wecken. Dieser Selbsthaß ist ihr zwar zum Teil bewußt, doch der überwiegende Teil wird gewöhnlich in der für selbstverleugnende Typen charakteristischen Form passiv nach außen projiziert. Das bedeutet, daß nun ein massives Gefühl in ihr entsteht, von ihm mißbraucht zu werden, was wiederum zu einem neuen Riß in ihrer Haltung ihm gegenüber führt. Die gesteigerte Empörung, die aus diesem Gefühl des Mißbrauchtwerdens entspringt, treibt sie fort. Gleichzeitig aber ist gerade ihr Selbsthaß entweder so furchterregend, daß sie beruhigende Zuneigung braucht, oder er verstärkt in rein selbstzerstörerischem Sinn ihre Empfänglichkeit für Mißhandlung. Dann wird der Partner zum Vollstrecker ihrer eigenen Selbstzerstörung. Sie wird dazu getrieben, sich quälen und demütigen zu lassen, weil sie sich selbst haßt und verachtet.

Die Selbstbeobachtungen zweier Patienten, die gerade an der Auflösung einer Abhängigkeitsbeziehung arbeiteten, sollen die Rolle des Selbsthasses während dieser Periode illustrieren. Der erste Patient entschloß sich, kurze Zeit allein auf Urlaub zu gehen, um herauszufinden, welche Gefühle er wirklich für die Frau hegte, von der er abhängig war. Versuche dieser Art sind zwar verständlich, erweisen sich aber meistens als sinnlos; denn einerseits vernebeln zwanghafte Faktoren den Sachverhalt, und andererseits befaßt sich der Betreffende gewöhnlich gar nicht mit seinen eigenen Problemen und ihrem Zusammenhang mit der jeweiligen Situation, sondern nur mit dem »Herausfinden« – in einem Vakuum –, ob er den Partner liebt oder nicht.

In diesem Fall trug die Entschlossenheit des Mannes, seinen Problemen auf den Grund zu gehen, tatsächlich Früchte, obwohl er natürlich die Antwort auf seine Frage nicht finden konnte. Gefühle kamen zum Vorschein – ja, er geriet sogar in einen orkanartigen Gefühlswirbel. Zunächst überflutete ihn das Gefühl, die Frau sei so unmenschlich grausam, daß keine Strafe hart genug für sie sei. Kurz darauf hatte er ein gleich starkes Gefühl, er würde alles darum geben, wenn er nur ein freundliches Zeichen von ihr erhielte. Diese extremen Gefühle wechselten einigemal hin und her und waren jeweils so real, daß er das entgegengesetzte Gefühl vergaß. Nachdem er diesen Wechsel dreimal erlebt hatte, erkannte er, daß seine Gefühle widersprüchlich waren. Erst dann erkannte er, daß keines dieser Extreme seine wahren Gefühle darstellte, und erst dann wurde ihm klar, daß beide zwanghaft waren. Diese Erkenntnis war für ihn eine Erlösung. Statt hilflos von einem emotionalen Erlebnis ins entgegengesetzte zu fallen, konnte er jetzt beide Extreme als ein Problem betrachten, das verstanden werden mußte. Der weitere Verlauf der Analyse führte dann zu der erstaunlichen Erkenntnis, daß beide Gefühlsextreme im Grunde weniger mit der Partnerin zu tun hatten, als mit seinen eigenen inneren Vorgängen.

Zwei Fragen halfen, den emotionalen Aufruhr zu klären: Warum mußte er ihre Kränkungen so übertreiben, daß aus ihr ein unmenschliches Ungeheuer wurde? Und warum brauchte er so lange Zeit, die eindeutigen Widersprüche in seinen Stimmungsumschwüngen zu erkennen? Die erste Frage ließ uns folgenden Reaktionsablauf sehen: erhöhter Selbsthaß (aus verschiedenen Gründen), verstärktes Gefühl, von der Frau mißhandelt zu werden, und Reaktion auf seinen projizierten Selbsthaß in Form von rachsüchtigem Haß auf sie. Nachdem sich dieser Prozeß geklärt hatte, war die Antwort auf die zweite Frage leicht. Seine Gefühle waren nur dann widersprüchlich, wenn er sie als wahren Ausdruck seiner Liebe und seines Hasses für die Frau empfand. In Wirklichkeit hatte er Angst vor seiner Rachsucht, die sich in der Vorstellung ausdrückte, keine Strafe sei drastisch genug; und nun versuchte er, diese Angst dadurch zu mildern, daß er sich nach der Frau sehnte, damit sie ihn beruhigen konnte.

Das zweite Beispiel betrifft eine Patientin, die zu jener Zeit zwischen dem Gefühl, ziemlich unabhängig zu sein, und einem fast unwiderstehlichen Drang, ihren Partner anzurufen, hin und her schwankte. Als sie wieder einmal nach dem Telefon greifen wollte – genau wissend, daß sie es sich selbst nur noch schwerer machte, wenn sie den Kontakt wiederaufnahm –, dachte sie: Wenn mich doch jemand an einen Mast binden würde wie Odysseus ... wie Odysseus? Aber er mußte doch angebunden werden, um der Verlockung der Kirke widerstehen zu können, die Männer in Schweine verwandelte[3]! Das ist es also, was mich antreibt: ein heftiger Drang, mich selbst zu erniedrigen und von ihm gedemütigt zu werden. Dieses Gefühl war durchaus richtig, und damit war der Bann gebrochen. Da sie sich zu jener Zeit selbst analysieren konnte, stellte sie sich die sachliche Frage: Was hat diesen Drang gerade jetzt so stark gemacht? Darauf verspürte sie einen beachtlichen Selbsthaß und eine starke Selbstverachtung, die ihr bisher nicht bewußt gewesen waren. Ereignisse der vergangenen Tage tauchten auf, durch die sie gezwungen worden war, sich gegen sich selbst zu richten. Nach dieser Entdeckung war sie erleichtert und hatte das Gefühl, auf festerem Boden zu stehen. Zu jener Zeit wollte sie ihn verlassen, und durch diese Selbstanalyse bekam sie eine der Fesseln in die Hand, mit der sie noch an ihn gekettet war. Die nächste analytische Sitzung begann sie mit den Worten: »Wir müssen mehr an meinem Selbsthaß arbeiten.«

Hier kommt es also durch die genannten Faktoren – die schwindende Hoffnung auf Erfüllung, die verstärkten Bemühungen, das Auftauchen von Haß und Rachsucht mit ihren Rückschlägen, das ungestüme Verhalten gegenüber sich selbst – zu einem wachsenden inneren Aufruhr. Die innere Situation wird immer unhaltbarer, bis tatsächlich der Punkt erreicht ist, an dem es

[3] Diese Patientin verwechselte die Geschichte von den Sirenen mit der von Kirke, was den Wert ihrer Erkenntnis natürlich nicht beeinträchtigt.

heißt: schwimmen oder untergehen. Jetzt setzen zwei Bestrebungen ein, und alles hängt davon ab, welche den Sieg davonträgt. Das Streben nach Untergang hat für einen Neurotiker dieses Typs, wie wir bereits gesehen haben, den Reiz, die endgültige Lösung aller Konflikte zu sein. Die Frau kann also einen Selbstmord erwägen, damit drohen, ihn versuchen oder ihn wirklich begehen. Sie kann krank werden und dieser Krankheit erliegen. Sie kann moralisch verkommen und sich z. B. in sinnlose Abenteuer stürzen. Sie kann sich rachsüchtig gegen ihren Partner wenden, wobei sie sich selbst meist mehr verletzt als ihn. Oder sie verliert ganz einfach die Lust am Leben, wird faul, vernachlässigt ihr Äußeres, ihre Arbeit und nimmt zu, ohne von alldem zu wissen.

Die andere Bestrebung geht in Richtung auf Gesundung und besteht in Bemühungen, sich aus der Situation zu befreien. Manchmal ist es gerade die Erkenntnis einer solchen Neurotikerin, daß sie tatsächlich Gefahr läuft, zugrunde zu gehen, die ihr den nötigen Mut gibt. Gelegentlich sind beide Bestrebungen wechselweise vorhanden. Der Prozeß, sich freizukämpfen, ist ungeheuer schmerzhaft. Der Antrieb und die Kraft dazu entstammen sowohl gesunden wie auch neurotischen Quellen. Ein konstruktives Eigeninteresse erwacht. Gleichzeitig wächst aber auch der Groll gegen den Partner – nicht nur, weil er sie angeblich wirklich mißhandelt hat, sondern auch, weil er in ihr das Gefühl ausgelöst hat, »betrogen« zu sein. Verletzter Stolz taucht auf, weil sie ein verlorenes Spiel gespielt hat. Andererseits muß sie gegen schreckliche Schwierigkeiten kämpfen. Sie hat sich von so vielen Dingen und Menschen distanziert, daß die Vorstellung, auf eigenen Füßen stehen zu müssen, lähmend wirkt. Außerdem würde ein völliger Bruch bedeuten, daß sie sich selbst für besiegt erklären muß, und dagegen rebelliert ein anderer Stolz. Ihre Gefühle wechseln zwischen Höhen und Tiefen; es gibt Zeiten, in denen sie glaubt, sie könne ihn verlassen, und dann wieder solche, in denen sie lieber jede schimpfliche Behandlung erleiden würde, als sich zu lösen. Es ist im großen und ganzen so, als kämpften zwei Arten von Stolz gegeneinander und sie selbst stände voll Angst mitten dazwischen. Das Ergebnis hängt von vielen Faktoren ab. Die meisten dieser Faktoren liegen in ihr selbst, viele aber auch in ihrer gesamten Lebenssituation. Hier kann natürlich die Hilfe eines Freundes oder Analytikers äußerst wichtig sein.

Angenommen, es gelänge ihr tatsächlich, sich aus der Verstrikkung zu befreien. Dann hinge der Wert dieses Aktes von folgenden Fragen ab: Ist sie mit allen Mitteln aus der einen Abhängigkeit herausgekommen, nur um früher oder später in eine andere zu geraten? Oder ist sie ihren Gefühlen gegenüber so unsicher geworden, daß sie dazu neigt, sie samt und sonders abzutöten? Dann kann sie zwar »normal« scheinen, trägt aber Narben fürs ganze Leben. Oder hat sie sich wirklich grundlegend verändert und ist als stärkere Persönlichkeit aus allem hervorgegangen? Jede dieser Möglichkeiten kann eintreten. Natürlich bietet eine Analyse die beste Chance, die neurotischen Schwierigkeiten zu überwinden, die sie in Not und Gefahr gebracht haben. Wenn sie jedoch selbst genügend konstruktive Kräfte in ihrem Kampf zu mobilisieren vermag und durch das echte Leid, das sie erlebt hat, gereift ist, so können ganz normale Ehrlichkeit gegen sich selbst und der Wunsch, auf eigenen Füßen zu stehen, viel dazu beitragen, daß sie ein gewisses Maß an innerer Freiheit erlangt.

Krankhafte Abhängigkeit ist eines der kompliziertesten Phänomene, mit denen wir uns zu befassen haben. Wir können kaum erwarten, daß wir dieses Phänomen begreifen, solange wir die Verflechtungen und Verstrickungen menschlicher Psychologie ignorieren und nach einer simplen Formel suchen, die alles erklärt. Es ist unmöglich, das Gesamtbild als mannigfaltige Auffächerungen sexuellen Masochismus zu deuten; sofern dieser vorhanden ist, ist er das *Ergebnis* vieler anderer Faktoren und nicht deren Wurzel. Ebensowenig läßt sich das Gesamtbild ausschließlich als perverser Sadismus eines schwachen, hoffnungslosen Menschen erklären. Und wenn wir unser Hauptaugenmerk auf die parasitären oder symbiotischen Aspekte richten oder auf den Drang des Neurotikers, sich selbst zu verlieren, erfassen wir das Wesentliche wiederum nicht. Selbstzerstörungswut, verbunden mit dem Drang, sich selbst Leid zuzufügen, genügt allein ebenfalls nicht als erklärendes Prinzip. Und schließlich können wir den Gesamtbefund auch nicht als bloße Projektion von Stolz und Selbsthaß betrachten. Wenn wir den einen oder den anderen Faktor als *die* eigentliche Ursache des Gesamtphänomens ansehen, erhalten wir zwangsläufig ein einseitiges Bild, das alle hier auftretenden Eigentümlichkeiten gar nicht umfassen kann. Außerdem ergeben all diese Erklärungen ein allzu statisches Bild. Krankhafte Abhängigkeit ist aber keine statische Angelegenheit, sondern ein Prozeß, in dem alle oder die meisten der genannten Faktoren eine Rolle spielen; sie treten in den Vordergrund, verlieren an Wichtigkeit, ein Faktor bestimmt oder verstärkt den anderen oder widerstreitet ihm.

Und schließlich sind alle erwähnten Faktoren – trotz der Bedeutung, die sie für das Gesamtbild haben – im Grunde zu negativ, als daß sie die leidenschaftliche Art der Verstrickung erklären könnten. Denn eine Leidenschaft liegt tatsächlich vor, ob sie nun aufflammt oder nur glimmt. Es gibt aber keine Leidenschaft ohne die Erwartung einer lebensnotwendigen Erfüllung. Ob diese Erwartungen auf neurotischen Voraussetzungen beruhen oder nicht, ist gleichgültig. Dieser Leidenschaftsfaktor, der seinerseits nicht isoliert betrachtet werden kann, sondern nur im Rahmen der gesamten selbstverleugnenden Struktur zu verstehen sein dürfte, ist der Trieb nach völliger Hingabe und die Sehnsucht, im Verschmelzen mit dem Partner Einheit zu finden.

## 11. Kapitel

# Resignation: der Reiz der Freiheit

Die dritte Hauptlösung intrapsychischer Konflikte besteht im wesentlichen darin, daß sich der Neurotiker von seinem inneren Schlachtfeld zurückzieht und sich für unbeteiligt erklärt. Wenn er eine gleichgültige Haltung aufbringen und diese aufrechterhalten kann, fühlt er sich von seinen inneren Konflikten weniger gequält und kann eine Art inneren Frieden erreichen. Da dies aber nur möglich ist, wenn er sich resigniert vom aktiven Leben zurückzieht, scheint mir »Resignation« eine adäquate Bezeichnung für diese Lösung zu sein. Sie ist gewissermaßen der radikalste aller Lösungsversuche und schafft – vielleicht gerade deswegen – meist Bedingungen, die ein recht gutes Funktionieren ermöglichen. Und da unser Gefühl für das, was gesund ist, im allgemeinen abgestumpft ist, gelten solche Neurotiker oft als »normal«.

Resignation kann eine durchaus konstruktive Bedeutung haben. Wir brauchen nur an die vielen älteren Menschen zu denken, die die eigentliche Sinnlosigkeit von Ehrgeiz und Erfolg erkannt haben, die milder geworden sind, weil sie weniger erwarten und verlangen, und die weiser geworden sind, weil sie dem Unwesentlichen entsagt haben. In vielen Religionen und Philosophien wird der Verzicht auf Unwesentliches als Vorbedingung für geistig-seelische Entwicklung und Erfüllung gefordert: Gib deinen eigenen Willen auf, deine sexuellen Wünsche, dein Verlangen nach weltlichen Gütern, damit du Gott näher bist. Gib dein Verlangen nach vergänglichen Dingen um des ewigen Lebens willen auf. Gib deine persönlichen Bemühungen und Befriedigungen auf, damit du die geistige Kraft erringst, die potentiell in allen Menschen vorhanden ist.

Bei der neurotischen Lösung, um die es hier geht, heißt Resignation jedoch, sich mit einem Frieden abzufinden, der lediglich ein Nichtvorhandensein von Konflikten bedeutet. In der religiösen Praxis schließt die Suche nach Frieden keineswegs den Verzicht auf Kämpfen und Streben ein; beide sollen vielmehr auf ein höheres Ziel gerichtet werden. Für den Neurotiker dagegen bedeutet sie, Kämpfen und Streben aufzugeben und sich mit weniger zu begnügen. Seine Resignation ist daher ein Prozeß des Schrumpfens, der Einengung, der Beeinträchtigung des Lebens und der Entfaltung.

Wir werden später noch sehen, daß der Unterschied zwischen gesunder und neurotischer Resignation nicht so klar ist, wie ich ihn gerade dargestellt habe. Selbst die neurotische Resignation hat noch positive Werte. Was jedoch ins Auge sticht, sind bestimmte negative Eigenschaften, die sich aus dem Prozeß als solchem ergeben. Dies wird deutlicher, wenn wir uns die beiden anderen Hauptlösungen noch einmal vergegenwärtigen. Dort sehen wir ein turbulentes Bild, das Bild eines Menschen, der leidenschaftlich ein Ziel verfolgt und zu erreichen sucht, ob es sich dabei nun um Herrschen, Beherrschen oder Liebe handelt. Dort sehen wir Hoffnung, Ärger oder Verzweiflung. Selbst der arrogant-rachsüchtige Typ, der doch kalt ist, weil er seine Emotionen unterdrückt hat, wünscht sich glühend Erfolg, Macht und Triumph – oder er wird dazu getrieben, es sich zu wünschen. Im Gegensatz hierzu ist das Bild der Resignation, wenn es konsequent gewahrt wird, das Bild eines Lebens bei dauerndem Tiefstand, eines Lebens ohne Schmerz oder Reibung, aber auch ohne Lust.

Darum sind auch die *Grundzüge* neurotischer Resignation an einer Aura von Restriktion erkennbar, von etwas, das vermieden wird, das *nicht* gewünscht oder *nicht* getan wird. In gewissem Ausmaß ist jede Neurose mit Resignation verbunden. Um was es uns hier geht, ist indessen, eine Art Querschnitt von jenen Neurotikertypen zu gewinnen, für die Resignation die Hauptlösung geworden ist.

Wenn sich der Neurotiker von seinem inneren Schlachtfeld zurückgezogen hat, *wird er ein Betrachter seiner selbst und seines Lebens.* Ich habe diese Haltung als eine der allgemeinen Methoden zur Verminderung innerer Spannungen beschrieben. Da sein Unbeteiligtsein eine überall hervorstechende Verhaltensweise ist, ist er auch ein Betrachter der anderen. Er lebt so, als säße er in einem Theater, auf dessen Bühne ein Drama abrollt, ein Drama, das größtenteils nicht einmal besonders aufregend ist. Obgleich er nicht unbedingt ein guter Beobachter ist, kann er doch sehr scharfsinnig sein. Selbst in der ersten analytischen Sitzung kann er mit Hilfe einiger treffender Fragen ein Bild von sich skizzieren, das voll objektiver Beobachtungen ist. Meist wird er jedoch hinzufügen, daß all diese Erkenntnis keinerlei Änderung bewirkt habe. Und das konnte sie natürlich auch nicht, weil keine Erkenntnis für ihn ein Erlebnis war. Betrachter seiner selbst zu sein bedeutet ja gerade, nicht aktiv am Leben teilzunehmen und sich unbewußt sogar zu weigern, es zu tun. In der Analyse versucht der Patient, dieselbe Haltung zu wahren. Er kann überaus interessiert sein, und dennoch kann dieses Interesse für längere Zeit auf der Ebene eines faszinierenden Schauspiels bleiben. Und nichts ändert sich.

Etwas vermeidet er allerdings auch verstandesmäßig: das Risiko, irgendeinen seiner Konflikte zu sehen. Wenn er trotzdem von einer solchen Erkenntnis überrascht wird und er sozusagen in einen seiner Konflikte hineinstolpert, kann er in ernste Panik geraten. Meist jedoch ist er zu sehr auf der Hut, als daß ihn irgend etwas berühren könnte. Sobald er in die Nähe eines Konflikts gerät, schwindet sein Interesse am ganzen Thema. Oder er versucht, sich herauszureden und zu beweisen, daß der Konflikt gar kein Konflikt ist. Wenn der Analytiker diese »Vermeidungs-Taktik« durchschaut und dem Patienten sagt: »Hören Sie, schließlich geht es doch um *Ihr* Leben«, versteht der Patient nicht ganz, wovon der Analytiker eigentlich spricht. Denn für den Patienten ist es ja nicht sein eigenes Leben, sondern ein Leben, das er beobachtet und an dem er nicht aktiv teilnimmt.

Das zweite Charakteristikum dieser neurotischen Haltung ist mit dem Nichtbeteiligtsein eng verknüpft. Es ist das *Fehlen jedes ernsthaften Strebens nach Leistung und die Abneigung gegen Anstrengung.* Ich stelle diese beiden Faktoren nebeneinander, weil ihre Kombination für den resignierten Menschen typisch ist. Viele Neurotiker hängen ihr Herz daran, ein bestimmtes Ziel zu erreichen, und leiden unter den Hemmungen, die ihnen die Erreichung eben dieses Ziels unmöglich machen. Bei dem resignierten Menschen ist dies nicht der Fall. Unbewußt lehnt er sowohl Leistung als auch Anstrengung ab. Er setzt seine Vorzüge und Fähigkeiten herab oder negiert sie und gibt sich mit weniger zufrieden. Zeigt man ihm gegenteilige Beweise auf, so wird er dadurch keineswegs aufgerüttelt, sondern kann sogar recht ärgerlich werden. Will der Analytiker ihn etwa in den Ehrgeiz treiben? Soll er vielleicht Staatschef werden? Wenn der Patient schließlich das Vorhandensein bestimmter Begabungen anerkennen muß, kann er unter Umständen Angst bekommen.

Es ist aber auch möglich, daß er ausgezeichnet komponiert, Bilder malt oder Bücher schreibt – in seiner Phantasie. Dies ist eine Alternativmöglichkeit, mit Wünschen, Strebungen und Anstrengung fertig zu werden. Vielleicht hat er tatsächlich gute und originelle Ideen zu irgendeinem Thema, doch um eine Abhandlung darüber zu schreiben, wäre Initiative nötig und die mühsame Arbeit, die einzelnen Ideen zu durchdenken und zu ordnen. So bleibt die Abhandlung ungeschrieben. Oder er kann den vagen Wunsch haben, einen Roman oder ein Schauspiel zu schreiben, aber er wartet auf die Inspiration. Dann wäre die Fabel klar, und alles schriebe sich sozusagen von selbst.

Außerdem hat er eine phantastische Begabung, Gründe für sein *Nichtstun* zu finden. Wie gut kann schon ein Buch sein, das mit so viel Mühe zusammengeschrieben worden ist? Werden nicht ohnehin schon zu viele langweilige Bücher geschrieben? Würden nicht andere Interessen zu kurz kommen, wenn man sich auf ein einziges Ziel konzentriert? Und würde dadurch nicht sein Horizont eingeengt werden? Verdirbt nicht die Politik den Charakter, wie auch jede andere Tätigkeit im Konkurrenzkampf?

Diese Abneigung gegen Mühe kann sich auf alle Betätigungen erstrecken. Die Folge ist eine absolute Trägheit, auf die ich noch zurückkommen werde. Ein solcher Neurotiker ist in der Lage, selbst bei so einfachen Dingen wie Briefeschreiben, Bücherlesen, Einkaufen usw. zu zaudern. Oder er erledigt sie mit innerem Widerstand, langsam, ohne Lust und ohne Erfolg. Die bloße Aussicht auf unvermeidbare größere Aufgaben – wie z. B. Umziehen oder Erledigung angehäufter Arbeiten in seinem Beruf – macht ihn müde, ehe er überhaupt begonnen hat.

Begleitender Umstand hierbei ist ein Mangel an *Zielrichtung und Planung*, der sich auf mehr oder weniger wichtige Angelegenheiten beziehen kann. Was will er denn wirklich mit seinem Leben anfangen? Diese Frage ist ihm nie gekommen und wird unbekümmert beiseite geschoben, als ginge sie ihn gar nichts an. Hier zeigt sich ein bemerkenswerter Gegensatz zum arrogant-rachsüchtigen Typ, der mit großer Sorgfalt auf lange Sicht plant.

In der Analyse ergibt sich dann, daß die Ziele des resignierten Neurotikers begrenzt und zudem negativ sind. Die Analyse, so meint der Patient, solle ihn von störenden Symptomen befreien: von der Schüchternheit gegenüber Fremden, der Furcht vor Erröten oder vor Ohnmachtsanfällen auf der Straße usw. Oder vielleicht sollte sie den einen oder anderen Aspekt seiner Trägheit beseitigen, wie z. B. seine Leseschwierigkeit. Möglicherweise hat er auch eine größere Vorstellung von einem Ziel, das er in typisch vager Ausdrucksweise dann etwa »Gelassenheit« nennt. Doch dies bedeutet für ihn ganz einfach, weder Sorgen, Ärger noch Aufregungen zu haben. Außerdem sollte ihm natürlich alles, was er sich erhofft, in den Schoß fallen, ohne Schmerz und Anstrengung. Der Analytiker sollte die Arbeit tun, schließlich ist er ja der Experte. Analyse sollte so ähnlich sein wie ein Gang zum Zahnarzt, der einen Zahn zieht, oder zu einem praktischen Arzt, der eine Injektion macht: Der Patient ist gewillt, geduldig zu warten, bis ihm der Analytiker den Schlüssel präsentiert, mit dem sich alle Probleme lösen lassen. Natürlich wäre es besser, wenn der Patient nicht so viel reden müßte. Der Analytiker sollte so etwas wie einen Röntgenapparat haben, der die Gedanken des Patienten sichtbar macht. Vielleicht könnte auch Hypnose alles schneller ans Licht bringen – also ohne Anstrengung seitens des Patienten. Wenn sich ein neues Problem herauskristallisiert, kann der Patient zunächst mit Erbitterung darüber reagieren, daß nun wieder so viel mehr Arbeit zu leisten ist. Wie bereits angedeutet wurde, macht es dem Patienten möglicherweise nichts aus, Dinge in sich zu beobachten. Was ihn dagegen immer stört, ist die Mühe des Wandelns.

Eine Stufe tiefer stoßen wir auf den eigentlichen Kern der Resignation: *die Einschränkung der Wünsche.* Wir haben die Beschränkung der Wunschwelt schon bei den anderen Typen gesehen. Dort aber wurden ganz bestimmte Wunschkategorien eingeengt, so z. B. der Wunsch nach menschlicher Nähe oder nach Triumph. Auch die Unsicherheit in der Wunschwelt ist uns bekannt; sie rührt, wie erwähnt, hauptsächlich daher, daß die Wünsche eines Neurotikers von dem bestimmt werden, was er wünschen sollte. All diese Tendenzen sind auch hier wirksam. Auch hier ist meist ein Gebiet stärker betroffen als die anderen. Auch hier werden spontane Wünsche durch innere Gebote verwischt. Darüber hinaus aber glaubt der resignierte Mensch bewußt oder unbewußt, daß es *besser* sei, gar nichts zu wünschen oder zu erwarten. Gelegentlich geht diese Einstellung mit einer bewußten pessimistischen Lebensauffassung parallel, einem Gefühl, daß das Leben sowieso sinnlos und nichts so wünschenswert sei, daß man sich darum bemühen müsse. Weit häufiger jedoch erscheinen viele Dinge wünschenswert, aber in so vager Art und Weise, daß sie keinen konkreten lebhaften Wunsch auszulösen vermögen. Wenn ein Wunsch oder ein Interesse wirklich einmal genügend Kraft hat, um die gleichgültige Haltung zu durchbrechen, verblaßt er doch bald, und die glatte Oberfläche des »Es kommt auf gar nichts an« oder »Es sollte auf gar nichts ankommen« ist wiederhergestellt. Solche »Wunschlosigkeit« kann sowohl das berufliche wie das persönliche Leben betreffen – den Wunsch nach einer anderen Stellung, Beförderung oder nach Heirat, einem Haus, Auto oder sonstigem Besitz. Die Erfüllung dieser Wünsche kann dann sogar hauptsächlich als eine Last angesehen werden; und sie würde ja auch den einzigen Wunsch sabotieren, den der Betreffende wirklich hat: nicht belästigt zu werden. Die Zurücknahme von Wünschen ist mit den drei vorher erwähnten Grundcharakteristika eng verknüpft. Der Neurotiker kann nur dann ein Betrachter seines eigenen Lebens sein, wenn er keine starken Wünsche hat. Ohne die Triebkraft der Wünsche kann er aber kaum nach etwas streben oder einem bestimmten Ziel entgegenleben. Und schließlich ist kein Wunsch stark genug, um irgendwelche Mühe zu rechtfertigen. Die beiden hervorstechenden neurotischen Ansprüche sind demgemäß, daß das Leben leicht, schmerzlos und mühelos sein und daß er nicht belästigt werden sollte.

Ein solcher Neurotiker ist besonders ängstlich darauf bedacht, nicht derart an irgend etwas gebunden zu werden, daß er es schließlich wirklich braucht. Nichts sollte für ihn so wichtig sein, daß er nicht auch ohne es leben könnte. Es ist durchaus recht, eine Frau, ein Ferienhaus oder bestimmte Getränke gern zu haben, aber man sollte nicht davon abhängig werden. Sobald ihm bewußt wird, daß ein Ort, ein Mensch oder eine Gruppe von Menschen ihm so viel bedeutet, daß ihr Verlust schmerzhaft für ihn sein würde, neigt er dazu, seine Gefühle zurückzunehmen. Kein anderer Mensch sollte je das Gefühl haben, daß er, der Neurotiker, ihn braucht oder daß die Beziehung selbstverständlich sei. Wenn er den Verdacht hat, daß eine dieser Haltungen vorliegen könnte, neigt er dazu, sich zurückzuziehen.

Das Prinzip des Nichtbeteiligtseins, das sowohl darin zum Ausdruck kommt, daß der Neurotiker ein Betrachter des Lebens ist, wie darin, daß er seine Wünsche zurücknimmt, wirkt auch im Bereich mitmenschlicher Beziehungen. Diese sind durch *Absonderung* charakterisiert, d. h. durch die emotionale Distanz des Betreffenden zu anderen. Er kann weitläufige oder vorübergehende Beziehungen genießen, aber er sollte sich nicht so sehr an einen Menschen binden, daß er dessen Gesellschaft, Hilfe oder sexuelle Beziehungen zu ihm braucht. Die Absonderung kann um so leichter gewahrt werden, weil er, im Gegensatz zu anderen Neurotikern, von seinen Mitmenschen nicht viel oder gar nichts Gutes oder Böses erwartet. Selbst in Notlagen fällt es ihm möglicherweise nicht ein, um Hilfe zu bitten. Andererseits kann er durchaus geneigt sein, seinerseits zu helfen, sofern er dadurch nicht emotional gebunden wird. Er will keine Dankbarkeit und erwartet auch keine[1].

Die Rolle, die die Sexualität im Leben dieser Neurotiker spielt, ist sehr unterschiedlich. Manchmal ist sie die einzige Brücke zu den Mitmenschen. Dann kann der Betreffende viele vorübergehende Geschlechtsbeziehungen haben, aus denen er sich jeweils früher oder später zurückzieht. Denn sie dürfen ja nicht in Liebe »ausarten«. Dabei kann er sich durchaus seines Bedürfnisses bewußt sein, nicht in eine echte Beziehung mit einem anderen Menschen verwickelt zu werden. Oder er gibt befriedigte Neugier als Grund für den Abbruch einer Beziehung an. Dann wird er darauf hinweisen, daß es die Begierde nach neuen Erfahrungen sei, die ihn zu dieser oder jener Frau treibe, und da er diese neue Erfahrung jetzt gemacht habe, fessele ihn die Frau nicht mehr. In solchen Fällen reagiert der Neurotiker auf Frauen genauso wie auf eine neue Landschaft oder einen neuen Personenkreis. Sobald er sie kennt, erwecken sie keine Neugier mehr in ihm, und er wendet sich etwas anderem zu. Diese Erklärungen sind mehr als bloße Rationalisierungen seiner Absonderung. Er hat seine Haltung, Betrachter des Lebens zu sein, bewußter und beständiger gewahrt als andere, und das erweckt manchmal den trügerischen Eindruck von Lebensfreude.

In einigen Fällen wird jedoch der gesamte Sexualbereich aus dem Leben verbannt, und zwar so weitgehend, daß alle Wünsche in dieser Richtung unterdrückt werden. Ein solcher Mensch hat dann möglicherweise nicht einmal erotische Phantasien, oder aber sein Geschlechtsleben besteht nur aus ein paar verkümmer-

[1] Weitere Einzelheiten bezüglich der Art der Absonderung siehe KAREN HORNEY: *Unsere inneren Konflikte*, a.a.O., 5. Kapitel.

ten Phantasien. In diesem Fall bleiben seine Kontakte mit anderen auf der Ebene distanzierten freundlichen Interesses.

Wenn ein solcher Neurotiker dauerhafte Beziehungen hat, muß er natürlich auch hier seine Distanziertheit wahren. In dieser Hinsicht ist er der Gegenpol des selbstverleugnenden Typs mit dessen Bedürfnis, mit dem Partner zu verschmelzen. Die Art und Weise, wie ein abgesonderter Neurotiker seine Distanzierung aufrechterhält, ist sehr unterschiedlich. Er kann jegliche Sexualität mit der Begründung ausklammern, diese sei für eine Dauerbeziehung zu intim, und statt dessen seine sexuellen Bedürfnisse bei Fremden befriedigen. Andererseits kann er aber auch eine Beziehung mehr oder weniger auf Sexualkontakte beschränken und keine anderen Erlebnisse mit dem Partner teilen[2]. In der Ehe kann er dem Partner gegenüber sehr aufmerksam sein, aber über seine intimen Angelegenheiten spricht er nie. Möglicherweise besteht er darauf, reichlich Zeit für sich allein zu haben oder allein eine Reise zu machen. Oder er beschränkt eine Beziehung auf gelegentliche Wochenenden oder kleine Reisen.

An dieser Stelle möchte ich eine Anmerkung machen, die in ihrer vollen Bedeutung erst später verständlich wird: Sich vor emotionalen Bindungen an andere zu fürchten heißt nicht, keine positiven Gefühle zu haben. Im Gegenteil, der Betreffende müßte gar nicht so wachsam sein, wenn er sich zarte Gefühle generell verboten hätte. Er kann seine eigenen tiefen Gefühle haben, doch diese müssen in seinem innersten Heiligtum verbleiben. Sie sind seine Privatangelegenheit und gehen niemanden sonst etwas an. In dieser Beziehung unterscheidet er sich vom arrogant-rachsüchtigen Typ, der auch abgesondert ist, sich aber unbewußt darin geübt hat, keine positiven Gefühle zu haben. Ein weiterer Unterschied liegt darin, daß er in keinerlei Reiberei oder Ärger mit anderen verwickelt werden möchte, während der arrogante Typ schnell ärgerlich ist und im Kampf sein natürliches Element findet.

[2] FREUD hat dieses spezielle Phänomen beobachtet. Er hielt es für eine Besonderheit im Liebesleben, die nur bei Männern vorkomme, und versuchte sie durch eine ambivalente Einstellung zur Mutter zu erklären. Vgl. SIGMUND FREUD: *Beiträge zur Psychologie des Liebeslebens*, I u. II, Ges. Werke Bd. VIII u. Bd. XIII, S. Fischer Verlag, Frankfurt/M. 1955.

Ein anderes Charakteristikum des resignierten Menschen ist seine *Überempfindlichkeit gegen Einfluß, Druck, Zwang oder Fesseln* irgendwelcher Art. Auch dieser Faktor spielt bei seiner Absonderung eine wichtige Rolle. Noch bevor ein solcher Neurotiker eine persönliche Beziehung anknüpft oder Mitglied einer Gruppe wird, kann die Angst vor einer dauernden Bindung in ihm wach werden. Und die Frage, wie er sich wieder entziehen kann, ist möglicherweise schon von Anfang an vorhanden. Vor einer Eheschließung kann sich diese Furcht bis zur Panik steigern.

Was der Betreffende genau als Zwang ablehnt, ist sehr verschiedenartig. Es kann jegliche vertragliche Bindung sein wie z. B. das Unterschreiben eines Mietvertrags oder einer sonstigen langfristigen Verpflichtung. Auch jeder physische Druck kann als Zwang empfunden werden, sogar Kragen, Hüfthalter und Schuhe. Oder eine versperrte Aussicht. Er kann alles als Zwang übelnehmen, was andere von ihm erwarten oder möglicherweise erwarten könnten, Weihnachtsgeschenke, Briefe, pünktliches Bezahlen seiner Rechnungen usw. Dies kann sich auch auf Institutionen ausdehnen, auf Verkehrsregeln, Konventionen oder Maßnahmen seitens der Regierung. Er kämpft nicht gegen all dies an, weil er kein Kämpfer ist; aber er rebelliert innerlich und kann bewußt oder unbewußt andere durch seine passive Art frustrieren, indem er nicht reagiert oder vergißt.

Seine Empfindlichkeit gegen Zwang hängt mit seiner Trägheit zusammen und mit der Zurücknahme seiner Wünsche. Da er sich nicht rühren will, kann er jede Erwartung, er möge etwas tun, als einen Zwang empfinden, selbst wenn dieses Tun offensichtlich in seinem eigenen Interesse liegt. Die Verknüpfung mit der Zurücknahme seiner Wünsche ist vielschichtiger. Er hat Angst – und das mit Recht –, daß jeder, der stärkere Wünsche und eine größere Entschlossenheit als er hat, ihn dadurch leicht mißbrauchen und in etwas hineinziehen könnte. Aber hier wirkt gleichzeitig auch eine Projektion. Da er seine eigenen Wünsche oder seine Vorliebe nicht erlebt, kommt er leicht zu dem Gefühl, daß er den Wünschen eines anderen Menschen nachgibt, wenn er in Wirklichkeit nach seiner eigenen Wahl handelt. Veranschaulichen wir uns dies anhand eines einfachen Beispiels aus dem täglichen Leben: Ein Mann wurde zu einer Party eingeladen, die an einem Abend stattfinden sollte, an dem er eine Verabredung mit seiner Freundin hatte. Damals erlebte er die Situation allerdings nicht so. Er ging zu seiner Freundin in dem Gefühl, ihren Wünschen »nachgegeben« zu haben, und nahm ihr den »Zwang« übel, den sie ausgeübt hatte. Ein sehr intelligenter Patient hat den Gesamtprozeß einmal mit folgenden Worten charakterisiert: »Die Natur verabscheut ein Vakuum. Wenn deine eigenen Wünsche schweigen, drängen die der anderen nach.« Wir könnten hinzufügen: ihre tatsächlichen Wünsche, ihre angeblichen Wünsche oder jene Wünsche, die der Patient auf sie projiziert.

Die Empfindlichkeit gegen Zwang stellt eine echte Schwierigkeit in der Analyse dar. Diese Schwierigkeit ist besonders groß, wenn der Patient eine absolut negative Einstellung hat. Er kann den ständigen Verdacht hegen, der Analytiker wolle ihn beeinflussen und in eine bestimmte Form pressen. Ein solcher Verdacht ist um so weniger angreifbar, je mehr der Patient durch seine eigene Trägheit daran gehindert wird, Vorschläge zu erproben, wie es der Analytiker wiederholt anregt. Aufgrund der Annahme, der Analytiker übe einen unangemessenen Einfluß aus, widerlegt der Patient möglicherweise jede Frage, jede Behauptung oder Interpretation, die unausgesprochen oder ausgesprochen eine seiner neurotischen Positionen angreift. Noch schwieriger wird ein Fortschritt in dieser Beziehung, weil der Patient lange Zeit hindurch seinen Verdacht nicht ausspricht, da er ja Reibungen haßt. Er hat möglicherweise einfach das Gefühl, dieses oder jenes sei persönliche Voreingenommenheit oder ein persönliches Steckenpferd des Analytikers. Deshalb braucht er sich damit auch nicht abzumühen und kann es als belanglos abtun. Der Analytiker kann dem Patienten z. B. nahelegen, daß es für ihn von Nutzen sei, wenn er seine mitmenschlichen Beziehungen einmal überprüfte. Sofort geht der Patient in Verteidigungsstellung, während er heimlich glaubt, der Analytiker wolle ihn zu einem geselligen Menschen machen.

Schließlich gehört auch die *Abneigung gegen Wandel* zur Resignation. Auch hier besteht eine große Variationsbreite hinsichtlich der Intensität und der Form. Je ausgeprägter die Trägheit eines Patienten ist, desto mehr fürchtet er das Wagnis und die Mühe jeden Wandels. Er gibt sich lieber mit dem Status quo zufrieden, als etwas zu ändern, gleichgültig, ob dies Beruf, Wohnung, einen Angestellten oder einen Ehepartner betrifft. Es kommt ihm auch nicht in den Sinn, daß er seine Situation verbessern könnte. Er könnte z. B. seine Möbel umstellen, sich mehr

Freizeit verschaffen, hilfreicher gegenüber seiner Frau sein, wenn sie in Schwierigkeiten ist – Anregungen, die bestenfalls mit höflicher Gleichgültigkeit aufgenommen werden. Neben seiner Trägheit kommen hier noch zwei weitere Faktoren ins Spiel. Da er sowieso nicht viel von irgendeiner Situation erwartet, ist der Antrieb zum Wandel gering. Außerdem neigt er dazu, die Dinge als unabänderlich zu betrachten. Die Menschen sind nun einmal so, das ist ihre Natur. Das Leben ist nun einmal so, das ist Schicksal. Obwohl er nicht über Situationen klagt, die für die meisten Menschen unerträglich sein würden, sieht sein Sichabfinden mit den Gegebenheiten oft wie das Märtyrertum des selbstverleugnenden Neurotikers aus. Diese Ähnlichkeit ist aber nur oberflächlich: die Haltung entspringt anderen Quellen.

Die bisher angeführten Beispiele für die Abneigung gegen Wandel betreffen ausschließlich äußere Angelegenheiten. Das ist aber nicht der Grund, warum ich diese Abneigung zu den Grundcharakteristika der Resignation zähle. Das Zögern, etwas in der Umwelt zu ändern, ist zwar in einigen Fällen klar ersichtlich, bei anderen resignierten Neurotikern entsteht jedoch der gegenteilige Eindruck – der der Ruhelosigkeit. In allen Fällen dagegen zeigt sich eine ausgeprägte Abneigung gegen *inneren* Wandel. Dies trifft natürlich mehr oder weniger für alle Neurosen zu[3], aber die Abneigung richtet sich meist gegen das Angehen und die Veränderung bestimmter Faktoren, vorwiegend solcher, die im Zusammenhang mit der jeweiligen Hauptlösung stehen. Das gilt gleichermaßen für den resignierten Typ. Wegen der statischen Vorstellung jedoch, die dieser Neurotiker von seinem Selbst hat und die in der Natur seiner Konfliktlösung liegt, ist er der bloßen Idee des Wandelns an sich schon abhold. Der eigentliche Kern dieser neurotischen Lösung ist der Rückzug aus dem aktiven Leben, vom aktiven Wünschen, Streben, Planen, von Bemühung und Handeln. Daß der Betreffende andere als unwandelbar akzeptiert, ist nur ein Spiegelbild der Vorstellung, die er von sich selbst hat, mag er auch noch so viel über Entwicklung reden oder sogar verstandesmäßig die Idee einer solchen Entwicklung begrüßen. In seiner Vorstellung sollte die Analyse eine einmalige Offenbarung sein; man erlebt sie einmal, und alles wird ein für allemal geklärt. Am Anfang ist ihm die Erkenntnis

[3] Karen Horney: *Selbstanalyse*, a.a.O., 10. Kapitel, Vom Umgang mit Widerständen.

fremd, daß die Analyse ein Prozeß ist, in dem ein Problem von immer neuen Seiten aus angegangen wird, in dem man immer neue Zusammenhänge entdeckt, immer neue Bedeutungen sieht, bis man zur Wurzel vorgedrungen ist und sich von innen her ein Wandel vollziehen kann.

Die gesamte resignatorische Haltung kann durchaus bewußt sein. Ist das der Fall, so hält der Betreffende sie für ein gut Teil Weisheit. Meine Erfahrung hat jedoch gezeigt, daß sich der Neurotiker weit häufiger dieser Haltung nicht bewußt ist, sondern nur einige der hier erwähnten Aspekte kennt, wenngleich er diese in einem anderen Licht sieht und damit auch anders erleben kann. In den meisten Fällen ist er sich nur seiner Absonderung und seiner Empfindlichkeit gegen Zwang bewußt. Aber wie immer, wenn es sich um neurotische Bedürfnisse handelt, können wir auch hier die Art der Bedürfnisse der resignierten Persönlichkeit erkennen, indem wir beobachten, *wann* er auf Frustration reagiert, wann er lustlos oder erschöpft, gereizt, ängstlich oder vorwurfsvoll wird.

Die Kenntnis der Grundcharakteristika ist für den Analytiker deshalb von großem Nutzen, weil er sich damit schnell ein Gesamtbild machen kann. Wenn uns das eine oder andere Merkmal auffällt, müssen wir die anderen suchen. Und wir können einigermaßen sicher sein, daß wir sie finden. Denn sie sind, wie ich klarzumachen versucht habe, nicht eine Kette von Eigentümlichkeiten, die keinerlei Beziehung zueinander haben, sondern eine engverflochtene Struktur. Diese Struktur ist, zumindest in ihrer Grundkomposition, ein Bild von großer Folgerichtigkeit und Einheit, das wie Ton-in-Ton-Malerei wirkt.

Wir wollen nun versuchen, zu einem Verständnis der Dynamik dieses Bildes, seiner Bedeutung und seiner Entstehung zu kommen. Bisher wurde nur dargestellt, daß Resignation eine Hauptlösung intrapsychischer Konflikte durch Distanzierung von ihnen ist. Auf den ersten Blick gewinnt man den Eindruck, daß die resignierte Persönlichkeit vor allem ihren Ehrgeiz aufgibt. Dies ist übrigens der Aspekt, den der Patient seinerseits oft betont und als Schlüssel zu seiner Gesamtentwicklung anzusehen geneigt ist. Auch sein Werdegang scheint diesen Eindruck bisweilen zu bestätigen, da sich der Betreffende bezüglich des Ehrgeizes auffällig gewandelt hat. Zur Zeit der Pubertät etwa macht er vielerlei, das von beachtlicher Energie und bemerkenswerten

Talenten zeugt. Er wird findig, kann große wirtschaftliche Hindernisse überwinden und sich selbst einen geeigneten Platz verschaffen. Er kann in der Schule durchaus ehrgeizig sein, Primus seiner Klasse, sich in Diskussionen oder in einer fortschrittlichen politischen Bewegung hervortun. Jedenfalls gibt es oft eine Periode, in der er verhältnismäßig rege ist, sich für vieles interessiert und gegen die Tradition rebelliert, in der er aufgewachsen ist, eine Periode, in der er sich vornimmt, in der Zukunft etwas zu vollbringen.

Darauf folgt meist eine Periode des Kummers und der Not: eine Periode der Angst, der Depression, der Verzweiflung über einen Fehlschlag oder eine unglückliche Lebenssituation, in die er sich durch seine revolutionären Anwandlungen verstrickt hat. Danach scheint sich seine Lebenskurve abzuflachen. Die Leute sagen, er habe sich »angepaßt« und eingeordnet. Sie meinen, er habe nun seinen Flug zu den Sternen hinter sich und sei zur Erde zurückgekehrt. Das sei der »normale« Lauf der Entwicklung. Andere dagegen, die nachdenklicher sind, machen sich Sorgen um ihn. Er scheint nämlich gleichzeitig seine Lebensfreude verloren zu haben, sein Interesse an so vielem, und sich mit weniger zufriedenzugeben, als seiner Begabung und seinen Möglichkeiten entspricht. Was ist mit ihm geschehen? Natürlich können einem Menschen durch eine Reihe von Mißgeschicken oder Verlusten die Flügel gestutzt werden. In den Fällen jedoch, die wir hier betrachten, waren die Umstände nicht ungünstig genug, um allein dafür verantwortlich zu sein. Demnach muß also seelische Not der determinierende Faktor gewesen sein. Aber auch diese Antwort ist nicht befriedigend; denn wir können uns an andere Menschen erinnern, die ebenfalls innere Tumulte durchgemacht haben und anders daraus hervorgegangen sind. In Wirklichkeit ist der Wandel weder auf die Existenz von Konflikten noch auf deren Stärke zurückzuführen, sondern auf die Art und Weise, wie der Betreffende Frieden mit sich selbst gemacht hat. Mit ihm ist Folgendes geschehen: Er hat einen Einblick in seine inneren Konflikte bekommen und hat sie gelöst, indem er sich von ihnen zurückzog. Warum er versucht hat, sie auf diese Art zu lösen, warum er es nur auf diese Art tun konnte, hängt mit seiner früheren Entwicklung zusammen. Doch darüber werden wir später mehr hören; zunächst gilt es, ein klares Bild von der Art dieser Absonderung zu erhalten.

Betrachten wir als erstes den großen inneren Konflikt zwischen expansiven und selbstverleugnenden Trieben. Bei den beiden Typen, von denen in den letzten drei Kapiteln die Rede war, steht jeweils einer dieser Triebe im Vordergrund, während der andere unterdrückt wird. Wenn dagegen die Resignation vorherrscht, bekommen wir von diesem Triebkonflikt ein typisch anderes Bild: Weder expansive noch selbstverleugnende Tendenzen scheinen unterdrückt. Vorausgesetzt, daß wir ihre Manifestationen und Verwicklungen gut kennen, dürfte es uns nicht schwerfallen, sie zu bemerken oder – bis zu einem gewissen Grad – bewußt zu machen. Wollten wir darauf bestehen, alle Neurosen als entweder expansiv oder selbstverleugnend zu klassifizieren, würden wir Schwierigkeiten haben, den resignierten Typ einzuordnen. Wir könnten nur angeben, daß gewöhnlich eine der beiden Tendenzen dominiert, entweder in dem Sinn, daß sie mehr bewußt ist, oder in dem Sinn, daß sie stärker ist. Individuelle Unterschiede innerhalb dieser ganzen Gruppe sind teilweise mit einem solchen Vorherrschen zu erklären. Manchmal scheint allerdings auch eine Art Gleichgewicht zu bestehen.

Expansive Tendenzen können sich darin äußern, daß der Betreffende grandiose Phantasien über die großen Taten hat, die er vollbringen könnte, oder über seine allgemeinen Eigenschaften. Oft fühlt er sich auch bewußt anderen überlegen und zeigt dies vielleicht durch übertriebene Würde. In seinem Selbstgefühl neigt er möglicherweise dazu, sein stolzes Selbst zu sein. Die Eigenschaften, auf die er stolz ist, stehen jedoch – im Gegensatz zum expansiven Typ – im Dienst der Resignation. Er ist stolz auf sein Nichtbeteiligtsein, seinen »Stoizismus«, seine Selbstgenügsamkeit, seine Unabhängigkeit, seinen Widerwillen gegen Zwang, sein Über-dem-Wettbewerb-Stehen. Er kann sich auch durchaus seiner Ansprüche bewußt und in der Lage sein, sie wirkungsvoll durchzusetzen. Ihr Inhalt ist allerdings ein anderer, da sie dem Bedürfnis erwachsen, seinen Elfenbeinturm zu schützen. Er meint, ein Recht darauf zu haben, daß andere nicht in seine Intimsphäre eindringen, daß sie nichts von ihm erwarten und ihn nicht stören. Er fühlt sich berechtigt, nicht für seinen Lebensunterhalt sorgen zu müssen und von Verantwortlichkeiten frei zu sein. Schließlich können sich expansive Tendenzen auch in Sekundärentwicklungen zeigen, die aus der Grundresignation stammen, wie z. B. Überbewertung von Prestige oder offene Rebellion.

Solche expansiven Züge haben aber keine aktive Kraft mehr, da der Betreffende seinen Ehrgeiz aufgegeben hat im Sinne von *Aufgabe eines jeglichen aktiven Strebens nach ehrgeizigen Zielen.* Er ist entschlossen, diese Ziele nicht zu brauchen und nicht einmal ihr Erreichen anzustreben. Selbst wenn er etwas produktive Arbeit zu leisten vermag, verrichtet er sie möglicherweise mit äußerster Verachtung für oder als Provokation gegen das, was seine Umwelt will oder anerkennt – ein typischer Zug der rebellischen Gruppe. Er will auch keineswegs etwas Aktives oder Aggressives aus Rache oder um des rachsüchtigen Triumphes willen tun; er hat das Streben nach wirklicher Meisterschaft aufgegeben. In Übereinstimmung mit seiner Absonderung ist ihm die Vorstellung, er könne ein Führer sein, Menschen beeinflussen oder manipulieren, tatsächlich zuwider.

Wenn andererseits die selbstverleugnenden Züge im Vordergrund stehen, haben resignierte Menschen meist eine wenig hohe Meinung von sich selbst. Sie können dann schüchtern sein und das Gefühl haben, daß sie nicht viel wert sind. Außerdem können sie bestimmte Verhaltensweisen zeigen, die wir kaum als selbstverleugnend erkennen würden, wäre uns nicht die Gesamtheit der selbstverleugnenden Lösung bekannt. Diese Menschen haben oft ein starkes Empfinden für die Bedürfnisse anderer und können tatsächlich einen großen Teil ihres Lebens damit zubringen, anderen zu helfen oder einer guten Sache zu dienen. Sie sind vielfach hilflos gegen Übervorteilungen und Angriffe und würden die Schuld lieber auf sich nehmen, als andere anzuklagen. Sie können überängstlich darauf bedacht sein, die Gefühle anderer nie zu verletzen, und neigen zur Nachgiebigkeit. Dieser letzte Zug entstammt jedoch nicht dem Bedürfnis nach Zuneigung, wie bei dem selbstverleugnenden Typ, sondern dem Bedürfnis, Reibungen zu vermeiden. Auch Unterströmungen von Angst sind vorhanden; sie zeigen, daß diese Menschen die potentielle Macht der selbstverleugnenden Tendenzen fürchten. Sie können z. B. die sie beunruhigende Überzeugung äußern, daß andere sie völlig zertrampeln würden, wenn sie nicht Distanz hielten.

Ähnlich wie bei den expansiven Tendenzen sind auch die selbstverleugnenden mehr Verhaltensweisen als aktive, starke Triebe. Der Reiz der Liebe, die diesen Trieben ihren leidenschaftlichen Charakter gibt, fehlt hier, weil der resignierte Mensch entschlossen ist, weder etwas von anderen zu wollen oder zu erwarten noch in emotionale Verstrickung zu geraten. Jetzt verstehen wir die Bedeutung der Distanzierung vom inneren Konflikt zwischen expansiven und selbstverleugnenden Trieben. Wenn die aktiven Elemente in diesen beiden Trieben eliminiert werden, sind sie nicht mehr einander widerstreitende Kräfte und bedingen damit keinen Konflikt mehr. Wenn wir die drei Hauptlösungsversuche vergleichen, so bemühen sich die anderen neurotischen Typen um eine Integration, indem sie eine der im Widerstreit stehenden Kräfte *ausschließen*; im Fall der Resignation dagegen versucht der Betreffende, beide Kräfte zu *immobilisieren*. Und das kann er, weil er das aktive Streben nach Ruhm und Ehre aufgegeben hat. Er muß zwar immer noch sein idealisiertes Selbst sein – d. h., das System des Stolzes mit seinen Solls arbeitet weiter –, aber das aktive Streben nach Verwirklichung dieses idealisierten Selbst hat er aufgegeben.

Ähnliche Immobilisierungstendenzen wirken auch bezüglich seines wahren Selbst. Er möchte immer noch er selbst sein, doch mit seinen Tabus auf Initiative, Anstrengung, lebhafte Wünsche und Bestrebungen hält er gleichzeitig auch sein natürliches Streben nach Selbstverwirklichung in Zaum. Sowohl im Hinblick auf sein idealisiertes wie sein wahres Selbst legt er die Betonung auf *Sein*, nicht auf Erreichen oder Wachsen. Da er aber tatsächlich noch er selbst sein will, ist er in der Lage, etwas Spontaneität in seinem Gefühlsleben zu bewahren, und in dieser Hinsicht ist er vielleicht weniger sich selbst entfremdet als andere neurotische Typen. Er kann starke, echte Gefühle für Religion, Kunst oder für die Natur haben, also für etwas Unpersönliches. Und wenn er seinen Gefühlen auch keine Verstrickung mit anderen Menschen erlaubt, kann er andere und deren spezielle Bedürfnisse doch emotional erleben. Diese Fähigkeit tritt dann klar zutage, wenn wir einen solchen Neurotiker mit dem selbstverleugnenden Typ vergleichen. Auch dieser unterdrückt positive Gefühle nicht – im Gegenteil, er pflegt sie sogar. Aber sie werden dramatisiert und verfälscht, da sie alle in den Dienst der Liebe gestellt werden, also in den Dienst der Selbstaufgabe. Mit anderen Worten: Der Betreffende möchte sich, wie wir bereits gesehen haben, mit seinen Gefühlen verlieren und schließlich in der Verschmelzung mit anderen eine Einheit finden. Der resignierte Mensch dagegen will seine Gefühle absolut in der Einsamkeit seines eigenen Herzens bewahren. Der bloße Gedanke an ein Verschmelzen ist ihm verhaßt. Er will »er selbst« sein, obwohl er nur eine vage Vorstellung davon hat, was das bedeutet, und diesbezüglich verwirrt ist, ohne es allerdings zu wissen.

Gerade der Prozeß der Immobilisierung verleiht der Resignation ihren negativen oder statischen Charakter. Hier stellt sich jedoch eine wichtige Frage. Der Eindruck eines statischen Zustandes, der durch negative Eigenschaften charakterisiert ist, wird dauernd durch neue Beobachtungen verstärkt. Aber werden wir damit dem Gesamtphänomen gerecht? Schließlich kann niemand nur in der Negation leben. Fehlt nicht etwas in unserem Verständnis für die Bedeutung der Resignation? Will nicht auch der resignierte Mensch etwas Positives? Frieden um jeden Preis? Gewiß, aber das ist immer noch negativ. Bei den beiden anderen Lösungen gibt es außer dem Bedürfnis nach Integration noch eine Antriebskraft, einen starken Reiz durch etwas Positives, das dem Leben Sinn verleiht: den Reiz der Meisterschaft im einen Fall und der der Liebe im anderen. Gibt es nicht vielleicht auch in dieser durch Resignation charakterisierten Lösung einen entsprechenden Reiz eines etwas positiveren Zieles?

Wenn solche Fragen während der analytischen Arbeit auftauchen, ist es meist sehr nützlich, genau auf das zu hören, was der Patient selbst dazu sagt. Denn im allgemeinen gibt es etwas, das er uns zwar erzählt hat, wir aber nicht ernst genug genommen haben. Wir wollen hier das gleiche tun und genau prüfen, wie sich ein solcher Neurotiker selbst sieht. Wir wissen bereits, daß er wie alle anderen Neurotiker seine Bedürfnisse rationalisiert und so ausschmückt, daß sie zu überragenden Eigenschaften werden. Hier müssen wir allerdings einen Unterschied machen. Manchmal münzt er offensichtlich ein Bedürfnis in eine Tugend um, so z. B., wenn er seinen Mangel an Strebsamkeit als ein Über-dem-Wettbewerb-Stehen interpretiert oder seine Trägheit mit einer Verachtung der Mühsal harter Arbeit erklärt. Diese Glorifizierungen verschwinden mit fortschreitender Analyse gewöhnlich ohne große Diskussion. Es gibt jedoch andere, die nicht so schnell abgelegt werden, weil sie anscheinend eine echte Bedeutung für ihn haben. Diese betreffen alles, was er über Unabhängigkeit und *Freiheit* sagt. Und tatsächlich sind die meisten der Grundmerkmale, die wir vom Standpunkt der Resignation aus betrachtet haben, auch dann sinnvoll, wenn sie vom Blickpunkt der Freiheit gesehen werden. Jede stärkere Bindung würde seine Freiheit einschränken. Dasselbe gilt auch für Bedürfnisse. Er würde von diesen Bedürfnissen abhängig sein, und sie könnten ihn dann leicht von anderen abhängig machen. Wollte er alle seine Energien für ein einziges Ziel einsetzen, so wäre er nicht mehr frei, all die anderen Dinge zu tun, die ihn vielleicht interessieren. Damit erscheint besonders seine Empfindlichkeit gegen Zwang in einem neuen Licht. Er möchte frei sein und kann infolgedessen Zwang nicht vertragen.

Wenn dieses Thema in der Analyse zur Sprache kommt, verteidigt der Patient lebhaft seine Einstellung. Ist es nicht naturgegeben, daß der Mensch seine Freiheit braucht? Wird nicht jeder lustlos, wenn er etwas unter Druck machen muß? Er weiß doch, seine Tante oder ein Freund von ihm haben jedes Interesse, jeden Elan verloren, weil sie immer nur das taten, was von ihnen erwartet wurde. Will der Analytiker ihn etwa zähmen oder in eine Form zwingen? Soll er so gleichförmig werden wie ein Reihenhaus in einer ärmlichen Siedlung, in der kein Haus vom anderen unterscheidbar ist? Er haßt Uniformierung. Er geht niemals in den Zoo, weil er es einfach nicht ertragen kann, Tiere im Käfig zu sehen. Er will tun können, was er will und wann er will.

Vergegenwärtigen wir uns jetzt einige seiner Argumente – von anderen wird später die Rede sein. Freiheit, so lernen wir aus seinen Begründungen, heißt für ihn, alles tun zu können, was er möchte. Hier entdeckt der Analytiker einen offensichtlichen Bruch. Der Patient hat schließlich sein Möglichstes getan, um seine Wünsche einzufrieren, und daher weiß er einfach nicht mehr, was er will. Die Folge ist, daß er oft nichts oder nichts von Bedeutung tut. Dies scheint ihn aber nicht zu stören, da er Freiheit hauptsächlich als Leben ohne Einmischung seitens anderer versteht – Menschen oder Institutionen. Gleichgültig, was diese Haltung so wichtig macht, er ist gewillt, sie bis zum letzten Atemzug zu verteidigen. Wenn auch seine Vorstellung von Freiheit wiederum etwas Negatives zu sein scheint – Freiheit *von* und nicht Freiheit *für* –, so hat gerade sie für ihn einen Reiz, der (in diesem Ausmaß) bei den anderen Lösungen fehlt. Der selbstverleugnende Mensch hat wegen seines Bedürfnisses nach Anlehnung und Abhängigkeit echte Angst vor der Freiheit, während der expansive Typ mit seinem Verlangen nach Meisterschaft dieser oder jener Art dazu neigt, eine solche Vorstellung von Freiheit zu verschmähen.

Wie können wir also den Reiz der Freiheit erklären? Aus welchen inneren Notwendigkeiten entsteht er? Und was bedeutet er? Wenn wir hier zu einem gewissen Verständnis kommen wollen, müssen wir die Frühgeschichte jener Menschen betrachten, die später ihre Probleme durch Resignation gelöst haben. Oft gab es hemmende Einflüsse, gegen die das Kind nicht offen rebellieren konnte, weil sie entweder zu stark oder zu wenig greifbar waren. Vielleicht war die Familienatmosphäre so dicht, die emotionale Verbundenheit so starr, daß kein Raum für das Kind blieb, sich in seiner Art zu entwickeln: es drohte von alldem erdrückt zu werden. Andererseits ist es durchaus möglich, daß ein solches Kind Zuneigung erfuhr, jedoch in einer Form, daß es sich eher abgestoßen als erwärmt fühlte. Ein Elternteil könnte z. B. zu egozentrisch gewesen sein, um überhaupt Verständnis für die Bedürfnisse des Kindes aufzubringen, gleichzeitig aber von dem Kind verlangt haben, daß es ihn, den Erwachsenen, verstehe und emotional unterstütze. Oder vielleicht war ein Elternteil so unberechenbar in seinen Launen, daß überschwengliche, demonstrative Zuneigung mit Schelten und Schlägen bei Wutanfällen abwechselten, ohne daß das Kind die Gründe dafür begreifen konnte. Kurz gesagt: Es war eine Umwelt, die an das Kind ausgesprochen oder unausgesprochen die Forderung stellte, es solle sich auf irgendeine Weise einfügen, eine Umwelt, die das Kind zu verschlingen drohte, ohne Rücksicht auf seine Individualität, von einer Ermutigung für sein persönliches inneres Wachstum ganz zu schweigen.

Das Kind wird also auf längere oder kürzere Dauer hin und her gerissen zwischen nutzlosen Versuchen, Zuneigung und Interesse zu finden, und dem Groll gegen die Fesseln, die ihm angelegt werden. Diesen frühen inneren Konflikt löst es dadurch, daß es sich von den anderen zurückzieht. Es schafft einen emotionalen Abstand zwischen sich und den anderen und legt damit seinen Konflikt still[4]. Es will die Zuneigung der anderen nicht mehr, und es will auch nicht gegen sie kämpfen. Infolgedessen wird es nicht mehr von widersprüchlichen Gefühlen für sie hin und her gerissen und kann nun relativ gut mit ihnen auskommen. Indem es sich in seine eigene Welt zurückzieht, bewahrt es außerdem seine Individualität vor völliger Einengung oder Zerstörung. *Seine frühe Absonderung dient also nicht allein seiner Integration, sondern hat auch eine sehr positive Bedeutung: sein inneres Leben wird dadurch intakt gehalten.* Die Freiheit von

[4] S. Karen Horney: *Unsere inneren Konflikte*, a.a.O., 5. Kapitel.

Bindung gibt ihm die Möglichkeit innerer Unabhängigkeit. Dafür muß es aber noch mehr tun, als seinen Gefühlen für oder gegen andere Zügel anzulegen: es muß auch all jene Wünsche und Bedürfnisse zurücknehmen, deren Erfüllung von anderen abhängig ist, sein natürliches Bedürfnis nach Verständnis, nach gemeinsamen Erfahrungen, nach Zuneigung, Sympathie und Schutz. Dies hat natürlich weitreichende Folgen. Es bedeutet, daß das Kind seine Freuden und Leiden, seine Sorgen und seine Ängste für sich behalten muß. Oft macht es rührende und verzweifelte Anstrengungen, seine Ängste zu überwinden – etwa Angst vor der Dunkelheit oder vor Hunden –, ohne daß es irgend jemanden davon wissen läßt. Es übt sich (automatisch) darin, Leid nicht nur zu verbergen, sondern es auch nicht zu fühlen. Sympathie und Hilfe will es nicht, weil es einerseits Grund hat, ihre Echtheit zu bezweifeln, und weil sie andererseits – auch wenn sie nur vorübergehend geschenkt werden – Alarmzeichen für drohende Fesseln sind. Es verheimlicht aber nicht nur seine Bedürfnisse, sondern findet auch, es sei besser, niemanden wissen zu lassen, daß irgend etwas ihm etwas bedeutet: seine Wünsche könnten ja sonst frustriert oder dazu benutzt werden, es abhängig zu machen. Auf diese Weise beginnt die völlige Zurücknahme aller Wünsche, die für den Prozeß der Resignation so charakteristisch ist. Noch weiß das Kind, daß es ein Kleidungsstück, ein Kätzchen oder ein Spielzeug haben möchte, aber es sagt dies nicht. Allmählich kommt es jedoch genau wie bei seinen Ängsten zu dem Schluß, daß es sicherer sei, überhaupt keine Wünsche zu haben. Je weniger Wünsche es wirklich hat, desto sicherer ist es in seinem Rückzug nach innen und desto schwieriger wird es für irgendeinen Menschen, es zu binden und zu beherrschen.

Das Bild, das sich bisher ergibt, ist noch keine Resignation, aber es trägt bereits die Keime in sich, aus denen sich Resignation entwickeln kann. Selbst wenn ein solcher Zustand unverändert bliebe, enthielte er doch große Gefahrenmomente für das weitere Wachstum. Wir können nicht in einem Vakuum gedeihen, ohne nähere Beziehung zu anderen Menschen und ohne uns an ihnen zu reiben. Dieser Zustand kann aber kaum statisch bleiben. Wenn nicht günstige Umweltbedingungen ihn zum Besseren wenden, intensiviert sich dieser Prozeß kraft des ihm innewohnenden Impulses und zeitigt immer mehr Teufelskreise – wie in anderen neurotischen Entwicklungen auch. Einer dieser Teufelskreise ist bereits erwähnt worden: Um seine emotionale Absonderung aufrechterhalten zu können, muß der Neurotiker seine Wünsche und sein Streben zügeln. Die Zurücknahme von Wünschen ist jedoch in ihrer Auswirkung zweischneidig. Sie macht zwar den Betreffenden unabhängiger von anderen, aber sie schwächt ihn auch. Sie untergräbt seine Vitalität und verstümmelt seinen Richtungssinn. Der Neurotiker hat somit den Wünschen und Erwartungen der anderen weniger entgegenzusetzen und muß gegen Einflüsse oder Einmischung doppelt wachsam sein. Harry Stack Sullivan hat dies treffend ausgedrückt: »Er muß seine Distanzmaschinerie vervollkommnen.«

Die Hauptverstärkungen der frühen Entwicklung entstammen intrapsychischen Prozessen. Die gleichen Bedürfnisse, die andere zur Suche nach Ruhm und Ehre antreiben, wirken auch hier. Die frühe Absonderung beseitigt den Konflikt mit anderen, sofern der Betreffende diese Absonderung beständig durchhalten kann. Die Zuverlässigkeit seiner Lösung hängt aber von der Zurücknahme von Wünschen ab, und in der Jugend ist gerade dies ein sich dauernd ändernder Prozeß, ist noch nicht zu einer entschlossenen Haltung geworden. Er möchte noch immer mehr vom Leben haben, als für seinen Seelenfrieden gut ist. Wenn die Verlockung groß genug ist, kann er beispielsweise durchaus in eine enge Beziehung hineingezogen werden. Deshalb werden seine Konflikte leicht mobilisiert, und er braucht noch mehr Integration. Die frühe Entwicklung hat ihn jedoch nicht nur innerlich gespalten, sondern ihn auch sich selbst entfremdet; ihm mangelt es an Selbstvertrauen, und er fühlt sich für das wirkliche Leben schlecht gerüstet. Mit anderen Menschen kann er nur umgehen, wenn er sich in sicherer emotionaler Distanz hält. Gerät er in engeren Kontakt, so ist er nicht nur benachteiligt, weil er vor jedem Kampf zurückweicht, sondern darüber hinaus auch noch gehemmt. Deshalb wird er auch dazu getrieben, eine Befriedigung all seiner Bedürfnisse in der Selbstidealisierung zu finden. Er versucht vielleicht, seinen Ehrgeiz in der Wirklichkeit zu realisieren, neigt aber aus vielen inneren Gründen dazu, diesen Weg wieder aufzugeben, sobald Schwierigkeiten auftreten. Sein idealisiertes Vorstellungsbild ist hauptsächlich eine Glorifizierung der Bedürfnisse, die sich entwickelt haben. Es ist ein Gemisch von Selbstgenügsamkeit, Unabhängigkeit, vollkommener

Gelassenheit, Freisein von Wünschen und Leidenschaften, Stoizismus und Fairneß. Fairneß ist für ihn weniger eine Glorifizierung von Rachsucht (wie die »Gerechtigkeit« des aggressiven Typs), als vielmehr eine Idealisierung von Unverbindlichkeit und Respektierung der Rechte anderer.

Die Solls, die einem solchen Vorstellungsbild entsprechen, bringen ihn in neue Gefahr. Während er ursprünglich sein inneres Selbst gegen die Außenwelt schützen mußte, muß er es jetzt gegen die weitaus entsetzlichere innere Tyrannei schützen. Das Endergebnis hängt davon ab, in welchem Ausmaß er seine innere Lebendigkeit bis dahin hat retten können. Wenn sie noch stark ist und er unbewußt auf Biegen oder Brechen entschlossen ist, sie zu erhalten, kann er zumindest etwas von ihr retten, allerdings nur um den Preis einer zwanghaften Durchsetzung jener Restriktionen, die wir schon zu Beginn besprochen haben: Es geht also nur auf Kosten des aktiven Lebens, der Zügelung seines Strebens nach Selbstverwirklichung.

Es gibt keine klinischen Beweise dafür, daß die inneren Gebote hier zwingender wären als bei anderen Neurosetypen. Der Unterschied liegt vielmehr darin, daß dieser Typ sich gerade wegen seines Freiheitsbedürfnisses mehr an ihnen reibt. Teilweise versucht er mit ihnen fertig zu werden, indem er sie nach außen projiziert. Wegen seiner Tabus gegen Aggression ist das aber nur auf passive Art und Weise möglich, d. h., die Erwartungen anderer, oder was er als solche empfindet, nehmen den Charakter von Befehlen an, die unter allen Umständen ausgeführt werden müssen. Außerdem ist er davon überzeugt, daß sich die Menschen kalt gegen ihn richten würden, wenn er ihre Erwartungen nicht erfüllte. Das bedeutet im Grunde, daß er nicht nur seine Solls nach außen projiziert hat, sondern auch seinen Selbsthaß: die anderen würden sich so sehr gegen ihn richten, wie er es selbst tun würde, wenn er seinen Solls nicht entspräche. Da diese Erwartung von Feindseligkeit eine Projektion ist, kann sie auch nicht durch gegenteilige Erfahrungen beseitigt werden. Ein Patient kann z. B. schon lange die Geduld und das Verständnis des Analytikers aus eigener Erfahrung kennen und dennoch unter Druck das Gefühl haben, der Analytiker würde ihn im Fall offener Opposition jederzeit fallenlassen.

So wird also seine ursprüngliche Empfindlichkeit gegen äußeren Druck in hohem Maß verstärkt. Wir verstehen jetzt, warum ein solcher Neurotiker dauernd äußeren Zwang erlebt, selbst wenn die Umwelt nur wenig Druck ausübt. Außerdem vermindert die Projektion seiner Solls zwar innere Spannung, bringt aber gleichzeitig einen neuen Konflikt in sein Leben. Er sollte die Erwartungen der anderen erfüllen, er sollte ihre Gefühle nicht verletzen, er muß ihre erwartete Feindseligkeit beschwichtigen – aber er sollte auch seine Unabhängigkeit wahren. Dieser Konflikt spiegelt sich in seinen ambivalenten Reaktionen auf andere wider. Sie sind – in vielen Varianten – eine merkwürdige Mischung von Nachgiebigkeit und Trotz. Er willigt z. B. höflich ein, eine Bitte zu erfüllen, vergißt sie dann jedoch oder zögert mit der Erfüllung. Die Vergeßlichkeit kann so beunruhigende Ausmaße annehmen, daß er in seinem Leben nur noch mit Hilfe eines Notizbuches Ordnung halten kann, in das er Verabredungen oder zu erledigende Dinge einträgt. Oder er kommt vielleicht äußerlich den Wünschen der anderen nach, sabotiert sie aber im Geiste, ohne sich dessen im geringsten bewußt zu sein. In der Analyse kann er sich beispielsweise an die klaren Regeln (Pünktlichkeit, Aussprache dessen, was ihn bewegt) halten und dennoch so wenig von dem aufnehmen, was besprochen wird, daß die Arbeit sinnlos ist.

Diese Konflikte bringen unvermeidlich Spannung in seine mitmenschlichen Beziehungen. Zeitweise kann er diese Spannung auch bewußt empfinden. Aber ob er sich ihrer nun bewußt ist oder nicht, sie verstärkt in jedem Fall seine Neigung, sich von anderen zurückzuziehen.

Der passive Widerstand, den er den Erwartungen der anderen entgegensetzt, wirkt auch bezüglich jener Solls, die nicht projiziert werden. Das bloße Gefühl, daß er etwas tun *sollte*, genügt oft schon, um ihn lustlos zu machen. Dieser unbewußte Sitzstreik wäre nicht so wichtig, wenn er nur jene Aktivitäten beträfe, die der Neurotiker im Grunde nicht mag, z. B. die Teilnahme an gesellschaftlichen Zusammenkünften, das Schreiben bestimmter Briefe oder die Begleichung seiner Rechnungen. Aber je radikaler er seine persönlichen Wünsche ausgemerzt hat, um so stärker wird alles, was er tut – sei es gut, schlecht oder indifferent –, als etwas empfunden, das er tun *sollte*: Zähneputzen, Zeitunglesen, Spazierengehen, Arbeiten, Essen oder Sexualverkehr mit einer Frau. Jede Tätigkeit stößt dann auf stillen Widerstand, und schließlich ergibt sich eine alles durchdringende Trägheit. Aktivitäten werden daher auf ein Minimum beschränkt oder, was häufiger der Fall ist, unter Druck und Spannung ausgeführt. Infolgedessen ist er unproduktiv, ermüdet leicht oder leidet unter chronischer Erschöpfung.

Wenn dieser innere Prozeß in der Analyse sichtbar wird, kommen zwei Faktoren zum Vorschein, die ihn verewigen. Solange der Patient keinen Zugang zu seinen spontanen Kräften hat, kann er zwar absolut begreifen, daß diese Lebensweise leer und unbefriedigend ist, aber er sieht keine Wandlungsmöglichkeit, weil er seinem Gefühl nach einfach nichts tun würde, wenn er sich nicht selbst antriebe. Der zweite Faktor ist die wichtige Funktion, die eben jene Trägheit des Betreffenden inzwischen übernommen hat. Seine psychische Lähmung kann sich in seiner Vorstellung zu einem unabänderlichen Gebrechen gewandelt haben, und er benutzt sie, um Selbstanklagen und Selbstverachtung abzuwehren.

Der Gewinn aus seiner Inaktivität wird noch aus einer anderen Quelle aufgestockt. So wie der Patient seine Konflikte dadurch gelöst hat, daß er sie zum Schweigen brachte, versucht er auch, seine Solls zum Schweigen zu bringen, und zwar dadurch, daß er Situationen zu vermeiden sucht, in denen sie ihm zusetzen könnten. Hier ist also ein weiterer Grund dafür, daß er Kontakte mit anderen Menschen genauso vermeidet wie ernsthaftes Streben nach irgendeinem Ziel. Er folgt dem unbewußten Leitsatz, daß er keine Solls und Tabus verletzt, solange er gar nichts tut. Gelegentlich rationalisiert er diese Vermeidungshaltungen, indem er die Ansicht vertritt, jegliche Zielstrebigkeit von seiner Seite könne die Rechte anderer Menschen verletzen.

Auf so vielfältige Art verstärken die intrapsychischen Prozesse die ursprüngliche Lösung der Absonderung, und so entsteht schließlich die ganze Verstrickung, die das Bild der Resignation bestimmt. Dieser Zustand wäre für die Therapie unzugänglich – wegen des minimalen Ansporns zum Wandel –, wenn nicht in der Verlockung der Freiheit positive Elemente enthalten wären. Patienten, bei denen solche positiven Elemente vorherrschen, haben oft ein unmittelbareres Verständnis für den schädlichen Charakter der inneren Gebote als andere. Unter günstigen Bedingungen können sie schnell erkennen, welches Joch die Gebote wirklich darstellen, und beziehen dann eindeutig Stellung gegen sie[5]. Selbstverständlich werden durch diese bewußte Hal-

[5] Vgl. »Finding the Real Self«, in: *American Journal of Psychoanalysis*, a.a.O.

tung die inneren Gebote noch nicht beseitigt, sie ist aber eine erhebliche Hilfe, um sie langsam zu überwinden.

Blicken wir jetzt vom Standpunkt der Wahrung der Integrität auf die Gesamtstruktur der Resignation zurück, so ordnen sich bestimmte Beobachtungen ein und gewinnen an Bedeutung. Erstens fällt die Integrität emotional wirklich abgesonderter Menschen einem aufmerksamen Beobachter immer auf. Was mich betrifft, so habe ich diesen Faktor stets einbezogen, nur habe ich früher nicht erkannt, daß die Wahrung der Integrität ein wesentlicher Teil, ein Kernstück dieser Struktur ist. Unbeteiligt bleibende, resignierte Menschen können unpraktisch, träge, leistungsunfähig und wegen ihrer herausfordernden Furcht vor Beeinflussung und engerem Kontakt schwierig im Umgang sein. Aber sie haben – in größerem oder geringerem Ausmaß – eine essentielle Aufrichtigkeit, eine naive Unschuld in ihren innersten Gedanken und Gefühlen, die unbestechlich ist und auch nicht durch die Lockung von Macht, Erfolg, Schmeichelei oder »Liebe« korrumpiert werden kann.

Außerdem erkennen wir in dem Bedürfnis, die innere Integrität zu wahren, eine weitere Determinante für die Grundcharakteristika. Zunächst haben wir gesehen, daß Vermeidungshaltungen und Beschränkungen in den Dienst der Integration gestellt werden. Dann sahen wir, daß diese auch durch das Bedürfnis nach Freiheit bestimmt werden, ohne uns allerdings über dessen Bedeutung im klaren zu sein. Jetzt verstehen wir, daß diese Menschen Freiheit von Verstrickung, Beeinflussung und Druck, von den Fesseln des Ehrgeizes und Wettbewerbs brauchen, um ihr inneres Leben rein und ungetrübt erhalten zu können.

Wir sind vielleicht verwundert, daß der Patient nicht über diesen Kernpunkt spricht. In Wirklichkeit hat er indirekt auf vielerlei Art und Weise gesagt, daß er »er selbst« bleiben möchte; daß er Angst davor hat, »seine Individualität durch die Analyse zu verlieren«; daß die Analyse ihn allen anderen gleichmachen würde; daß der Analytiker ihn unbeabsichtigt nach seiner, des Analytikers, Vorstellung formen könnte usw. Aber der Analytiker versteht den tieferen Sinn solcher Äußerungen oft nicht ganz. Der Zusammenhang, in dem sie gemacht wurden, deutet darauf hin, daß der Patient entweder sein wirkliches neurotisches Selbst oder aber sein idealisiertes grandioses Selbst bleiben möchte. Und der Patient wollte tatsächlich seinen Status quo verteidigen.

Daß er jedoch darauf besteht, er selbst zu sein, drückt seine Besorgnis aus, die Integrität seines wahren Selbst aufrechtzuerhalten, obwohl er noch nicht in der Lage ist, dieses Selbst zu definieren. Nur durch die analytische Arbeit kann er die alte Wahrheit lernen, daß er sich (sein neurotisches glorifiziertes Selbst) verlieren muß, um sich selbst (sein wahres Selbst) zu finden.

Aus diesem Grundprozeß resultieren drei ganz verschiedene Lebensformen. In der ersten Gruppe wird die *verfestigte Resignation*, Resignation und alles, was damit in Zusammenhang steht, fast dauernd aufrechterhalten. In der zweiten, *rebellierenden Gruppe* verwandelt der Reiz der Freiheit die passive Resistenz in aktivere Rebellion. Und in der dritten Gruppe herrschen Entartungsprozesse vor und führen zu *oberflächlichem Leben.*

Individuelle Unterschiede in der ersten Gruppe ergeben sich daraus, ob in dem betreffenden Fall expansive Tendenzen oder selbstverleugnende Tendenzen vorherrschen und in welchem Ausmaß der Neurotiker vor jeder Aktivität zurückweicht. Obwohl die emotionale Distanz zu anderen kultiviert wird, sind manche Neurotiker durchaus in der Lage, etwas für ihre Familie, ihre Freunde oder solche Menschen zu tun, mit denen sie durch ihre Arbeit in Kontakt kommen. Die Hilfe, die sie geben, ist oft auch wirkungsvoll, vielleicht gerade wegen ihres Unbeteiligtseins. Im Gegensatz zu den beiden anderen Typen erwarten sie nicht viel als Gegengabe. Und im Gegensatz zum selbstverleugnenden Typ sind sie oft verärgert, wenn andere ihre Hilfsbereitschaft für persönliche Zuneigung halten und außer der empfangenen Hilfe noch mehr Zuneigung haben möchten.

Trotz der Einschränkung der Aktivität sind viele Menschen dieser Art in der Lage, ihre tägliche Arbeit zu verrichten. Diese wird jedoch meist als Anstrengung empfunden, weil sie gegen das innere Übergewicht der Trägheit getan werden muß. Die Trägheit wird merkbarer, sobald sich die Arbeit ansammelt, Initiative erfordert oder Kampf um bzw. gegen etwas mit sich bringt. Die Motivationen zur Übernahme von Routinearbeit sind im allgemeinen gemischt. Neben wirtschaftlicher Notwendigkeit und den traditionellen Solls besteht oft auch ein Bedürfnis, anderen nützlich zu sein, obwohl sie selbst resigniert sind. Tägliche Arbeit kann außerdem ein Mittel für sie sein, dem Gefühl der Sinnlosigkeit zu entfliehen, das sie erfüllt, wenn sie sich selbst überlassen sind. Oft wissen sie nicht, was sie mit ihrer Freizeit anfangen sollen. Mitmenschliche Kontakte sind eine zu große Belastung, als daß sie erfreulich sein könnten. Sie sind gern für sich allein, aber sie sind unproduktiv. Selbst die Lektüre eines Buches kann auf inneren Widerstand stoßen. Also träumen sie, denken nach, hören Musik oder genießen die Natur, wenn dies keine Mühe verursacht. Meist sind sie sich der lauernden Furcht vor sinnlosem Tun nicht bewußt, richten aber unter Umständen ihre Arbeit automatisch so ein, daß wenig freie Zeit für sie selbst übrigbleibt.

Schließlich können die Trägheit und die sie begleitende Aversion gegen regelmäßige Arbeit auch die Oberhand gewinnen. Wenn solche Menschen keine eigenen Geldmittel haben, nehmen sie möglicherweise Gelegenheitsarbeiten an oder sinken auf die Stufe parasitären Daseins ab. Sind dagegen bescheidene Mittel vorhanden, so schränken sie lieber ihre Bedürfnisse bis zum Äußersten ein, damit sie sich frei fühlen, das zu tun, was ihnen behagt. Was sie tun, hat allerdings oft den Charakter eines Hobbys. Oder sie unterliegen schließlich einer mehr oder weniger vollständigen Trägheit. Ein solches Ende wird in Gontscharows *Oblomow* meisterhaft geschildert, dessen Titelhelden es sogar zuviel ist, auch nur seine Schuhe anziehen zu müssen. Sein Freund lädt ihn zu einer Auslandsreise ein und bereitet alles für ihn vor, bis zum kleinsten Detail. Oblomow sieht sich in seiner Phantasie bereits in Paris und in den Schweizer Bergen, und wir werden in Spannung gehalten: Geht er, oder geht er nicht? Natürlich geht er nicht. Die Aussicht auf ein für ihn turbulentes Herumreisen mit immer neuen Eindrücken ist zu viel.

Eine so durchdringende Trägheit birgt selbst dann die Gefahr der Entartung in sich, wenn sie nicht bis zu den genannten Extremen geht. Dies wird am späteren Schicksal von Oblomow und seinem Diener deutlich. (Hier wäre dann ein Übergang zum oberflächlichen Leben der dritten Gruppe.) Eine solche Trägheit ist auch deshalb gefährlich, weil sie über den Widerstand gegen jedes Tun hinausgehen kann bis zu einem Widerstand gegen jegliches Denken und Fühlen. Denken und Fühlen können dann einfach reaktiv werden. Durch eine Unterhaltung oder durch Kommentare des Analytikers wird möglicherweise ein bestimmter Gedankengang angeregt, da dieser aber keine Energien mobilisiert, versiegt er allmählich. Irgendein positives oder negatives Gefühl kann durch einen Brief oder einen Besuch angesprochen werden, doch auch dieses verblaßt kurze Zeit später. Ein Brief weckt vielleicht den Impuls, ihn zu beantworten; wenn aber dieser Impuls nicht sofort genutzt wird, ist bald alles wieder vergessen. Die Trägheit im Denken läßt sich in der Analyse sehr gut beobachten und ist oft ein großes Arbeitshindernis. Einfache Denkprozesse werden schwierig; und was immer im Verlauf einer Sitzung besprochen wird, kann dann schnell in Vergessenheit geraten – nicht wegen eines besonderen »Widerstands« seitens des Patienten, sondern weil dieser den Gesprächsinhalt wie einen Fremdkörper in seinem Gehirn liegen läßt. Manchmal fühlt sich der Patient in der Analyse – wie auch beim Lesen oder bei der Diskussion schwieriger Probleme – hilflos und verwirrt, weil die Anstrengung, Gedankenverbindungen herzustellen, zu groß ist. Ein Patient hat diese ziellose Verwirrung in einem Traum ausgedrückt, in dem er sich an verschiedenen Orten über die ganze Welt verstreut fand. Er hatte nicht die Absicht, irgendeinen dieser Orte zu besuchen; er wußte nicht, wie er dahingekommen war oder wie er von dort wieder wegkommen sollte.

Je mehr sich die Trägheit ausbreitet, desto mehr werden die Gefühle des Betreffenden dadurch beeinträchtigt. Er braucht stärkere Anregungen, um überhaupt noch reagieren zu können. Eine Gruppe herrlicher Bäume in einem Park löst keinerlei Gefühl mehr aus – er braucht einen Sonnenuntergang in wilden Farben. Eine solche Trägheit der Gefühle birgt ein tragisches Element in sich. Wir haben gesehen, daß der resignierte Typ seine Expansivität stark einschränkt, um die Echtheit seiner Gefühle zu wahren. Geht dieser Prozeß jedoch ins Extreme, so wird dadurch gerade jene Lebendigkeit abgetötet, die erhalten bleiben sollte. Wenn so das emotionale Leben gelähmt wird, leidet der Betreffende unter der entstandenen Abgestorbenheit seiner Gefühle mehr als andere Patienten. Dies ist möglicherweise auch das einzige, was er ändern möchte. Bei fortschreitender Analyse kann er zeitweilig den Eindruck haben, daß seine Gefühle lebendiger sind, sobald er generell aktiver ist. Doch auch dann haßt er die Erkenntnis, daß seine emotionale Abgestorbenheit nur ein Ausdruck seiner alles durchdringenden Trägheit ist und daß sie sich nur wandeln kann, wenn diese Trägheit abgebaut wird.

Sofern eine gewisse Aktivität beibehalten wird und die Lebensbedingungen einigermaßen angemessen sind, kann das Bild dauernder Resignation statisch bleiben. Viele Eigenschaften des resignierten Typs fügen sich hier zusammen: sein inneres Verbot gegen Streben und Erwartungen, seine Aversion gegen Wandel und inneren Kampf, seine Fähigkeit, sich mit allem abzufinden. Gegen all dies spricht jedoch ein beunruhigendes Element: der Reiz der Freiheit. In Wirklichkeit ist der resignierte Mensch ein unterdrückter Rebell. In unseren bisherigen Untersuchungen begegneten wir dieser Eigenschaft in Form von passivem Widerstand gegen inneren und äußeren Druck. Sie könnte sich aber jederzeit in *aktive Rebellion* umwandeln. Ob dies tatsächlich geschieht, hängt von der relativen Stärke expansiver und selbstverleugnender Tendenzen ab und vom Ausmaß der inneren Lebendigkeit, die der Mensch sich bewahrt hat. Je stärker seine expansiven Tendenzen sind und je lebendiger er ist, desto leichter wird er mit den Einschränkungen seines Lebens unzufrieden. Konzentriert sich diese Unzufriedenheit vorwiegend auf die äußere Situation, so ist es hauptsächlich eine »Rebellion *gegen*«; dominiert dagegen die Unzufriedenheit mit sich selbst, so ist es hauptsächlich eine »Rebellion *für*«.

Die Umweltsituation – Heim, Arbeit – kann so unbefriedigend werden, daß sich der Betreffende schließlich all dies nicht mehr gefallen läßt und in irgendeiner Form offen rebelliert. Dann kann er Heim und Arbeit verlassen und militant-aggressiv gegenüber jedem werden, mit dem er zusammenkommt, wie auch gegen Konventionen und Institutionen. Seine Haltung ist etwa: »Ich schere mich den Teufel darum, was ihr von mir erwartet oder über mich denkt«. Das kann in mehr oder weniger höflichen bzw. beleidigenden Formen ausgedrückt werden. Vom soziologischen Standpunkt aus gesehen, ist diese Entwicklung von großer Bedeutung. Wenn sich eine derartige Rebellion hauptsächlich nach außen richtet, so ist sie an sich kein konstruktiver Schritt und kann den Menschen noch weiter von sich selbst entfernen, obwohl sie seine Energien freisetzt.

Es ist aber auch möglich, daß die Rebellion mehr ein innerer Prozeß ist und sich im wesentlichen gegen die innere Tyrannei richtet. Dann kann sie, wenn auch begrenzt, eine befreiende Wirkung haben. In diesem Fall ist es allerdings häufiger eine langsame Entwicklung, als eine stürmische Rebellion, mehr Evolution als Revolution. Ein solcher Mensch leidet dann immer stärker unter seinen eigenen Fesseln. Er entdeckt, wie eingeengt er ist, wie wenig ihm seine Lebensart behagt, wieviel er nur deshalb tut, um den Spielregeln zu genügen, und wie wenig er sich im Grunde für seine Mitmenschen, ihre Lebensweise oder ihre sittlichen Normen interessiert. Mehr und mehr entschließt er sich dazu, »er selbst« zu sein, wobei dies, wie wir wissen, eine merkwürdige Mischung von Protest, Überheblichkeit und echten Elementen ist. Jetzt werden Energien freigesetzt, und er kann auf dem Gebiet, auf dem er begabt ist, produktiv werden. In *Silbermond und Kupfermünze* hat Somerset Maugham einen solchen Vorgang in der Figur des Malers Strickland beschrieben. Auch Gauguin, dem Strickland im großen und ganzen nachgebildet ist, und andere Künstler scheinen einen solchen Evolutionsprozeß durchgemacht zu haben. Selbstverständlich hängt der Wert des Geschaffenen von den jeweiligen Begabungen und Fertigkeiten ab. Daß dies nicht der einzige Weg ist, produktiv zu werden, brauche ich wohl kaum zu betonen. Es ist *ein* Weg, auf dem schöpferische Fähigkeiten, die bis dahin unterdrückt wurden, frei werden können, um sich auszudrücken.

Die Befreiung in all diesen Fällen ist aber dennoch begrenzt. Die Menschen, die sie erlangt haben, zeigen immer noch viele Merkmale der Resignation. Sie müssen immer noch sorgfältig ihr Unbeteiligtsein wahren. Ihr Gesamtverhalten gegenüber der Welt ist immer noch defensiv oder militant. Ihrem persönlichen Leben stehen sie immer noch größtenteils gleichgültig gegenüber, außer in all jenen Angelegenheiten, die ihre Produktivität betreffen und deshalb einen hektischen Charakter haben können. All dies deutet darauf hin, daß sie ihre Konflikte nicht gelöst, sondern eine brauchbare Kompromißlösung gefunden haben.

Ein solcher Prozeß kann auch in der Analyse vorkommen. Da er immerhin eine merkliche Befreiung herbeiführt, halten manche Analytiker[6] ihn für ein durchaus wünschenswertes Ergebnis. Wir dürfen aber nicht vergessen, daß dies nur eine Teillösung ist. Wenn wir die Gesamtstruktur der Resignation durcharbeiten, werden nicht nur schöpferische Kräfte frei, sondern die Persönlichkeit als solche kann eine bessere Beziehung zu sich selbst und den Mitmenschen finden.

Theoretisch zeigt das Ergebnis aktiver Rebellion, welch entscheidende Bedeutung der Reiz der Freiheit innerhalb der Struktur der Resignation hat und wie wichtig er für die Erhaltung

[6] S. Daniel Schneider: »The Motion of the Neurotic Pattern; Its Distortion of Creative Mastery and Sexual Power«, Vortrag vor der New York Academy of Medicine, 1943.

eines autonomen inneren Lebens ist. Andererseits werden wir jetzt sehen, daß die Freiheit immer bedeutungsloser wird, je mehr ein Mensch sich selbst entfremdet wird. Wenn sich der Mensch von seinen inneren Konflikten, vom tätigen Leben, vom aktiven Interesse an seinem eigenen Wachstum zurückzieht, begibt er sich in die Gefahr, sich auch von der Tiefe seiner Gefühle abzuwenden. Das Gefühl der Sinnlosigkeit, das bei Dauerresignation ohnehin schon ein Problem ist, verursacht dann eine Furcht vor der Leere, die nach unaufhörlichen Zerstreuungen schreit. Das Verbot gegen Streben und zielgerichtete Tätigkeit führt zum Verlust der Orientierung, und daraus ergibt sich ein Treiben oder Schwimmen mit dem Strom. Das beharrliche Verlangen, das Leben möge leicht sein, ohne Schmerz und Reibung, kann ein zersetzender Faktor werden, besonders dann, wenn der Betreffende der Versuchung von Geld, Erfolg oder Prestige erliegt. Dauernde Resignation bedeutet eingeschränktes Leben, aber dieses Leben ist nicht hoffnungslos. Die Menschen haben immer noch etwas, wovon sie leben können. Wenn sie jedoch den Blick für die Tiefe und die Autonomie des eigenen Lebens verlieren, bleiben die negativen Eigenschaften der Resignation, während die positiven Werte verlöschen. Erst dann wird ihr Leben hoffnungslos. Sie begeben sich an die Peripherie des Lebens. Dies ist das Charakteristische der letzten Gruppe: *oberflächliches Leben.*

Ein Mensch, der sich derart zentrifugal von sich selbst fortbewegt, verliert die Tiefe und Intensität seiner Gefühle. In seiner Haltung gegenüber den Mitmenschen wird er wahllos. Jeder kann »ein sehr guter Freund«, »ein wirklich netter Kerl« oder »ein so hübsches Mädchen« sein. Aber aus den Augen, aus dem Sinn! Beim geringsten Anlaß kann er sein Interesse an ihnen verlieren, ohne sich auch nur die Mühe zu machen, nachzuforschen, was eigentlich geschieht. Unbeteiligtsein entartet in Beziehungslosigkeit.

Gleichermaßen werden seine Vergnügungen oberflächlich. Sexuelle Erlebnisse, Essen, Trinken, Klatsch, Plaudern über Theater oder Politik machen den Hauptinhalt seines Lebens aus. Er verliert den Sinn für das Wesentliche. Interessen werden oberflächlich. Er bildet sich nicht mehr ein eigenes Urteil, hat keine eigenen Überzeugungen mehr, sondern übernimmt die gängigen Meinungen. Im allgemeinen fühlt er sich eingeschüchtert durch das, was »die Leute« denken. Und damit verliert er den Glauben an sich selbst, an andere, an echte Werte. Er wird zynisch.

Wir können drei Formen oberflächlichen Lebens unterscheiden, die nur durch die Betonung einzelner Aspekte voneinander abweichen. Bei der einen Form liegt der Hauptakzent auf *Vergnügen*, auf Spaß. Dies kann oberflächlich wie Lebensfreude aussehen, im Gegensatz zu einem Grundcharakteristikum der Resignation: dem Nichtwünschen. Aber die treibende Kraft ist hier nicht Genußsucht, sondern das dringende Bedürfnis, ein nagendes Gefühl der Sinnlosigkeit durch zerstreuende Vergnügungen zu unterdrücken. Das folgende Gedicht, *Palm Springs*[7], schildert eine solche Vergnügungssucht bei den Wohlhabenden:

Oh, give me a home
Where the millionaires roam
And the dear little glamour girls play.
Where never is heard
An intelligent word
And we round up the dollars all day.

Auf europäische Verhältnisse übertragen hieße das etwa so[8]:

Ein Haus, ein Haus an der Côte d'Azur,
Und viele süße Mädchen dafür,
Und Millionäre zu Gast fort und fort –
Und niemand sagt je ein vernünftiges Wort.
Und das Einz'ge, was uns zusammenhält,
Ist der Tanz um das Gold und die Jagd
nach dem Geld.

Eine derartige Vergnügungssucht beschränkt sich aber keineswegs auf die wohlhabenden Klassen, sondern erfaßt alle sozialen Schichten einschließlich jener mit kleinen Einkommen. Es ist letzten Endes ja nur eine Frage des Geldes, ob man seinen »Spaß« in teuren Bars, bei Cocktailparties und Theatervorstellungen findet oder darin, daß man im eigenen Heim mit anderen zusammenkommt, um zu trinken, Karten zu spielen oder zu plaudern. Dieses Verlangen nach Amüsement kann sich auch mehr oder

[7] Aus dem Artikel »Palm Springs: Wind, Sand and Stars« von Cleveland Amory, in: *Harper's Magazine*, o. J.

[8] Anm. d. Übers.

weniger auf bestimmte Bereiche konzentrieren: Briefmarkensammeln, ein Feinschmecker werden, Kinobesuche. All dies wäre durchaus in Ordnung, wenn es nicht zum einzigen und alleinigen Inhalt des Lebens würde. Es muß sich auch nicht unbedingt in der gesellschaftlichen Sphäre auswirken, sondern kann darin bestehen, Kriminalromane zu lesen, Radio zu hören, fernzusehen oder Tagträumen nachzuhängen. Wenn sich die Vergnügungssucht auf geselliger Ebene bewegt, werden zwei Dinge ängstlich vermieden: längeres Alleinsein und ernsthafte Gespräche – letztere werden als schlechtes Benehmen gewertet. Der Zynismus wird hinter einer spärlichen Fassade von »Toleranz« oder »Großzügigkeit« verborgen.

In der zweiten Gruppe liegt der Hauptakzent auf *Prestige* oder *opportunistisch errungenem Erfolg*. Das Verbot gegen Streben und Mühen, das für die Resignation charakteristisch ist, gilt hier unvermindert. Die Motivationen sind gemischt. Teils ist es der Wunsch, durch den Besitz von Geld ein leichteres Leben zu haben, teils aber auch das Bedürfnis, der Selbstachtung künstlich Auftrieb zu geben, die in dieser ganzen Gruppe oberflächlichen Lebens auf den Nullpunkt absinkt. Bei dem Verlust der inneren Autonomie kann die Selbstachtung aber nur dann Auftrieb bekommen, wenn man sich in den Augen der anderen besser macht. Man schreibt ein Buch, weil es ein Bestseller werden könnte; man heiratet um des Geldes willen; man tritt einer politischen Partei bei, die voraussichtlich Vorteile bietet. Im gesellschaftlichen Leben wird dem Vergnügen weniger Wert beigemessen als dem Prestige, zu bestimmten Kreisen zu gehören oder bestimmte Stätten aufzusuchen, »wo man eben hingeht«. Das einzige Moralgesetz lautet: schlau sein, sich durchmogeln und sich nicht erwischen lassen. George Eliot hat uns in *Romola* ein vorzügliches Bild einer solchen opportunistischen Persönlichkeit gezeichnet, und zwar in der Gestalt des Tito. In ihm erkennen wir die Ausweichhaltung gegenüber Konflikten, das Bestehen auf einem leichten Leben, die Bindungslosigkeit und die fortschreitende moralische Zersetzung. Letztere ist kein Zufall, sondern tritt automatisch ein, wenn das moralische Rückgrat immer schwächer wird.

Die dritte Erscheinungsform oberflächlichen Lebens ist der *»gut angepaßte« Automat*. Hier führt der Verlust eigenständigen Denkens und Fühlens zu einer allgemeinen Verflachung der Persönlichkeit, wie MARQUAND sie in vielen seiner Gestalten treffend dargestellt hat. Ein solcher Mensch paßt sich den anderen an und übernimmt ihre Richtlinien und Konventionen. Er fühlt, denkt, tut und glaubt das, was in seiner Umwelt erwartet und für richtig gehalten wird. Die emotionale Stumpfheit ist hier nicht größer als in den beiden anderen Gruppen, liegt aber offener zutage.

Erich Fromm[9] hat diese Überanpassung eingehend beschrieben und ihre soziologische Bedeutung erkannt. Wenn wir, folgerichtig, die beiden anderen Formen oberflächlichen Lebens einschließen, wird diese Bedeutung wegen der Häufigkeit einer solchen Lebensweise noch größer. Fromm hat richtig erkannt, daß dieses Neurosebild anders ist als die üblichen. Hier handelt es sich um Menschen, die nicht sichtbar getrieben werden, wie es bei Neurotikern sonst der Fall ist, und die auch nicht sichtbar durch Konflikte gestört sind. Besondere »Symptome« wie Angst oder Depressionen fehlen ebenfalls häufig. Kurz gesagt: Diese Menschen erwecken nicht den Eindruck, daß sie unter Störungen leiden, sondern daß ihnen etwas fehlt. Fromm kommt zu dem Schluß, daß es sich hier eher um Defekte als um Neurosen handelt. Er betrachtet diesen Defekt aber nicht als angeboren, sondern als Ergebnis der Tatsache, daß die Persönlichkeit schon früh im Leben durch Autoritätseinflüsse zerstört wurde. Wenn Fromm hier von Defekt spricht und ich von oberflächlichem Leben, so könnte es den Anschein haben, als handelte es sich dabei um eine bloße Abweichung in der Terminologie. Doch wie so oft resultiert auch diese terminologische Abweichung aus erheblichen Meinungsverschiedenheiten hinsichtlich der Bedeutung des Phänomens. Fromms Behauptung wirft im Grunde zwei interessante Fragen auf: Ist oberflächliches Leben ein Zustand, der nichts mit Neurose zu tun hat, oder ist es das Ergebnis eines neurotischen Prozesses, wie ich ihn hier dargelegt habe? Und: Fehlt jenen Menschen, die sich dem oberflächlichen Leben hingeben, tatsächlich Tiefe, moralisches Rückgrat und Autonomie?

Diese beiden Fragen stehen in Wechselbeziehung zueinander. Was sagt die analytische Beobachtung dazu? Beobachtungen sind deshalb vorhanden, weil auch Menschen, die einer solchen Gruppe angehören, in die Analyse kommen können. Wenn der

[9] ERICH FROMM: »The Individual and Social Origin of Neurosis«, in: *American Sociological Review*, New York 1944.

Prozeß des oberflächlichen Lebens vollständig entwickelt ist, fehlt natürlich jeder Anreiz für eine Therapie. Im Anfangsstadium dagegen suchen solche Patienten möglicherweise die Therapie, weil sie sich wegen bestimmter psychosomatischer Störungen oder wiederholten Versagens, wegen Hemmungen bei ihrer Arbeit und eines zunehmenden Gefühls der Sinnlosigkeit Sorgen machen. Oder aber sie spüren, daß es mit ihnen bergab geht, und sind deswegen beunruhigt. Unser erster Eindruck in der Analyse ist der schon vom Standpunkt der allgemeinen Neugier und Wißbegier her beschriebene: Die Patienten bleiben an der Oberfläche, psychologische Neugier scheint ihnen zu mangeln, sie sind schnell mit redegewandten Erklärungen bei der Hand und nur an äußeren Dingen interessiert, die sich auf Geld oder Prestige beziehen. All dies legt die Vermutung nahe, daß es in ihrem persönlichen Werdegang mehr gibt, als klar zutage liegt. Wie wir bereits im Zusammenhang mit der allgemeinen Entwicklung zur Resignation hin gesehen haben, gab es – während oder nach der Pubertät – Perioden, in denen sie ein aktives Streben besaßen und durch irgendeinen emotionalen Schmerz oder Kummer hindurchgegangen sind. Dies würde nicht nur den Beginn des Zustandes später ansetzen, als ihn Fromm annimmt, sondern auch darauf hindeuten, daß er das Ergebnis einer Neurose ist, die früher einmal manifest war.

Bei fortschreitender Analyse zeigt sich bei solchen Neurotikern eine erstaunliche Diskrepanz zwischen Wachzustand und Träumen. Ihre Träume zeugen eindeutig von emotionaler Tiefe und Turbulenz. Diese Träume – und oft nur sie – enthüllen eine tief begrabene Traurigkeit, Selbsthaß und Haß gegen andere, Selbstmitleid, Verzweiflung und Angst. Mit anderen Worten: Es gibt sehr wohl eine Welt von Konflikten und leidenschaftlichen Gefühlen unter der glatten Oberfläche. Wenn wir das Interesse der Patienten an ihren Träumen zu wecken versuchen, neigen sie dazu, diese wegzuschieben. Sie scheinen in zwei Welten zu leben, die keinerlei Beziehung zueinander haben. Mehr und mehr erkennen wir, daß hier nicht eine gegebene Oberflächlichkeit vorliegt, sondern daß diese Menschen ängstlich darauf bedacht sind, ihren eigenen Tiefen auszuweichen. Sie bekommen einen flüchtigen Eindruck davon und riegeln sich schnell wieder ab, als ob nichts geschehen sei. Etwas später können dann plötzlich in ihrem wachen Leben Gefühle aus den aufgegebenen Tiefen emporsteigen, eine Erinnerung, die ihnen die Tränen in die

Augen treibt, Heimweh, ein religiöses Gefühl. Sie kommen hoch und verschwinden wieder. Diese Beobachtungen, die durch spätere analytische Arbeit bestätigt werden, widersprechen der These eines Defekts und weisen auf eine planmäßige Flucht vor dem eigenen inneren Leben hin.

Wenn wir das oberflächliche Leben als unglückliches Ergebnis eines neurotischen Prozesses betrachten, können wir einen weniger pessimistischen Standpunkt einnehmen, sowohl in bezug auf die Prophylaxe als auch auf die Therapie. Die Häufigkeit oberflächlichen Lebens in der heutigen Zeit läßt es höchst wünschenswert erscheinen, ein solches Leben als seelische Störung anzuerkennen und seine Entwicklung zu verhindern. Die Prophylaxe entspricht in diesem Fall den Vorbeugungsmaßnahmen gegen Neurosen im allgemeinen. Hier wird bereits viel Arbeit geleistet, aber erhebliche Mehrarbeit ist notwendig und kann zweifellos auch getan werden, besonders in der Schule.

Grundvoraussetzung für jede therapeutische Arbeit mit resignierten Patienten ist, daß der Zustand als neurotische Störung erkannt und nicht als anlagemäßige oder kulturell bedingte Eigentümlichkeit abgetan wird. Derartige Ansichten würden ja bedeuten, daß der Zustand unabänderlich ist und nicht in den Bereich jener Probleme gehört, die durch den Psychiater anzugehen sind. Bis jetzt ist gerade dieses Problem weniger bekannt als andere neurotische Probleme. Wahrscheinlich hat es aus zweierlei Gründen weniger Interesse erweckt: Viele der Störungen, die sich in diesem Prozeß zeigen, können zwar das Leben eines Menschen einengen, sind aber recht unauffällig und verlangen deshalb weniger dringlich nach Therapie. Andererseits sind massive Störungen, die auf diesem Hintergrund entstehen können, nicht mit dem Grundprozeß in Zusammenhang gebracht worden. Der einzige Faktor in diesem Prozeß, der den Psychiatern durch und durch bekannt ist, ist die Abgesondertheit. Doch Resignation ist ein viel umfassenderer Prozeß, der spezifische Probleme und spezifische Schwierigkeiten in der Therapie bietet. Diese können nur dann erfolgreich angegangen werden, wenn der Analytiker die Dynamik und Bedeutung des Gesamtprozesses genau kennt.

12. Kapitel

# Neurotische Störungen in mitmenschlichen Beziehungen

Wenngleich der Hauptakzent in diesem Buch bisher auf den intrapsychischen Prozessen gelegen hat, konnten wir sie in der Darstellung doch nicht von den zwischenmenschlichen Vorgängen trennen, weil zwischen diesen beiden tatsächlich eine ständige Wechselwirkung besteht. Schon am Anfang, bei der Einleitung zum Kapitel über die Suche nach Ruhm und Ehre, stießen wir auf elementare Faktoren wie das Bedürfnis, anderen überlegen zu sein oder über sie zu triumphieren, ein Bedürfnis, das die zwischenmenschlichen Beziehungen unmittelbar berührt. Neurotische Ansprüche erwachsen zwar aus inneren Bedürfnissen, sind aber hauptsächlich auf die Mitmenschen gerichtet. Neurotischer Stolz kann nicht erörtert werden, ohne dabei gleichzeitig die Auswirkung zu beachten, die seine Verletzbarkeit auf die mitmenschlichen Beziehungen hat. Wir haben gesehen, daß jeder intrapsychische Faktor nach außen projiziert werden kann und wie radikal ein solcher Prozeß unsere Verhaltensweisen anderen gegenüber verändert. Schließlich haben wir die spezifischeren Formen untersucht, die mitmenschliche Beziehungen in jeder der Hauptlösungen innerer Konflikte annehmen. In diesem Kapitel wollen wir vom Besonderen auf das Allgemeine zurückgehen und uns anhand einer kurzen systematischen Übersicht klarmachen, wie im Prinzip das System des Stolzes unsere Beziehungen zu anderen beeinflußt.

Zunächst einmal sondert das System des Stolzes den Neurotiker dadurch von seinen Mitmenschen ab, daß er *egozentrisch* wird. Um Mißverständnisse zu vermeiden: Mit Egozentrik meine ich nicht Selbstsucht oder Egoismus in dem Sinn, daß man nur auf seinen eigenen Vorteil bedacht ist. Der Neurotiker kann unbarmherzig selbstsüchtig oder allzu selbstlos sein – in dieser Hinsicht gibt es nichts, was für alle Neurosen charakteristisch wäre. Dagegen ist der Neurotiker stets egozentrisch in dem Sinn, daß er völlig von sich selbst in Anspruch genommen ist. Dies muß nicht erkennbar zutage liegen; er kann ein Einzelgänger sein oder durch und für andere leben. Dennoch lebt er in jedem Fall nach seiner persönlichen Religion (seinem idealisierten Vorstellungsbild), richtet sich nach seinen eigenen Gesetzen (seinen Solls), lebt hinter dem Stacheldraht seines eigenen Stolzes, mit seinen eigenen Schutzmechanismen zur Abwehr innerer und äußerer Gefahren. Dies hat nicht nur zur Folge, daß er emotional isolierter wird, sondern auch, daß es immer schwieriger für ihn wird, seine Mitmenschen als Individuen mit eigenen Rechten zu sehen, Individuen, die völlig anders sind als er. Sie werden seinem Hauptinteresse untergeordnet: dem eigenen Selbst.

Bis dahin ist das Bild des Neurotikers von den Mitmenschen zwar etwas verwischt, aber noch nicht verzerrt. Im System des Stolzes sind jedoch noch andere Faktoren am Werk, die den Neurotiker viel drastischer daran hindern, seine Mitmenschen so zu sehen, wie sie sind. Diese Faktoren führen zu echten *Verzerrungen* des Bildes, das der Betreffende von anderen hat. Wir können dieses Problem nicht dadurch beseitigen, daß wir unbekümmert erklären, unsere Vorstellung von anderen verwische sich natürlich im gleichen Maß wie die von uns selbst. Wenn dies auch annähernd zutrifft, so ist es dennoch irreführend, weil damit eine einfache Parallele zwischen unserem verzerrten Bild von anderen und dem von uns selbst angenommen wird. Hingegen können wir ein genaueres und umfassenderes Bild von den Verzerrungen erlangen, wenn wir die Faktoren im System des Stolzes untersuchen, die diese Verzerrungen zustande bringen.

Teilweise kommen die tatsächlichen Verzerrungen daher, daß der Neurotiker die anderen *im Licht jener Bedürfnisse* sieht, die durch das System des Stolzes hervorgerufen werden. Diese Bedürfnisse können auf die anderen gerichtet sein oder sein Verhalten ihnen gegenüber indirekt beeinflussen. Sein Bedürfnis nach Bewunderung macht die anderen zu einem bewundernden Publikum; sein Bedürfnis nach magischer Hilfe stattet sie mit geheimnisvollen magischen Kräften aus; sein Bedürfnis, recht zu haben, macht sie unvollkommen und fehlbar; sein Bedürfnis nach Triumph scheidet sie in Jünger und ränkevolle Gegner; sein Bedürfnis, sie ungestraft verletzen zu können, macht sie zu »Neurotikern«; und sein Bedürfnis, sich selbst zu verkleinern, läßt sie als Riesen erscheinen.

Schließlich sieht er die Mitmenschen *im Licht seiner Projektionen.* Er erlebt nicht seine eigene Selbstidealisierung, sondern idealisiert statt dessen die anderen; er erlebt nicht seine eigene innere Tyrannei – die anderen werden zu Tyrannen. Die wichtigsten Projektionen sind die des Selbsthasses. Haben diese vorwiegend aktiven Charakter, so neigt der Betreffende dazu, andere Menschen für verächtlich und tadelnswert zu halten. Wenn etwas mißlingt, ist es ihre Schuld. Sie sollten vollkommen sein. Man kann ihnen nicht trauen. Man sollte sie ändern und besser machen. Da sie arme, sündige Menschen sind, muß er, der Neurotiker, eine gottähnliche Verantwortung für sie übernehmen. Wenn dagegen passive Projektionen vorherrschen, sitzen andere zu Gericht über ihn, um ihn seiner Schuld zu überführen und ihn zu verdammen. Sie halten ihn nieder, sie mißbrauchen ihn, sie bedrängen ihn und schüchtern ihn ein. Sie mögen ihn nicht leiden, sie wollen ihn nicht. Er muß sie beschwichtigen und ihren Erwartungen entsprechen.

Unter all den Faktoren, die das Bild des Neurotikers von seinen Mitmenschen verzerren, sind wahrscheinlich die Projektionen die wirksamsten. Sie sind es auch, die der Neurotiker am schwersten in sich selbst erkennen kann. Denn nach seinen eigenen Erfahrungen *sind* die Mitmenschen so, wie er sie durch seine Projektionen sieht, und er reagiert nur auf dieses Bild. Was er dabei nicht merkt, ist die Tatsache, daß er auf etwas reagiert, was er selbst in sie hineingelegt hat.

Projektionen sind deshalb so schwer zu erkennen, weil sie oft mit Reaktionen des Neurotikers auf andere vermischt sind, die seinen eigenen Bedürfnissen oder deren Frustration entspringen. Es wäre beispielsweise eine unhaltbare Verallgemeinerung, wenn wir behaupten würden, alle Reizbarkeit gegenüber anderen sei im Grunde eine Projektion unserer Wut auf uns selbst. Nur die sorgfältige Analyse einer besonderen Situation läßt uns erkennen, ob und bis zu welchem Grad ein Mensch auf sich selbst oder tatsächlich auf andere wütend ist – vielleicht wegen der Frustration seiner Ansprüche. Schließlich kann seine Reizbarkeit natürlich auch aus beiden Quellen herrühren. Wenn wir uns selbst oder andere Menschen analysieren, müssen wir immer beide Möglichkeiten *unvoreingenommen* betrachten, d. h., wir dürfen nicht dazu neigen, die eine oder die andere Erklärung allein als möglich hinzunehmen. Nur dann erkennen wir allmählich die Art und das Ausmaß, in dem die Projektion und andere Faktoren unsere Beziehungen zu den Mitmenschen beeinflussen.

Aber selbst wenn wir erkennen, daß wir etwas in unsere mitmenschlichen Beziehungen hineintragen, was nicht dorthin gehört, beseitigt eine solche Erkenntnis die Projektionen noch nicht. Diese können immer nur bis zu dem Grad aufgegeben werden, in dem wir sie »auf uns zurücknehmen« und in der Lage sind, den bestimmten Prozeß in uns selbst zu erfahren.

Im großen und ganzen lassen sich drei Arten unterscheiden, wie unser Bild von den Mitmenschen durch Projektion verzerrt werden kann. Verzerrungen können dadurch zustande kommen, daß wir andere mit Eigenschaften ausstatten, die sie in Wirklichkeit gar nicht oder nur sehr begrenzt haben. Der Neurotiker kann seine Mitmenschen als absolute Idealfiguren sehen, mit göttergleicher Vollkommenheit und Macht ausgestattet; er kann sie für verachtenswert und schuldig halten; er kann sie zu Riesen machen oder zu Zwergen.

Projektion kann den Neurotiker auch blind machen gegenüber den vorhandenen Vorteilen und Nachteilen anderer. Ein solcher Mensch kann seine eigenen (nicht erkannten) Tabus gegen Lüge oder Ausnutzung auf sie übertragen und damit sogar blind werden gegen ihren offenen Vorsatz, ihn auszunutzen und zu betrügen. Wenn er seine eigenen positiven Gefühle unterdrückt hat, ist er möglicherweise auch nicht mehr in der Lage, Wohlwollen oder Zuneigung bei anderen zu erkennen. Er ist dann geneigt, sie als Heuchler anzusehen, und ist seinerseits ständig auf der Hut, um nicht auf ihre »Manöver« hereinzufallen.

Schließlich können die Projektionen eines Neurotikers ihn auch scharfsichtig in der Beobachtung bestimmter Tendenzen machen, die bei den Mitmenschen tatsächlich vorhanden sind. So erkannte z. B. ein Patient, der in seiner Vorstellung alle christlichen Tugenden »gepachtet« hatte und gleichzeitig blind gegenüber den ausgesprochen räuberischen Zügen in sich selbst war, sehr schnell die heuchlerischen Verhaltensweisen der anderen, besonders geheucheltes Gutsein und vorgespiegelte Liebe. Ein anderer Patient, der erhebliche uneingestandene Neigungen zu Illoyalität und Verrat hatte, war äußerst wachsam gegenüber solchen Tendenzen bei anderen. Derartige Vorkommnisse scheinen meine Behauptung von der verzerrenden Kraft der Projektion zu widerlegen. Wäre es vielleicht richtiger, zu sagen, daß Projektionen beides können – einen Menschen besonders blind *und* besonders scharfsichtig machen? Ich glaube es nicht. Der Scharfblick, den der Neurotiker bei der Wahrnehmung bestimmter Eigenschaften seiner Mitmenschen zu entwickeln vermag, wird durch die persönliche Bedeutung, die diese Eigenschaften für ihn haben, beeinträchtigt. Das läßt jene Attribute so stark hervortreten, daß der Mensch, dem sie eignen, als Individuum fast dahinter verschwindet und zu einem Symbol für die jeweils projizierten Züge wird. Dementsprechend ist die Betrachtung der Gesamtpersönlichkeit so einseitig, daß sie zweifellos verzerrt ist. Natürlich sind die zuletzt erwähnten Projektionen am schwersten als solche zu erkennen, weil sich der Patient immer in die »Tatsache« flüchten kann, daß seine Beobachtungen ja schließlich korrekt sind.

Alle genannten Faktoren – die Bedürfnisse des Neurotikers, seine Reaktionen auf andere und seine Projektionen – machen es den Mitmenschen schwer, mit ihm umzugehen, zumindest wenn es sich um eine nähere Beziehung handelt. Der Neurotiker sieht es anders. Da in seinen Augen seine Bedürfnisse oder die Ansprüche, die daraus erwachsen, völlig legitim sind (sofern sie überhaupt bewußt werden), da seine Reaktionen auf andere ebenfalls gerechtfertigt sind und seine Projektionen nur eine Reaktion auf bestimmte Eigenschaften der Mitmenschen darstellen, ist er sich gewöhnlich solcher Schwierigkeiten gar nicht bewußt und glaubt tatsächlich, es sei leicht, mit ihm zu leben. Mag dies auch noch so verständlich sein, es ist und bleibt eine Illusion.

Soweit die eigenen Schwierigkeiten es zulassen, bemühen sich die anderen oft sehr, mit dem augenfällig neurotischen Familienmitglied in Frieden zu leben. Doch auch hier sind es wieder seine Projektionen, die diese Anstrengungen am meisten beeinträchtigen. Da Projektionen von Natur aus wenig oder gar nichts mit dem tatsächlichen Verhalten der anderen zu tun haben, sind die anderen machtlos dagegen. Sie können z. B. versuchen, mit einem militant selbstgerechten Menschen dadurch auszukommen, daß sie ihm nicht widersprechen oder ihn nicht kritisieren, daß sie sich um seine Kleidung oder seine Mahlzeiten genauso kümmern, wie er es wünscht usw. Aber gerade ihre Bemühungen können seine Selbstanklagen wecken, und er beginnt dann möglicherweise, die anderen zu hassen, um sich der eigenen Schuldgefühle zu erwehren.

Das Ergebnis all dieser Verzerrungen ist, daß die *Unsicherheit*, die der Neurotiker bezüglich seiner Mitmenschen empfindet, erheblich verstärkt wird. Obwohl er innerlich davon überzeugt sein kann, daß er ein scharfer Beobachter der anderen ist, daß er sie kennt, daß seine Meinung von ihnen tatsächlich immer richtig ist, kann all dies bestenfalls nur teilweise wahr sein. *Beobachtung und kritische Intelligenz sind kein Ersatz für jene innere Sicherheit gegenüber anderen, die ein Mensch besitzt, der sich selbst realistisch als sich selbst und andere als sie selbst sieht und in seiner Einschätzung nicht von den verschiedensten zwanghaften Bedürfnissen hin und her gerissen wird.* Aber selbst mit einer umfassenden Unsicherheit bezüglich seiner Mitmenschen kann ein Neurotiker durchaus in der Lage sein, eine recht genaue Beschreibung ihrer Verhaltensweisen und sogar einiger ihrer neurotischen Mechanismen zu geben, sofern er im scharfsinnigen Beobachten anderer geübt ist. Die vorhandene Unsicherheit muß sich jedoch in seinem tatsächlichen Umgang mit ihnen zeigen, wenn er der Unsicherheit unterliegt, die durch die genannten Verzerrungen hervorgerufen wird. Dann ergibt sich, daß das Bild, zu dem er durch Beobachtung und Schlußfolgerung gekommen ist, und die darauf beruhende Einschätzung keinen bleibenden Wert haben. Allzu viele subjektive Faktoren spielen hier mit, die seine Einstellung schnell verändern können. Er kann sich leicht gegen einen Menschen wenden, den er hochgeschätzt hat, oder sein Interesse an diesem verlieren, während ein anderer Mensch plötzlich eine höhere Wertschätzung erfährt.

Unter den vielen Formen, in denen sich eine solche innere Unsicherheit zeigt, scheinen zwei ziemlich regelmäßig vorhanden zu sein, und zwar unabhängig von der besonderen neurotischen Struktur. Der Neurotiker weiß nicht, wo er in bezug auf einen anderen Menschen steht und wo jener andere in bezug auf ihn steht. Er mag ihn Freund nennen, aber dieses Wort hat seine tiefere Bedeutung verloren. Jede Erörterung, jedes Gerücht, jede Fehlinterpretation des Neurotikers von etwas, das der Freund sagt, tut oder unterläßt, kann nicht nur zeitweilige Zweifel wecken, sondern die Grundfundamente der Beziehung erschüttern.

Die zweite fast immer vorhandene Unsicherheit anderen gegenüber betrifft das Vertrauen. Dies zeigt sich nicht nur darin, daß der Neurotiker zuviel oder zuwenig vertraut, sondern auch darin, daß er im Grunde seines Herzens gar nicht weiß, in welcher Hinsicht ein anderer Mensch vertrauenswürdig ist und wo seine Grenzen liegen. Wenn diese Unsicherheit noch intensiver wird, hat der Neurotiker kein Gefühl mehr dafür, zu welch anständigen oder gemeinen Handlungen jemand fähig oder absolut unfähig ist, selbst wenn er mit diesem seit Jahren eng verbunden ist.

Bei dieser fundamentalen Unsicherheit gegenüber anderen wird der Neurotiker im allgemeinen das Schlimmste erwarten – bewußt oder unbewußt –, weil das System des Stolzes auch seine *Furcht vor Menschen verstärkt.* Seine Unsicherheit ist nun einmal eng verknüpft mit seinen Ängsten; denn wenn auch die anderen tatsächlich eine größere Bedrohung für ihn bedeuten, seine Ängste würden nicht so leicht ins Unermeßliche wachsen, wenn nicht sein Bild von den Mitmenschen ohnehin verzerrt wäre. Unsere Furcht vor anderen Menschen hängt im allgemeinen sowohl von deren Macht ab, uns verletzen zu können, als auch von unserer eigenen Hilflosigkeit. Diese beiden Faktoren werden durch das System des Stolzes noch ungeheuer verstärkt. Gleichgültig, wie stark die Selbstsicherheit oberflächlich zu sein scheint, innerlich wird durch das System des Stolzes die Persönlichkeit geschwächt. Dies geschieht hauptsächlich durch die Selbstentfremdung, aber auch durch Selbstverachtung und die inneren Konflikte, die sich daraus ergeben und die den Neurotiker in sich selbst gespalten sein lassen. Der Grund hierfür ist seine erhöhte Verletzbarkeit, die sich auf viele Gebiete erstreckt. Nur wenig genügt, den Stolz eines Neurotikers zu verletzen, seine Schuldgefühle oder seine Selbstverachtung zu wecken. Seine Ansprüche sind von Natur aus so, daß sie frustriert werden müssen. Sein Gleichgewicht ist derart labil, daß es leicht gestört werden kann. Schließlich lassen seine Projektionen und seine eigene Feindseligkeit gegen andere, die sowohl durch jene Projektionen wie durch viele andere Faktoren hervorgerufen werden kann, die Mitmenschen furchtbarer erscheinen, als sie in Wirklichkeit sind. Alle diese Ängste erklären, warum die dominierende Haltung des Neurotikers gegenüber seinen Mitmenschen defensiv ist – gleichgültig, ob sie mehr aggressive oder beschwichtigende Formen annimmt.

Wenn wir alle bisher genannten Faktoren überblicken, fällt uns die Ähnlichkeit mit den wesentlichen Elementen der Grundangst auf, die – um es nochmals zu erwähnen – darin besteht, daß man sich einer potentiell feindlichen Umwelt gegenüber isoliert und hilflos fühlt. Und das ist tatsächlich auch der Haupteinfluß, den das System des Stolzes auf mitmenschliche Beziehungen ausübt: *Es verstärkt die Grundangst.* Was wir bei erwachsenen

Neurotikern als Grundangst erkennen, ist jedoch nicht die Grundangst in ihrer ursprünglichen Form, sondern eine durch jahrelangen Zuwachs aus den intrapsychischen Prozessen modifizierte. Sie ist zu einer komplexen Verhaltensweise anderen gegenüber geworden, die von zahlreicheren Faktoren bestimmt wird, als ursprünglich darin enthalten waren. So wie das Kind wegen seiner Grundangst Wege finden mußte, um mit den Mitmenschen zurechtzukommen, muß auch der erwachsene Neurotiker solche Wege finden. Und er findet sie in den Hauptlösungen, die hier beschrieben wurden. Obwohl diese Lösungen wiederum den früheren ähnlich sind – eine Bewegung auf die Mitmenschen zu, gegen sie oder von ihnen fort – und sich zum Teil aus ihnen ergeben, sind die neuen Lösungen der Selbstverleugnung, der Expansivität und der Resignation in ihrer Struktur dennoch verschieden von den alten. Wenngleich auch sie die Form der mitmenschlichen Beziehungen festlegen, sind sie doch hauptsächlich Lösungen für intrapsychische Konflikte.

Um das Bild zu vervollständigen: Während das System des Stolzes die Grundangst verstärkt, verleiht es gleichzeitig den Mitmenschen eine übersteigerte Wichtigkeit, und zwar durch die Bedürfnisse, die es auslöst. Für den Neurotiker werden die Mitmenschen aus folgenden Gründen übermäßig wichtig oder sogar unentbehrlich: Er braucht sie zur unmittelbaren Bestätigung der fiktiven Werte, die er sich angemaßt hat (Bewunderung, Zustimmung, Liebe). Seine neurotischen Schuldgefühle und seine Selbstverachtung schaffen in ihm ein zwingendes Bedürfnis, sich zu rechtfertigen. Aber gerade der Selbsthaß, der dieses Bedürfnis hervorgebracht hat, macht es ihm fast unmöglich, diese Rechtfertigung bei sich selbst zu finden. Das kann nur durch andere geschehen. Er muß den anderen beweisen, daß er jene spezifischen Werte hat, die für ihn so wichtig geworden sind. Er muß den anderen zeigen, wie gut, wie glücklich, wie erfolgreich, wie fähig, wie intelligent und wie mächtig er ist und was er alles für sie tun oder ihnen antun kann.

Außerdem benötigt und erhält er einen großen Teil der Antriebskräfte für seine Aktivität von den anderen, sowohl für das aktive Streben nach Ruhm und Ehre als auch für seine Rechtfertigung. Dies zeigt sich am deutlichsten bei dem selbstverleugnenden Typ, der kaum etwas von sich aus oder für sich selbst tun kann. Und wie aktiv wäre andererseits wohl ein aggressiverer Typ, wenn nicht der Antrieb gegeben wäre, die Mitmenschen zu beeindrucken, mit ihnen zu kämpfen oder sie zu besiegen? Selbst der rebellische Typ braucht noch die anderen, um gegen sie zu rebellieren und damit seine Energien freizusetzen.

Schließlich braucht der Neurotiker die Mitmenschen nicht minder dringend, um sich gegen seinen Selbsthaß zu schützen. Denn die Bestätigung, die er von den Mitmenschen für sein idealisiertes Vorstellungsbild bekommt, sowie die Möglichkeit, sich zu rechtfertigen, wappnen ihn zweifellos auch gegen seinen Selbsthaß. Außerdem braucht er auf mancherlei augenfällige oder verborgene Art und Weise andere Menschen, um jene Angst zu mildern, die aus einem Anfall von Selbsthaß oder Selbstverachtung erwächst. Am nötigsten aber braucht er die anderen, weil er sich sonst nicht seiner stärksten Selbstschutzmaßnahme bedienen könnte: seiner Projektionen.

So kommt es, daß das System des Stolzes ein fundamentales Mißverhältnis in die mitmenschlichen Beziehungen des Neurotikers bringt: er fühlt sich fern von anderen Menschen, ist ihnen gegenüber sehr unsicher, hat Angst vor ihnen, ist ihnen feindlich gesinnt und braucht sie trotzdem in vielerlei für ihn lebenswichtiger Hinsicht.

Alle Faktoren, die die mitmenschlichen Beziehungen generell stören, wirken unvermeidbar auch in jeder Liebesbeziehung, sobald sie von längerer Dauer ist. Diese Bemerkung ist von unserem Standpunkt aus selbstverständlich, muß aber dennoch gemacht werden, weil viele Menschen die trügerische Vorstellung haben, jede Liebesbeziehung sei gut, wenn die Partner Befriedigung im Sexualleben finden. Tatsächlich können sexuelle Beziehungen Spannungen vorübergehend vermindern oder sogar zur Fortdauer einer Beziehung beitragen, wenn sie hauptsächlich auf neurotischen Grundlagen beruht, aber sie machen eine solche Beziehung keineswegs gesünder. Über die neurotischen Schwierigkeiten zu sprechen, die in einer Ehe oder einer analogen Beziehung auftreten können, würde somit den bisher dargelegten Prinzipien nichts hinzufügen. Die intrapsychischen Prozesse haben jedoch auch einen besonderen Einfluß auf die *Bedeutung und die Funktion, die Liebe und Sex für den Neurotiker annehmen*. Ich möchte deshalb dieses Kapitel damit beenden, daß ich einige allgemeine Ansichten über das Wesen dieses Einflusses darlege.

Die Bedeutung, die die *Liebe* für den neurotischen Menschen hat, variiert wegen der Art, wie der einzelne seine Konflikte löst, zu sehr, als daß hier Verallgemeinerungen erlaubt sein könnten. Ein störender Faktor ist allerdings regelmäßig vorhanden: das tief eingewurzelte Gefühl des Neurotikers, nicht liebenswert zu sein. Ich meine hier nicht sein Gefühl, von dieser oder jener Person nicht geliebt zu werden, sondern seinen Glauben, der zu einer unbewußten Überzeugung werden kann, daß niemand ihn liebt oder je lieben könnte. Er kann durchaus der Ansicht sein, daß andere ihn seines Aussehens, seiner Stimme, seiner Hilfsbereitschaft oder der sexuellen Befriedigung wegen lieben, die er ihnen gibt. Aber sie lieben ihn nicht um seiner selbst willen, weil er einfach nicht liebenswert ist. Wenn gegenteilige Beweise einer solchen Überzeugung zu widersprechen scheinen, neigt er dazu, diese aus verschiedenen Gründen beiseite zu schieben: Die Person, um die es geht, ist möglicherweise einsam oder braucht jemanden, auf den sie sich stützen kann, oder ist einfach ein mitfühlender Mensch usw.

Anstatt aber sein Problem konkret anzufassen – falls er sich dieses Problems bewußt ist –, setzt er sich damit auf zweierlei vage Art auseinander, ohne zu merken, daß sich diese beiden Arten widersprechen. Einerseits neigt er dazu, an der Illusion festzuhalten (selbst wenn er gar nicht besonders um Liebe bemüht ist), daß er eines Tages irgendwo den »richtigen« Menschen treffen wird, der ihn liebt. Andererseits nimmt er die gleiche Haltung ein, die er gegenüber dem Selbstvertrauen hat: Liebenswert zu sein betrachtet er als eine Eigenschaft, die unabhängig von vorhandenen liebenswerten Einzelqualitäten ist. Und weil er sie von persönlichen Qualitäten trennt, sieht er keine Möglichkeit, daß sich mit seiner zukünftigen Entwicklung hier etwas ändern könnte. Er tendiert deshalb zu einer fatalistischen Haltung und betrachtet sein Nichtliebenswertsein als eine mysteriöse, aber unabänderliche Tatsache.

Der selbstverleugnende Typ wird sich am leichtesten seiner Überzeugung bewußt, daß er nicht liebenswert ist, und bemüht sich, wie schon gesagt, am stärksten, liebenswerte Qualitäten oder wenigstens den Anschein davon in sich zu kultivieren. Doch selbst dieser Typ, dessen Interesse sich fast ausschließlich auf die Liebe konzentriert, geht nicht spontan der Frage auf den Grund: Was ist es denn eigentlich, das mir die Überzeugung gibt, nicht liebenswert zu sein?

Diese Überzeugung entspringt drei Hauptquellen. Eine davon

ist die Beeinträchtigung der eigenen Liebesfähigkeit des Neurotikers. Diese Fähigkeit wird durch all die Faktoren, die in diesem Kapitel dargelegt wurden, zwangsläufig beeinträchtigt: dadurch, daß der Neurotiker zu sehr in sich selbst verstrickt ist, daß er allzu verletzbar ist, daß er zuviel Angst vor den Mitmenschen hat usw. Dieser Zusammenhang zwischen dem Gefühl, liebenswert zu sein und andererseits auch lieben zu können, wird zwar verstandesmäßig recht oft erkannt, hat aber nur für sehr wenige unter uns eine tiefe, vitale Bedeutung. Es ist jedoch Tatsache, daß wir von der Frage, ob wir liebenswert sind oder nicht, gar nicht geplagt werden, wenn unsere Liebesfähigkeit gut entwickelt ist. Dann ist es auch nicht von entscheidender Wichtigkeit, ob wir tatsächlich von anderen geliebt werden oder nicht.

Die zweite Quelle für die Überzeugung des Neurotikers, nicht liebenswert zu sein, ist sein Selbsthaß und dessen Projektion. Solange der Neurotiker sich selbst nicht akzeptieren kann – ja, sich sogar hassens- und verachtenswert findet –, kann er unmöglich glauben, daß irgendein anderer ihn liebt.

Diese zwei Quellen, die beide in der Neurose stark und allgegenwärtig sind, sind dafür verantwortlich, daß das Gefühl, nicht liebenswert zu sein, in der Therapie nur schwer zu beseitigen ist. Wir können die Existenz dieser Überzeugung in einem Patienten zwar erkennen und ihre Auswirkungen auf sein Liebesleben untersuchen, doch die Überzeugung selbst kann nur in dem Maß schwächer werden, in dem die sie nährenden Quellen an Stärke abnehmen.

Eine dritte Quelle wirkt weniger direkt, muß aber aus anderen Gründen erwähnt werden. Sie besteht darin, daß der Neurotiker mehr von der Liebe erwartet, als diese bestenfalls geben kann (die »vollkommene Liebe«), oder etwas anderes von ihr erwartet, als sie zu geben vermag (sie kann ihn z. B. nicht von seinem Selbsthaß befreien). Und da keine Liebe, die ihm zuteil wird, seine Erwartungen erfüllen kann, glaubt er, nicht »wirklich« geliebt zu werden.

Die besonderen Erwartungen, die an die Liebe gestellt werden, sind sehr verschieden. Im allgemeinen bedeutet Liebe die Befriedigung vieler neurotischer Bedürfnisse, die oft in sich selbst widersprüchlich sind, oder – beim selbstverleugnenden Typ – sogar die Befriedigung aller neurotischen Bedürfnisse. Und gerade weil Liebe in den Dienst neurotischer Bedürfnisse gestellt wird, ist sie nicht nur erwünscht, sondern wird bitter notwendig gebraucht. So finden wir denn im Liebesleben das gleiche Mißverhältnis, das allgemein in den mitmenschlichen Beziehungen vorhanden ist: ein verstärktes Bedürfnis bei verminderter Fähigkeit.

Wahrscheinlich ist es ebenso unrichtig, zu scharf zwischen Liebe und Sex zu unterscheiden, wie es unrichtig ist, sie allzu eng miteinander zu verbinden (Freud). Da jedoch in Neurosen sexuelle Erregungen oder Wünsche häufiger ohne Liebesgefühle auftreten, möchte ich an dieser Stelle einige spezielle Bemerkungen über die Rolle einfügen, die die *Sexualität* in der Neurose spielt. Sexualität behält in der Neurose ihre natürliche Funktion physischer Befriedigung und intimen menschlichen Kontakts. Außerdem vermehrt sexuelle Funktionstüchtigkeit in vielerlei Hinsicht das Gefühl des Selbstvertrauens. In der Neurose jedoch übersteigen all diese Funktionen ihren normalen Wirkungsbereich und nehmen eine andere Färbung an. Sexuelle Aktivität ist nicht nur ein Mittel zur Lösung sexueller Spannungen, sondern auch zur Lösung vieler nichtsexueller psychischer Spannungen. Sie kann ein Mittel sein, Selbstverachtung abzuleiten (durch masochistische Betätigung), oder ein Mittel zur Umsetzung von Selbstquälerei, indem man andere sexuell erniedrigt oder quält (sadistische Praktiken). Sie ist eine der häufigsten Methoden, Angst zu beschwichtigen. Die Betreffenden selbst sind sich dieser Zusammenhänge nicht bewußt. Ihnen ist vielleicht nicht einmal bewußt, daß sie sich unter bestimmten Spannungen befinden oder daß sie Angst haben; sie erleben möglicherweise nur eine zunehmende sexuelle Erregung oder ein wachsendes sexuelles Verlangen. In der Analyse lassen sich diese Zusammenhänge allerdings genau beobachten. Ein Patient ist vielleicht näher daran, seinen Selbsthaß zu erleben, und plötzlich kommen Pläne oder Phantasien hoch, daß er mit einem Mädchen schlafen will. Oder er spricht von einer Schwäche in sich selbst, die er tief verachtet, und hat dann sadistische Phantasien darüber, daß er jemanden quält, der schwächer ist als er selbst.

Auch die natürliche Sexualfunktion, intimen menschlichen Kontakt herzustellen, nimmt haufig größere Proportionen an. Dies ist eine wohlbekannte Tatsache bei abgesonderten Menschen, für die die Sexualität unter Umständen die einzige Brücke zu den Mitmenschen ist; sie braucht aber nicht darauf beschrankt zu bleiben, ein augenfälliger Ersatz für menschliche Nähe zu sein. Sie zeigt sich auch in der Eile und Hast, mit der bestimmte Neurotiker sexuelle Beziehungen eingehen, ohne sich zunächst einmal Gelegenheit zu geben, ausfindig zu machen, ob sie irgendwelche Gemeinsamkeiten mit dem Partner haben oder ob eine Chance besteht, Zuneigung und Verständnis zu entwickeln. Es ist natürlich möglich, daß eine emotionale Beziehung erst später entsteht. Meist ist dies allerdings nicht der Fall, weil schon das anfängliche Überstürzen ein Zeichen dafür ist, daß die Betreffenden zu stark gehemmt sind, um gute menschliche Beziehungen aufbauen zu können.

Schließlich verschiebt sich die normale Relation zwischen Sexualität und Selbstvertrauen in Richtung auf eine Relation zwischen Sexualität und Stolz. Sexuelle Funktionstüchtigkeit, Attraktivsein oder Begehrenswertsein, die Wahl des Partners, die Quantität oder Mannigfaltigkeit sexueller Erfahrungen, alles wird mehr eine Sache des Stolzes als eine Angelegenheit des Wünschens und Genießens. Je stärker der persönliche Faktor in Liebesbeziehungen hinter dem rein sexuellen zurücktritt, desto mehr wird die unbewußte Sorge darüber, liebenswert zu sein, zu einer bewußten Sorge wegen der eigenen Attraktivität[1].

Die vermehrten Funktionen, die die Sexualität bei Neurosen übernimmt, führen nicht zwangsläufig zu einer – im Vergleich zum verhältnismäßig gesunden Menschen – ausgedehnteren sexuellen Aktivität. Es kann zwar dazu kommen, aber auch der gegenteilige Effekt – vermehrte Hemmungen – ist durchaus möglich. Ein Vergleich mit gesunden Menschen ist auf jeden Fall schwierig, da die selbst innerhalb des »Normalbereichs« gegebene Variationsbreite bezüglich sexueller Erregbarkeit, Intensität und Häufigkeit sexuellen Begehrens oder der Formen sexuellen Ausdrucks allzu groß ist. Es gibt jedoch einen bedeutsamen Unterschied. In ähnlicher Weise, wie wir sie im Hinblick auf die Phantasie kennengelernt haben[2], wird auch die Sexualität in den Dienst neurotischer Bedürfnisse gestellt. Aus diesem Grund erlangt sie oft eine *unangemessene* Bedeutung, eine Bedeutung, die aus nichtsexuellen Quellen stammt. Außerdem können aus demselben Grund Sexualfunktionen leicht gestört werden. Ängste sind vorhanden, eine Fülle von Hemmungen, das heikle Problem der Homosexualität sowie Perversionen.

[1] Vgl. die Ausführungen über die Selbstverachtung im 5. Kapitel.

[2] S. 1. Kapitel, Die Suche nach Ruhm und Ehre.

Und da sexuelle Aktivitäten (einschließlich Masturbation und Phantasien) und ihre besonderen Formen durch neurotische Bedürfnisse und Tabus bestimmt – oder zumindest teilweise bestimmt – werden, haben sie oft einen zwanghaften Charakter. All diese Faktoren können dazu führen, daß der Neurotiker nicht deshalb Sexualbeziehungen hat, weil er sie wünscht, sondern weil er seinen Partner zufriedenstellen sollte, weil er ein Zeichen dafür nötig hat, daß man ihn braucht oder liebt, weil er Ängste beschwichtigen und seine Meisterschaft und Potenz unter Beweis stellen muß usw. Mit anderen Worten: Sexualbeziehungen werden weniger durch seine wahren Wünsche und Gefühle, als durch den Trieb bestimmt, irgendwelche zwanghaften Bedürfnisse zu befriedigen. Selbst ohne den Willen, den Partner zu degradieren, hört dieser auf, ein Individuum zu sein und wird ein »Sexualobjekt« (Freud)[3].

Wie sich der Neurotiker mit all diesen Problemen im einzelnen befaßt, ist so unterschiedlich, daß ich in diesem Zusammenhang nicht einmal versuchen kann, die Möglichkeiten in groben Zügen zu umreißen. *Die besonderen Schwierigkeiten bezüglich Liebe und Sex sind letzten Endes ja auch nur eine unter vielen Ausdrucksformen neurotischer Störungen.* Außerdem sind die Variationsmöglichkeiten noch deshalb so mannigfaltig, weil sie ja nicht nur von der neurotischen Charakterstruktur des Betreffenden abhängen, sondern auch von den jeweiligen Partnern, die er hatte oder noch hat.

Diese Einschränkung mag überflüssig erscheinen, weil wir durch unsere analytischen Kenntnisse gelernt haben, daß weit öfter, als früher angenommen wurde, eine unbewußte Partnerwahl stattfindet. Die Gültigkeit dieser Ansicht läßt sich tatsächlich immer wieder beweisen. Wir waren jedoch geneigt, ins andere Extrem zu verfallen und anzunehmen, daß jeder Partner individuell ausgewählt werde. Aber diese Verallgemeinerung hält nicht stand: sie verlangt eine Einschränkung in zweifacher Hinsicht. Zunächst muß die Frage aufgeworfen werden, wer denn eigentlich »wählt«. Strenggenommen setzt das Wort »Wahl« sowohl die Fähigkeit zum Wählen voraus wie auch die Fähigkeit, den gewählten Partner zu kennen. Beide Fähigkeiten sind jedoch

[3] Der englische Philosoph JOHN MACMURRAY betrachtet in *Reason and Emotion*, Faber & Faber Ltd., London 1935, das Problem vom Standpunkt der Geschlechtsmoral und macht emotionale Aufrichtigkeit zum Kriterium für den Wert sexueller Beziehungen.

beim Neurotiker beeinträchtigt. Er ist nur in dem Maß fähig zu wählen, in dem sein Bild von den anderen nicht durch die vielen Faktoren verzerrt ist, von denen bereits die Rede war. In diesem engen Sinn des Wortes kann hier kaum von Wahl gesprochen werden. »Partnerwahl« bedeutet für den Neurotiker, daß er sich aufgrund seiner hervorstechenden neurotischen Bedürfnisse angezogen fühlt: seines Stolzes, seines Bedürfnisses, zu herrschen oder auszunutzen, seines Bedürfnisses nach Selbstaufgabe usw.

Aber selbst in diesem eingeschränkten Sinn hat der Neurotiker keine große Chance, einen Partner zu »wählen«. Er heiratet vielleicht, weil man eben heiratet; und er kann sich so weit von sich selbst entfernt haben und so abgesondert von anderen sein, daß er einfach jemanden heiratet, den er zufällig etwas besser als andere kennt oder der ihn zufällig heiraten möchte. Seine Selbsteinschätzung kann infolge seiner Selbstverachtung so gering sein, daß er nicht in der Lage ist, sich jenen Menschen des anderen Geschlechts zu nähern, die einen Reiz für ihn haben, und sei es auch nur aus neurotischen Gründen. Wenn man zu diesen psychologischen Einschränkungen noch die wirklichen hinzurechnet, daß ein solcher Neurotiker ja oft nur wenige verfügbare Partner kennt, wird deutlich, wieviel von Zufälligkeiten abhängt.

Statt hier zu versuchen, der endlosen Variationsbreite erotischer und sexueller Erfahrungen gerecht zu werden, die sich aus diesen verschiedenen Faktoren ergeben, will ich nur bestimmte generelle Tendenzen aufzeigen, die in den Verhaltensweisen des Neurotikers gegenüber Liebe und Sex wirksam sind. *Der Neurotiker kann dazu neigen, die Liebe aus seinem Leben auszuschließen.* Er kann ihre Bedeutung herabsetzen oder leugnen oder sogar ihre Existenz in Abrede stellen. Dann erscheint ihm die Liebe nicht mehr wünschenswert, sondern muß als selbstbetrügerische Schwäche möglichst vermieden oder verachtet werden.

Diese Tendenz, die Liebe auszuschließen, wirkt in stiller, aber entschlossener Weise im resignierten, abgesonderten Typ. Individuelle Unterschiede innerhalb dieser Gruppe betreffen hauptsächlich die Haltung gegenüber der Sexualität. Ein solcher Neurotiker kann tatsächlich die Möglichkeit nicht nur der Liebe, sondern auch des Sex so sehr aus seinem persönlichen Leben verbannt haben, als ob sie überhaupt nicht existierten und keinerlei Bedeutung für ihn persönlich hätten. Gegenüber sexuellen Erlebnissen anderer empfindet er weder Neid noch Ablehnung, kann aber großes Verständnis für diese Menschen aufbringen, wenn sie in Not geraten.

Andere haben vielleicht in jüngeren Jahren gelegentlich Sexualbeziehungen gehabt, doch diese vermochten den Panzer ihrer Abgesondertheit nicht zu durchdringen. Sie waren nicht bedeutungsvoll genug und verloschen einfach, ohne den Wunsch nach weiteren Erlebnissen zurückzulassen.

Für einen anderen abgesonderten Neurotiker sind sexuelle Erlebnisse unter Umständen wichtig und genußreich. Er kann sie mit vielen verschiedenen Partnern gehabt haben, war aber immer – bewußt oder unbewußt – auf der Hut, keine feste Bindung einzugehen. Die Natur solcher vorübergehenden Sexualkontakte hängt von vielen Faktoren ab. Unter anderem ist das Vorherrschen expansiver oder selbstverleugnender Züge relevant. Je geringer die Selbsteinschätzung des Betreffenden ist, desto mehr werden diese Kontakte auf Personen beschränkt, die unter dem eigenen sozialen oder kulturellen Niveau stehen, z. B. auf Prostituierte.

Andere wiederum heiraten vielleicht und sind möglicherweise sogar in der Lage, eine relativ gute, wenn auch auf Distanz ausgerichtete Beziehung aufrechtzuerhalten, sofern der Ehepartner gleichermaßen distanziert ist. Wenn solch ein Neurotiker jemanden heiratet, mit dem er nicht viel gemeinsam hat, kann er sich durchaus mit der Situation abfinden und seinen Pflichten als Gatte und Vater nachzukommen versuchen. Nur wenn der Partner allzu aggressiv, ungestüm oder sadistisch ist, so daß sich der abgesonderte Neurotiker nicht innerlich zurückziehen kann, versucht er vielleicht, sich aus der Beziehung zu lösen, oder er geht daran zugrunde.

Der arrogant-rachsüchtige Typ verbannt in militanterer und destruktiverer Weise die Liebe aus seinem Leben. Seine generelle Einstellung zur Liebe ist gewöhnlich schmälernd, entlarvend. Hinsichtlich seines Sexuallebens scheint es zwei Hauptmöglichkeiten zu geben: Entweder ist es erschreckend arm – gelegentliche sexuelle Kontakte dienen hauptsächlich dazu, physische oder psychische Spannungen abzubauen –, oder aber Sexualbeziehungen sind wichtig für ihn, sofern er dabei seinen sadistischen Impulsen freien Lauf lassen kann. In diesem Fall gibt er sich entweder sadistischen Sexualaktivitäten hin (die sehr erregend für ihn sein können und ihm Befriedigung geben), oder er ist in seinen Sexualbeziehungen steif und übertrieben zurückhaltend, behandelt aber seinen Partner weitgehend sadistisch.

Eine andere generelle Tendenz bezüglich Liebe und Sexualität zielt ebenfalls darauf ab, Liebe – und manchmal auch Sex – aus dem wirklichen Leben zu verbannen, wobei diesen aber gleichzeitig ein *hervorragender Platz in der Phantasie des Neurotikers eingeräumt wird.* Liebe wird dann zu einem so erhabenen, so himmlischen Gefühl, daß die realistische Erfüllung im Vergleich dazu oberflächlich oder sogar verachtenswert erscheint. E. T. A. Hoffmann, der diesen Aspekt in *Hoffmanns Erzählungen* meisterhaft beschrieben hat, nennt Liebe »das Sehnen nach der Unendlichkeit, das uns dem Himmel vermählt . . .« Es sei ein Wahn, so sagt er, von des Menschen Erbfeind in unsere Seele gelegt . . . daß durch die Liebe auf Erden das erlangt werden könne, was nur als Versprechen des Himmels in unseren Herzen existiere. Liebe kann also nur in der Phantasie verwirklicht werden. Don Juan ist nach Hoffmanns Ansicht deshalb so verderblich für Frauen, weil »jeder Verrat einer geliebten Braut, jede Freude, die mit einem grausamen Schlag gegen den Geliebten zerstört wird . . . einen schrecklichen Triumph über das feindselige Ungeheuer darstellt und den Verführer für immer über unser enges Leben, über die Natur, über den Schöpfer erhebt«.

Die dritte und letzte Möglichkeit, die hier erwähnt werden soll, ist die *Überbewertung von Liebe und Sex im wirklichen Leben.* Liebe und Sex stellen dann den Hauptwert des Lebens dar und werden dementsprechend glorifiziert. Hier können wir, grob gesehen, zwischen der erobernden und der sich unterwerfenden Liebe unterscheiden. Letztere entwickelt sich zwangsläufig aus der selbstverleugnenden Lösung und wurde in jenem Zusammenhang beschrieben. Die erobernde Liebe tritt beim narzißtischen Typ auf, wenn aus besonderen Gründen sein Drang nach Meisterschaft auf Liebe ausgerichtet ist. Dann setzt er seinen Stolz darein, der ideale Liebhaber und außerdem unwiderstehlich zu sein. Frauen, die leicht zu gewinnen sind, haben keine Anziehungskraft für ihn. Er muß seine Meisterschaft dadurch beweisen, daß er jene Frauen besiegt, die aus irgendwelchen Gründen schwer zu gewinnen sind. Die Eroberung kann in der Vollziehung des Geschlechtsakts bestehen, oder der Neurotiker zielt auf völlige emotionale Unterwerfung ab. Wenn er diese Ziele erreicht hat, nimmt sein Interesse ab.

Ich weiß nicht, ob diese kurze Darlegung, auf so wenige Seiten konzentriert, das Ausmaß und die Intensität des Einflusses, den intrapsychische Prozesse auf die mitmenschlichen Beziehungen haben, hinreichend beleuchtet. Wenn wir seine volle Wirkkraft erkennen, müssen wir gewisse Erwartungen modifizieren, die allgemein vorhanden sind: daß z. B. verbesserte mitmenschliche Beziehungen einen heilsamen Einfluß auf Neurosen oder auch, in weiterem Sinne, auf die Persönlichkeitsentwicklung haben können. Diese Erwartungen beruhen auf der Annahme, daß ein Wechsel der menschlichen Umwelt, Heirat, sexuelle Beziehungen oder Teilnahme an Gruppenaktivität (in der Gemeinde, in kirchlichen Gruppen, in Berufsgruppen usw.) einem Menschen helfen können, seine neurotischen Schwierigkeiten zu überwinden. In der analytischen Therapie wird diese Erwartung durch die Überzeugung ausgedrückt, der Hauptheilfaktor bestehe darin, daß der Patient eine gute Beziehung zum Analytiker entwickelt, d. h. eine Bindung, in der jene Faktoren, die in seiner Kindheit schädlich für ihn waren, nicht vorhanden sind[4]. Diese Überzeugung ergibt sich aus der Meinung bestimmter Analytiker, daß Neurose hauptsächlich eine Störung im Bereich mitmenschlicher Beziehungen ist und bleibt und deshalb durch das Erlebnis einer guten menschlichen Beziehung geheilt werden kann. Die übrigen Erwartungen, die wir erwähnt haben, beruhen nicht auf einer so präzisen Meinung, sondern eher auf der Erkenntnis – die an sich korrekt ist –, daß mitmenschliche Beziehungen einen Kernfaktor in unser aller Leben darstellen.

Alle diese Erwartungen sind gerechtfertigt, sofern sie Kinder oder Jugendliche betreffen. Selbst wenn ein junger Mensch eindeutige Anzeichen grandioser Vorstellungen von sich erkennen läßt, unverhohlen Ansprüche auf besondere Privilegien erhebt oder sich schnell mißbraucht fühlt usw., kann er doch flexibel genug sein, um auf eine günstige menschliche Umwelt positiv zu reagieren. Eine solche Umwelt kann ihn durchaus weniger

[4] Vgl. Janet M. Rioch: »The Transference Phenomenon in Psychoanalytic Therapy«, in: *Psychiatry* 1943: »Heilsam in diesem Prozeß ist, daß der Patient den Teil seiner selbst entdeckt, der zur Zeit des ursprünglichen Erlebnisses unterdrückt werden mußte. Er kann dies nur in einer mitmenschlichen Beziehung zum Analytiker, die für eine solche Wiederentdeckung günstig ist . . . In dieser persönlichen Beziehung zwischen Analytiker und Patient wird die Wirklichkeit langsam entzerrt, das Selbst wiedergefunden.«

ängstlich, weniger feindselig und weniger mißtrauisch machen und dadurch die Kette der Teufelskreise durchbrechen, die ihn immer tiefer in die Neurose treiben. Hier muß natürlich die Einschränkung »mehr oder weniger« gemacht werden. Denn der Erfolg hängt vom Ausmaß der Störungen ab und von der Dauer, Qualität und Intensität der guten menschlichen Einflüsse.

Eine solche heilsame Wirkung auf die innere Entwicklung kann auch bei Erwachsenen eintreten. Voraussetzung hierfür ist allerdings, daß das System des Stolzes und dessen Auswirkungen noch nicht zu tief verankert sind oder – positiv ausgedrückt – daß die Vorstellung von Selbstverwirklichung (in der jeweils persönlichen Form) noch Bedeutung und Lebenskraft hat. Wir haben z. B. oft beobachten können, daß ein Ehepartner große Fortschritte in seiner Entwicklung macht, wenn der andere Partner analysiert wird und sich zu seinem Vorteil verändert. In solchen Fällen sind mehrere Faktoren im Spiel. Gewöhnlich spricht der in der Analyse stehende Partner über die Einsichten, die er gewonnen hat, und der andere Partner entnimmt diesen Unterhaltungen wertvolle Informationen für sich selbst. Da er mit eigenen Augen sieht, daß eine Änderung tatsächlich möglich ist, wird er ermutigt, auch seinerseits etwas zu tun. Und da er die Möglichkeit besserer Beziehungen erkennt, wird er angespornt, seine eigenen Schwierigkeiten zu überwinden. Ein ähnlicher Wandel kann auch ohne Analyse erfolgen, wenn z. B. ein Neurotiker in engen, dauernden Kontakt mit einem verhältnismäßig gesunden Menschen kommt. Auch hier können es wieder verschiedene Faktoren sein, die das innere Wachstum des Betreffenden stimulieren: eine Neuorientierung bezüglich der Wertmaßstäbe, ein Gefühl der Zugehörigkeit und des Angenommenwerdens, eine Verminderung der Projektionsmöglichkeiten und damit des Zwangs, mit seinen eigenen Schwierigkeiten konfrontiert zu werden; die Möglichkeit, ernsthafte und konstruktive Kritik entgegenzunehmen und daraus Nutzen zu ziehen usw.

Diese Möglichkeiten sind jedoch viel begrenzter, als im allgemeinen angenommen wird. Selbst wenn wir von der Voraussetzung ausgehen, daß die Erfahrungen des Analytikers dadurch begrenzt sind, daß er hauptsächlich jene Fälle sieht, in denen sich solche Hoffnungen nicht erfüllt haben, würde ich dennoch aus theoretischen Erwägungen zu behaupten wagen, daß die Chancen allzu gering sind, um den blinden Glauben zu rechtfertigen, der in sie gesetzt wird. Immer wieder müssen wir beobachten, daß ein Mensch, dessen eigene Lösung seiner inneren Konflikte festgefahren ist, in jede mitmenschliche Beziehung seine starren Ansprüche und Solls, seine eigentümliche Selbstgerechtigkeit und Verletzbarkeit, seinen Selbsthaß und seine Projektionen, sein Bedürfnis nach Meisterschaft, Unterwerfung oder Freiheit mit hineinbringt. Deshalb kann eine solche Beziehung kein Medium sein, in dem beide Partner einander erfreuen und miteinander wachsen, sondern sie wird vielmehr ein Mittel zur Befriedigung der neurotischen Bedürfnisse des neurotischen Partners. Die Wirkung, die eine solche Beziehung auf den Neurotiker hat, ist vor allem eine Minderung oder Vermehrung seiner inneren Spannungen, je nachdem, ob seine Bedürfnisse befriedigt oder frustriert werden. Ein expansiver Typ kann sich beispielsweise durchaus besser fühlen und auch besser funktionieren, wenn er eine Situation beherrscht oder von bewundernden Schülern umgeben ist. Der selbstverleugnende Typ kann aufblühen, wenn er weniger isoliert ist und sich gebraucht und erwünscht fühlt. Jeder, der neurotisches Leiden kennt, wird den subjektiven Wert solcher Besserungen zweifellos anerkennen. Derartige Besserungen sind aber nicht unbedingt ein Anzeichen dafür, daß das innere Wachstum eines Menschen Fortschritte macht. In den meisten Fällen weisen sie lediglich darauf hin, daß eine passende mitmenschliche Umgebung dem Neurotiker gestattet, einigermaßen ruhig zu leben, selbst wenn sich seine Neurose keineswegs verändert hat.

Dieselben Gesichtspunkte sind auch auf unpersönlichere Erwartungen bezüglich eines Wandels der Institutionen, der wirtschaftlichen Verhältnisse oder des politischen Regimes anwendbar. Selbstverständlich kann ein totalitäres Regime jedes individuelle Wachstum erfolgreich verhindern und muß schon von Natur aus darauf abzielen. Und zweifellos ist nur jenes politische Regime wert, daß man sich dafür einsetzt, das so vielen Individuen wie möglich die Freiheit läßt, nach ihrer persönlichen Selbstverwirklichung zu streben. Aber selbst die vorteilhaftesten Änderungen in der äußeren Situation bewirken an sich noch kein individuelles Wachstum, sondern können höchstens bessere Wachstumsbedingungen schaffen.

Der Fehlschluß bei all diesen Erwartungen liegt nicht darin, daß die Bedeutung mitmenschlicher Beziehungen überbewertet wird, sondern darin, daß man die Macht intrapsychischer Faktoren unterbewertet. Obwohl mitmenschliche Beziehungen von außerordentlicher Bedeutung sind, haben sie doch nicht die Kraft, ein festverwurzeltes System des Stolzes zu entwurzeln, wenn der Betreffende sein wahres Selbst jeder Kommunikation entzieht. In dieser entscheidenden Hinsicht erweist sich das System des Stolzes wieder als Feind menschlichen Wachstums.

Ziel der Selbstverwirklichung ist nicht ausschließlich – oder auch nur hauptsächlich – die Entwicklung der speziellen Anlagen eines Menschen: Mittel- und Kernpunkt dieses Prozesses ist die Entwicklung der eigenen Möglichkeiten als Mensch. Deshalb bedeutet Selbstverwirklichung im wesentlichen die Entwicklung der menschlichen Fähigkeiten für gute mitmenschliche Beziehungen.

## 13. Kapitel

# Neurotische Störungen in der Arbeit[1]

Störungen in unserem Arbeitsleben können vielerlei Ursache haben. Sie können auf äußeren Bedingungen beruhen wie z. B. wirtschaftlichem oder politischem Druck, Mangel an Ruhe, an Ungestörtheit oder Zeit. Auch die Schwierigkeiten, die ein Schriftsteller zu überwinden hat, der erst lernen muß, sich in einer neuen Sprache auszudrücken – ein besonderes, aber häufiges Beispiel unserer Zeit –, gehören hierher. Schwierigkeiten können auch aus sozialen Umweltbedingungen erwachsen, z. B. aus der Pression der öffentlichen Meinung, die einen Menschen dazu zwingt, seine Erwerbsfähigkeit weit über seine tatsächlichen Bedürfnisse hinaus zu steigern; unsere Geschäftsleute in den Städten legen beredtes Zeugnis dafür ab. Für einen Indianer aus Mexiko dagegen wäre eine solche Haltung absolut unverständlich.

In diesem Kapitel geht es uns jedoch nicht um äußere Schwierigkeiten, sondern um neurotische Störungen, wie sie in die Arbeit eingebracht werden. Um das Thema noch weiter einzuschränken: Viele neurotisch bedingte Arbeitsbehinderungen sind mit unserem Verhalten gegenüber den Mitmenschen – den Vorgesetzten, Untergebenen oder Gleichgestellten – eng verknüpft. Wenn man diese Schwierigkeiten auch nicht eindeutig von jenen trennen kann, die die Arbeit als solche betreffen, wollen wir sie hier doch soweit wie möglich außer acht lassen und uns auf die Frage konzentrieren, wie intrapsychische Faktoren den Arbeitsprozeß an sich und die Verhaltensweise des Menschen ihm gegenüber beeinflussen. Schließlich ist noch zu bemerken, daß neurotische Störungen bei jeder Art Routinearbeit verhältnismäßig unwesentlich sind. Ihre Bedeutung nimmt in dem Ausmaß zu, in dem die Arbeit persönliche Initiative, Weitblick, Verantwortung, Selbstvertrauen und Erfindergeist verlangt. Dementsprechend werden wir unsere Darlegungen auf

[1] Einige Abschnitte dieses Kapitels sind einem Aufsatz über das gleiche Thema entnommen, den ich im *American Journal of Psychoanalysis*, Washington 1948, unter dem Titel »Inhibitions in Work« veröffentlicht habe.

solche Arbeiten beschränken, in denen persönliche Fähigkeiten eingesetzt werden müssen, auf schöpferische Arbeit im weitesten Sinn des Wortes. Was hier zur Illustration aus der Welt künstlerischer oder wissenschaftlicher Arbeit gesagt wird, trifft genauso auf die Arbeit eines Lehrers, einer Hausfrau und Mutter, eines Geschäftsmanns, Juristen, Arztes oder Gewerkschaftsführers zu.

Der Bereich neurotischer Störungen innerhalb der Arbeitswelt ist groß. Aber diese Störungen werden, wie wir gleich sehen, nicht alle bewußt empfunden. Viele äußern sich vielmehr in der Qualität oder Quantität der geleisteten Arbeit, andere wiederum in verschiedenen psychischen Leiden, die mit der Arbeit verbunden sind: übermäßige Anspannung, Übermüdung und Erschöpfung; Angst, Panik, Reizbarkeit oder bewußtes Leiden unter Hemmungen. Es gibt nur einige wenige allgemeine und einigermaßen augenfällige Faktoren, die in dieser Beziehung allen Neurosen gemein sind. Schwierigkeiten, die über jene *hinausgehen*, die mit einer bestimmten Arbeit in Zusammenhang stehen, sind stets vorhanden, auch wenn sie nicht in Erscheinung treten.

Selbstvertrauen – wahrscheinlich die wichtigste Voraussetzung für schöpferische Arbeit – steht immer auf schwankendem Boden, mag die Haltung eines Menschen auch noch so sicher und realistisch anmuten.

Eine adäquate Einschätzung dessen, was eine bestimmte Aufgabe mit sich bringt, finden wir nur selten; meist werden die gegebenen Schwierigkeiten entweder unterschätzt oder überschätzt. Auch eine adäquate Bewertung der geleisteten Arbeit gibt es im allgemeinen nicht.

Die Bedingungen, unter denen Arbeit geleistet werden kann, sind meist zu starr. Sie sind seltsamer in ihrer Art und graduell starrer als die Arbeitsgewohnheiten, die Menschen in der Regel entwickeln.

Die innere Beziehung zur Arbeit an sich ist wegen der Egozentrik des Neurotikers dürftig. Wichtiger als die Arbeit selbst ist für ihn die Frage, wie sie ihm gelungen ist oder wie er sie verrichten sollte.

Die Freude oder Befriedigung, die in angemessener Arbeit gefunden werden kann, ist in den meisten Fällen beeinträchtigt, weil die Arbeit selbst allzu zwanghaft, allzu sehr mit Konflikten und Ängsten beladen ist oder subjektiv zu stark abgewertet wird.

Sobald wir jedoch von solchen Verallgemeinerungen ablassen und im einzelnen betrachten, wie sich Störungen in der Arbeit manifestieren, drängt sich uns die Erkenntnis auf, daß es in den verschiedenen Neuroseformen mehr Unterschiede als Ähnlichkeiten gibt. Auf die unterschiedliche Bewußtheit bestehender Schwierigkeiten und die von ihnen verursachten Leiden habe ich bereits hingewiesen. Aber auch die Bedingungen, unter denen Arbeit getan oder nicht getan werden kann, sind unterschiedlich. Dasselbe gilt für die Fähigkeit, sich beharrlich anzustrengen, Risiken einzugehen, zu planen, Hilfe anzunehmen, Arbeit an andere zu delegieren usw. Diese Unterschiede erwachsen vorwiegend aus den Hauptlösungen, die die Betreffenden für ihre intrapsychischen Konflikte gefunden haben. Wir wollen im folgenden jede Gruppe gesondert betrachten.

Die *expansiven Typen* – ungeachtet ihrer besonderen Charakteristika – neigen dazu, ihre Fähigkeiten oder speziellen Talente zu überschätzen. Außerdem haben sie den Hang, die jeweilige Arbeit, die sie tun, für unerhört wichtig zu halten und ihre Qualität zu überschätzen. Andere Menschen, die die Überbewertung ihrer Tätigkeiten nicht teilen, sind in ihren Augen unfähig, sie zu verstehen (sie haben Perlen vor die Säue geworfen), oder zu eifersüchtig, um ihnen die gebührende Anerkennung zuteil werden zu lassen. Jede Kritik – mag sie noch so ernsthaft und gewissenhaft sein – wird *eo ipso* als feindseliger Angriff empfunden. Und da es für diesen Typ Neurotiker ein zwingendes Bedürfnis ist, jeden Zweifel an sich selbst zu ersticken, prüfen sie erst gar nicht, ob die Kritik berechtigt ist, sondern konzentrieren sich darauf, sie in irgendeiner Form abzuwehren. Aus dem gleichen Grund ist auch ihr Bedürfnis nach Anerkennung ihrer Arbeit so grenzenlos. Sie neigen zu der Überzeugung, ein Recht auf solche Anerkennung zu haben, und sind ungehalten, wenn sie ihnen nicht zuteil wird.

Gleichzeitig ist ihre Fähigkeit, anderen Anerkennung zu zollen, außerordentlich begrenzt, zumindest innerhalb ihres Arbeitsgebietes und ihrer Altersgruppe. Sie können Plato oder Beethoven offen bewundern, es aber schwer finden, einen zeitgenössischen Philosophen oder Komponisten anzuerkennen, und das um so mehr, je starker diese ihre eigene einzigartige Bedeutung zu bedrohen scheinen. Wird die Leistung eines anderen Menschen in ihrer Gegenwart gerühmt, so können sie überempfindlich reagieren.

Der Reiz der Meisterschaft, der ja für diese Gruppe charakteristisch ist, bringt schließlich auch den unbedingten Glauben mit sich, daß es absolut kein Hindernis gibt, das sie nicht durch Willensstärke oder überragende Fähigkeiten überwinden könnten. Ich vermag daraus nur zu schließen, daß ein expansiver Typ sich jenes Motto ausgedacht haben muß, dem man heute immer wieder begegnet: »Unmögliches wird sofort erledigt, Wunder dauern etwas länger.« Jedenfalls wäre er der einzige Mensch, der ein solches Motto ernst nehmen könnte. Das Bedürfnis, die eigene Meisterschaft zu beweisen, macht diesen Neurotiker oft erfinderisch und spornt ihn an, sich an Aufgaben zu wagen, denen andere aus dem Weg gehen. Mit diesem Bedürfnis ist jedoch die Gefahr verbunden, mögliche Schwierigkeiten zu unterschätzen. Es gibt einfach kein Geschäft, das der expansive Typ nicht schnell abschließen könnte, keine Krankheit, die er nicht auf den ersten Blick diagnostizieren könnte, keinen Vortrag, keine Vorlesung, die er nicht in kürzester Frist halten könnte, keinen Defekt an seinem Auto, den er nicht besser beseitigen könnte als irgendein Mechaniker.

All diese Faktoren – die Überbewertung der eigenen Fähigkeiten und der Qualität der geleisteten Arbeit, die Unterbewertung der anderen und der gegebenen Schwierigkeiten sowie die relative Unzugänglichkeit für Kritik – bedingen gemeinsam, daß ein solcher Neurotiker oft blind gegen vorhandene Störungen in der Arbeit ist. Diese Störungen variieren, je nachdem, ob narzißtische, perfektionistische oder arrogant-rachsüchtige Züge dominieren.

Der *narzißtische Typ*, der wohl am meisten von seiner Phantasie hin und her gerissen wird, zeigt alle bisher genannten Kriterien in offenkundiger Weise. Wenn wir annähernd gleiche Begabungen voraussetzen, ist er der produktivste unter den expansiven Typen. Trotzdem kann er auf verschiedene Schwierigkeiten stoßen. Eine davon ist die Zersplitterung seiner Interessen und Energien. Da ist beispielsweise die Frau, die nicht nur die vollkommene Gastgeberin, Hausfrau und Mutter sein muß, sondern auch noch die bestangezogene Frau, aktives Mitglied verschiedener Komitees, die ein bißchen in der Politik mitmischen und dazu noch eine große Schriftstellerin sein muß. Oder der Geschäftsmann, der nicht nur an allzu vielen Unternehmungen beteiligt ist, sondern noch ausgedehnten politischen und gesellschaftlichen Aktivitäten nachgeht. Wenn sich ein solcher Mensch schließlich bewußt wird, daß er nie dazu kommt, gewisse Dinge zu tun, schreibt er dies im allgemeinen der Vielzahl seiner Talente zu. Mit schlecht verborgener Arroganz äußert er dann vielleicht seinen Neid auf jene weniger glücklichen Zeitgenossen, die nur einseitig begabt sind. Die Vielfalt seiner Fähigkeiten kann zwar durchaus echt sein, sie ist aber nicht die Ursache seiner Schwierigkeiten. Der Hintergrund ist vielmehr, daß sich der Betreffende beharrlich weigert, einzusehen und anzuerkennen, daß seine Leistungsfähigkeit in irgendeiner Form begrenzt ist. Deshalb hat ein vorübergehender Entschluß, die eigenen Tätigkeiten einzuschränken, im allgemeinen auch keine bleibende Wirkung. Gegen jede bessere Einsicht verfällt er bald wieder in seine Überzeugung, daß vielleicht andere nicht so viele Dinge tun können – er aber kann es, er kann alles zur Vollkommenheit tun. Seine Tätigkeiten einschränken hieße für ihn, sich geschlagen geben, und hätte den Beigeschmack von verachtenswerter Schwäche. Die Vorstellung, ein Mensch wie andere zu sein, mit analogen Grenzen, ist für ihn erniedrigend und deshalb unerträglich.

Andere narzißtische Persönlichkeiten vergeuden unter Umständen ihre Energien nicht damit, daß sie zuviel gleichzeitig tun, sondern daß sie eine Tätigkeit nach der anderen beginnen und wieder aufgeben. Bei begabten jungen Menschen sieht das möglicherweise einfach so aus, als ob sie Zeit brauchten, um herauszufinden, wo ihr eigentliches Interesse liegt. Nur eine genaue Untersuchung der Gesamtpersönlichkeit kann erhellen, ob eine derart simple Erklärung berechtigt ist. Solche Menschen können z. B. ein leidenschaftliches Interesse für das Theater entwickeln, sich in der Schauspielkunst versuchen und als vielversprechend erweisen, um nach kurzer Zeit wieder aufzugeben. Danach tun sie vielleicht ein Gleiches mit der Dichtkunst oder der Landwirtschaft, um sich dann der Krankenpflege oder dem Medizinstudium zu widmen, immer mit derselben steil abfallenden Kurve von heller Begeisterung bis zum Erlöschen des Interesses.

Ein solches Verhalten läßt sich aber auch bei Erwachsenen feststellen. Sie machen z. B. einen Entwurf für ein großes Buch, bauen eine Organisation auf, planen weitläufige Geschäftsprojekte, arbeiten an einer Erfindung, doch immer wieder erlischt ihr Interesse, ehe sie überhaupt etwas erreicht haben. Ihre Phantasie hat ihnen ein leuchtendes Bild schnellen Erfolgs gemalt. Aber schon bei der ersten wirklichen Schwierigkeit, auf die sie stoßen, verlieren sie ihr Interesse, ihr Stolz gestattet ihnen jedoch nicht, offen zuzugeben, daß sie Schwierigkeiten aus dem Weg gehen. Infolgedessen ist Interesselosigkeit eine Methode, das Gesicht zu wahren.

Zwei Faktoren verstärken noch das hektische Hin und Her, das für den narzißtischen Typ charakteristisch ist; die Aversion, sich um Einzelheiten in der Arbeit zu kümmern, und die Abneigung gegen konsequente Anstrengungen. Die erste Verhaltensweise kann schon bei neurotischen Schulkindern deutlich erkennbar sein. Sie können z. B. durchaus phantasievolle Ideen für einen Aufsatz haben, sich aber unbewußt mit aller Entschiedenheit gegen einen guten Stil oder eine korrekte Rechtschreibung wehren. Dieselbe Nachlässigkeit kann bei Erwachsenen die Qualität der geleisteten Arbeit merkbar beeinträchtigen. Sie haben vielleicht das Gefühl, ihre Aufgabe sei es, brillante Ideen oder Pläne zu entwickeln, die »Kleinarbeit« aber sei Sache durchschnittlich begabter Menschen. Deshalb haben sie auch keine Schwierigkeiten, Arbeit zu delegieren, sofern dies möglich ist. Wenn sie Angestellte oder Mitarbeiter haben, die ihre Ideen in die Tat umsetzen können, geht möglicherweise alles gut. Müssen sie jedoch die Arbeit selbst machen – eine Abhandlung schreiben, ein Kleid entwerfen, ein juristisches Dokument aufsetzen –, so betrachten sie die Aufgabe bereits als zu ihrer vollen Zufriedenheit gelöst, ehe überhaupt die eigentliche *Arbeit* begonnen hat: das Durchdenken, Prüfen, Nachprüfen und systematische Anordnen der Ideen. Das gleiche kann in der Analyse mit Patienten geschehen. Hier erkennen wir allerdings außer der allgemeinen Großartigkeit eine weitere Determinante: die Furcht, sich selbst in bezug auf konkrete Einzelzüge zu betrachten.

Die Unfähigkeit dieser Neurotiker, fortdauernde Anstrengungen zu machen, entstammt denselben Wurzeln. Ihre besondere Art von Stolz beruht auf »müheloser Überlegenheit«. Der Glanz des Dramatischen, des Ungewöhnlichen nimmt ihre Phantasie gefangen, während die bescheidenen Aufgaben des täglichen Lebens als demütigend empfunden werden. Andererseits können diese Menschen sporadische Anstrengungen machen, energisch und umsichtig in Notlagen sein, eine große Gesellschaft geben, in einem plötzlichen Anfall von Energie Briefe schreiben, die sich seit Monaten angesammelt haben, usw. Solche sporadischen Anstrengungen nähren ihren Stolz, während dauernde Bemühungen ihn beleidigen. Jeder kleine Müller oder Meier kann es zu etwas bringen, wenn er sich redlich plagt. Und solange sie sich nicht anstrengen, bleibt ihnen immer noch die Entschuldigung, daß sie etwas Großes geleistet haben könnten, wenn sie sich angestrengt hätten.

Die verborgenste Aversion gegen konsequentes Sichmühen liegt jedoch in der Bedrohung der Illusion grenzenloser Macht. Angenommen, jemand möchte einen Garten anlegen. Bald wird er – ob er will oder nicht – gewahr, daß der Garten nicht über Nacht zu einem blühenden Paradies wird. Sein Wachsen und Gedeihen hängt von dem Maß der Arbeit ab, das der Gärtner für den Garten aufgewandt hat. Die gleiche nüchterne Erfahrung macht der Mensch, wenn er ausdauernd an Berichten oder wissenschaftlichen Aufsätzen arbeitet, wenn er in der Werbung tätig ist oder wenn er lehrt. Zeit und Kraft haben ihre effektiven Grenzen, und damit auch das, was innerhalb dieser Grenzen erreicht werden kann. Solange der narzißtische Typ an seiner Illusion festhält, Kraft und Leistungsvermögen seien unbegrenzt, muß er sich davor hüten, sich solchen desillusionierenden Erfahrungen auszusetzen; sonst reibt er sich an ihnen wie an einem unwürdigen Joch, und dieser Ärger macht ihn wiederum müde und erschöpft.

Zusammenfassend könnte man sagen, daß der narzißtische Typ – trotz guter Anlagen – oft wegen der Qualität der geleisteten Arbeit enttäuscht. Gemäß seiner neurotischen Struktur weiß er einfach nicht, wie man arbeiten muß.

Die Schwierigkeiten des *perfektionistischen Typs* sind in mancher Hinsicht genau entgegengesetzt. Er arbeitet methodisch und achtet peinlich genau auf jedes Detail. Durch das, was er tun sollte und wie er es tun sollte, ist er jedoch so eingeengt, daß kein Raum für Originalität und Spontaneität bleibt. Deshalb ist er langsam und unproduktiv. Wegen seiner übertriebenen Anforderungen an sich selbst ist er leicht überarbeitet und erschöpft (eine häufige Beobachtung bei perfektionistischen Hausfrauen), und deshalb müssen andere darunter leiden. Da er anderen gegenüber genauso anspruchsvoll ist wie gegenüber sich selbst, hat er oft einen hemmenden Einfluß auf sie, besonders dann, wenn er in leitender Stellung ist.

Auch der *arrogant-rachsüchtige Typ* hat seine Vorzüge und

seine Schwächen. Unter allen Neurotikern ist er der gewaltigste Arbeiter. Wenn es nicht so unangemessen wäre, bei einem emotional kalten Menschen von Leidenschaft zu sprechen, könnte man sagen, er habe eine Leidenschaft für die Arbeit. Wegen seines unbarmherzigen Ehrgeizes und der verhältnismäßigen Leere seines Lebens außerhalb der Arbeit hält er jede Stunde, die nicht mit Arbeit verbracht wird, für verloren. Dies bedeutet nicht etwa, daß er die Arbeit genießt – er ist im allgemeinen gar nicht fähig, irgend etwas zu genießen –, aber die Arbeit ermüdet ihn auch nicht. Er scheint sogar unermüdlich zu sein, wie eine gutgeölte Maschine. Trotz all seiner Tüchtigkeit, Leistungsfähigkeit und seiner oft klaren, kritischen Intelligenz ist jedoch die von ihm geleistete Arbeit häufig steril. Ich meine hier nicht die entarteten Auswüchse dieses Typs, die opportunistisch geworden und nur noch an den äußeren Ergebnissen ihrer Arbeit interessiert sind – Erfolg, Prestige, Triumph –, ob sie nun Seife herstellen, Bilder malen oder wissenschaftliche Arbeiten verfassen. Selbst wenn ein Neurotiker dieses Typs außer an seinem Ruhm auch noch an der Arbeit als solcher interessiert ist, bleibt er doch oft am Rande seines Aufgabengebiets stecken, ohne zum Kern der Sache vorzustoßen. Als Lehrer oder Sozialarbeiter wird er sich z. B. mehr für die Methoden des Lehrens oder der Sozialarbeit interessieren, als für Kinder oder Hilfsbedürftige. Er kann eher sachkundige Rezensionen schreiben, als einen eigenen Beitrag verfassen. Vielleicht ist er ängstlich darauf bedacht, jede nur mögliche Frage vollständig zu erörtern, so daß er das Schlußwort in einer Sache hat, ohne allerdings irgend etwas Eigenes beigesteuert zu haben. Kurz gesagt: ihm geht es darum, *eine bestimmte Sache zu meistern, nicht aber, sie zu bereichern.*

Da seine Arroganz es ihm nicht erlaubt, die Leistung anderer anzuerkennen, und es ihm selbst an Produktivität mangelt, macht er sich leicht die Ideen anderer zu eigen, ohne sich dessen bewußt zu werden. Aber selbst diese Ideen werden in seiner Hand zu etwas Mechanischem, Leblosem.

Im Gegensatz zu den meisten Neurotikern hat er die Fähigkeit, sorgfältig und genau zu planen, und kann auch einen recht klaren Blick für zukünftige Entwicklungen haben (in seiner Phantasie treffen seine Vorhersagen immer zu). Er kann daher ein guter Organisator sein, wenngleich mehrere Faktoren diese Fähigkeit beeinträchtigen. Er hat beispielsweise Schwierigkeiten, Arbeit zu delegieren. Wegen seiner arroganten Menschenverachtung ist er überzeugt, daß nur er in der Lage ist, die Dinge richtig zu machen. Außerdem neigt er dazu, beim Organisieren diktatorische Methoden anzuwenden: sich eher einschüchternd und ausnutzend als anregend zu verhalten, Anreiz und Arbeitsfreude eher abzutöten als zu pflegen.

Wegen seiner Planung auf lange Sicht vermag er zeitweilige Rückschläge verhältnismäßig gut zu ertragen. In Situationen ernsthafter Prüfung kann er jedoch Angst bekommen. Wenn man fast ausschließlich in Kategorien des Triumphs lebt, ist eine Niederlage oder eine mögliche Niederlage natürlich furchterregend. Da er aber über jegliche Angst erhaben sein sollte, wird er ärgerlich über sich selbst, weil er Angst hat. In solchen Situationen (einer Prüfung) wird er auch wütend auf jene, die sich anmaßen, über ihn zu urteilen. All diese Emotionen werden im allgemeinen jedoch unterdrückt, und die Auswirkungen des inneren Tumults sind dann möglicherweise psychosomatische Symptome wie Kopfschmerzen, Magenkrämpfe, Herzklopfen u. ä.

Die Schwierigkeiten, die der *selbstverleugnende Typ* bezüglich der Arbeit hat, sind fast Punkt für Punkt das Gegenteil von denen der expansiven Typen. Ein solcher Neurotiker neigt dazu, seine Ziele niedrig zu stecken und sowohl seine Begabungen als auch die Wichtigkeit und den Wert seiner Arbeit zu unterschätzen. Er wird von Zweifeln und selbstquälerischer Kritik geplagt. Der Gedanke, er könne das Unmögliche tun, liegt ihm fern; er neigt vielmehr dazu, von dem Gefühl »Ich kann nicht« überwältigt zu werden. Die Qualität seiner Arbeit muß nicht notwendigerweise darunter leiden, er selbst jedoch leidet immer darunter.

Neurotiker des selbstverleugnenden Typs können sich recht wohl fühlen und tatsächlich gute Arbeit leisten, solange sie für andere arbeiten: als Hausfrau oder Haushälterin, als Sekretärin oder Lehrerin, als Sozialarbeiter, Krankenschwester oder als Schüler (für einen bewunderten Lehrer). In einem solchen Fall weisen meist eine oder zwei haufig beobachtete Eigentümlichkeiten auf eine vorhandene Störung hin. So kann z. B. ein merkbarer Unterschied bestehen, je nachdem, ob der Betreffende allein arbeitet oder mit anderen. Ein Anthropologe kann beispielsweise auf einer Expedition unerhört geschickt und findig sein, wenn es darum geht, Kontakte mit den Eingeborenen herzustellen, sich aber völlig verloren vorkommen, wenn er seine Entdeckungen und Erfahrungen zu Papier bringen soll. Ähnlich kann ein Sozialarbeiter in seiner praktischen Arbeit durchaus tüchtig sein, dagegen in Panik geraten, wenn er einen Bericht abfassen oder eine Auswertung vornehmen soll. Ein Kunststudent malt vielleicht recht gut, wenn der Lehrer anwesend ist, vergißt aber alles, was er gelernt hat, sobald er allein ist.

Die zweite Eigentümlichkeit, die sich in solchen Fällen beobachten läßt, ist die Tatsache, daß diese Menschen oft auf einem Arbeitsniveau stehenbleiben, das unter ihren effektiven Fähigkeiten liegt; dabei wird es ihnen möglicherweise überhaupt nicht bewußt, daß sie ihr Licht unter den Scheffel stellen.

Dennoch kann es aus verschiedenen Gründen dazu kommen, daß solche Neurotiker etwas um ihrer selbst willen beginnen. Sie sind vielleicht bis zu einer Position aufgestiegen, in der Schreiben oder öffentliches Sprechen verlangt wird; oder ihr eigener (uneingestandener) Ehrgeiz hat sie in unabhängigere Tätigkeiten gedrängt; und schließlich kann auch der gesündeste und unwiderstehlichste aller Gründe vorliegen: daß ihre natürlichen Begabungen sie am Ende zu angemessenem Ausdruck zwingen. An diesem Punkt nun – wenn sie versuchen, aus den engen Schranken auszubrechen, die durch den »Schrumpfungsprozeß« in ihrer Struktur errichtet worden sind – beginnen die Schwierigkeiten.

Einerseits sind ihre Forderungen nach Perfektion genauso hoch wie bei den expansiven Typen. Während sich die expansiven Typen jedoch leicht in der selbstzufriedenen Genugtuung sonnen, Vorzügliches geleistet zu haben, suchen die selbstverleugnenden Typen mit ihren andauernden Selbstvorwürfen nach Mängeln in ihrer Arbeit. Selbst nach einer guten Leistung (einer gelungenen Party oder einem Vortrag) werden sie immer noch die Tatsache unterstreichen, daß sie dies oder jenes vergessen, daß sie nicht klar genug hervorgehoben haben, was sie sagen wollten, daß sie allzu gedämpft oder allzu angriffslustig waren usw. Auf diese Art und Weise werden sie in einen fast hoffnungslosen Kampf verstrickt, in dem sie um Perfektion ringen, während sie sich selbst gleichzeitig dauernd niederschlagen. Ihr Verlangen, sich hervorzutun, wird außerdem noch aus einer seltsamen Quelle verstärkt. Ihre Tabus gegen Ehrgeiz und Stolz erwecken »Schuldgefühle«, wenn sie nach persönlicher Leistung streben, und nur die vollkommene Erlangung des Ziels kann Erlösung von dieser Schuld bringen. (»Wenn du kein vollkommener Musiker bist, solltest du besser Treppen scheuern.«)

Andererseits werden sie selbstzerstörerisch, wenn sie sich gegen ihre Tabus vergehen, oder zumindest dann, wenn ihnen bewußt wird, daß sie es tun. Es ist derselbe Prozeß, den ich bezüglich der Wettkampfspiele beschrieben habe: Sobald ein solcher Neurotiker sich bewußt wird, daß er gewinnt, kann er nicht mehr spielen. Er befindet sich also immer zwischen Skylla und Charybdis, zwischen dem Zwang, den höchsten Gipfel zu erreichen, und jenem, sich selbst niederzuhalten.

Dieses Dilemma tritt am deutlichsten dort in Erscheinung, wo der Konflikt zwischen expansiven und selbstverleugnenden Trieben dicht unter der Oberfläche liegt. Ein Maler entdeckt z. B. die Schönheit eines bestimmten Gegenstandes und sieht im Geiste eine großartige Komposition. Er beginnt zu malen. Der erste Entwurf auf der Leinwand sieht großartig aus. Er fühlt sich erhoben. Weil aber der Anfang zu gut ist (für das, was er ertragen könnte) oder noch nicht die Perfektion seiner ersten Vision erreicht hat, wendet er sich gegen sich selbst. Er versucht, die Aussage zu verbessern, doch das Ergebnis ist schlechter. In diesem Augenblick wird er rasend. Er »verbessert und verbessert«, aber die Farben werden matter und lebloser. Binnen kurzem ist das Bild zerstört, und völlig verzweifelt gibt er auf. Nach einer Weile beginnt er ein neues Bild, und wieder muß er durch diesen qualvollen Prozeß hindurch.

Auch der Schriftsteller kann eine Zeitlang flüssig schreiben, bis ihm bewußt wird, daß er mit seiner Arbeit eigentlich gut vorwärtsgekommen ist. In diesem Augenblick – natürlich weiß er nicht, daß seine eigene Befriedigung der Gefahrenpunkt war – sieht er Mängel. Vielleicht ist er wirklich an einen Punkt geraten, an dem er erst klären muß, wie seine Hauptgestalt sich in einer bestimmten Situation verhalten soll. Vielleicht erschien ihm dies aber nur deshalb schwierig, weil er schon durch destruktive Selbstverachtung gehindert war. Jedenfalls wird er lustlos, kann sich tagelang nicht zur Arbeit zwingen, und in einem Wutanfall reißt er die letzten Seiten in tausend Fetzen. Er kann auch einen Alptraum haben, in dem er mit einem Wahnsinnigen in einem Raum gefangen ist und der Wahnsinnige ihn umbringen will – ein ganz simpler Ausdruck mörderischer Wut gegen sich selbst[2].

[2] Als ich in meiner Abhandlung »Inhibitions in Work« diese beiden Beispiele zitierte, habe ich nur die Reaktion darauf erwähnt, daß die erwartete Vortrefflichkeit nicht erreicht wurde.

In diesen beiden Beispielen, die leicht vervielfacht werden könnten, begegnen wir zwei völlig voneinander verschiedenen Kräften: einer schöpferischen Stimmung, die nach vorn drängt, und einem selbstzerstörerischen Zug. Wenn wir uns nun jenen Personen zuwenden, bei denen expansive Triebe unterdrückt sind und die selbstverleugnenden die Vorherrschaft haben, sehen wir, daß eine eindeutige Bewegung nach vorn unerhört selten wird und die selbstzerstörerischen Züge weniger heftig und dramatisch sind. Die Konflikte sind viel tiefer verborgen, und der gesamte innere Prozeß, der während der Arbeit abläuft, ist chronischer und verworrener. Infolgedessen ist es auch schwieriger, die beteiligten Einzelfaktoren herauszulösen. Obwohl gerade in diesen Fällen die Arbeitsstörungen das hervorstechendste Übel sein können, sind sie möglicherweise nicht unmittelbar dem Verständnis zugängig. Ihre Natur wird unter Umständen erst nach und nach klarer, wenn sich die Gesamtstruktur etwas gelockert hat.

Der Neurotiker selbst merkt, wenn er schöpferisch tätig ist, einen Mangel an Konzentration. Er verliert leicht den Faden oder wird vergeßlich; seine Gedanken schweifen ab und beschäftigen sich mit alltäglichen Vorkommnissen. Er wird zappelig, unstet, gedankenlos, legt Patiencen, erledigt ein paar Telefongespräche, die getrost hätten warten können, manikürt seine Fingernägel oder fängt Fliegen. Er ärgert sich über sich selbst, macht heroische Anstrengungen, wieder an die Arbeit zu gehen, ist aber in kurzer Zeit so übermüdet, daß er aufgeben muß.

Ohne sich dessen bewußt zu sein, kämpft er gegen zwei chronische Belastungen an: gegen seine Selbstverkleinerung und gegen seine Unfähigkeit, eine Sache anzufassen. Seine Selbstverkleinerung resultiert, wie wir wissen, größtenteils aus seinem Bedürfnis, sich niederzuhalten, um nur nicht das Tabu gegen »Anmaßung« zu verletzen. Es ist ein unmerklicher Prozeß des Untergrabens, Scheltens und Zweifelns, der Energien verbraucht, ohne daß der Betreffende weiß, was er sich selbst antut. Er kann durchaus vergessen, was er gelesen, beobachtet, oder sogar schon vorher über ein Thema geschrieben hat. Er kann vergessen, was er schreiben wollte. Alles Material für eine wissenschaftliche Arbeit ist vorhanden und vielleicht auch nach mühseliger Kleinarbeit wieder greifbar, aber wenn er es wirklich braucht, ist es völlig verschwunden. Wird er in einer Diskussion als Sprecher aufgerufen, so kann er unter Umständen mit dem niederdrückenden Gefühl beginnen, daß er nichts zu sagen hat; und nur allmählich stellt sich dann heraus, daß er eine Reihe von treffenden Kommentaren beizusteuern vermag.

Sein Bedürfnis, sich selbst niederzuhalten, hindert ihn also daran, seine eigenen Quellen anzuzapfen. Deshalb arbeitet er mit dem bedrückenden Gefühl von Unfähigkeit und Bedeutungslosigkeit. Während für den expansiven Typ jegliches Tun eine generelle Wichtigkeit annimmt, mag die objektive Wichtigkeit auch noch so unerheblich sein, hat der selbstverleugnende Typ eine Art entschuldigende Haltung bezüglich seiner Arbeit, obwohl diese von größerer objektiver Bedeutsamkeit sein kann. Es ist charakteristisch für ihn, daß er lediglich sagt, »er müsse« arbeiten. In seinem Fall ist dies nicht etwa ein Ausdruck von Empfindlichkeit gegenüber Zwang, wie beispielsweise beim resignierten Typ; er würde es vielmehr als anmaßend empfinden, als zu ehrgeizig, wenn er zugäbe, daß er etwas leisten und erreichen möchte. Er kann nicht einmal das *Gefühl* haben, daß er eine gute Arbeit leisten möchte, und zwar nicht nur deshalb, weil er von seinen anspruchsvollen Forderungen nach Perfektion getrieben wird, sondern auch, weil das Eingeständnis einer solchen Absicht ihm wie eine arrogante und tollkühne Herausforderung an das Schicksal vorkommen würde.

Seine Unfähigkeit, eine Sache wirklich anzufassen, erwächst hauptsächlich aus seinen Tabus gegen alles, was Selbstbehauptung, Aggression und Meisterung bedeutet. Wenn wir von seinen Tabus gegen Aggression sprechen, denken wir gewöhnlich daran, daß er keine Forderungen an andere stellt, daß er andere nicht manipuliert oder beherrscht. Dieselben Verhaltensweisen gelten aber auch gegenüber leblosen Objekten und geistigen Problemen. So wie er sich angesichts einer Reifenpanne oder eines verklemmten Reißverschlusses völlig hilflos vorkommen kann, fühlt er sich auch gegenüber seinen eigenen Ideen hilflos. Seine Schwierigkeit liegt nicht darin, daß er unproduktiv ist. Er kann durchaus gute, originelle Ideen haben, ist aber zu gehemmt, um sie aufzugreifen, sich mit ihnen auseinanderzusetzen, sie zu überprüfen, ihnen Gestalt zu geben und sie zu ordnen. Meist ist uns nicht bewußt, daß solche geistigen Prozesse Selbstbehauptungs- und Aggressionsinhalte haben, obwohl die Sprache darauf hinweist. Unter Umständen erkennen wir diese Tatsache erst, wenn derartige Prozesse durch ein grundsätzliches Verbot gegen Aggression gehemmt sind. Der selbstverleugnende Typ kann durchaus mutig genug sein, eine Meinung auszusprechen, wenn er überhaupt so weit kommt, eine eigene Meinung zu haben. Die Hemmung setzt gewöhnlich viel früher ein – daß er nicht zu erkennen wagt, daß er zu einem eigenen Schluß oder einer eigenen Meinung gelangt ist.

Diese Belastungen, für sich allein genommen, wirken sich auf die Arbeit so aus, daß sie unverhältnismäßig viel Zeit und Kraft beansprucht und unzulänglich ist, sofern überhaupt etwas geschafft wird. Wir könnten in diesem Zusammenhang an Emersons Worte denken, daß wir nichts zustande bringen, weil wir uns selbst verkleinern. Die Qual jedoch, die damit verbunden ist – und auch die Möglichkeit, trotzdem etwas zu leisten –, entsteht deshalb, weil der Betreffende gleichzeitig von seinem Bedürfnis nach absoluter Perfektion getrieben wird. Nicht nur die Qualität der geleisteten Arbeit sollte seinen strengen Anforderungen genügen, auch seine Arbeitsmethoden sollten vollkommen sein. Eine Musikstudentin wird z. B. gefragt, ob sie systematisch arbeitet. Die Frage ist ihr peinlich, und sie antwortet: »Ich weiß nicht.« Für sie bedeutet systematische Arbeit, acht Stunden ununterbrochen am Klavier zu sitzen und die ganze Zeit intensiv zu arbeiten, ohne sich eine Mittagspause zu gönnen. Da sie dieses Äußerste an dauernder konzentrierter Aufmerksamkeit nicht leisten kann, wendet sie sich gegen sich selbst und nennt sich eine Dilettantin, die es nie zu etwas bringen wird. In Wirklichkeit arbeitet sie hart an jedem Musikstück, liest die Noten, übt die Bewegungen der rechten und der linken Hand – kurz, sie könnte mit der Ernsthaftigkeit ihrer Arbeit absolut zufrieden sein. Wenn wir uns derartige exorbitante Solls vorstellen, können wir leicht begreifen, wieviel Selbstverachtung dadurch entsteht, daß der selbstverleugnende Mensch im allgemeinen schlechte Arbeitsmethoden hat. Und um das Bild seiner Schwierigkeiten abzurunden: Selbst wenn ein solcher Neurotiker gut arbeitet oder etwas wirklich Gutes geleistet hat, *sollte er sich dessen nicht bewußt sein.* Hier darf sozusagen die linke Hand nicht wissen, was die rechte tut.

Der sich selbstverleugnende Typ ist sehr hilflos, wenn er irgendeine schöpferische Arbeit beginnen will, z. B. eine wissenschaftliche Arbeit schreiben. Seine Aversion, ein Thema meisterhaft zu bewältigen, hindert ihn daran, sorgfältig im voraus zu planen. Anstatt zunächst einen Entwurf auszuarbeiten oder das ganze Material gedanklich zu ordnen, fängt er einfach an zu schreiben. Dies mag für andere neurotische Menschen ein durchaus gangbarer Weg sein. Der expansive Typ könnte beispielsweise ohne Zögern mit dem Schreiben beginnen, und sein erster Entwurf beeindruckt ihn dann vielleicht so sehr, daß er nicht mehr daran arbeitet. Der sich selbstverleugnende Typ ist absolut unfähig, einen ersten Entwurf mit all den unvermeidbaren Unvollkommenheiten in der Formulierung der Gedanken, im systematischen Aufbau und im Stil einfach niederzuschreiben. Jede Schwerfälligkeit, jeder Mangel an Klarheit oder Kontinuität sind ihm sofort bewußt. Seine Kritik mag inhaltlich durchaus zutreffen, aber die unbewußte Selbstverachtung, die sie hervorruft, ist so beunruhigend, daß er nicht fortfahren kann. Dann sagt er sich vielleicht: Um Himmels willen, hör doch auf; du kannst es ja später überarbeiten. Das hilft aber nichts. Unter Umständen beginnt er noch einmal von vorn, schreibt einen Satz oder zwei und notiert ein paar Gedanken zum Thema. Erst nach erheblicher Arbeits- und Zeitverschwendung fragt er sich möglicherweise: Was willst du denn wirklich schreiben? Dann erst macht er einen Rohentwurf, darauf einen zweiten Entwurf mit mehr Einzelheiten, einen dritten, vierten usw. Bei jedem neuen Entwurf tritt die unterdrückte Angst, die aus seinen Konflikten stammt, ein wenig zurück. Wenn es jedoch so weit ist, der Arbeit die endgültige Form zu geben, so daß sie abgeliefert werden oder in Druck gehen kann, nimmt die Angst vielleicht wieder zu, weil die Arbeit jetzt makellos sein sollte.

Während dieses schmerzhaften Prozesses kann akute Angst aus zwei widerstreitenden Gründen auftreten: Einerseits wird der Betreffende unruhig, wenn die Dinge schwierig werden, und andererseits wird er unruhig, wenn sie zu gut voranschreiten. Stößt er beispielsweise auf ein kompliziertes Problem, so kann er mit Schock reagieren, sich schwindlig und übel oder sogar wie gelähmt fuhlen. Wird ihm dagegen bewußt, daß er gut vorankommt, kann er durchaus beginnen, seine eigene Arbeit drastischer als sonst zu sabotieren. Veranschaulichen wir uns einen derart selbstzerstörerischen Rückschlag am Beispiel eines Patienten, dessen Arbeitshemmungen langsam geringer geworden waren. Als er ungefähr am Ende einer wissenschaftlichen Arbeit angekommen war, bemerkte er, daß ihm einige Absätze, die er gerade erarbeitete, bekannt vorkamen. Plötzlich wurde ihm bewußt, daß er sie schon einmal geschrieben haben mußte. Er sah auf seinem Schreibtisch nach und fand tatsächlich einen ausgezeichneten Entwurf von ihnen, den er erst am vergangenen Tag geschrieben hatte. Fast zwei Stunden hatte er also damit zugebracht, Ideen zu formulieren, die er bereits formuliert hatte, ohne es zu merken. Erschreckt über seine »Vergeßlichkeit«, dachte er über die Gründe dafür nach. Plötzlich erinnerte er sich, daß er die genannten Abschnitte recht flüssig niedergeschrieben und gerade dies als hoffnungsvolles Zeichen dafür angesehen hatte, daß er jetzt seine Hemmungen überwinden könne und in der Lage sei, seine Arbeit in kurzer Zeit zu beenden. Obgleich diese Gedanken in der Realität gut fundiert waren, überstiegen sie dennoch das Maß dessen, was er ertragen konnte, und er reagierte deshalb mit Selbstsabotage.

Wenn wir uns die erschreckenden Widerstände klarmachen, gegen die dieser Typ in seiner Arbeit kämpfen muß, werden einige Eigentümlichkeiten in seiner Beziehung zur Arbeit verständlicher. Eine davon ist, daß der Betreffende ängstlich wird oder gar in Panik gerät, wenn er ein Stück Arbeit beginnt, das für ihn schwierig ist – ein Stück Arbeit, das ihn angesichts der damit verbundenen Konflikte vor eine unlösbare Aufgabe stellt. Ein Patient bekam z. B. regelmäßig eine Erkältung, wenn er einen Vortrag halten oder an einer Konferenz teilnehmen mußte; einem anderen wurde es jeweils schlecht, wenn eine Premiere bevorstand; eine weitere Patientin war völlig erschöpft, ehe sie an ihre Weihnachtseinkäufe ging.

Jetzt verstehen wir auch, warum ein solcher Neurotiker im allgemeinen nur in Raten arbeiten kann. Die inneren Spannungen, unter denen er arbeiten muß, sind so groß und nehmen während der Arbeit oft noch so sehr zu, daß er nicht in der Lage ist, sie über lange Zeit hin auszuhalten. Dies trifft nicht nur auf geistige Arbeit zu, sondern kann sich bei jeder Art Arbeit ergeben, die er für sich selbst tut. Er räumt beispielsweise eine Schublade auf und läßt die anderen für später. Oder er jätet ein bißchen Unkraut im Garten, gräbt ein bißchen um und hört dann auf. Vielleicht schreibt er auch eine halbe oder eine Stunde lang, muß aber dann unterbrechen. Derselbe Mensch kann jedoch durchaus in der Lage sein, ausdauernd zu arbeiten, wenn er es mit anderen oder für andere tut.

Und schließlich begreifen wir auch, warum er so leicht von

seiner Arbeit ablenkbar ist. Häufig tadelt er sich selbst, daß er kein echtes Interesse an seiner Arbeit hat. Dies ist zweifellos verständlich, weil er sich oft wie ein beleidigter Schuljunge verhält, der unter Zwang arbeitet. In Wirklichkeit kann sein Interesse aber völlig echt und ernst sein, doch der Arbeitsprozeß ist viel aufregender und mühseliger, als ihm bewußt ist. Daher die kleinen Ablenkungen – ein Telefongespräch führen, einen Brief schreiben –, von denen bereits die Rede war. Hinzu kommt, daß er wegen seines Bedürfnisses, anderen Menschen zu gefallen und ihre Zuneigung zu gewinnen, jeglicher Bitte seitens eines Familienmitgliedes oder eines Freundes allzuleicht zugänglich ist. Die Folge ist dann manchmal dieselbe wie beim narzißtischen Typ, wenn auch aus völlig anderen Gründen: Er verzettelt seine Kräfte in allzu vielen Richtungen. Außerdem ist noch – besonders in jüngeren Jahren – mit dem zwingenden Reiz zu rechnen, den Liebe und Sex auf ihn ausüben. Wenn auch eine Liebesbeziehung ihn im allgemeinen nicht glücklich macht, verspricht sie doch die Erfüllung all seiner Bedürfnisse. Es ist deshalb kein Wunder, daß er sich oft dann in eine Liebesaffäre stürzt, wenn die Schwierigkeiten in seiner Arbeit unerträglich werden. Manchmal bewegt er sich mit einem sich dauernd wiederholenden Zyklus: Er arbeitet eine Zeitlang und bringt unter Umständen sogar etwas zustande; doch dann wird er von einer Liebesaffäre in Bann geschlagen, die gelegentlich abhängigen Charakter hat; die Arbeit tritt in den Hintergrund oder wird unmöglich; er kämpft sich aus der Liebesaffäre frei, beginnt wieder zu arbeiten – und so fort.

Zusammenfassend läßt sich sagen: Jede schöpferische Arbeit, die der sich selbstverleugnende Typ für sich tut, tut er gegen oft unüberwindbare Hindernisse. Ein solcher Neurotiker arbeitet nicht nur unter fast unaufhörlichen Behinderungen, sondern meistens auch noch unter dem Druck der Angst. Das Ausmaß des Leidens, das mit einem derartigen Schaffensprozeß einhergeht, ist natürlich unterschiedlich. Im allgemeinen gibt es jedoch nur kurze Intervalle, in denen das Leiden nicht vorhanden ist. Der Betreffende kann z. B. den Augenblick genießen, wenn er sich zum erstenmal ein Arbeitsprojekt vorstellt und sich mit den Gedanken beschäftigt, die dabei eine Rolle spielen, ohne schon zwischen seinen widersprüchlichen inneren Geboten gefangen zu sein. Er kann auch kurze Zeit ein lebhaftes Gefühl der Befriedigung haben, wenn die betreffende Arbeit vor ihrer Vollendung steht. Später verliert er aber nicht nur die Befriedigung über die geleistete Arbeit, sondern möglicherweise sogar das Gefühl, daß gerade er sie gemacht hat, auch wenn er von außen Erfolg und Beifall dafür geerntet hat. Er empfindet es als demütigend, die Arbeit anzusehen oder daran zu denken, da er es sich nicht als Verdienst anrechnen kann, sie trotz der inneren Schwierigkeiten gemeistert zu haben. Für ihn ist es schlichte Demütigung, sich an die bloße Existenz dieser Schwierigkeiten zu erinnern.

Angesichts all dieser störenden Behinderungen ist die Gefahr, daß der Betreffende gar nichts leistet, natürlich groß. Er wagt vielleicht nicht einmal, irgend etwas von sich aus überhaupt anzufangen, oder er gibt im Laufe der Arbeit auf. Möglicherweise leidet auch die Qualität der Arbeit unter den Behinderungen, unter denen sie getan wurde. Dennoch besteht die Chance, daß der Betreffende, sofern er genügend Fähigkeiten und Widerstandskraft besitzt, etwas substantiell Gutes zuwege bringt, weil er trotz seines oft erheblichen Ungenügens ein großes Maß an konsequenter Arbeit geleistet hat.

Die Fesseln, die die Arbeit des *resignierten* Typs behindern, sind ihrer Natur nach grundverschieden von jenen der expansiven und der selbstverleugnenden Typen. Ein Neurotiker, der zur Gruppe der Dauerresignation gehört, kann auch mit weniger zufrieden sein, als seinen Fähigkeiten entspricht, und in dieser Hinsicht dem selbstverleugnenden Typ ähneln. Der selbstverleugnende Mensch gibt sich mit weniger zufrieden, weil er sich in einer Arbeitssituation sicherer fühlt, in der er sich an jemanden anlehnen kann und sich geliebt und gebraucht fühlt. Außerdem muß er entsprechend seinen Tabus gegen Stolz und Aggression leben. Der resignierte Mensch dagegen gibt sich mit weniger zufrieden, weil dies ein wesentlicher Bestandteil seines allgemeinen Rückzugs vom aktiven Leben ist. Die Bedingungen, unter denen er produktiv arbeiten kann, sind ebenfalls denen des selbstverleugnenden Typs diametral entgegengesetzt. Wegen seiner Abgesondertheit kann er besser allein arbeiten; seine Empfindsamkeit gegen Zwang macht es ihm schwer, für einen Chef oder eine Organisation mit festen Regeln und Ordnungen zu arbeiten. Er kann sich jedoch einer solchen Situation »anpassen«. Da er seine Wünsche und Bestrebungen unterdrückt und eine Aversion gegen Veränderungen hat, findet er sich unter Umständen mit Bedingungen ab, die ihm nicht gemäß sind. Und weil es ihm an Konkurrenzstreben mangelt und er Reibungen ängstlich zu vermeiden sucht, kann er mit den meisten Menschen gut auskommen, obwohl er in seiner Gefühlswelt strikt für sich bleibt. Er ist aber weder glücklich noch produktiv.

Seinen Wünschen entsprechend möchte er am liebsten ein Freischaffender sein, wenn er überhaupt arbeiten muß; doch auch hier fühlt er sich wegen der Erwartungen der anderen immer noch etwas unter Zwang. Eine Fristsetzung für eine Veröffentlichung, für die Ablieferung eines Entwurfs oder eines Kleides könnte dem selbstverleugnenden Typ willkommen sein, weil der äußere Druck den inneren Druck vermindert. Ohne einen festen Termin könnte er sich gezwungen fühlen, sein Werk *ad infinitum* zu verbessern. Die Fristsetzung ermöglicht es ihm, weniger anspruchsvoll zu sein und außerdem seinen Wunsch, etwas zu leisten oder zu Ende zu bringen, damit zu begründen, daß er eine Arbeit für jemand anders macht, der sie erwartet. Für den resignierten Menschen dagegen ist die Fristsetzung ein Zwang, den er übelnimmt und der so viel unbewußte Opposition hervorrufen kann, daß sie den Betreffenden lustlos und faul macht.

Diese Verhaltensweise des resignierten Neurotikers ist aber nur ein Beispiel für seine prinzipielle Empfindlichkeit gegenüber Zwang. Diese erstreckt sich auf alles, was ihm vorgeschlagen, von ihm erwartet, verlangt oder gefordert wird, auf jede Notwendigkeit, der er sich gegenübergestellt sieht, wie z. B. arbeiten zu müssen, wenn er etwas erreichen will.

Seine größte Behinderung ist wahrscheinlich seine Trägheit, deren Bedeutung und Manifestation bereits erörtert wurden[3]. Je durchdringender diese Trägheit ist, desto mehr neigt der Betreffende dazu, alles nur in seiner Phantasie zu tun. Der mangelnde Erfolg in der Arbeit, der auf die Trägheit zurückzuführen ist, unterscheidet sich von dem des selbstverleugnenden Typs, und zwar nicht nur in seinen Determinanten, sondern auch in seinen Manifestationen. Der selbstverleugnende Mensch, der von seinen widersprüchlichen Solls hin und her gerissen wird, entfaltet eine flatterhafte Aktivität wie ein Vogel, der in einem Käfig gefangen ist. Der resignierte Typ dagegen erscheint lustlos, ohne Initiative, träge in physischer oder geistiger Aktion. Er zögert vielleicht oder muß alles, was er zu tun hat, in ein Notiz-

[3] S. 11. Kapitel Resignation: Der Reiz der Freiheit.

buch eintragen, um es nicht zu vergessen. Im absoluten Gegensatz zum selbstverleugnenden Typ kann sich dieses Bild jedoch völlig umkehren, sobald er etwas für sich selbst tut.

Ein Arzt war z. B. nur mit Hilfe eines Notizbuches in der Lage, seine Pflichten im Krankenhaus zu erfüllen. Er mußte sich jeden Patienten notieren, der untersucht werden sollte, jede Konferenz, an der er teilzunehmen hatte, jeden Brief oder Bericht, der zu schreiben war, jede Medizin, die er zu verordnen hatte. In seiner Freizeit dagegen war er recht aktiv, las Bücher, die ihn interessierten, spielte Klavier und schrieb Artikel über philosophische Themen. Sein Interesse an all diesen Dingen war sehr lebhaft, und er konnte ihnen auch Freude abgewinnen. Er hatte das Gefühl, hier, in seinen eigenen vier Wänden, er selbst sein zu können. Und er hatte sich wirklich ein gut Teil der Integrität seines wahren Selbst bewahrt, was ihm bezeichnenderweise nur dadurch gelungen war, daß er dieses Selbst vor jeglichem Kontakt mit der Umwelt schützte. Auch seine Freizeitbeschäftigungen behandelte er so: Er wollte weder Konzertpianist werden noch seine Aufsätze veröffentlichen.

Je mehr ein solcher Neurotiker dagegen rebelliert, irgendwelchen Erwartungen zu entsprechen, desto mehr neigt er dazu, jegliche Arbeit einzuschränken, die mit anderen oder für andere zu tun ist oder bei der er nach einem Stundenplan zu arbeiten hätte. Eher schränkt er seinen Lebensstandard auf ein Minimum ein, damit er das tun kann, was ihm Spaß macht. Eine solche Entwicklung ermöglicht es ihm unter Umständen, konstruktiv zu arbeiten, sofern sein wahres Selbst lebendig genug ist, um unter größeren Freiheitsbedingungen zu wachsen. Dann findet er vielleicht die Möglichkeit schöpferischen Ausdrucks. Dies hängt natürlich von den jeweiligen Begabungen ab. Nicht jeder, der seine Familienbande zerreißt und in die Südsee geht, wird ein Gauguin. Ohne solche günstigen inneren Voraussetzungen besteht die Gefahr, daß der Betreffende nur ein krasser Individualist wird, der sich ein Vergnügen daraus macht, das Unerwartete zu tun oder anders zu leben als normale Menschen.

In der Gruppe des *oberflächlichen Lebens* bietet Arbeit kein Problem. Sie unterliegt den Verfallserscheinungen, die generell fortschreiten. Sowohl das Streben nach Selbstverwirklichung als auch das Streben danach, das idealisierte Selbst zu aktualisieren, werden nicht nur eingeschränkt, sondern gänzlich aufgegeben. Infolgedessen wird die Arbeit bedeutungslos, weil der Betreffende weder angespornt wird, seine Fähigkeiten zu entwickeln, noch einen Anreiz empfindet, nach höheren Zielen zu streben. Arbeit kann zu einem notwendigen Übel werden, das die »schöne Zeit, in der man sich amüsiert«, unterbricht. Sie kann erledigt werden, weil man es erwartet, allerdings ohne jegliche innere Beteiligung. Oder sie sinkt zu einem bloßen Mittel herab, Geld oder Prestige zu erlangen.

Freud hat die Häufigkeit neurotischer Störungen im Bereich der Arbeit gesehen und ihre Bedeutung anerkannt, indem er die Wiederherstellung der Arbeitsfähigkeit zu einem seiner therapeutischen Ziele machte. Er hat jedoch die Arbeitsfähigkeit getrennt von Motivationen, Zielen und Haltungen gegenüber der Arbeit betrachtet; getrennt auch von den Bedingungen, unter denen Arbeit getan werden kann, und von der Qualität der geleisteten Arbeit. Deshalb erkannte er nur die augenfälligen Störungen im Arbeitsprozeß. Aus den hier vorgelegten Thesen ergibt sich jedoch der allgemeine Schluß, daß diese Methode, Schwierigkeiten in der Arbeit zu betrachten, allzu formalistisch ist. Wir können das weite Gebiet der vorhandenen Störungen nur erfassen, wenn wir alle hier erwähnten Faktoren in Betracht ziehen. Dies ist lediglich eine andere Ausdrucksweise dafür, daß Eigentümlichkeiten und Störungen in der Arbeit ein Ausdruck der Gesamtpersönlichkeit sind und zwangsläufig sein müssen.

Noch ein weiteres Moment tritt deutlich zutage, wenn wir all die Faktoren, die bei der Arbeit eine Rolle spielen, eingehend betrachten: Wir erkennen, daß es nicht vertretbar ist, neurotische Störungen in der Arbeit als Allgemeinerscheinung anzusehen, also als Störungen, die in jeder Neurose *per se* vorkommen. Ich habe bereits am Anfang dieses Kapitels betont, daß es nur wenige allgemeine Feststellungen gibt, die sich hier mit der nötigen Vorsicht und mit gewissen Einschränkungen für alle Neurosen machen lassen. Ein genaues Bild der jeweils besonderen Störungen können wir nur erhalten, wenn wir die Art der Schwierigkeiten erkennen, die aus der Grundlage der verschiedenen neurotischen Strukturen erwachsen. Jede neurotische Struktur bringt ihre besonderen Qualitäten und Schwierigkeiten in der Arbeit mit sich. Diese Relation ist so eindeutig, daß wir – fast! – die Natur wahrscheinlicher Störungen vorhersagen können, wenn wir eine bestimmte Struktur kennen. Und da wir es in der Therapie nicht mit »dem« Neurotiker zu tun haben, sondern jeweils mit einem ganz bestimmten neurotischen Menschen, verhilft uns eine solche Exaktheit nicht nur dazu, die besonderen Schwierigkeiten schneller aufzuspüren, sondern auch dazu, sie gründlicher zu verstehen.

Es ist schwer, das Ausmaß an Leiden zu schildern, das von manchen neurotischen Arbeitsstörungen hervorgerufen wird. Solche Arbeitsstörungen bringen aber nicht immer bewußtes Leiden mit sich; viele Menschen wissen nicht einmal, daß sie Schwierigkeiten in ihrer Arbeit haben. Was solche Arbeitsstörungen jedoch immer mit sich bringen, ist eine Verschwendung wertvoller menschlicher Kräfte; eine Verschwendung von Energien im Arbeitsprozeß; eine Verschwendung, weil der Betreffende nicht wagt, die Arbeit zu tun, die seinen wirklichen Fähigkeiten entspricht; eine Verschwendung, weil die vorhandenen eigenen Möglichkeiten nicht eingesetzt werden, und eine Verschwendung schließlich, weil die Qualität der geleisteten Arbeit leidet. Für den jeweiligen Menschen bedeutet dies, daß er sich auf einem wichtigen Gebiet seines Lebens nicht voll entfalten kann. Wenn wir solche individuellen Kraftverluste tausendfach multiplizieren, können wir nicht umhin, derartige Arbeitsstörungen als einen Verlust für die Menschheit zu bezeichnen.

Wenn auch die Tatsache solcher Verluste nicht in Zweifel gezogen wird, sind doch viele Menschen beunruhigt über die Beziehung zwischen Kunst und Neurose oder, genauer gesagt, zwischen der schöpferischen Kraft eines Künstlers und seiner Neurose. »Zugegeben«, werden sie sagen, »Neurosen bedingen Leiden im allgemeinen und Mühsal in der Arbeit im besonderen. Ist dies aber nicht eine unentbehrliche Voraussetzung für die schöpferische Kraft eines Künstlers? Sind nicht die meisten Künstler Neurotiker? Würde nicht die schöpferische Kraft eines Künstlers beeinträchtigt oder gar zerstört, wenn er sich analysieren ließe«? Eine gewisse Klärung dieser Problemstellung läßt sich zumindest dadurch erreichen, daß wir die einzelnen Fragen zerlegen und die darin enthaltenen Elemente untersuchen.

Zunächst einmal gibt es kaum oder gar keinen Zweifel daran, daß vorhandene Talente an sich unabhängig von Neurosen sind. Pädagogische Versuche der neueren Zeit haben bewiesen, daß die meisten Menschen malen können, wenn sie entsprechend ermutigt werden. Dennoch kann nicht jeder ein Rembrandt oder ein Renoir werden. Dies heißt aber nicht, daß ein Talent, wenn es nur groß genug ist, immer seinen Ausdruck finden wird. Dieselben Experimente haben gezeigt, daß gerade Neurosen weitgehend dafür verantwortlich sind, daß sich derartige Begabungen eben nicht Ausdruck verschaffen können. Je weniger befangen oder eingeschüchtert ein Mensch ist, je weniger er versucht, die Erwartungen anderer zu erfüllen, je kleiner sein Bedürfnis ist, im Recht oder vollkommen zu sein, desto besser kann er die Talente zum Ausdruck bringen, die er hat. Analytische Erfahrungen geben ein noch genaueres Bild von den neurotischen Faktoren, die kreative Arbeit behindern können.

So gesehen sind die Bedenken wegen der schöpferischen Kraft des Künstlers entweder auf unklares Denken zurückzuführen oder auf eine Unterbewertung der Bedeutung und Kraft vorhandener Talente, d. h. der Möglichkeit schöpferischen Ausdrucks auf einem bestimmten Gebiet. Hier stellt sich jedoch eine zweite Frage: Wenn nun zugegebenermaßen Talente an sich unabhängig von Neurosen sind, ist nicht doch die Fähigkeit des Künstlers zur schöpferischen Arbeit an gewisse neurotische Bedingungen gebunden? Der Weg zu einer Antwort liegt in einer klareren Erkenntnis dessen, welche neurotischen Zustände für künstlerische Arbeit günstig sein könnten. Vorherrschende selbstverleugnende Tendenzen sind entschieden ungünstig, und Menschen mit solchen Tendenzen haben im Grunde auch keine derartigen Sorgen. Sie wissen – instinktiv – nur zu gut, daß ihre Neurose ihnen die Flügel beschneidet und sie an dem Wagnis hindert, sich selbst auszudrücken. Nur Neurotiker mit vorherrschend expansiven Trieben und solche, die zur rebellierenden Gruppe des resignierten Typs gehören, haben Angst, durch die Analyse ihre Fähigkeit zur schöpferischen Arbeit zu verlieren.

Wovor aber haben sie wirklich Angst? Um es in meiner Terminologie auszudrücken: Sie fühlen, daß das Bedürfnis nach Meisterschaft – mag es auch ein neurotisches Bedürfnis sein – die treibende Kraft ist, die ihnen den Mut und die Begeisterung gibt, schöpferisch zu arbeiten, und die es ihnen ermöglicht, mit den damit verbundenen Schwierigkeiten fertig zu werden. Oder sie haben das Gefühl, nur dann schöpferisch tätig sein zu können, wenn sie rigoros alle Bindungen abschütteln, die sie an andere ketten, und sich nicht mehr durch die Erwartungen anderer beunruhigen lassen. Ihre (unbewußte!) Furcht ist, sie könnten von Selbstzweifeln überflutet werden oder in Selbstverachtung versinken, wenn sie nur um Haaresbreite von ihrem Gefühl gottgleicher Meisterschaft abweichen. Im Fall der Rebellion glauben sie, sie würden nicht nur in Selbstzweifeln versinken, sondern angepaßte Automaten werden und auf diese Art ihre Schöpferkraft verlieren.

Diese Ängste sind verständlich, weil die Extreme, vor denen sie sich fürchten, in ihnen vorhanden sind – im Sinn einer echten Möglichkeit. Dennoch basieren sie auf falschen Gedankengängen und Schlüssen. Ein solches Schwanken zwischen den Extremen läßt sich bei vielen Patienten zu einer Zeit beobachten, in der sie immer noch so sehr in ihren neurotischen Konflikten gefangen sind, daß sie nur in Begriffen vom »Entweder-Oder« denken und sich noch keine echte Lösung ihrer Konflikte vorstellen können. Wenn die Analyse angemessen fortschreitet und ihnen gut tut, müssen sie ihre Selbstverachtung oder die Tendenz zur Nachgiebigkeit erkennen und erleben, ohne natürlich diese Haltungen für immer zu übernehmen. Sie werden die zwanghaften Komponenten beider Extreme überwinden.

An diesem Punkt stellt sich eine weitere Frage, die gedanklich tiefer geht und relevanter ist als die anderen: Angenommen, die Analyse kann tatsächlich neurotische Konflikte lösen und einen Menschen glücklicher machen, würde sie dann nicht auch so viel innere Spannung abbauen, daß der Betreffende einfach zufrieden ist mit dem *Sein* und den inneren Drang zum schöpferischen Arbeiten verliert? Diese Frage kann zwei Bedeutungen haben, von denen keine leicht von der Hand zu weisen ist. Sie enthält die allgemeine Behauptung, daß ein Künstler innere Spannung und sogar Qual braucht, damit sein Schaffensdrang geweckt wird. Ich weiß nicht, ob dies allgemein zutrifft, aber selbst wenn es so wäre, muß denn alle Qual und Verzweiflung unbedingt aus neurotischen Konflikten stammen? Mir scheint, daß es auch ohne neurotische Konflikte genug Qual im Leben gibt. Dies gilt besonders für den Künstler mit seiner überdurchschnittlichen Empfindsamkeit für Schönheit und Harmonie, aber auch für Dissonanzen und Leiden, ganz abgesehen von seiner größeren Fähigkeit zu emotionalen Erfahrungen.

Außerdem enthält die erwähnte Streitfrage aber noch die spezifische Behauptung, daß neurotische Konflikte eine produktive Kraft darstellen können. Der Grund dafür, daß wir diese Behauptung ernst nehmen, ist unsere Erfahrung mit Träumen. Wir wissen, daß in Träumen unsere unbewußte Vorstellungskraft Lösungen für einen inneren Konflikt hervorbringen kann, der uns zur gegebenen Zeit beunruhigt. Und die Vorstellungsbilder, die wir in unseren Träumen benutzen, sind so verdichtet, so treffend, bringen so prägnant das Wesentliche zum Ausdruck, daß sie in dieser Beziehung künstlerischen Schöpfungen ähneln. Warum also sollte ein begabter Künstler, der die Ausdrucksformen und künstlerischen Ausdrucksmittel auf seinem Gebiet beherrscht, nicht ein Gedicht, ein Gemälde, eine Komposition in ähnlicher Weise schaffen können, wenn er den notwendigen Arbeitsaufwand aufbringt? Ich persönlich neige dazu, an eine solche Möglichkeit zu glauben.

Dennoch müssen wir eine solche Annahme mit folgenden Erwägungen einschränken. In Träumen kann ein Mensch zu verschiedenartigen Lösungen kommen. Diese können konstruktiv oder neurotisch sein, mit einer großen Spanne von Zwischenlösungen. Diese Tatsache darf auch für den Wert künstlerischer Schöpfung nicht irrelevant sein. Wir könnten wohl mit Recht sagen, daß ein Künstler immer noch eine starke Resonanz finden wird, selbst wenn er nur seine persönliche Lösung neurotischer Konflikte gut darstellt; denn es wird immer viele andere geben, die zu derselben Lösung neigen. Ich frage mich nur, ob nicht der allgemeine Wert dessen, was z. B. die Gemälde von Dali oder die Romane von Sartre zu sagen haben, durch die neurotischen Elemente herabgesetzt wird – trotz der hervorragenden künstlerischen Gestaltung und des ausgezeichneten psychologischen Verständnisses. Um nicht mißverstanden zu werden: Ich meine nicht, daß das Drama oder ein Roman keine neurotischen Probleme darstellen sollten. Im Gegenteil. In einer Zeit, in der die meisten Menschen unter neurotischen Problemen leiden, kann die künstlerische Darstellung vielen helfen, die Existenz und Bedeutung dieser Probleme zu sehen und sie geistig zu klären. Ich meine natürlich auch nicht, daß Schauspiele oder Romane, die sich mit psychologischen Problemen befassen, ein Happy-End haben sollten. *Der Tod des Handlungsreisenden* z. B. endet nicht glücklich, *aber das Drama läßt uns nicht verwirrt zurück.* Abgesehen davon, daß es eine bestimmte Gesellschaft und eine bestimmte Lebensart verurteilt, ist es eine klare Darstellung dessen, was logischerweise einem Menschen geschehen kann, der Höhenflüge in seiner Phantasie unternimmt (im Sinne einer narzißtischen Lösung), statt sich mit seinen Problemen auseinanderzusetzen. Ein Kunstwerk verwirrt uns dann, wenn wir nicht spüren, wo der Autor selbst steht oder ob er eine neurotische Lösung als *die* einzige Lösung präsentiert bzw. befürwortet.

Vielleicht liegt gerade in diesen Erwägungen eine Antwort zu einem anderen Problem. Da neurotische Konflikte oder ihre neurotischen Lösungen unter Umständen die schöpferische Kraft eines Künstlers lähmen oder beeinträchtigen, können wir selbstverständlich nicht ohne Einschränkung sagen, daß sie gleichzeitig das bewegende Moment der Schöpferkraft sind. Wahrscheinlich hat der weitaus größte Teil solcher Konflikte und Lösungen einen ungünstigen Einfluß auf die Arbeit des Künstlers. Wo aber sollen wir die Grenze ziehen zwischen jenen Konflikten, die möglicherweise noch einen konstruktiven Impuls zum schöpferischen Tun geben, und jenen, die die Möglichkeiten eines Künstlers ersticken oder einschränken oder den Wert der geleisteten Arbeit vermindern? Müßte diese Grenzziehung nach rein quantitativen Maßstäben erfolgen? Gewiß können wir nicht sagen: Je mehr Konflikte der Künstler hat, desto besser für seine Arbeit. Ist es also gut für ihn, einige Konflikte zu haben, aber nicht zu viele? Wo liegt dann aber die Grenze zwischen »einigen« und »zu vielen«?

Wenn wir quantitativ denken, bleiben wir anscheinend im luftleeren Raum hängen. Die Überlegungen über konstruktive und neurotische Lösungen und was sie bedeuten, weisen in eine andere Richtung. Welcher Art die Konflikte des Künstlers auch sein mögen, er darf sich nicht in ihnen verlieren. Irgend etwas in ihm muß konstruktiv genug sein, um in ihm den Wunsch zu wecken, sich aus seinen Konflikten herauszukämpfen und sich ihnen zu stellen. Dies aber ist identisch damit, daß sein wahres Selbst genügend Kraft besitzt, um wirksam zu werden – trotz seiner Konflikte.

Aus diesen Erwägungen ergibt sich, daß die häufig geäußerte Überzeugung vom Wert der Neurosen für die künstlerische Schaffenskraft unbegründet ist. Als einzig greifbare Möglichkeit bleibt, daß die neurotischen Konflikte des Künstlers dazu beitragen können, ihn zum künstlerischen Schaffen anzuspornen. Außerdem können seine Konflikte und sein Suchen nach einem Ausweg daraus das Thema seiner Arbeit sein. So wie ein Maler vielleicht sein persönliches Erleben einer Berglandschaft darstellt, kann er das persönliche Erlebnis seines inneren Kampfes darstellen. Er kann aber nur bis zu dem Ausmaß schöpferisch tätig sein, in dem sein wahres Selbst lebendig ist, das ihn zu tiefen persönlichen Erlebnissen befähigt, in ihm die spontane Sehnsucht weckt, sie auszudrücken, und ihm auch die Möglichkeit dazu gibt. Gerade diese Fähigkeiten sind jedoch in der Neurose gefährdet, und zwar durch die Selbstentfremdung.

Hier stoßen wir auf den Fehler in der Behauptung, daß neurotische Konflikte eine unentbehrliche Antriebskraft für den Künstler seien. Bestenfalls können sie einen zeitweiligen Anreiz geben, der schöpferische Drang jedoch und die Schöpferkraft als solche können nur dem Wunsch nach Selbstverwirklichung entspringen sowie den Kräften, die im Dienst der Selbstverwirklichung stehen. In dem Ausmaß, in dem diese Kräfte vom einfachen, unmittelbaren *Erleben* des Lebens auf die Ebene verlagert werden, etwas *beweisen* zu müssen – daß der Künstler etwas ist, was er in Wirklichkeit nicht ist –, werden die schöpferischen Fähigkeiten zwangsläufig beeinträchtigt. Andererseits kann ein Künstler seine Produktivität zurückerlangen, wenn seine Sehnsucht (sein Streben) nach Selbstverwirklichung in der Analyse freigesetzt wird. Wäre die Macht dieses Strebens erkannt und anerkannt worden, so wäre die gesamte Streitfrage über Wert oder Unwert der Neurose für den Künstler niemals aufgetaucht. *Ein Künstler schafft also nicht wegen seiner Neurose, sondern trotz seiner Neurose.* »Die Spontaneität der Kunst ... ist *persönliche Schöpferkraft*, ist Selbstausdruck[4]«.

[4] John MacMurray: *Reason and Emotion*, Faber and Faber Ltd., London 1935.

## 14. KAPITEL

# Der Weg der psychoanalytischen Therapie

Obgleich eine Neurose zu Zeiten akute Störungen hervorrufen kann und zu anderen Zeiten einigermaßen statisch bleibt, liegt weder der eine noch der andere Zustand in ihrer Natur. Neurose ist ein *Prozeß*, der kraft des ihm innewohnenden Eigenimpulses fortschreitet und mit erbarmungsloser Folgerichtigkeit immer mehr Bereiche der Persönlichkeit erfaßt. Es ist ein Prozeß, der Konflikte schafft und das Bedürfnis weckt, diese zu lösen. Da jedoch die Lösungen, die der Neurotiker findet, nur künstliche sind, ergeben sich neue Konflikte, die wiederum nach neuen Lösungen verlangen – Lösungen, die dem Betreffenden gestatten, ziemlich reibungslos zu funktionieren. Dieser gesamte Prozeß treibt den Neurotiker immer weiter von seinem wahren Selbst fort und gefährdet damit sein persönliches Wachstum.

Wir müssen uns darüber klar sein, wie schwer die jeweiligen Verstrickungen sind, damit wir nicht der Gefahr eines falschen Optimismus erliegen und eine schnelle, leichte Heilung erwarten. Das Wort »Heilung« trifft ja auch nur so lange zu, wie wir an eine Beseitigung von Symptomen denken (z. B. einer Phobie oder Schlaflosigkeit), was bekanntlich auf verschiedene Art und Weise erreicht werden kann. Wir sind aber nicht imstande, die falsche Richtung zu »heilen«, die die Entwicklung eines Menschen genommen hat. Wir können dem Betreffenden lediglich helfen, seine Schwierigkeiten allmählich zu überwinden, so daß seine Entwicklung einen konstruktiveren Weg nehmen kann. Es ist unmöglich, in diesem Zusammenhang die verschiedenen Formen zu erörtern, in denen die Ziele psychoanalytischer Therapie definiert worden sind. Natürlich erwachsen Absicht und Ziel eines jeden Analytikers aus dem, was er nach seiner persönlichen Überzeugung für die Kernpunkte einer Neurose hält. Solange wir z. B. glaubten, daß eine Störung der mitmenschlichen Beziehungen der Kernfaktor der Neurose sei, zielte unsere therapeutische Arbeit darauf ab, dem Patienten beim Aufbau guter mitmenschlicher Beziehungen zu helfen. Seitdem wir jedoch die Natur und die Bedeutung intrapsychischer Prozesse kennen, neigen wir dazu, das Ziel der psychoanalytischen Therapie umfassender zu formulieren. Wir wollen dem Patienten helfen, sich selbst und damit die Möglichkeit zu finden, auf seine Selbstverwirklichung hinzuarbeiten. Seine Fähigkeit, gute mitmenschliche Beziehungen zu unterhalten, ist ein essentieller Teil seiner Selbstverwirklichung; sie schließt aber auch die Möglichkeit ein, sich schöpferisch betätigen und Verantwortung für sich selbst übernehmen zu können. Der Analytiker muß das Ziel seiner Arbeit von der ersten bis zur letzten Sitzung vor Augen haben, denn aus dem Ziel ergeben sich die zu leistende Arbeit und der Geist, in dem diese Arbeit geleistet wird.

Wenn wir die Schwierigkeiten des therapeutischen Prozesses annähernd abschätzen wollen, müssen wir in Betracht ziehen, was dieser Prozeß für den Patienten bedeutet. Um es kurz zusammenzufassen: Der Patient muß alle neurotischen Bedürfnisse, Triebe oder Verhaltensweisen überwinden, die sein Wachstum behindern. Erst wenn er seine Illusionen über sich selbst und seine illusorischen Ziele aufzugeben beginnt, hat er eine Chance, seine wahren Möglichkeiten zu entdecken und zu entfalten. Nur in dem Maß, in dem er seinen falschen Stolz aufgibt, kann er weniger feindselig gegen sich selbst werden und ein festes Selbstvertrauen aufbauen. Nur wenn seine Solls ihre zwanghafte Macht verlieren, kann er seine wahren Gefühle, Wünsche, Überzeugungen und Ideale entdecken. Erst wenn er seinen bestehenden Konflikten ins Auge sieht, hat er die Möglichkeit zu echter Integration – und so fort.

Obwohl dies unbestreitbar richtig ist und dem Analytiker durchaus einleuchtet, ist es dennoch nicht das, was der Patient empfindet. Der Patient ist überzeugt, daß seine Lebensart – seine Lösung – richtig ist und daß er nur so Frieden und Erfüllung finden kann. Er glaubt, daß sein Stolz ihm innere Kraft und inneren Wert gibt, daß ohne seine Solls sein Leben chaotisch sein würde usw. Objektive Außenseiter können leicht sagen, dies alles seien falsche Werte; solange der Patient jedoch das Gefühl hat, daß es die einzigen Werte sind, die er besitzt, muß er sich an sie klammern.

Der Patient muß aber auch deshalb an seinen subjektiven Werten festhalten, weil sonst seine gesamte psychische Existenz gefährdet wäre. Die Lösungen, die er für seine inneren Konflikte gefunden hat (kurz als »Meisterschaft«, »Liebe« oder »Freiheit« charakterisiert), sind in seinen Augen nicht nur richtige, vernünftige und wünschenswerte Wege, sondern auch die einzig sicheren. Sie geben ihm ein Gefühl der Einheit, denn wenn er seinen Konflikten ins Auge sieht, wird er gleichzeitig mit der furchterregenden Aussicht konfrontiert, er könnte in sich gespalten werden. Sein Stolz gibt ihm nicht nur ein Gefühl von Wert oder Bedeutung, sondern schützt ihn auch vor der nicht minder furchterregenden Gefahr, seinem Selbsthaß und seiner Selbstverachtung ausgeliefert zu werden.

Die speziellen Methoden, mit denen ein Patient in der Analyse die Erkenntnis von Konflikten oder Selbsthaß abwehrt, sind jene, die ihm gemäß seiner Gesamtstruktur zur Verfügung stehen. Der expansive Typ vermeidet die Erkenntnis, daß er Ängste hat, sich hilflos fühlt und ein Bedürfnis nach Zuneigung, Fürsorge, Hilfe oder Sympathie hat. Der selbstverleugnende Typ schließt überängstlich seine Augen vor seinem Stolz oder davor, daß er auf seinen eigenen Vorteil bedacht ist. Der resignierte Typ zeigt vielleicht eine gelassene Fassade höflicher Uninteressiertheit und Trägheit, um zu verhindern, daß seine Konflikte mobilisiert werden. Das Ausweichen vor Konflikten hat bei allen Patienten eine doppelte Funktion: Auf diese Weise verhindern sie, daß einander widerstreitende Tendenzen an die Oberfläche kommen und daß sich ihnen irgendein Einblick in sie einprägt. Manche Patienten versuchen, dem Begreifen von Konflikten dadurch zu entgehen, daß sie sie intellektualisieren oder zerlegen. Bei anderen Patienten ist der Verteidigungsversuch noch diffuser und äußert sich in einem unbewußten Widerstand dagegen, etwas klar durchzudenken, oder im Festhalten an einem unbewußten Zynismus (im Sinne einer Verleugnung von Werten). Beide Verhaltensweisen – unklares Denken und Zynismus – vernebeln den Sachverhalt so sehr, daß die Patienten tatsächlich nicht in der Lage sind, ihre Konflikte zu sehen.

Die Bemühungen des Patienten, ein Erleben von Selbsthaß oder Selbstverachtung abzuwenden, dienen hauptsächlich dem Zweck, jegliche Erkenntnis unerfüllter Solls zu vermeiden. In der Analyse muß der Patient daher jede echte Einsicht abwehren, daß er Mängel hat, die nach seinen inneren Geboten unverzeihliche Sünden sind. Deshalb wird jede Andeutung solcher Mängel von ihm als ungerechte Anklage empfunden, die ihn in die Defensive treibt. Ob er sich bei seiner Verteidigung militant oder versöhnlich gibt, der Effekt ist derselbe: Der Patient wird an einer nüchternen Untersuchung der Wahrheit gehindert.

All diese zwingenden Bedürfnisse, die subjektiven Werte zu

schützen und Gefahren – oder das subjektive Gefühl von Angst und Schrecken – zu meiden, erklären hinreichend, warum der Patient trotz seiner bewußten guten Absichten nur begrenzt fähig ist, mit dem Analytiker zusammenzuarbeiten. Eben diese Bedürfnisse sind es, die den Patienten dazu zwingen, sich defensiv zu verhalten.

Die defensive Haltung des Neurotikers zielt auf die Bewahrung des Status quo[1]. Für die meisten Phasen der analytischen Arbeit ist dies das hervorstechendste Charakteristikum. In der Anfangsphase der Arbeit mit einem resignierten Typ wird z. B. die Haltung des Patienten gegenüber der Analyse ausschließlich von dem Bedürfnis bestimmt, die eigene Abgesondertheit, die »Freiheit«, die Taktik des Nichtwünschens oder Nichtkämpfens in jeder Hinsicht zu wahren. Bei den expansiven und den selbstverleugnenden Typen dagegen ist, besonders zu Beginn der Analyse, noch eine andere Kraft am Werk, die den analytischen Prozeß behindert. So wie diese Neurotiker im Leben darauf aus sind, ihre positiven Ziele zu erreichen – absolute Meisterschaft, absoluten Triumph oder absolute Liebe –, sind sie nun darauf aus, diese Ziele in der Analyse und durch sie zu erreichen. Die Analyse sollte alle Hindernisse beseitigen, damit sie uneingeschränkten Triumph erleben oder eine nie versiegende magische Willenskraft, einen unwiderstehlichen Reiz, eine unerschütterliche Güte usw. erlangen. Hier handelt es sich also nicht einfach darum, daß der Patient sich in der Defensive befindet, sondern darum, daß Patient und Analytiker aktiv in entgegengesetzte Richtungen ziehen. Obwohl beide vielleicht von Evolution, Wachstum oder Entwicklung sprechen, meinen sie doch völlig verschiedene Dinge. Der Analytiker denkt an das Wachstum des wahren Selbst; der Patient kann nur daran denken, sein idealisiertes Selbst zu vervollkommnen.

All diese obstruktiven Kräfte sind bereits in den Motivationen wirksam, aus denen heraus der Patient analytische Hilfe sucht. Neurotische Menschen wollen sich wegen irgendeiner Störung – einer Phobie, einer Depression, Kopfschmerzen, Arbeitshemmungen, sexueller Schwierigkeiten, wiederholten Versagens auf diesem oder jenem Gebiet usw. – der Analyse unterziehen. Sie

[1] Dies war die Definition von »Widerstand«, wie ich sie in *Selbstanalyse*, 10. Kapitel, (Vom Umgang mit Widerständen), a.a.O., gegeben habe.

kommen, weil sie mit einer quälenden Lebenssituation nicht fertig werden können, weil z. B. der Ehepartner untreu geworden ist oder das Haus verlassen hat. Vielleicht kommen sie auch deshalb, weil sie ein vages Gefühl haben, in ihrer Entwicklung stehengeblieben zu sein. All diese Störungen wären Anlaß genug, eine Analyse in Betracht zu ziehen, und bedürften eigentlich keiner näheren Untersuchung. Aus den nachfolgenden Gründen wäre es allerdings besser, wenn wir uns fragten: *Wer* ist denn gestört! Der Mensch selbst – mit seinen echten Wünschen nach Glücklichsein und Wachstum – oder sein Stolz?

Natürlich können wir hier keine allzu feine Unterscheidung machen; wir müssen uns aber bewußt sein, daß der Stolz eine überwältigende Rolle spielt, wenn eine vorhandene Bedrängnis unerträglich wird. Eine Straßenphobie kann beispielsweise für einen Menschen unerträglich sein, weil sie seinen Stolz verletzt, jede Situation zu meistern. Von einem Ehemann verlassen zu werden wird zu einer Katastrophe, wenn dadurch der neurotische Anspruch auf angemessene Behandlung, auf »Gerechtigkeit«, frustriert wird. (»Ich war ihm immer eine gute Frau und habe deshalb ein Recht auf seine dauernde Ergebenheit und Treue.«) Eine bestimmte sexuelle Schwierigkeit, die einen anderen Menschen nicht beunruhigen würde, ist für einen Patienten, der absolut »normal« sein muß, einfach unerträglich. In der Entwicklung stehengeblieben zu sein, kann deshalb so qualvoll werden, weil die Ansprüche auf mühelose Überlegenheit nicht mehr zu stimmen scheinen. Die Funktion des Stolzes zeigt sich darin, daß ein Mensch wegen einer geringfügigen Störung, die seinen Stolz verletzt – Erröten, Angst vor öffentlichem Reden, Händezittern usw. –, Hilfe sucht, während weit schwerwiegendere Störungen mit Leichtigkeit übergangen werden und bei dem Entschluß des Betreffenden, sich in die Analyse zu begeben, im Grunde nur eine vage Rolle spielen.

Andererseits kann der Stolz auch Menschen davon abhalten, zum Analytiker zu gehen – Menschen, die Hilfe brauchten und denen geholfen werden könnte. Ihr Stolz auf Selbstgenügsamkeit und »Unabhängigkeit« kann es ihnen demütigend erscheinen lassen, den Gedanken an Hilfe auch nur in Betracht zu ziehen. Sich Hilfe zu holen wäre unerlaubte »Nachsicht gegenüber sich selbst«; sie sollten in der Lage sein, mit ihren Störungen allein fertig zu werden. Unter Umständen verbietet ihnen ihr Stolz auf Selbstbeherrschung sogar, irgendwelche neurotischen

Schwierigkeiten zuzugeben. Bestenfalls kommen sie dann zu einer Konsultation, um über die Neurose eines Freundes oder Verwandten zu sprechen. Der Analytiker muß in solchen Fällen auf die Möglichkeit achten, daß dies der einzige Weg für einen solchen Menschen ist, indirekt über seine eigenen Schwierigkeiten zu sprechen. Stolz kann somit Menschen davon abhalten, ihre Schwierigkeiten realistisch einzuschätzen und sich helfen zu lassen. Natürlich muß es nicht unbedingt neurotischer Stolz sein, der diesen Menschen den Gedanken an eine Analyse verbietet: hier kann jeder Faktor, der aus einer der Lösungen ihrer inneren Konflikte stammt, hemmend wirken. So kann z. B. die Resignation derart stark sein, daß sich solche Neurotiker lieber mit ihren Störungen abfinden (»Ich bin nun einmal so«). Oder ihre Selbstverleugnung verbietet es ihnen, »egoistisch« für sich selbst etwas zu tun.

Die obstruktiven Kräfte wirken auch in dem, was der Patient insgeheim von der Analyse erwartet. Ich habe bereits im Zusammenhang mit den allgemeinen Schwierigkeiten der analytischen Arbeit darauf hingewiesen, möchte es aber an dieser Stelle kurz wiederholen. Einerseits erwartet der Patient, daß die Analyse einige störende Faktoren beseitigt, ohne daß dadurch etwas in seiner neurotischen Gesamtstruktur verändert würde. Andererseits erwartet er jedoch, daß die Analyse die unbegrenzten Kräfte seines idealisierten Selbst aktiviert. Diese Erwartungen betreffen aber nicht nur das Ziel der Analyse, sondern auch die Methode, mit der dieses Ziel erreicht werden soll. Eine nüchterne Beurteilung der zu leistenden Arbeit findet man selten oder nie, was auf verschiedene Faktoren zurückzuführen ist. Natürlich ist es für einen Menschen nicht leicht, eine solche Arbeit richtig einzuschätzen, wenn er die Analyse nur vom Lesen oder von gelegentlichen Versuchen kennt, andere bzw. sich selbst zu analysieren. Dennoch könnte der Patient, wie bei jeder anderen Arbeit, mit der Zeit lernen, worum es wirklich geht, wenn sein Stolz nicht störend in diesen Prozeß eingriffe. Der expansive Typ unterschätzt seine Schwierigkeiten und überschätzt seine Fähigkeit, sie zu überwinden. Bei seiner Genialität und seiner allmächtigen Willenskraft sollte er in der Lage sein, all diese Schwierigkeiten in kürzester Frist zu beseitigen. Der resignierte Typ, der durch mangelnde Initiative und durch Trägheit gelähmt ist, hofft statt dessen, daß ihm der Analytiker wunderbare Anhaltspunkte geben wird, während er selbst geduldig wartet wie ein interessierter

Zuschauer. Je mehr bei einem Patienten die selbstverleugnenden Elemente im Vordergrund stehen, desto mehr erwartet er, daß der Analytiker einen Zauberstab benützt, nur weil er, der Patient, leidet und um Hilfe bittet. All diese Überzeugungen und Hoffnungen sind natürlich unter einer Schicht rationaler Erwartungen verborgen.

Die retardierende Wirkung solcher Erwartungen ist ziemlich klar. Gleichgültig, ob der Patient von den magischen Kräften des Analytikers oder von seinen eigenen erwartet, daß sie den erwünschten Erfolg herbeizaubern, sein persönlicher Antrieb, die für die Arbeit nötigen Kräfte zu mobilisieren, ist geschwächt, und die Analyse wird ein recht mysteriöser Prozeß. Natürlich sind rationalisierende Erklärungen nutzlos, da sie auch nicht entfernt die zwingenden inneren Bedürfnisse treffen, von denen die Solls und die hinter ihnen stehenden Ansprüche festgelegt werden. Solange solche Tendenzen wirken, ist der Reiz kurzer Therapien ungeheuer groß. Patienten übersehen dabei, daß sich Publikationen über derartige Kurztherapien nur auf die Behebung von Symptomen beziehen. Sie sind fasziniert von dem, was sie fälschlich für einen leichten Sprung in die Gesundheit und Vollkommenheit halten.

Die Ausdrucksformen, in denen diese obstruktiven Kräfte in der analytischen Arbeit zutage treten, sind unendlich verschieden. Obwohl es für den Analytiker wichtig ist, diese Formen zu kennen, damit er sie schnell erfaßt, möchte ich doch nur einige von ihnen erwähnen. Dabei verzichte ich auf eine ausführliche Erörterung, denn es geht uns hier ja nicht um analytische Technik, sondern um die Kernpunkte des therapeutischen Prozesses.

Der Patient wird z. B. streitsüchtig, sarkastisch, angriffslustig; oder er sucht Schutz hinter einer Fassade höflicher Nachgiebigkeit; er weicht aus, läßt das Thema fallen und vergißt es; oder er spricht mit steriler Intelligenz darüber, als beträfe es ihn gar nicht; vielleicht reagiert er auch mit Anfällen von Selbsthaß und Selbstverachtung – eine Warnung an den Analytiker, hier aufzuhören –, und so weiter und so fort. All diese Schwierigkeiten können in der unmittelbaren Arbeit an den Problemen des Patienten oder in seiner Beziehung zum Analytiker auftauchen. Mit anderen menschlichen Beziehungen verglichen, ist die analytische in einem Punkt leichter für den Patienten: Die Reaktionen des Analytikers auf ihn spielen eine verhältnismäßig kleine Rolle, weil sich der Analytiker darauf konzentriert, die Probleme des Patienten zu verstehen. In anderen Punkten dagegen ist es schwieriger, weil die Konflikte und Ängste des Patienten aufgerührt werden. Trotzdem ist es eine *mitmenschliche* Beziehung, und alle Schwierigkeiten, die der Patient mit anderen Menschen hat, sind auch hier im Spiel. Um nur einige hervorstechende zu erwähnen: Das zwanghafte Bedürfnis des Patienten nach Meisterschaft, Liebe oder Freiheit bestimmt weitgehend den Tenor der analytischen Beziehung und macht den Patienten überempfindlich gegen Führung, Ablehnung oder Zwang. Da sein Stolz in dem Prozeß verletzt werden muß, fühlt er sich leicht gedemütigt. Wegen seiner Erwartungen und Ansprüche fühlt er sich oft frustriert und mißbraucht. Das Aufrühren seiner Selbstanklagen und seiner Selbstverachtung weckt in ihm das Gefühl, angeklagt und verachtet zu sein. Unter dem Ansturm selbstzerstörerischer Wut wird er schnell ausfallend und beleidigend gegen den Analytiker.

Hinzu kommt noch, daß die Bedeutung des Analytikers von den Patienten regelmäßig überbewertet wird. Der Analytiker ist für sie nicht einfach ein Mensch, der ihnen wegen seiner Ausbildung und Selbstkenntnis helfen kann, sondern insgeheim betrachten sie ihn, auch wenn sie noch so weltmännisch sind, als Medizinmann, der mit übermenschlichen Fähigkeiten zum Guten und Bösen ausgestattet ist. Diese Haltung resultiert aus den Ängsten und Erwartungen der Patienten. Der Analytiker hat die Macht, sie zu verletzen, ihren Stolz zu brechen, ihre Selbstverachtung hervorzurufen, er hat aber auch die Macht, eine Wunderheilung zu bewirken. Kurz gesagt: Er ist ein Zauberer, der die Macht hat, sie in die Hölle zu stürzen oder in den Himmel zu erheben.

Die Bedeutung dieser Abwehrhaltungen läßt sich von verschiedenen Gesichtspunkten aus beurteilen. Wenn wir mit einem Patienten arbeiten, beeindruckt uns immer wieder der retardierende Effekt, den die Abwehrhaltungen auf den analytischen Prozeß haben. Sie machen es dem Patienten schwer – manchmal sogar unmöglich, sich zu erforschen, zu verstehen und zu wandeln. Andererseits sind sie aber auch – wie Freud erkannte, wenn er von »Widerstand« sprach – Wegzeichen für unsere Erkundungen. Wenn wir nach und nach die subjektiven Werte verstehen, die der Patient schützen oder übertreiben muß, und die

Bedrohung erkennen, die er abzuwenden versucht, lernen wir etwas über die bedeutenden Kräfte, die in ihm wirken.

Natürlich bringen die Abwehrhaltungen mancherlei Verwirrung in die Therapie, und der Analytiker wünscht bisweilen – naiv ausgedrückt –, es gäbe nicht so viele; aber sie machen den Prozeß auch weit weniger gefährlich, als er ohne sie sein würde. Der Analytiker bemüht sich zwar, voreilige Schlüsse zu vermeiden; er ist jedoch nicht allwissend und kann deshalb nicht verhindern, daß bei einem Patienten manchmal zu viele beunruhigende Faktoren aufgeführt werden, denen er noch nicht gewachsen ist. Der Analytiker macht vielleicht eine Bemerkung, die er für harmlos hält, doch der Patient reagiert mit Schrecken darauf. Aber auch ohne solche Bemerkungen können sich für den Patienten aufgrund seiner eigenen Assoziationen oder Träume Ausblicke eröffnen, die furchterregend sind, ohne bereits instruktiv zu sein. So obstruktiv also die Abwehrhaltungen in ihrer Wirkung sein mögen, sie bringen auch positive Faktoren ins Spiel, insofern sie Ausdruck intuitiver Selbstschutzmaßnahmen sind. Diese wiederum sind wegen des gefährlichen inneren Zustands, der durch das System des Stolzes geschaffen wurde, unentbehrlich.

Jede Angst, die während der analytischen Therapie aufkommt, wirkt meist erschreckend auf den Patienten, weil er dazu neigt, sie als Zeichen der Schwäche zu betrachten. Oft ist das aber gar nicht der Fall. Die Bedeutung einer Angst kann nur in dem Zusammenhang gewertet werden, in dem sie aufgetreten ist. Möglicherweise bedeutet sie, daß der Patient näher daran war, seinen Konflikten oder seinem Selbsthaß ins Auge zu sehen, als er zur gegebenen Zeit ertragen konnte. In diesem Fall werden seine üblichen Methoden, Angst zu mildern, ihm helfen, damit fertig zu werden. Der Weg, der sich aufzutun schien, schließt sich wieder; der Patient hat keinen Nutzen aus der Erfahrung gezogen. Hervorbrechende Angst kann aber auch eine eminent positive Bedeutung haben: Sie kann darauf hinweisen, daß der Patient sich jetzt stark genug fühlt, das Wagnis auf sich zu nehmen, seinen Problemen gerader ins Auge zu sehen.

Der Weg der analytischen Therapie ist ein uralter Weg, der im Verlauf der Menschheitsgeschichte immer wieder befürwortet wurde. In der Terminologie von Sokrates und der Hindu-Philosophie u. a. ist es der *Weg der Neuorientierung durch Selbsterkenntnis.* Neu und spezifisch daran ist die Methode, wie man zur Selbsterkenntnis gelangt, eine Methode, die wir dem Genie Freud verdanken. Der Analytiker hilft dem Patienten, sich aller in ihm wirksamen Kräfte, der obstruktiven wie der konstruktiven, bewußt zu werden; er hilft ihm, die obstruktiven zu bekämpfen und die konstruktiven zu mobilisieren. Obwohl das Unterminieren der obstruktiven Kräfte gleichzeitig mit dem Aufdecken der konstruktiven vor sich geht, sollen sie doch gesondert besprochen werden.

Als ich eine Vorlesungsreihe über die in diesem Buch dargelegten Themen hielt[2], wurde ich nach der neunten Vorlesung gefragt, wann ich endlich über Therapie sprechen würde. Ich antwortete, daß alles, was ich gesagt hätte, zur Therapie gehöre. Jegliche Information über mögliche psychische Verwirrungen gibt jedermann die Chance, etwas über seine eigenen Schwierigkeiten herauszufinden. Wenn wir hier fragen, was dem Patienten bewußt werden muß, damit sein System des Stolzes und alles, was damit verbunden ist, entwurzelt wird, können wir schlicht sagen: Er muß sich all dessen bewußt werden, was in diesem Buch erörtert worden ist – seiner Suche nach Ruhm und Ehre, seiner Ansprüche, seiner Solls, seines Stolzes, seines Selbsthasses, seiner Selbstentfremdung, seiner Konflikte, seiner persönlichen neurotischen Lösung sowie der Auswirkung, die all diese Faktoren auf seine mitmenschlichen Beziehungen und auf seine Fähigkeit zu schöpferischer Arbeit haben.

Der Patient muß sich aber nicht nur dieser individuellen Faktoren bewußt werden, sondern auch ihrer Verbindungen und Wechselwirkungen. Besonders wichtig ist hier die Erkenntnis des Patienten, daß Selbsthaß das unzertrennliche Gegenstück von neurotischem Stolz ist und daß er nicht den einen ohne den anderen haben kann. Jeder einzelne Faktor muß im Zusammenhang mit der Gesamtstruktur gesehen werden. Der Patient muß z. B. erkennen, daß seine Solls durch seine Art Stolz festgelegt werden, daß die Nichterfüllung dieser Solls seine Selbstanklagen weckt und daß diese ihrerseits den Grund dafür bilden, daß er sich vor ihrem Angriff schützen muß.

*Sich all dieser Faktoren bewußt werden heißt nicht, Information über sie zu haben, sondern Kenntnis von ihnen zu erlangen.* Um mit MacMurray zu sprechen:

[2] In der New School for Social Research, 1947 und 1948.

»Diese Konzentration auf das Objekt, diese Gleichgültigkeit gegenüber den betroffenen Personen, die für die ›Informationshaltung‹ charakteristisch ist, wird oft Objektivität genannt. In Wirklichkeit ist es nur Unpersönlichkeit . . . Information ist immer Information über etwas, nicht Kenntnis davon. Die Wissenschaft kann einem Menschen nicht beibringen, seinen Hund zu kennen; sie kann ihm nur von Hunden im allgemeinen erzählen. Man kann seinen Hund nur kennenlernen, wenn man ihn während der Staupe pflegt, wenn man ihn lehrt, wie er sich im Haus zu verhalten hat, und wenn man mit ihm spielt. Natürlich kann man die Information, die die Wissenschaft über Hunde im allgemeinen liefert, dazu *benutzen*, den Hund besser kennenzulernen. Doch das ist etwas anderes. Die Wissenschaft beschäftigt sich mit allgemeinen Prinzipien, mit mehr oder weniger universellen Charakteristika der Dinge im allgemeinen, nicht mit etwas Spezifischem. Und alles Reale ist ja immer etwas Spezifisches. In irgendeiner merkwürdigen Art hängt die Kenntnis von den Dingen von unserem persönlichen Interesse an ihnen ab.[3]«

Eine solche Kenntnis von sich selbst bedeutet aber zweierlei. Es hilft dem Patienten nichts, eine allgemeine Vorstellung davon zu haben, daß er ein beträchtliches Maß von falschem Stolz besitzt, daß er überempfindlich gegen Kritik oder Versagen ist, daß er zu Selbstvorwürfen neigt oder Konflikte hat. Entscheidend ist, daß er sich bewußt wird, auf welche *spezifische* Art diese Faktoren in ihm wirken und wie sie sich im *konkreten Detail* in seinem *persönlichen* Leben, dem vergangenen wie dem gegenwärtigen, manifestieren. Es mag selbstverständlich scheinen, daß es niemandem hilft, z. B. generell etwas über die Solls zu wissen oder sogar die allgemeine Tatsache zu kennen, daß sie auch in ihm wirken; daß er vielmehr ihren besonderen Gehalt erkennen muß, die besonderen Faktoren in sich, die diese Solls nötig machen, und die besondere Wirkung, die sie auf sein eigenes Leben haben. Die Betonung des Spezifischen und des Besonderen ist notwendig, weil der Patient aus vielerlei Gründen (Selbstentfremdung, Bedürfnis nach Tarnung unbewußter Ansprüche) dazu neigt, entweder unklar oder unpersönlich zu sein.

Außerdem darf seine Selbstkenntnis nicht ein intellektuelles Wissen bleiben, obwohl es so beginnen kann, sondern muß eine

[3] JOHN MACMURRAY: *Reason and Emotion*, Faber and Faber Ltd., London 1935, S. 151ff.

*emotionale Erfahrung* werden. Diese beiden Faktoren sind eng miteinander verknüpft, weil niemand z. B. Stolz generell erleben kann: er kann nur seinen persönlichen Stolz auf etwas Bestimmtes erleben[4].

Warum ist es denn wichtig, daß der Patient nicht nur über seine verborgenen Kräfte nachdenkt, sondern sie auch fühlt? Weil die bloße intellektuelle Erkenntnis »Realisieren« ist: Nichts wird real, nichts wird sein persönliches Eigentum, nichts schlägt in ihm Wurzeln. Was er mit Hilfe seines Intellekts im einzelnen sieht, mag durchaus richtig sein; doch wie ein Spiegel einen Lichtstrahl nicht absorbiert, sondern ihn nur reflektiert, so kann der Patient solche »Einsichten« auf andere anwenden, aber nicht auf sich selbst. Auch sein Stolz auf seinen Intellekt kann in mancherlei Hinsicht blitzartig das Feld beherrschen: er wird stolz darauf, eine Entdeckung gemacht zu haben, vor der andere Menschen zurückschrecken; er beginnt, das spezielle Problem zu manipulieren, so daß seine Rachsucht oder sein Gefühl, mißbraucht zu werden, überraschend schnell absolut rationale Reaktionen sind. Schließlich kann auch die Kraft seines Intellekts allein ihm ausreichend erscheinen, das Problem aus dem Weg zu räumen: Erkennen *ist* Lösung.

Aber erst wenn wir erleben, wie stark bei all ihrer Irrationalität die volle Wirkkraft eines bisher unbewußten oder halbbewußten Gefühls oder Triebes ist, lernen wir allmählich die Intensität und die Zwanghaftigkeit unbewußter Mächte kennen, die in uns wirken. Es genügt nicht, daß der Patient die Wahrscheinlichkeit gelten läßt, daß seine Verzweiflung über unerwiderte Liebe in Wirklichkeit ein Gefühl der Demütigung ist, weil sein Stolz darauf, unwiderstehlich zu sein oder den Partner mit Leib und Seele zu besitzen, verletzt wurde. Er muß die Demütigung *empfinden*

[4] In der Geschichte der Psychoanalyse erschien intellektuelles Wissen zunächst als die heilsame Kraft. Damals bedeutete es das Auftauchen von Kindheitserinnerungen. Die Überbewertung intellektueller Macht zeigte sich zu jener Zeit auch in der Erwartung, daß die bloße Erkenntnis der Irrationalität irgendeines Zuges genügte, um alles in Ordnung zu bringen. Dann schwang das Pendel zum anderen Extrem: Das emotionale Erlebnis eines Faktors wurde allein wichtig und ist seither immer wieder in verschiedener Form betont worden. Diese Akzentverlagerung scheint tatsächlich für den Fortschritt der meisten Analytiker charakteristisch zu sein. Jeder muß anscheinend für sich selbst die Wichtigkeit emotionaler Erfahrungen wiederentdecken. Vgl. Otto Rank und Sandor Ferenczi: *Entwicklungsziele der Psychoanalyse*, Internat. Psychoanalyt. Verlag, Wien 1924; Theodor Reik: *Surprise and the Psychoanalyst*, Kegan Paul, London 1936; J. G. Auerbach: »Change of Values through Psychotherapy«, in: *Personality*, Bd. I, 1950.

und später auch die Macht, die sein Stolz über ihn hat. Es genügt nicht, daß der Patient vage weiß, daß sein Ärger oder sein Selbstvorwurf wahrscheinlich größer ist, als es der Anlaß rechtfertigt. Er muß das volle Ausmaß seiner Wut oder die absoluten Tiefen seiner Selbstverdammung *erleben*. Erst dann wird ihm die Macht irgendeines unbewußten Prozesses (und dessen Irrationalität) vor Augen stehen. Erst dann verspürt er vielleicht einen Anreiz, mehr über sich selbst herauszufinden.

Wichtig ist ferner, Gefühle in ihrem richtigen Zusammenhang zu empfinden und zu versuchen, jene Gefühle oder Triebe zu erleben, die bisher nur wahrgenommen, aber nicht empfunden wurden. Erinnern wir uns noch einmal an jene Patientin, die Angst vor einem Hund hatte, als sie einen Berg nicht bis zum Gipfel besteigen konnte. Hier wurde die Angst in ihrer vollen Intensität erlebt. Was dieser Patientin über ihre spezielle Angst hinweghalf, war die Erkenntnis, daß diese Angst aus Selbstverachtung entstanden war. Obwohl die Selbstverachtung nur gedämpft erlebt wurde, bedeutete ihre Entdeckung doch, daß die Angst im richtigen Zusammenhang gefühlt wurde. Andere Ängste dagegen traten immer wieder auf, solange sie nicht die Tiefe ihrer Selbstverachtung empfand. Das Erlebnis der Selbstverachtung seinerseits half ihr erst dann, als sie diese im Zusammenhang mit ihren irrationalen Forderungen an sich selbst verspürte, jede Schwierigkeit meistern zu müssen.

Die emotionale Erfahrung eines bis dahin unbewußten Gefühls oder Triebes kann plötzlich einsetzen und beeindruckt uns dann wie eine Offenbarung. In den meisten Fällen ist es jedoch ein allmählich fortschreitender Prozeß, der sich im Verlauf ernsthafter Arbeit an einem Problem vollzieht. Ein Patient erkennt z. B. zunächst eine bestehende Reizbarkeit, die rachsüchtige Elemente enthält. Unter Umständen entdeckt er eine Verbindung zwischen diesem Zustand und verletztem Stolz. An irgendeinem Punkt muß er aber die ganze Intensität seines Gefühls, verletzt worden zu sein, und den emotionalen Ansturm von Rachsucht erleben. Oder er entdeckt zunächst, daß er entrüsteter ist und sich weit mehr mißbraucht fühlt, als es der Situation entspricht. Er erkennt vielleicht, daß diese Gefühle seine Reaktion darauf waren, daß er sich in irgendeiner Erwartung enttäuscht sah. Er nimmt von der Andeutung des Analytikers Kenntnis, daß seine Erwartungen vielleicht unvernünftig waren, doch er findet sie völlig legitim. Nach und nach entdeckt er aber Erwartungen, die auch ihm unvernünftig erscheinen. Später erkennt er dann, daß diese Erwartungen nicht etwa harmlose Wünsche sind, sondern recht starre Ansprüche. Mit der Zeit wird er auch ihr Ausmaß und ihre phantastische Natur erfassen. Dann erlebt er, wie grenzenlos zermalmt oder wie maßlos entrüstet er ist, wenn diese Ansprüche frustriert werden. Schließlich wird er sich der ihnen innewohnenden Macht bewußt, aber trotz allem ist er immer noch weit entfernt von dem Gefühl, lieber sterben zu wollen, als diese Ansprüche aufzugeben.

Ein letztes Beispiel: Der Patient weiß vielleicht, daß er es durchaus wünschenswert findet, sich »durchzumogeln«, oder daß er manchmal andere Menschen gern narrt oder betrügt. Je mehr Bewußtheit er in dieser Hinsicht erlangt, desto mehr erkennt er vielleicht, wie sehr er andere Menschen beneidet, die mit größeren »Mogeleien« durchkommen als er, und wie wütend er ist, wenn er selbst genarrt oder betrogen wird. Mit der Zeit erkennt er immer deutlicher, wie stolz er im Grunde auf seine Fähigkeit ist, betrügen oder bluffen zu können. Und an irgendeinem Punkt muß er auch instinktiv spüren, daß diese Fähigkeit in Wirklichkeit eine verzehrende Leidenschaft ist.

Was aber, wenn ein Patient bestimmte Emotionen, Triebe, Sehnsüchte oder sonst etwas nicht empfindet? Gefühle lassen sich schließlich nicht künstlich hervorrufen. Hilfreich ist auf alle Fälle, wenn Patient und Analytiker davon überzeugt sind, daß es wünschenswert ist, Gefühle auftauchen zu lassen – gleichgültig auf welchem Gebiet –, und zwar mit der ihnen gemäßen Intensität. Hierdurch werden beide Seiten auf die Unterschiede zwischen reiner Kopfarbeit und emotionaler Teilnahme aufmerksam gemacht. Außerdem wird das Interesse geweckt, jene Faktoren zu analysieren, die emotionale Erlebnisse verhindern. Solche Faktoren können nach Ausmaß, Intensität und Art verschieden sein. Für den Analytiker ist es wichtig, herauszufinden, ob sie das Erlebnis aller oder nur bestimmter Gefühle unterbinden. Eine dominierende Rolle spielt hier die mangelnde oder geringe Fähigkeit des Patienten, etwas *wertfrei* zu erleben. Einem Patienten, der sich für ein Musterbeispiel an Rücksichtnahme hielt, wurde plötzlich bewußt, daß er unangenehm herrschsüchtig sein konnte. Eilends kam er mit dem Werturteil heraus, daß seine Haltung falsch sei und er sie ändern müsse.

Derartige Reaktionen erwecken den Eindruck, als ob sich der Patient offen gegen neurotische Züge stellte und sie ändern wollte. In Wirklichkeit geraten die Patienten in solchen Fällen in das Räderwerk ihres Stolzes und ihrer Angst vor Selbstverdammung und versuchen deshalb, die betreffenden Züge schnell auszulöschen, ehe sie überhaupt Gelegenheit hatten, sie in ihrer Intensität zu erkennen und zu erleben. Ein anderer Patient, für den es tabu war, seinen Mitmenschen gegenüber im Vorteil zu sein oder diese zu übervorteilen, entdeckte eines Tages, daß sich hinter seiner Überbescheidenheit ein Bedürfnis verbarg, seinen eigenen Vorteil zu suchen; daß er tatsächlich wütend war, wenn er keinerlei Gewinn aus einer Situation ziehen konnte; daß er jedesmal krank wurde, wenn er mit Menschen zusammentraf, denen es in irgendeiner für ihn wichtigen Hinsicht besser ging als ihm. Auch er kam blitzschnell zu dem Schluß, daß er ganz abscheulich sei. Damit hatte er ein eventuelles Erleben unterdrückter aggressiver Tendenzen sowie das spätere Verständnis für sie im Keim erstickt. Auch die Tür zur Erkenntnis eines bestehenden Konflikts zwischen einer zwanghaften »Selbstlosigkeit« und einer ebenso gierigen Gewinnsucht war damit verschlossen.

Menschen, die über sich selbst nachgedacht und ziemlich viele innere Probleme und Konflikte erkannt haben, sagen oft: »Ich weiß so viel (oder sogar alles) von mir, und das hat mir auch geholfen, mich besser unter Kontrolle zu halten. Aber im Grunde meines Wesens fühle ich mich noch genauso unsicher und elend.« In solchen Fällen stellt sich meist heraus, daß die Einsichten dieser Menschen sowohl zu einseitig als auch zu oberflächlich waren. Mit anderen Worten: Es war kein Bewußtwerden in dem tiefen und umfassenden Sinn, den ich soeben aufgezeigt habe. Angenommen jedoch, ein Mensch hätte wirklich einige wichtige Kräfte, die in ihm am Werk sind, erlebt und ihre Auswirkung auf sein Leben erkannt. Wie und in welchem Ausmaß helfen ihm solche Einsichten, sich zu befreien? Zeitweilig werden sie ihn natürlich aufregen, ein andermal ihn entlasten – was aber ändern sie wirklich an seiner Persönlichkeit? Auf den ersten Blick mutet diese Frage zu allgemein an, als daß man sie befriedigend beantworten könnte. Ich habe jedoch den Verdacht, daß wir alle dazu neigen, den therapeutischen Effekt solcher Einsichten zu überschätzen. Da es uns aber darum geht, eindeutig klarzustellen, was therapeutische Kräfte sind, wollen wir die Veränderungen, die durch solche Erkenntnisse hervorgerufen werden, untersuchen – ihre Möglichkeiten und ihre Grenzen.

Niemand kann Kenntnis von seinem System des Stolzes und seinen neurotischen Lösungen erlangen, ohne daß irgendeine Reorientierung in ihm vorgeht. Er beginnt einzusehen, daß bestimmte Vorstellungen, die er von sich hatte, phantastisch waren. Er beginnt sich zu fragen, ob seine Forderungen an sich selbst nicht für jeden Menschen unerfüllbar sind, ob sich nicht seine Ansprüche an andere – abgesehen davon, daß sie auf unsicheren Grundlagen beruhen – einfach nicht befriedigen lassen.

Er beginnt einzusehen, daß er maßlos stolz auf bestimmte Eigenschaften war, die er in Wirklichkeit gar nicht hat oder zumindest nicht in dem von ihm angenommenen Maß. Er beginnt beispielsweise zu begreifen, daß seine Unabhängigkeit, auf die er so stolz war, eher eine Empfindlichkeit gegen Zwang als echte innere Freiheit ist; daß er im Grunde gar nicht so vollkommen ehrlich ist, wie er sich selbst gesehen hat, sondern von unbewußten Vortäuschungen durchzogen ist; daß er trotz all seines Stolzes auf Meisterschaft nicht einmal Herr im eigenen Hause ist; daß seine Menschenliebe (die ihn so großartig erscheinen ließ) weitgehend aus dem zwanghaften Bedürfnis resultiert, geliebt oder bewundert zu werden.

Schließlich fängt er an, die Gültigkeit seiner Wertmaßstäbe und Zielsetzungen in Frage zu stellen. Vielleicht sind seine Selbstvorwürfe doch nicht einfach ein Zeichen für seine moralische Empfindsamkeit? Vielleicht ist sein Zynismus doch nicht ein Anzeichen dafür, daß er über dem allgemeinen Vorurteil steht, sondern nur ein zweckdienlicher Ausweg, um sich nicht mit seinen Überzeugungen auseinandersetzen zu müssen? Vielleicht ist es doch nicht echte Lebensklugheit, jeden anderen Menschen als eine Art Verbrecher anzusehen? Vielleicht verliert er durch seine Abgesondertheit außerordentlich viel? Vielleicht ist Meisterschaft oder Liebe nicht die letzte Antwort auf alles und jedes?

All diese Veränderungen können als fortschreitender Arbeitsprozeß im Sinne eines allmählichen Testens der Realität und der neuen Wertmaßstäbe betrachtet werden. Hierdurch wird das System des Stolzes zunehmend untergraben. Diese Schritte sind unerläßliche Voraussetzungen für die Reorientierung, die ja das Ziel der Therapie ist. Bis zu diesem Punkt sind jedoch alle Prozesse *desillusionierende Vorgänge.* Sie allein könnten allerdings nie einen durchgreifenden und dauerhaften Befreiungseffekt (wenn überhaupt einen) haben, wenn nicht gleichzeitig konstruktive Entwicklungen einsetzten.

Als in der Frühgeschichte der Psychoanalyse Psychiater die Analyse als eine mögliche Form der Psychotherapie zu betrachten begannen, vertraten einige den Standpunkt, auf die Analyse müsse eine Synthese folgen. Sie gaben quasi zu, daß in der Analyse etwas eingerissen werden müsse; doch danach müsse der Therapeut seinem Patienten etwas Positives anbieten, mit dem dieser leben, an das er glauben oder wofür er arbeiten könne. Obwohl diese Anregungen wahrscheinlich auf ein Mißverständnis der Analyse zurückzuführen sind und zahlreiche Trugschlüsse enthalten, wurden sie doch von richtigen intuitiven Gefühlen getragen. Im Grunde entsprechen diese Ideen dem analytischen Denken unserer Schule weit mehr als dem von Freud, weil dieser den Heilungsprozeß nicht so sah, wie wir ihn sehen: als einen Prozeß, in dem Obstruktives aufgegeben werden muß, damit Konstruktives die Möglichkeit erhält, sich zu entfalten. Der Haupttrugschluß in den alten Ideen betrifft die Rolle, die dem Therapeuten zugeschrieben wurde. Statt auf die konstruktiven Kräfte des Patienten zu bauen, glaubten die Psychiater von damals, der Therapeut sollte gewissermaßen künstlich, wie ein *deus ex machina*, für ein positiveres Lebensgefühl sorgen.

Wir sind inzwischen zu der uralten medizinischen Weisheit zurückgekehrt, daß Heilkräfte nicht nur dem Körper, sondern auch der Seele innewohnen und daß der Arzt bei körperlichen oder seelischen Störungen lediglich hilft, die schädlichen Kräfte zunichte zu machen und die heilenden zu unterstützen. *Der therapeutische Wert des Desillusionierungsprozesses liegt in der Möglichkeit, daß mit der Schwächung der obstruktiven Kräfte die konstruktiven des wahren Selbst eine Chance haben, sich zu entwickeln.*

Die Aufgabe des Analytikers bei der Unterstützung dieses Prozesses ist recht verschieden von jener, die er bei der Analyse des Systems des Stolzes zu erfüllen hat. Letztere verlangt, abgesehen von einer Ausbildung in der Technik der Analyse, eine umfassende Kenntnis der möglichen unbewußten Verflechtungen und persönliches Talent beim Entdecken, Verstehen und

Zusammenfügen. Um dem Patienten dabei helfen zu können, sich selbst zu finden, braucht der Analytiker außerdem ein durch Erfahrung erworbenes Wissen, auf welche Weise – durch Träume oder sonstige Mittel und Wege – das wahre Selbst auftauchen kann. Ein solches Wissen ist wünschenswert, weil diese Mittel und Wege keineswegs klar zutage liegen. Der Analytiker muß ferner wissen, wann und wie er die bewußte Beteiligung des Patienten an diesem Prozeß gewinnen kann. Wichtiger als all diese Faktoren ist jedoch, daß der Analytiker selbst eine konstruktive Persönlichkeit ist und eine klare Vorstellung von seinem eigentlichen Ziel hat, nämlich dem Patienten zu helfen, sich selbst zu finden.

Heilende Kräfte wirken im Patienten von Anfang an. Zu Beginn der Analyse mangelt es ihnen aber meist an Durchschlagskraft, so daß sie zunächst mobilisiert werden müssen, ehe sie eine echte Hilfe bei der Bekämpfung des Systems des Stolzes sein können. Infolgedessen muß der Analytiker anfänglich einfach mit dem vorhandenen guten Willen und dem positiven Interesse des Patienten an der Analyse arbeiten. Denn der Patient, aus welchen Gründen auch immer, ist daran interessiert, bestimmte Störungen loszuwerden. In der Regel möchte er – wieder aus irgendwelchen Gründen – dieses oder jenes verbessern: seine Ehe, sein Verhältnis zu seinen Kindern, seine Sexualfunktion, sein Lesen, seine geistige Konzentrationsfähigkeit, seine gesellschaftliche Ungezwungenheit, seine Erwerbsfähigkeit usw. Vielleicht hat er eine Wißbegier hinsichtlich der Analyse oder sogar in bezug auf sich selbst; vielleicht will er den Analytiker mit seiner geistigen Originalität oder der Schnelligkeit beeindrucken, mit der er Einsichten gewinnt; vielleicht möchte er auch gefallen oder der ideale Patient sein. Anfänglich kann er auch gewillt sein oder sogar darauf brennen, bei der analytischen Arbeit mitzuwirken, weil er auf seine eigene oder des Analytikers Macht baut, eine Wunderheilung vollbringen zu können. Er kann z. B. die bloße Tatsache erkennen, daß er viel zu nachgiebig ist oder übermäßig dankbar für jede ihm erteilte Aufmerksamkeit – und ist sofort davon »geheilt«. Ein derartiger Ansporn würde ihm nicht über unangenehme Perioden in der analytischen Arbeit hinweghelfen; doch für die Eingangsphase, die meist sowieso nicht allzu schwierig ist, genügt er. In der Zwischenzeit erfährt der Patient einiges über sich selbst und entwickelt ein Interesse auf solider Grundlage. Für den Analytiker ist es ebenso notwendig, sich dieser Motivation zu bedienen, wie es für ihn erforderlich ist, sich über ihre Natur im klaren zu sein und zu entscheiden, wann der richtige Zeitpunkt gekommen ist, diese unzuverlässigen Antriebe selbst zum Objekt der Analyse zu machen.

Eigentlich müßte es höchst wünschenswert erscheinen, schon früh in der analytischen Arbeit mit der Mobilisierung des wahren Selbst zu beginnen. Ob solche Versuche jedoch durchführbar und sinnvoll sind, hängt – wie alles andere – vom Interesse des Patienten ab. Solange er seine Energien dafür einsetzt, seine Selbstidealisierung zu konsolidieren und damit sein wahres Selbst zu unterdrücken, dürften derartige Versuche erfolglos bleiben. In dieser Hinsicht sind unsere Erfahrungen allerdings noch neu, und es gibt vielleicht viel mehr Wege, als wir uns jetzt vorstellen können. Die größte Hilfe zu Beginn der Analyse, wie übrigens auch später, kommt aus den Träumen des Patienten. Es ist unmöglich, in diesem Zusammenhang unsere Traumtheorie im einzelnen zu entwickeln. Wir müssen uns deshalb damit begnügen, die Grundgedanken dieser Theorie kurz zu umreißen: daß wir in unseren Träumen der eigenen Wirklichkeit näher sind; daß unsere Träume Versuche darstellen, unsere Konflikte zu lösen, entweder auf neurotische oder auf gesunde Art und Weise; und daß in diesen Träumen konstruktive Kräfte auch dann schon wirken können, wenn sie sonst kaum spürbar sind.

Aus Träumen mit konstruktiven Elementen kann der Patient sogar zu Beginn der Analyse einen kurzen Einblick in eine Welt bekommen, die in seinem Inneren wirkt, nur ihm gehört und seinen wahren Gefühlen weit mehr entspricht als die Welt seiner Illusionen. Es gibt Träume, in denen der Patient in Symbolform das Mitleid ausdrückt, das er mit sich selbst wegen all dessen hat, was er sich selbst antut. Es gibt Träume, die ein Meer von Traurigkeit, Heimweh oder Sehnsucht offenbaren; Träume, in denen der Patient darum kämpft, lebendig zu werden; Träume, in denen er ein Gefangener ist und aus dem Gefängnis heraus will; Träume, in denen er zärtlich eine wachsende Pflanze pflegt oder in denen er ein Zimmer seines Hauses entdeckt, von dem er bisher nichts gewußt hat. Der Analytiker wird dem Patienten natürlich helfen, die Bedeutung des symbolisch Dargestellten zu verstehen. Zusätzlich kann er aber betonen, wie wichtig es ist, daß der Patient in seinen Träumen Gefühle oder Sehnsüchte zeigt, die er im wachen Leben gar nicht zu hegen wagt. Er kann

z. B. auch die Frage stellen, ob nicht die Traurigkeit dem, was der Patient wirklich über sich selbst empfindet, mehr entspricht als der Optimismus, den er bewußt an den Tag legt.

Mit der Zeit werden andere Zugänge möglich. Der Patient selbst beginnt vielleicht, sich darüber zu wundern, wie wenig er über seine Gefühle, seine Wünsche oder seine Überzeugungen weiß. Der Analytiker wird ihn zweifellos in dieser Unsicherheit bestärken. Auf welche Art und Weise das auch geschehen mag, hier scheint das oft mißbrauchte Wort »natürlich« angemessen. Denn für den Menschen ist es in der Tat natürlich – es liegt in seiner Natur –, seine Gefühle zu erleben und seine Wünsche oder Überzeugungen zu kennen. Wenn diese natürlichen Fähigkeiten nicht funktionieren, besteht wirklich Grund dazu, sich zu wundern und neugierig zu sein. Taucht diese Neugier nicht spontan auf, so kann der Analytiker ein derartiges Fragen zu gegebener Zeit anregen.

All dies mag sehr wenig scheinen. Aber hier gilt nicht nur die allgemeine Wahrheit, daß Neugier der Anfang der Weisheit ist; wichtig ist insbesondere, daß dem Patienten bewußt wird, wie sehr er sich von sich selbst entfernt hat, statt daß er blind gegenüber dieser Tatsache bleibt. Die Wirkung läßt sich mit dem Augenblick vergleichen, in dem ein unter einer Diktatur aufgewachsener junger Mensch erfährt, daß es auch eine demokratische Lebensform gibt: Die Mitteilung kann sofort einleuchten oder aber mit Skepsis aufgenommen werden, weil Demokratien diskreditiert worden sind. Dennoch wird dem Betreffenden allmählich bewußt, daß ihm irgend etwas Wünschenswertes fehlt.

Eine Zeitlang können solche gelegentlichen Kommentare das allein Notwendige sein. Erst wenn sich der Patient interessiert die Frage stellt: »Wer bin ich?«, wird der Analytiker aktiver versuchen, dem Patienten bewußt zu machen, wie wenig er über seine wahren Gefühle, Wünsche und Überzeugungen weiß oder wie wenig er sich daraus macht. Nehmen wir ein Beispiel: Ein Patient hat Angst, wenn er auch nur einen kleinen Konflikt in sich entdeckt. Er fürchtet sich davor, gespalten und verrückt zu werden. Das Problem wurde von verschiedenen Seiten aus angegangen: daß sich der Patient z. B. nur sicher fühlt, wenn die Vernunft alles unter Kontrolle hat; daß er sich davor fürchtet, jeder geringfügige Konflikt werde ihn für seinen Kampf gegen die Außenwelt schwächen, die er als feindlich empfindet. Indem der Analytiker den Blickpunkt auf das wahre Selbst richtet, kann er dem Patienten klarmachen, daß ein Konflikt entweder wegen seiner Bedeutsamkeit furchterregend ist oder weil zu wenig vom eigenen wahren Selbst für den Patienten wirksam ist, als daß dieser auch nur mit einem kleinen Konflikt fertig werden könnte.

Oder nehmen wir einmal an, ein Patient könne sich nicht zwischen zwei Frauen entscheiden. Mit fortschreitender Analyse wird immer klarer, daß der Patient die größten Schwierigkeiten hat, sich überhaupt in irgendeiner Situation festzulegen, ob es dabei nun um Frauen geht oder um Gedanken, Anstellungen oder Wohnungen. Auch hier kann der Analytiker das Problem von verschiedenen Seiten aus angehen. Zunächst muß er, solange die allgemeine Schwierigkeit nicht sichtbar ist, herausfinden, was bei der betreffenden Entscheidung eigentlich auf dem Spiel steht. Wenn die grundsätzliche Unentschlossenheit des Patienten klarer zutage tritt, entdeckt der Analytiker vielleicht, daß der Patient seinen Stolz darein setzt, alles zu haben – den Kuchen zu essen und ihn zu behalten –, und daß er deshalb das Gefühl hat, die Notwendigkeit der Wahl sei eine schmähliche Herabsetzung. Vom wahren Selbst her gesehen, würde der Analytiker dem Patienten jedoch zu verstehen geben, daß er sich deshalb nicht binden kann, weil er sich zu weit von sich selbst entfernt hat, um noch seine Vorlieben und Neigungen zu kennen.

Oder ein Patient klagt über seine Nachgiebigkeit. Tagaus, tagein verspricht und tut er Dinge, die ihn gar nicht interessieren, nur weil andere es wollen oder erwarten. Auch in diesem Fall kann das Problem, dem zur gegebenen Zeit herrschenden Zusammenhang entsprechend, von verschiedenen günstigen Punkten aus angegangen werden: daß der Patient Reibereien vermeiden muß; daß er seiner eigenen Zeit keinen Wert beimißt; daß er stolz darauf ist, alles zu können. Der Analytiker kann aber auch einfach die Frage stellen: »Ist Ihnen eigentlich noch nie der Gedanke gekommen, Sie könnten mit sich selbst darüber zu Rate gehen, was Sie wollen oder richtig finden?« Abgesehen von diesem indirekten Mobilisieren des wahren Selbst wird der Analytiker keine Gelegenheit außer acht lassen, den Patienten ausdrücklich ermutigend auf jedes Anzeichen dafür hinzuweisen, daß er eine größere Unabhängigkeit im Denken und Fühlen erlangt hat, daß er Verantwortung für sich selbst übernimmt, daß sein Interesse an der Wahrheit über sich gewachsen ist, daß er seine Vorspiegelungen, seine Solls oder seine Projektionen von sich aus erfaßt usw. Auch die Ermutigung zu jeglichem Versuch der Selbstanalyse zwischen den analytischen Sitzungen gehört dazu. Außerdem muß der Analytiker darlegen oder unterstreichen, welchen spezifischen Einfluß solche Fortschritte auf die mitmenschlichen Beziehungen des Patienten haben: daß er weniger Angst vor anderen hat, daß er weniger abhängig von ihnen und deshalb besser in der Lage ist, freundliche und sympathische Gefühle für sie zu hegen.

Manchmal braucht der Patient kaum Ermutigung, weil er sich sowieso freier und lebendiger fühlt. Gelegentlich neigt er allerdings dazu, die Bedeutung der unternommenen Schritte zu schmälern. Eine solche Tendenz muß analysiert werden, weil sie Angst davor ausdrücken könnte, daß das wahre Selbst zutage tritt. Zusätzlich wird der Analytiker aber die Frage aufwerfen, was dem Patienten zu jenem Zeitpunkt ermöglicht hat, spontaner zu sein, eine Entscheidung zu fällen oder für sich selbst aktiv zu werden. Diese Frage kann nämlich ein Verständnis für jene Faktoren wecken, die für den Mut des Patienten, er selbst zu sein, entscheidend sind.

Wenn der Patient etwas festen Boden unter den Füßen hat, wird er fähiger, *sich ernsthaft mit seinen Konflikten auseinanderzusetzen.* Das heißt allerdings nicht, daß die Konflikte erst jetzt sichtbar werden. Der Analytiker hat sie schon lange gesehen, und selbst der Patient hat einen flüchtigen Einblick in sie bekommen. Das gleiche gilt für jedes andere neurotische Problem: Der Prozeß des Bewußtwerdens mit allen dazugehörigen Schritten ist ein allmählicher, und die Arbeit daran zieht sich durch die gesamte Analyse. Ohne eine Verringerung der Selbstentfremdung kann der Patient solche Konflikte aber unmöglich als *seine* erleben und mit ihnen ringen. Wir haben gesehen, daß zahlreiche Faktoren dazu beitragen, das Erkennen von Konflikten zu einem aufwühlenden Erlebnis zu machen. Unter ihnen spielt jedoch die Selbstentfremdung eine dominierende Rolle. Die einfachste Methode, diesen Zusammenhang zu begreifen, ist, sich einen solchen Konflikt in Form von zwischenmenschlichen Beziehungen vorzustellen. Angenommen, jemand habe eine enge Beziehung zu zwei Menschen – zu seinem Vater und seiner Mutter oder zu zwei Frauen –, die ihn in entgegengesetzte Richtungen zu ziehen suchen. Je weniger er seine eigenen Gefühle und Überzeugungen kennt, desto leichter wird er hin- und hergerissen werden und kann daran zugrunde gehen. Je fester er dagegen in sich selbst ruht, desto geringer wird der Schaden sein, den er bei solchem Tauziehen erleidet.

Die Art und Weise, wie sich Patienten allmählich ihrer Konflikte bewußt werden, ist sehr unterschiedlich. Sie können sich gewisser ambivalenter Gefühle hinsichtlich einer bestimmten Situation – ambivalenter Gefühle gegenüber einem Elternteil, dem Ehepartner usw. – oder einander widersprechender Verhaltensweisen gegenüber sexuellen Aktivitäten oder Weltanschauungen bewußt sein oder werden. Ein Patient kann sich z. B. bewußt werden, daß er seine Mutter sowohl haßt als ihr auch liebevoll zugetan ist. Es sieht so aus, als wäre er sich eines Konflikts bewußt, und sei es auch nur bezüglich einer bestimmten Person. In Wirklichkeit sieht er die Situation wie folgt: Einerseits tut ihm seine Mutter leid, weil sie als Märtyrertyp immer unglücklich ist, andererseits ist er wütend auf sie, und zwar wegen ihrer erdrückenden Forderung, sie allein zu verehren. Beides sind durchaus verständliche Reaktionen für jene Art von Persönlichkeit, die er ist. Darauf tritt klarer hervor, was er als Liebe und Sympathie empfunden hat. Er sollte der ideale Sohn sein und seine Mutter glücklich und zufrieden machen. Da dies unmöglich ist, fühlt er sich »schuldig« und versucht, seine »Schuld« durch vermehrte Aufmerksamkeit wiedergutzumachen. Dieses Soll (es erscheint als nächstes) ist nicht auf diese eine Situation beschränkt: es gibt keine Situation im Leben, in der er nicht das *Absolute* an Vollkommenheit sein sollte. Dann taucht die andere Komponente seines Konflikts auf: Er ist auch ein recht abgesonderter Mensch, der seinerseits den Anspruch erhebt, niemand solle ihn stören oder etwas von ihm erwarten, und jeden haßt, der es tut. *Der Fortschritt sieht hier folgendermaßen aus: Die widersprüchlichen Gefühle werden der äußeren Situation zugeschrieben (Charakter der Mutter);* dann *wird der eigene Konflikt* in der betreffenden Beziehung *erkannt* und *schließlich der große Konflikt in ihm selbst,* der – eben weil er in ihm selbst liegt – in allen Bereichen seines Lebens wirksam ist.

Andere Patienten haben anfänglich vielleicht nur blitzartige Einblicke in Widersprüchlichkeiten innerhalb ihrer eigentlichen Lebensphilosophie. Ein selbstverleugnender Typ kann z. B. plötzlich erkennen, daß es in ihm ein beträchtliches Maß an Menschenverachtung gibt und daß er dagegen rebelliert, zu anderen »nett« sein zu müssen; oder es wird ihm vorübergehend bewußt, daß er extravagante Ansprüche hegt, die besondere Privilegien betreffen. Zunächst sind ihm diese Dinge nicht einmal als Widersprüchlichkeiten aufgefallen, geschweige denn als Konflikte. Allmählich erkennt er jedoch, daß sie sehr wohl im Widerspruch zu seiner Überbescheidenheit und seiner allgemeinen Menschenliebe stehen. Dann erlebt er vielleicht flüchtig einen solchen Konflikt – er hat beispielsweise eine blinde Wut auf sich, weil er sich hat »ausnehmen« lassen, wenn seine zwanghafte Hilfsbereitschaft nicht mit »Liebe« erwidert wird. Er ist außer sich vor Bestürzung – und das Erlebnis taucht wieder unter. Als nächstes kann sein Tabu gegen Stolz und Vorteil ins Blickfeld kommen, ein so starres und irrationales Tabu, daß er sich darüber zu wundern beginnt. In dem Maß, in dem sein Stolz auf absolutes Gutsein untergraben wird, kann er seinen Neid auf andere, seine berechnende Gier nach Eigengewinn oder seinen Widerwillen gegen jegliches Geben nach und nach erkennen. Der Prozeß, der sich hier im Patienten abspielt, läßt sich teilweise als ein wachsendes Vertrautwerden mit dem Vorhandensein widersprüchlicher Züge in ihm umschreiben. Schon dadurch wird einigermaßen klar, auf welche Art und Weise der Schock, den die Erkenntnis dieser Züge auslöst, allmählich gelindert wird. Dynamisch wichtiger ist jedoch, daß der Patient durch die analytische Arbeit in seiner Persönlichkeit so sehr gestärkt wird, daß er diesen widersprüchlichen Zügen langsam ins Auge sehen kann, ohne in seinen Grundfesten erschüttert zu werden – und damit in der Lage ist, an ihnen zu arbeiten.

Andere Patienten wiederum können sich eines Konflikts in ihrem Innern bewußt werden, der in seinen Konturen so vage scheint, so unklar in seiner Bedeutung, daß er zunächst unverständlich bleibt. Sie sprechen dann vielleicht von einem Konflikt zwischen Verstand und Gefühl oder zwischen Liebe und Arbeit. In dieser Form läßt sich der Konflikt aber nicht angehen, denn Liebe ist nicht unvereinbar mit Arbeit und Verstand nicht unvereinbar mit Gefühl. So kann der Analytiker das Problem keinesfalls unmittelbar anfassen. Er nimmt lediglich die Tatsache zur Kenntnis, daß in diesen Bereichen ein Konflikt herrschen muß, behält sie sorgsam im Auge und versucht nach und nach zu verstehen, worum es bei dem betreffenden Patienten geht. Andere Patienten erleben möglicherweise einen solchen Konflikt zu nächst nicht als persönlichen Konflikt, sondern bringen ihn mit einer bestehenden Situation in Zusammenhang. Frauen z. B. können den Konflikt zwischen Liebe und Arbeit auf die Basis sozialer Gegebenheiten stellen. Sie weisen unter Umständen darauf hin, daß es für eine Frau tatsächlich schwierig ist, gleichzeitig im Berufsleben zu stehen und Frau und Mutter zu sein. Allmählich wird ihnen klar, daß hier ein persönlicher Konflikt in ihnen besteht, der wichtiger ist als vorhandene äußere Schwierigkeiten. Um es kurz zu sagen: In ihrem Liebesleben neigen sie vielleicht zu morbider Abhängigkeit, während sie in ihrem Berufsleben alle Charakteristika neurotischen Ehrgeizes und ein Bedürfnis nach Triumph zeigen. Diese letztgenannten Züge werden meist unterdrückt, sind aber genügend lebendig, um ein gewisses Maß an Produktivität – oder zumindest Erfolg – zu gewährleisten. Theoretisch ausgedrückt, haben diese Patientinnen versucht, ihre selbstverleugnenden Tendenzen ihrem Liebesleben und ihre expansiven Triebe ihrer Arbeit zuzuordnen. In Wirklichkeit ist eine derart säuberliche Trennung gar nicht möglich. In der Analyse wird sich dann zeigen, daß im allgemeinen auch in ihrer Liebesbeziehung eine Tendenz zum Herrschen wirkt, so wie in ihrem Berufsleben selbstverleugnende Züge am Werk sind – mit dem Resultat, daß diese Menschen immer unglücklicher werden.

Manchmal äußern Patienten unverhohlen Ansichten, die dem Analytiker als schreiende Widersprüche in ihrem Lebensstil oder ihren Wertmaßstäben erscheinen. Anfänglich zeigen sie vielleicht eine Seite ihres Selbst, die ganz und gar Anmut und Wohlwollen, übermäßige Nachgiebigkeit, ja sogar elende Kriecherei ist. Dann kommt ein Drang nach Macht und Prestige zum Vorschein, der sich beispielsweise in einem maßlosen Verlangen nach gesellschaftlichem Ansehen oder Erfolg bei Frauen zeigt, verbunden mit merkbaren Unterströmungen von Sadismus und Gefühllosigkeit. Zeitweilig betonen diese Patienten, sie seien nicht in der Lage, anhaltenden Groll zu hegen, und ein andermal haben sie wilde Anfälle von nachtragendem Zorn, *ohne daß sie durch den Widerspruch beunruhigt wären.* Oder sie wollen einerseits durch die Analyse die Fähigkeit erlangen, sich zu rächen, ohne dabei von Emotionen geplagt zu werden, und sehnen sich andererseits nach der heiligen Weltabgeschiedenheit eines Eremiten. Aber sie haben einfach kein Verständnis dafür, daß diese Haltungen, Triebe und Überzeugungen Konflikte bedeuten. Statt dessen sind sie stolz darauf, daß sie einen größeren Gefühls- oder Überzeugungsbereich haben als jene Menschen, die dem »schmalen Weg der Tugend« folgen. Die Zerlegung geht ins Uferlose. Doch der Analytiker kann sie nicht direkt angehen, weil das Bedürfnis, diese Fragmentation aufrechtzuerhalten, eine unglaubliche Abstumpfung des Wahrheits- und Wertgefühls voraussetzt, ein radikales Beiseiteschieben der offenbaren Wirklichkeit und ein ebenso radikales Zurückweichen vor jeder Selbstverantwortung. Auch hier wird die Bedeutung und die Macht expansiver und selbstverleugnender Triebe allmählich klarer zutage treten. Dies allein nützt allerdings nichts, wenn nicht intensiv an der Ausweichhaltung und der unbewußten Unehrlichkeit der Patienten gearbeitet wird. Dazu gehört im allgemeinen auch die Arbeit an ihren weitreichenden, hartnäckigen Projektionen; ein Arbeiten daran, daß sie ihre Solls nur in der Phantasie erfüllen; und schließlich noch die Arbeit an ihrer Geschicklichkeit, fadenscheinige Entschuldigungen zu finden und an sie zu glauben – eine Schutzmaßnahme gegen ihre Selbstanklagen. (»Ich hab' mir so viel Mühe gegeben; ich bin krank; ich bin mit so viel Sorgen belastet; ich weiß es nicht; ich bin hilflos; es geht schon viel besser« usw.) All diese Schutzmaßnahmen gestatten den Patienten eine Art inneren Friedens, schwächen mit der Zeit aber auch ihr moralisches Rückgrat und machen sie dadurch noch unfähiger, ihrem Selbsthaß und ihren Konflikten ins Auge zu sehen. Diese Probleme erfordern eine langwierige Behandlung, aber gerade dadurch können die Patienten nach und nach genügend Festigkeit erlangen, um sich auf das Wagnis einzulassen, ihre Konflikte zu erleben und sich mit ihnen auseinanderzusetzen.

Fassen wir zusammen: Wegen ihrer aufwühlenden Natur sind Konflikte zu Beginn der analytischen Arbeit völlig verschwommen. Wenn man sie überhaupt erkennt, dann möglicherweise nur in bezug auf eine spezifische Situation, oder sie werden in allzu vager, genereller Form wahrgenommen. Sie können blitzartig hochkommen – zu kurz jedoch, um neue Bedeutung zu erlangen – und auch zerlegt werden. Veränderungen auf diesem Gebiet finden in folgender Richtung statt: Die Konflikte kommen den Patienten als Konflikte an sich und als *ihre* persönlichen Konflikte näher. Außerdem gehen die Patienten mehr auf das Wesentliche ein: Anstatt nur vage Manifestationen zu sehen, beginnen sie plötzlich genau zu erkennen, was in ihnen widerstreitet.

Wenn diese Arbeit auch mühsam und aufregend ist, so ist sie gleichzeitig doch auch befreiend. Anstelle einer starren Lösung gibt es nun Konflikte, die der analytischen Arbeit zugänglich sind. Die jeweilige Hauptlösung, deren Wert die ganze Zeit über schon einem Deflationsprozeß ausgesetzt war, bricht schließlich zusammen. Außerdem sind unbekannte oder wenig entwickelte Persönlichkeitsaspekte entdeckt worden und hatten Gelegenheit, sich zu entwickeln. Natürlich tauchen zunächst noch mehr neurotische Triebe auf, doch das ist nur von Nutzen. Denn der selbstverleugnende Mensch muß erst seine selbstsüchtige Egozentrik erkennen, ehe er ein gesundes Selbstbewußtsein entwickeln kann; er muß zunächst seinen neurotischen Stolz erleben, ehe er auch nur annähernd wahre Selbstachtung erreichen kann. Umgekehrt muß der expansive Typ erst seine Unterwürfigkeit und sein Bedürfnis nach Menschen erleben, ehe er echte Bescheidenheit und zarte Gefühle entwickeln kann.

Wenn diese Arbeit schon genügend weit fortgeschritten ist, kann der Patient auch seinen umfassendsten Konflikt direkter angehen – den Konflikt zwischen seinem System des Stolzes und seinem wahren Selbst, zwischen seinem Trieb, sein idealisiertes Selbst zu vervollkommnen, und seinem Wunsch, die in ihm vorhandenen Möglichkeiten als Mensch zu entwickeln. Langsam treten alle Kräfte auf den Plan, und der zentrale innere Konflikt gerät ins Blickfeld. Von nun an ist es die Hauptaufgabe des Analytikers, darauf zu achten, daß dieser Konflikt ständig im Mittelpunkt bleibt, weil der Patient selbst ihn leicht wieder aus den Augen verlieren kann. Mit der Mobilisierung der Kräfte beginnt eine höchst fruchtbare, aber auch höchst turbulente Phase der Analyse, die in Stärke und Dauer unterschiedlich ist. Die Turbulenz ist ein unmittelbarer Ausdruck der Heftigkeit des inneren Kampfes. Seine Intensität entspricht der fundamentalen Bedeutung des Problems, um das es nunmehr geht. Im Grunde handelt es sich dabei um die Frage: Will der Patient behalten, was von der Großartigkeit und dem Glanz seiner Illusionen, seiner Ansprüche und seines falschen Stolzes übriggeblieben ist, oder kann er sich jetzt als einen Menschen akzeptieren, der all den Begrenzungen unterworfen ist, die nun einmal zum Menschsein gehören – als einen Menschen mit seinen besonderen Schwierigkeiten, aber auch der Möglichkeit echten Wachstums? Ich glaube, es gibt keinen entscheidenderen Kreuzweg in unserem Leben.

Diese Phase der Analyse ist durch ein Auf und Ab gekennzeichnet, das oft in schneller Folge wechselt. Zeitweilig macht der Patient Fortschritte, was sich auf vielerlei Art zeigen kann. Seine Gefühle sind lebendiger; er kann spontaner und offener sein; er kann daran denken, etwas Konstruktives zu tun, und ist anderen gegenüber freundlicher oder wohlwollender. Er wird auf manche Aspekte seiner Selbstentfremdung aufmerksam und entdeckt sie von sich aus. So kann er z. B. schnell merken, wenn er in einer bestimmten Situation gar nicht »dabei« ist oder wenn er andere für etwas verantwortlich macht, statt den Fehler bei sich selbst zu suchen. Vielleicht wird ihm auch bewußt, wie wenig er eigentlich für sich selbst getan hat. Er kann sich an Vorfälle aus der Vergangenheit erinnern, bei denen er unehrlich oder grausam war, und ist unter Umständen traurig darüber und bedauert es, ohne aber von Schuldgefühlen niedergeschmettert zu werden. Er beginnt, auch etwas Gutes in sich zu sehen und sich gewisser vorhandener Vorzüge bewußt zu werden. Möglicherweise erteilt er sich selbst endlich das angemessene Lob für die Zähigkeit seines Strebens.

Diese realistischere Einschätzung der eigenen Person kann auch in Träumen sichtbar werden. So war z. B. das Traumsymbol eines Patienten kleine Sommerhäuser, die verkommen waren, weil sie lange Zeit unbewohnt gestanden hatten, die aber dennoch aus gutem Material waren. Ein anderer Traum wies auf Versuche des Patienten hin, sich jeder Selbstverantwortung zu entziehen, bis er sich am Ende doch offen zu ihr bekannte: Der Patient sah sich als heranwachsenden Knaben, der aus bloßem Spaß einen anderen Knaben in einen Koffer einschloß. Er wollte diesem Jungen keineswegs weh tun und war ihm auch gar nicht feindlich gesinnt. Er vergaß ihn einfach, und der Knabe im Koffer starb. Der Träumer machte einen zaghaften Fluchtversuch, doch dann sprach ein Beamter mit ihm und setzte ihm in sehr menschlicher Weise die nackten Tatsachen und ihre Folgen auseinander.

Auf solche konstruktiven Phasen folgen *Rückschläge*, bei denen ein erneuter Ansturm von Selbsthaß und Selbstverachtung das wesentliche Element ist. Diese selbstzerstörerischen Gefühle können als solche erlebt oder dadurch nach außen projiziert werden, daß der Patient rachsüchtig wird – er fühlt sich mißbraucht oder hat sadistische bzw. masochistische Phantasien. Oder er erkennt vielleicht seinen Selbsthaß nur vage, spürt aber genau die Angst, mit der er auf selbstzerstörerische Impulse reagiert. Schließlich besteht noch die Möglichkeit, daß nicht einmal die Angst als solche zum Vorschein kommt, sondern die üblichen

Abwehrmechanismen gegen sie wieder aktiv werden: Trinken, sexuelle Betätigung, zwanghaftes Bedürfnis nach Gesellschaft, großartiges oder arrogantes Auftreten usw.

All diese Erregungen folgen echten Wendungen zum Besseren. Um sie jedoch richtig beurteilen zu können, müssen wir die Zuverlässigkeit der Besserung und die Faktoren prüfen, die zu solchen »Rückfällen« führen.

Es ist durchaus möglich, daß der Patient den Fortschritt, den er gemacht hat, überschätzt. Er vergißt sozusagen, daß Rom nicht an einem Tag erbaut wurde. Er gibt sich dem hin, was ich scherzhaft als »ausschweifende Gesundheit« bezeichne. Jetzt, wo er so vieles kann, was er vorher nicht konnte, sollte er doch ein Muster vollkommener Anpassung und vollkommener Gesundheit sein – und in seiner Phantasie ist er es auch. Während er einerseits eher bereit ist, er selbst zu sein, benutzt er andererseits gerade seine Besserung als letzte Chance, sein idealisiertes Selbst im leuchtenden Glorienschein vollkommener Gesundheit zu verwirklichen. Der Anreiz dieses Zieles ist immer noch stark genug, um ihn – vorübergehend – aus der Bahn zu werfen. Eine leicht gehobene Stimmung hilft ihm eine Zeitlang über noch bestehende Schwierigkeiten hinweg und bestärkt ihn nur noch in der Überzeugung, daß er nun alle Schwierigkeiten überwunden hat. Da aber seine allgemeine Bewußtheit von sich selbst weit größer ist als vorher, kann dieser Zustand unmöglich andauern. Der Patient muß einfach erkennen, daß trotz der Tatsache, daß er mit vielen Situationen besser fertig wird, immer noch zahlreiche alte Schwierigkeiten vorhanden sind. Gerade weil er auf dem Gipfel zu sein glaubte, wendet er sich um so erbarmungsloser gegen sich selbst.

Andere Patienten wirken nüchtern und vorsichtig, wenn sie sich selbst und dem Analytiker gegenüber zugeben sollen, daß sie Fortschritte gemacht haben. Sie neigen eher dazu, ihre Besserung als möglichst geringfügig darzustellen, oft auf höchst spitzfindige Art und Weise. Dennoch kann es auch bei ihnen zu einem derartigen »Rückfall« kommen, wenn sie sich einem inneren Problem oder einer äußeren Situation gegenübersehen, mit denen sie nicht fertig werden können. Hier liegt derselbe Prozeß vor wie in der ersten Gruppe, allerdings ohne die glorifizierende Arbeit der Phantasie. Beide Typen sind noch nicht bereit, sich selbst mit all ihren Schwierigkeiten und Grenzen und ohne außergewöhnliche Vorzüge zu akzeptieren. Ihr Zögern kann nach außen projiziert werden (»Ich wäre schon bereit, mich zu akzeptieren, aber die Leute verabscheuen mich, wenn ich nicht vollkommen bin. Sie mögen mich nur, wenn ich die Großzügigkeit, Produktivität usw. in Person bin«).

Bis zu diesem Punkt der Analyse ist der Faktor, der jeweils eine akute Schädigung verursacht, eine Schwierigkeit, mit der der Patient noch nicht fertig werden kann. Bei einer letzten Art Rückschlag ist der auslösende Faktor nicht mehr eine noch nicht überwundene Schwierigkeit, sondern vielmehr ein eindeutiger Fortschritt in konstruktiver Richtung. Das muß nicht unbedingt ein spektakuläres Ereignis sein. Der Patient hat möglicherweise einfach Mitgefühl mit sich und erlebt sich selbst zum erstenmal als weder besonders bewundernswürdig noch verachtenswert, sondern als das ringende und oft geplagte menschliche Wesen, das er wirklich ist. Es ist ihm klar geworden, daß »diese Abscheu vor sich selbst ein künstliches Produkt des Stolzes ist« oder daß er nicht unbedingt ein einzigartiger Held oder ein Genie sein muß, um etwas Selbstachtung zu haben. Ein entsprechender Wandel in der Einstellung kann auch in Träumen auftreten. Ein Patient träumte z. B. von einem Vollblut-Rennpferd, das lahmte und schmutzig aussah. Er dachte jedoch: Ich kann es auch so lieben. Nach solchen Erlebnissen kann der Patient allerdings verzagen, arbeitsunfähig sein und sich allgemein entmutigt fühlen. Dabei stellt sich heraus, daß sein Stolz rebelliert und die Oberhand gewonnen hat. Der Patient hat unter einem akuten Anfall von Selbstverachtung gelitten und es sich als verächtlich übelgenommen, »seine Ziele so niedrig zu stecken« und sich »Selbstmitleid« zu gestatten.

Oft geschehen solche Rückschläge, nachdem ein Patient eine wohldurchdachte Entscheidung getroffen und Konstruktives für sich getan hat. Für einen Patienten bedeutete es z. B. einen Schritt vorwärts, daß er in der Lage war, ohne sich gereizt oder schuldig zu fühlen, eine Bitte aus Zeitmangel abzuschlagen, weil er die Arbeit, die er gerade tat, für wichtiger hielt. Eine Patientin wiederum konnte eine Liebesbeziehung losen, weil sie zu der klaren Erkenntnis gekommen war, daß diese Beziehung hauptsächlich auf neurotischen Bedürfnissen bei ihr und ihrem Partner beruhte, daß sie ihre Bedeutung für sie verloren hatte und keinerlei Zukunftsaussichten besaß. Sie setzte ihren Entschluß durch und bemühte sich, den Partner dabei so wenig wie möglich zu verletzen. In beiden Fällen ging es den Patienten zunächst gut, weil sie fähig gewesen waren, die betreffende Situation zu meistern. Nach kurzer Zeit gerieten sie jedoch in Panik. Sie fürchteten sich vor ihrer Unabhängigkeit, fürchteten sich davor, nicht mehr liebenswert zu sein und »aggressiv« zu werden, beschimpften sich »egoistische Rohlinge« und wollten – eine Zeitlang – nichts anderes als wieder Schutz in den sicheren Grenzen einer selbstverleugnenden Überbescheidenheit finden.

Das letzte Beispiel, das ich hier anführen möchte, verlangt eine ausführlichere Behandlung, weil es einen weiteren positiven Schritt sichtbar macht. In diesem Fall geht es um den erheblich älteren Bruder eines Patienten. Die beiden hatten zusammen einen Betrieb von ihrem Vater geerbt und ihn mit Erfolg ausgebaut. Der Bruder war ein tüchtiger und redlicher Mensch; er gab den Ton an und hatte viele typisch arrogant-rachsüchtige Züge. Mein Patient hatte immer in seinem Schatten gestanden, wurde von ihm eingeschüchtert, bewunderte ihn blindlings und überschlug sich förmlich vor Nachgiebigkeit, ohne es zu wissen. Während der Analyse kam die Kehrseite des Konflikts zum Vorschein. Der Patient wurde dem Bruder gegenüber kritisch, konkurrierte offen mit ihm und war zeitweilig ausgesprochen streitsüchtig. Der Bruder zahlte mit gleicher Münze, eine Reaktion verstärkte die andere, und bald sprachen die beiden kaum noch miteinander. Die Atmosphäre im Büro wurde gespannt, Mitarbeiter und Angestellte nahmen Partei für den einen oder den anderen. Zunächst freute sich mein Patient, daß er sich gegen seinen Bruder »durchsetzen« konnte. Bald erkannte er jedoch, daß er rachsüchtig darauf aus war, den Bruder von seinem hohen Roß zu stoßen. Nach einigen Monaten produktiver analytischer Arbeit an seinen eigenen Konflikten bekam er schließlich einen klareren Blick für die ganze Situation und sah ein, daß es um größeres ging als persönliche Kämpfe und Neidereien. Er erkannte nicht nur seinen Anteil an der allgemeinen Spannung, sondern war auch bereit – und das war erheblich mehr –, aktiv dafür die Verantwortung zu übernehmen. Er entschloß sich zu einer Aussprache mit seinem Bruder, obwohl er genau wußte, daß diese nicht einfach sein würde. In dem nachfolgenden Gespräch war er weder eingeschüchtert noch rachsüchtig, sondern behauptete sich. Damit schuf er die Möglichkeit einer künftigen Zusammenarbeit auf gesünderer Basis.

Er wußte, daß ihm die Aussprache gelungen war, und freute sich darüber. Aber noch am selben Nachmittag befiel ihn panische Angst, und ihm wurde derart übel und schwindlig, daß er nach Hause gehen und sich hinlegen mußte. Er war nicht gerade in Selbstmordstimmung, aber es ging ihm doch der Gedanke durch den Kopf, daß er verstehen könne, warum Menschen Selbstmord begingen. Er versuchte, seinen Zustand zu begreifen, prüfte nochmals die Motive, die ihn zu der Aussprache bewogen hatten, sowie sein Verhalten während dieses Gesprächs, fand aber nichts Anstößiges. Er war völlig verwirrt. Immerhin konnte er schlafen und fühlte sich am nächsten Morgen schon viel ruhiger. Allerdings wachte er mit Erinnerungen an alle möglichen Beleidigungen auf, die er von seinem Bruder hatte hinnehmen müssen, und spürte erneut Groll gegen ihn. Als wir die Aufregung analysierten, sahen wir, daß er in zweifacher Hinsicht getroffen worden war.

Der Geist, in dem er die Aussprache mit seinem Bruder verlangt und erfolgreich geführt hatte, stand in diametralem Gegensatz zu allen (unbewußten) Wertmaßstäben, nach denen er bisher gelebt hatte. Vom Standpunkt seiner expansiven Triebe aus *hätte er rachsüchtig sein sollen* und rachsüchtigen Triumph ernten sollen. Infolgedessen hatte er sich selbst vorwurfsvoll angeklagt, ein Beschwichtiger zu sein, der sich alles gefallen lasse. Vom Standpunkt seiner noch vorhandenen selbstverleugnenden Züge aus hätte er dagegen *sanft sein sollen* und sich unterwürfig zeigen. Folglich griff er hier zur Waffe des Spotts, um sich selbst zu attackieren: »Sieh da, der kleine Bruder will dem großen überlegen sein!« Wäre er tatsächlich arrogant oder beschwichtigend gewesen, so hätte er nach der Aussprache ebenfalls erregt sein können, wenn auch nicht in dem Maß. Und das wäre keineswegs erstaunlich gewesen. Denn jeder, der sich gerade aus einem solchen Konflikt herauskämpft, wird noch für längere Zeit sehr empfindsam gegen Überreste von rachsüchtigen oder selbstverleugnenden Tendenzen sein, d. h., er wird mit Selbstvorwürfen reagieren, wenn solche Überreste spürbar werden.

In unserem Fall ist, um es unmißverständlich klarzumachen, der springende Punkt der, daß Selbstanklagen auftraten, *ohne* daß der Patient rachsüchtig oder beschwichtigend gewesen wäre. Er hatte jedoch einen entscheidenden positiven Schritt von beiden Tendenzen weg getan; er hatte nicht nur realistisch und konstruktiv gehandelt, sondern auch ein reales Verständnis für sich selbst und seinen »Lebensinhalt« bekommen. Mit anderen Worten: Er hatte die Verantwortlichkeiten in dieser schwierigen

Situation nicht mehr als Last oder Druck gesehen und *empfunden,* sondern als wesentlichen Bestandteil seines persönlichen Lebens. Hier stand er, so war die Situation, und er brachte sie redlich in Ordnung. Er hatte seinen Standort in der Welt akzeptiert und die Verantwortung übernommen, die dazu gehörte.

Er hatte also schon genügend Kraft gesammelt, um einen tatsächlichen Schritt auf die Selbstverwirklichung hin zu tun, aber er hatte noch nicht einmal damit begonnen, seinerseits den Konflikt zwischen seinem wahren Selbst und dem System des Stolzes auszugleichen, den ein solcher Schritt unweigerlich aufrühren muß. Die Intensität dieses Konflikts, in den er plötzlich gestürzt wurde, war es denn auch, die für den schweren Rückschlag des vergangenen Tages verantwortlich war.

Wenn sich der Patient in den Fängen eines solchen Rückschlags befindet, weiß er natürlich nicht, was in ihm vorgeht. Er merkt nur, daß es ihm schlechter geht. Unter Umständen fühlt er sich hoffnungslos verzweifelt. War seine Besserung nur illusorisch? Kann man ihm vielleicht überhaupt nicht mehr helfen? Möglicherweise tauchen vorübergehend Impulse auf, mit der Analyse Schluß zu machen, Gedanken, die er nie zuvor gehabt hat, nicht einmal in schwierigen Phasen der Analyse. Er ist verwirrt, enttäuscht und entmutigt.

In Wirklichkeit sind all dies positive Symptome dafür, daß der Patient mit der Entscheidung zwischen Selbstidealisierung und Selbstverwirklichung ringt. Und vielleicht zeigt nichts so eindeutig, daß diese beiden Triebe unvereinbar sind, als gerade der innere Kampf, der während solcher Rückschläge stattfindet, und der Sinn der konstruktiven Schritte, die eben jene Rückschläge auslösen. Rückschläge treten nicht ein, weil der Patient sich realistischer sieht, sondern weil er bereit ist, sich selbst mit seinen Begrenzungen zu akzeptieren. Sie geschehen nicht, weil der Patient eine Entscheidung treffen und etwas für sich tun kann, sondern weil er bereit ist, seine wahren Interessen zu beachten und Verantwortung für sich selbst zu übernehmen. Und sie treten auch nicht deshalb ein, weil sich der Patient vernünftig durchsetzen kann, sondern weil er bereit ist, seinen Platz in der Welt einzunehmen. Kurz gesagt: *Rückschläge sind Wachstumsschmerzen.*

Vollen Nutzen können sie aber nur dann bringen, wenn sich der Patient der Bedeutung seiner konstruktiven Bestrebungen bewußt wird. Deshalb ist es um so wichtiger, daß der Analytiker nicht durch scheinbare Rückfälle verwirrt wird, sondern das Hin- und Herschwingen des Pendels erkennt und dem Patienten zeigt, wie diese Pendelbewegungen zustande kommen. Da die Rückschläge oft mit voraussehbarer Regelmäßigkeit einsetzen, ist es ratsam, den Patienten zu warnen, wenn sie einigemal eingetreten sind und er sich wieder in der Aufwärtsbewegung befindet. Dies verhindert die künftigen Rückschläge vielleicht nicht, aber der Patient ist ihnen möglicherweise nicht mehr so hilflos ausgeliefert, wenn auch er erkennt, daß die Kräfte, die zu bestimmten Zeiten in ihm wirken, vorhersehbar sind. Das hilft ihm, diesen Kräften gegenüber objektiver zu werden. In solchen Zeiten ist es für den Analytiker wichtiger denn je, ein eindeutiger Verbündeter des gefährdeten Selbst zu sein. Wenn seine Sicht und sein Standpunkt klar sind, kann er seinen Patienten die Unterstützung geben, die sie in diesen schweren Zeiten dringend brauchen. Unterstützung bedeutet hier meist nicht allgemeine Beteuerungen; der Analytiker muß dem Patienten vielmehr klarmachen, daß er sich im Endkampf befindet, ihm die Hindernisse aufzeigen, gegen die er ankämpfen muß, und die Ziele, für die er kämpft.

Jedesmal, wenn der Patient die wahre Bedeutung eines Rückschlags verstanden hat, geht er gestärkt aus diesem hervor. Nach und nach werden die Rückschläge kürzer und weniger heftig, die guten Perioden dagegen eindeutig konstruktiver. Die Aussicht, sich wandeln und entfalten zu können, wird für den Patienten zu einer greifbaren Möglichkeit, die innerhalb seiner Reichweite liegt.

Trotz all der Arbeit, die es noch zu tun gibt – und es wird immer reichlich viel sein –, kommt doch langsam der Zeitpunkt, da der Patient versuchen kann, sie allein zu machen. So wie am Anfang Teufelskreise am Werk waren, durch die sich der Patient immer mehr in seine Neurose verstrickte, gibt es jetzt Kräfte, die in entgegengesetzter Richtung operieren. Wenn z. B. ein Patient seine Normen absoluter Perfektion herabsetzt, verringern sich automatisch auch seine Selbstanklagen. Deshalb kann er es sich leisten, ehrlicher mit sich selbst zu sein. Er kann sich prüfen und erforschen, ohne Angst zu bekommen. Dies wiederum macht ihn weniger abhängig vom Analytiker und gibt ihm Vertrauen zu seinen eigenen Möglichkeiten. Gleichzeitig verringert sich auch sein Bedürfnis, seine Selbstanklagen zu projizieren. Infolgedessen fühlt er sich durch andere weniger bedroht oder ist ihnen gegenüber weniger feindselig und kann allmählich freundliche Gefühle für sie hegen.

Außerdem werden der Mut und das Vertrauen des Patienten, seine eigene Entwicklung selbst in die Hand nehmen zu können, langsam größer. Bei der Erörterung der Rückschläge haben wir das Hauptaugenmerk auf den Schrecken gerichtet, der von den inneren Konflikten herrührt. Dieser Schrecken nimmt in dem Maß ab, in dem sich der Patient darüber klar wird, was er aus seinem Leben machen will. Allein der Sinn für diese Zielrichtung gibt ihm bereits ein Gefühl größerer Einheit und Stärke. Dennoch ist mit seinen Fortschritten noch eine andere Angst verbunden, die wir bisher nicht genau betrachtet haben. Es ist die realistische Angst, ohne die neurotischen Hilfsmittel nicht mit dem Leben fertig werden zu können. Der Neurotiker ist immerhin ein Magier, der mit Hilfe seiner magischen Kräfte lebt. Jeder Schritt auf die Selbstverwirklichung hin bedeutet, diese magischen Kräfte aufzugeben und mit den vorhandenen realen Fähigkeiten zu leben. In dem Maß aber, in dem der Patient erkennt, daß er tatsächlich ohne seine Illusionen leben und sogar besser leben kann, wächst sein Glaube an sich selbst.

Überdies gibt ihm jeder Schritt, den er unternimmt, um er selbst sein zu können, ein Gefühl der Befriedigung, das völlig anders ist als alles, was er bisher gekannt hat. Mag ein solches Erlebnis zunächst auch nur von kurzer Dauer sein, mit der Zeit wird es sich immer häufiger wiederholen und immer länger andauern. Aber schon von Anfang an gibt es dem Patienten eine größere Gewißheit, daß er auf dem richtigen Weg ist, als alles, was er denken oder der Analytiker sagen kann. Denn es zeigt ihm die Möglichkeit, sich eins zu fühlen mit sich selbst und dem Leben. Wahrscheinlich ist dies der größte Ansporn für ihn, an seinem Wachstum zu arbeiten, auf eine immer stärkere Selbstverwirklichung hin.

Der therapeutische Prozeß ist mit Schwierigkeiten verschiedenster Art so belastet, daß der Patient dieses Endstadium vielleicht gar nicht erreicht. Wird er jedoch erfolgreich abgeschlossen, so führt er natürlich zu merkbaren Verbesserungen in der Beziehung des Patienten zu sich selbst, seinen Mitmenschen und seiner Arbeit. Diese Verbesserungen sind allerdings kein Kriterium dafür, die regelmäßige analytische Arbeit zu beenden, sondern bloß der greifbare Ausdruck eines tieferen Wandels. Nur der Patient und der Analytiker sind sich dieses Wandels bewußt, eines zunehmenden Wandels der Wertmaßstäbe, der Zielrichtungen und Lebensziele. Die fiktiven Werte des neurotischen Stolzes und der Phantome von Herrschaft und Meisterschaft, Selbstaufgabe und Freiheit haben viel von ihrer Faszination verloren, und der Patient ist stärker gewillt, die in ihm angelegten Möglichkeiten zu verwirklichen. Noch liegt viel Arbeit an verborgenem falschem Stolz, an versteckten Ansprüchen, Vorspiegelungen, Projektionen usw. vor ihm. Da er aber sicherer in sich selbst ruht, kann er sie als das erkennen, was sie wirklich sind: Hindernisse für sein Wachstum. Darum ist er bereit, sie zu entdecken und mit der Zeit zu überwinden. Diese Bereitschaft ist jetzt nicht länger (oder zumindest weniger) die entsetzliche Ungeduld, Unvollkommenheit durch Magie zu beseitigen. Da er inzwischen begonnen hat, sich so zu akzeptieren, wie er ist, also mit all seinen Schwierigkeiten, akzeptiert er auch die Arbeit an sich selbst als einen wesentlichen Teil des Lebensprozesses.

Um die zu leistende Arbeit positiv zu umschreiben: Sie zielt auf alles ab, was mit der Selbstverwirklichung zusammenhängt. Für den Patienten selbst bedeutet dies, daß er sich ernsthaft bemüht, seine Gefühle, Wünsche und Überzeugungen klarer und tiefer zu erleben; daß er nach vermehrter Fähigkeit strebt, die eigenen Möglichkeiten auszuschöpfen und sie für konstruktive Ziele zu nutzen; daß er danach trachtet, seine Zielrichtung im Leben klarer zu erkennen und gleichzeitig die Verantwortung für sich und seine Entscheidungen zu übernehmen. In bezug auf andere bedeutet es, daß der Patient danach strebt, sich mit seinen echten Gefühlen an sie zu binden, sie als Menschen mit eigenen Rechten und persönlichen Eigenheiten zu respektieren und ihnen gegenüber ein Gefühl gegenseitigen Vertrauens zu entwickeln (statt sie als Mittel zum Zweck zu benutzen). Hinsichtlich der Arbeit des Patienten schließlich bedeutet es, daß die Arbeit als solche für ihn wichtiger wird als die Befriedigung seines Stolzes oder seiner Eitelkeit und daß er darauf hinzielt, seine besonderen Gaben zu erkennen, zu entwickeln und dadurch produktiver zu werden.

Während er sich auf diese Art und Weise weiterentwickelt, wird er früher oder später auch einen Schritt tun, der über seine ausschließlich persönlichen Interessen hinausgeht. Wenn er seine neurotische Egozentrik überwindet, wird er sich der tieferen Probleme in seinem persönlichen Leben und der Welt im allgemeinen bewußt werden. Nachdem er einst in seiner Phantasie die einzige bedeutsame Ausnahme war, wird er sich nun langsam als Teil eines größeren Ganzen erleben. Und er wird bereit und fähig sein, seinen Teil der Verantwortung an diesem Ganzen zu übernehmen und auf bestmögliche Weise konstruktiv daran mitzuwirken. Dabei kann es sich – wie im Fall des jungen Geschäftsmannes – darum handeln, daß er sich der allgemeinen Probleme bewußt wird, die es in seiner Arbeitsgruppe gibt. Oder es handelt sich um seine Stellung innerhalb der Familie, in der Gemeinde oder in einer politischen Situation. Dieser Schritt ist nicht nur deshalb wichtig, weil er den persönlichen Horizont des Patienten erweitert, sondern auch deswegen, weil das Entdecken und Akzeptieren des eigenen Standortes in der Welt ihm die innere Sicherheit gibt, die aus dem Gefühl einer durch aktive Teilnahme erzielten Zugehörigkeit erwächst.

## 15. Kapitel

# Theoretische Betrachtungen

Die Neurosentheorie, die in diesem Buch dargelegt worden ist, hat sich nach und nach aus den Konzeptionen entwickelt, die ich in früheren Publikationen erörtert habe. Im vorhergehenden Kapitel haben wir die Folgerungen kennengelernt, die sich aus dieser Entwicklung für die Therapie ergeben. Was noch aussteht, ist eine nähere Betrachtung des theoretischen Wandels, der sich in meinem Denken vollzogen hat, und zwar sowohl in bezug auf einzelne Begriffe und Meinungen als auch auf die Gesamtansicht über die Neurose.

Gemeinsam mit vielen anderen[1], die Freuds Trieblehre verworfen haben, sah ich zunächst den Kernpunkt der Neurose in mitmenschlichen Beziehungen. Ich wies darauf hin, daß diese im allgemeinen durch kulturelle Bedingtheiten und im besonderen durch Umweltfaktoren geprägt würden, die das Kind daran hinderten, sich psychisch frei zu entfalten. Statt ein Grundvertrauen zu sich selbst und anderen zu entwickeln, entwickle das Kind eine Grundangst, die ich als das Gefühl definierte, isoliert und hilflos einer potentiell feindlichen Welt gegenüberzustehen. Damit diese Grundangst auf ein Minimum beschränkt bleibe, würden die spontanen Strebungen zu anderen hin, gegen sie und von ihnen fort zwanghaft. Während die spontanen Bestrebungen aber alle miteinander vereinbar seien, kollidierten die zwanghaften. Die dadurch verursachten Konflikte, die ich Grundkonflikte nannte, seien also auf einander widersprechende Bedürfnisse und Verhaltensweisen anderen gegenüber zurückzuführen. Die ersten Versuche zur Lösung dieser Konflikte waren dann hauptsächlich Integrationsversuche, die darin bestanden, daß einige dieser Bedürfnisse und Verhaltensweisen volle Entwicklungsfreiheit erhielten und andere unterdrückt wurden.

Diese Zusammenfassung ist etwas abgeschliffen, weil die intrapsychischen Prozesse mit den Vorgängen, die sich in zwischenmenschlichen Beziehungen abspielen, zu eng verflochten sind, als daß ich sie völlig hätte übergehen können. Sie wurden an

[1] Wie z. B. Erich Fromm, Adolph Meyer, James S. Plant und H. S. Sullivan.

den verschiedensten Stellen erwähnt. Um nur einige von ihnen zu nennen: Ich konnte das Bedürfnis des Neurotikers nach Zuneigung oder ein gleichwertiges mitmenschliches Bedürfnis nicht erörtern, ohne die Eigenarten und Verhaltensweisen in Betracht zu ziehen, die der Neurotiker im Interesse eines solchen Bedürfnisses in sich pflegen muß. Auch unter den »neurotischen Zügen«, die ich in *Selbstanalyse* aufgeführt habe, waren einige, die intrapsychische Bedeutung hatten – wie z. B. das zwanghafte Bedürfnis nach Kontrolle durch Willenskraft oder Vernunft oder das zwanghafte Bedürfnis nach Perfektion. Übrigens habe ich mich ja auch bei der Erörterung von Claires Analyse ihrer morbiden Abhängigkeit (ebenfalls in *Selbstanalyse*) mit vielen intrapsychischen Faktoren beschäftigt, die in diesem Buch im gleichen Zusammenhang dargelegt worden sind. Dennoch lag der Schwerpunkt auf den zwischenmenschlichen Faktoren. Für mich war Neurose im wesentlichen immer noch eine Störung mitmenschlicher Beziehungen.

Der erste eindeutige Schritt über diese Definition hinaus war die Behauptung, daß Konflikte mit anderen durch Selbstidealisierung gelöst werden könnten. Als ich in *Unsere inneren Konflikte* die Konzeption des idealisierten Vorstellungsbildes darlegte, kannte ich seine volle Bedeutung noch nicht. Damals sah ich es nur als einen weiteren Versuch an, innere Konflikte zu lösen. Und die integrierende Funktion dieses Vorstellungsbildes erklärte die Zähigkeit, mit der Menschen daran festhalten.

In den darauffolgenden Jahren wurde jedoch die Konzeption des idealisierten Vorstellungsbildes der Angelpunkt, aus dem sich neue Einsichten entwickelten. Er war im Grunde das Tor zum gesamten Gebiet der intrapsychischen Prozesse, die in diesem Buch dargestellt worden sind. Da ich wissenschaftlich mit Freuds Lehren aufgewachsen war, wußte ich natürlich von der Existenz dieses Gebiets. Dennoch blieb es ein fremdes Territorium für mich, weil Freuds Interpretationen mir nur stellenweise einleuchteten.

Allmählich entdeckte ich, daß das idealisierte Vorstellungsbild des Neurotikers nicht nur eine falsche Meinung von dessen Bedeutung und Wert darstellt; es entsprach vielmehr der Erschaffung eines Frankensteinschen Ungeheuers, das mit der Zeit die kostbarsten Energien eines solchen Menschen usurpierte. Schließlich verschlang es sein Streben nach Wachstum, nach Verwirklichung der in ihm vorhandenen Möglichkeiten. Das bedeutete, daß er nicht mehr daran interessiert war, seine Schwierigkeiten realistisch anzugehen oder zu überwinden und seine eigenen Möglichkeiten zu entfalten, sondern daß er nur noch darauf aus war, sein idealisiertes Selbst zu verwirklichen. Hierzu gehört nicht nur der zwanghafte Trieb nach weltlichem Ruhm durch Erfolg, Macht und Triumph, sondern auch das tyrannische innere System, mit dessen Hilfe der Neurotiker versucht, sich zu einem göttergleichen Wesen zu formen; und schließlich gehören auch neurotische Ansprüche und die Entwicklung neurotischen Stolzes dazu.

Mit dieser Erweiterung des ursprünglichen Begriffs des idealisierten Vorstellungsbildes tauchte ein anderes Problem auf. Während ich mich auf die Verhaltensweisen des Neurotikers sich selbst gegenüber konzentrierte, wurde mir klar, daß sich diese Menschen mit derselben Intensität und Irrationalität haßten und verachteten, mit der sie sich idealisierten. Diese einander entgegengesetzten Extreme blieben in meinem Denken eine Zeitlang voneinander getrennt. Schließlich erkannte ich jedoch, daß sie nicht nur in enger Wechselbeziehung stehen, sondern tatsächlich zwei Aspekte ein und desselben Prozesses sind. Dies wurde dann in seiner ursprünglichen Fassung die Hauptthese des vorliegenden Buches: *Das göttergleiche Wesen muß sein tatsächliches Wesen hassen.* Mit der Erkenntnis dieses Prozesses als einer Einheit wurden beide Extreme für die Therapie leichter zugänglich. Auch die Definition der Neurose hatte sich gewandelt: *Neurose wurde jetzt zu einer Störung in der Beziehung zu sich und zu anderen.*

Obwohl diese These bis zu einem gewissen Grad die Hauptkonzeption bleibt, hat sie sich doch in den letzten Jahren nach zwei Seiten hin weiterentwickelt. Die Frage nach dem wahren Selbst, das mir wie so vielen anderen immer rätselhaft erschien, schob sich in den Vordergrund meines Denkens, und der ganze innere psychische Prozeß, der mit der Selbstidealisierung beginnt, erschien mir fortan als eine zunehmende Selbstentfremdung. Und was noch wichtiger war: Ich erkannte, daß sich der Selbsthaß im Grunde gegen das wahre Selbst richtet. Den Konflikt zwischen dem System des Stolzes und dem wahren Selbst nannte ich den zentralen inneren Konflikt. Hierdurch ergab sich eine Erweiterung des Begriffs des neurotischen Konflikts, den ich als einen Konflikt zwischen zwei unvereinbaren zwanghaften Trieben definiert hatte. Zwar hielt ich an dieser ursprünglichen

Auffassung fest, sah aber doch, daß dies nicht die einzige Art neurotischer Konflikte ist. Der zentrale innere Konflikt ist ein Konflikt zwischen den konstruktiven Kräften des wahren Selbst und den obstruktiven Kräften des Systems des Stolzes; zwischen gesundem Wachstum und dem Trieb, die Vollkommenheit des idealisierten Selbst in der Wirklichkeit zu beweisen. Damit wurde die Therapie eine Hilfe im Hinblick auf die Selbstverwirklichung. In der klinischen Arbeit unserer ganzen Gruppe hat sich die Richtigkeit der hier dargelegten intrapsychischen Prozesse unserer Meinung nach immer deutlicher gezeigt.

Unsere Kenntnis erweiterte sich auch in dem Maß, in dem wir uns von allgemeinen Fragen zu immer spezielleren vorarbeiteten. Mein Interesse verlagerte sich auf die Variationen bei verschiedenen »Arten« von Neurosen oder neurotischen Persönlichkeiten. Anfänglich erschienen mir diese als Unterschiede in der Bewußtheit oder in der Angehbarkeit des einen oder anderen Aspekts der inneren Prozesse. Allmählich erkannte ich jedoch, daß sie aus den verschiedenen Pseudolösungen der intrapsychischen Konflikte resultierten. Diese Lösungen boten eine neue – vorläufige – Grundlage, um neurotische Persönlichkeiten nach Typen einzuordnen.

Wenn man bei bestimmten Theorien angelangt ist, taucht der Wunsch auf, die eigenen Vorstellungen mit denen anderer Menschen zu vergleichen, die auf demselben Gebiet arbeiten. Wie haben sie diese Probleme gesehen? Aus dem einfachen, aber zwingenden Grund, daß Zeit und Kräfte begrenzt sind, um sowohl produktive Arbeit leisten *als auch* gewissenhaft lesen zu können, muß ich mich hier darauf beschränken, bestimmte Ähnlichkeiten und Verschiedenheiten an vergleichbaren Konzeptionen Freuds aufzuzeigen. Aber selbst eine derart begrenzte Aufgabe bietet noch große Schwierigkeiten. Beim Vergleich einzelner Konzeptionen ist es kaum möglich, dem subtilen Denken gerecht zu werden, durch das Freud zu bestimmten Theorien gelangt ist. Außerdem ist es vom wissenschaftlichen Standpunkt aus nicht erlaubt, einzelne Begriffe aus dem Zusammenhang zu reißen und sie dann für Vergleiche zu benutzen. Es ist deshalb sinnlos, ins Detail zu gehen, obwohl gerade bei der Interpretation von Details die Unterschiede besonders auffallend sind.

Wenn ich die Faktoren überblicke, die bei der Suche nach Ruhm und Ehre eine Rolle spielen, ergeht es mir ähnlich wie damals, als ich zu einer Reise in relativ neue Gebiete aufbrach: Ich bin fasziniert von FREUDS Beobachtungsgabe. Sie ist um so eindrucksvoller, als FREUD ja auf wissenschaftlich unerforschtem Gebiet Pionierarbeit geleistet hat – und dies, obwohl er durch einengende theoretische Vorstellungen stark behindert war. Es gibt nur wenige (wenn auch relevante) Aspekte dieses Bereichs, die Freud entweder gar nicht gesehen oder für unwichtig gehalten hat. Einer von ihnen entspricht dem, was ich als neurotische Ansprüche[2] bezeichnet habe. Natürlich bemerkte FREUD, daß viele neurotische Patienten dazu neigten, unangemessen viel von anderen zu erwarten. Und er sah auch, daß diese Erwartungen dringend sein konnten. Da er sie aber als Ausdruck oraler Libido betrachtete, erkannte er nicht, daß sie den spezifischen Charakter von »Ansprüchen« annehmen konnten, d. h. von Forderungen, auf deren Erfüllung man ein Recht zu haben glaubt[3]. Infolgedessen erkannte er natürlich auch nicht, daß diese Ansprüche eine Hauptrolle in Neurosen spielen. Und obwohl FREUD den Ausdruck »Stolz« in diesem oder jenem Zusammenhang gebrauchte, war er sich doch nicht der besonderen Wesenszüge und Verflechtungen neurotischen Stolzes bewußt. Was er hingegen wirklich erkannte, war der Glaube an magische Kräfte und die Phantasien von Allmacht, das Verliebtsein in sich selbst oder in sein »Ich-Ideal«, Selbstverherrlichung, Glorifizierung von Hemmungen usw., zwanghaftes Konkurrenzstreben und zwanghafter Ehrgeiz, das Bedürfnis nach Macht, Perfektion, Bewunderung und Anerkennung.

Diese mannigfachen Faktoren, die FREUD beobachtete, blieben für ihn verschiedene Phänomene, die in keinerlei Beziehung zueinander standen. Er konnte nicht einsehen, daß sie alle Ausdrucksformen einer einzigen großen Strömung sind. Mit anderen Worten: Er sah nicht die Einheit in der Mannigfaltigkeit.

Drei Hauptgründe waren es, die FREUD gemeinsam daran hinderten, die Macht des Strebens nach Ruhm und Ehre und dessen Bedeutung für den neurotischen Prozeß zu erkennen. Erstens

[2] HARALD SCHULTZ-HENCKE hat als erster ihre Bedeutung in Neurosen erkannt. Nach ihm entwickelt ein Mensch unbewußte Ansprüche aufgrund seiner Ängste und seiner Hilflosigkeit. Die Ansprüche ihrerseits tragen erheblich zur Verstärkung der Hemmungen bei. Vgl. HARALD SCHULTZ-HENCKE: *Schicksal und Neurose*, Gustav Fischer Verlag, Jena 1931.

[3] Ein einzigesmal erkannte FREUD etwas, das entfernt Ähnlichkeit mit Ansprüchen hat, und zwar im Zusammenhang mit den sogenannten Sekundärgewinnen aus Krankheit – eine an sich höchst dubiose Konzeption.

wußte FREUD nicht, daß kulturell-soziologische Bedingtheiten den Charakter des Menschen formen können – ein Mangel an Kenntnis, den er mit den meisten europäischen Wissenschaftlern seiner Zeit teilte[4]. Was uns in diesem Zusammenhang interessiert, ist die daraus resultierende Folgerung, daß – einfach ausgedrückt – FREUD das Verlangen nach Prestige und Erfolg, das er überall um sich herum sah, fälschlich für eine allgemeine menschliche Neigung hielt. Deshalb empfand er z. B. einen zwanghaften Trieb nach Überlegenheit, Herrschaft oder Triumph nicht als ein Problem, das einer Untersuchung wert war – außer in den Fällen, in denen ein solcher Ehrgeiz nicht in das Schema paßte, das gemeinhin als »normal« galt. Für Freud waren solche zwanghaften Triebe nur dann problematisch, wenn sie sichtbar beunruhigende Ausmaße annahmen oder wenn sie bei Frauen vorkamen und nicht mit der gegebenen Vorstellung von »Weiblichkeit« übereinstimmten.

Ein weiterer Grund liegt in FREUDS Tendenz, neurotische Triebe als libidinöse Phänomene zu erklären. So war Selbstglorifizierung ein Ausdruck libidinöser Verliebtheit in sich selbst. (Ein Mensch überschätzt sich selbst, so wie er ein anderes »Liebesobjekt« überschätzen kann. Eine ehrgeizige Frau leidet »in Wirklichkeit« unter »Penisneid«. Ein Bedürfnis nach Bewunderung ist ein Bedürfnis nach »Befriedigung narzißtischer Triebe« usw.) Dementsprechend wurden die Fragen in Theorie und Therapie auf Einzelheiten des vergangenen und gegenwärtigen Liebeslebens abgestellt (d. h. auf libidinöse Beziehungen zu sich selbst und anderen) und nicht auf die spezifischen Qualitäten, Funktionen und Wirkungen von Selbstglorifizierung, Ehrgeiz usw.

Der dritte Grund liegt in Freuds evolutionsmechanistischem Denken. »Dies impliziert, daß gegenwärtige Manifestationen nicht nur durch die Vergangenheit bedingt werden, sondern sich ausschließlich auf die Vergangenheit beziehen; etwas wirklich Neues kommt im Verlauf der Entwicklung gar nicht zustande: Was wir heute sehen, ist nur das Alte in veränderter Form.[5]« Nach William James ist es »wirklich nichts anderes als das Ergebnis einer neuen Distribution der ursprünglichen und unveränderten Materialien«. Aufgrund dieser philosophischen Prämisse wird übermäßiges Konkurrenzstreben hinreichend erklärt,

[4] S. KAREN HORNEY: *Neue Wege in der Psychoanalyse*, a.a.O., 10. Kapitel.

[5] S. KAREN HORNEY: *Neue Wege in der Psychoanalyse*, a.a.O., 2. Kapitel.

sofern man es als Folge eines ungelösten Ödipuskomplexes oder einer Rivalität unter Geschwistern sieht. Allmachtsphantasien werden als Fixierung der frühkindlichen Stufe des »primären Narzißmus« oder als Regression auf diese Entwicklungsstufe gewertet. Von diesem Standpunkt aus ist es nur natürlich, daß lediglich jene Interpretationen als »tief« und zufriedenstellend betrachtet werden können, die einen Zusammenhang mit frühkindlichen libidinösen Erfahrungen herstellen.

Meiner Meinung nach ist der therapeutische Effekt derartiger Interpretationen begrenzt, wenn nicht sogar ein ausgesprochenes Hindernis für wichtige Einsichten. Nehmen wir beispielsweise an, ein Patient sei sich dessen bewußt geworden, daß er allzuleicht dazu neigt, sich durch den Analytiker gedemütigt zu fühlen; außerdem erkennt er, daß er dauernd Furcht vor Demütigung hat, wenn er sich Frauen nähert. Er fühlt sich nicht so stark oder so attraktiv wie andere Männer. Vielleicht erinnert er sich an Szenen, in denen er von seinem Vater gedemütigt wurde, möglicherweise im Zusammenhang mit sexuellen Aktivitäten. Aufgrund vieler detaillierter Angaben wie dieser, ob sie sich nun auf die Gegenwart oder die Vergangenheit beziehen, und aufgrund von Träumen bieten sich etwa folgende Interpretationen an: Für den Patienten repräsentiere der Analytiker, genau wie andere Autoritätspersonen, den Vater; das Gefühl, gedemütigt zu werden, oder die Angst vor einer solchen Demütigung sei ein Beweis dafür, daß der Patient immer noch gemäß dem frühkindlichen Schema eines nicht verarbeiteten Ödipuskomplexes reagiere.

Infolge dieser Arbeit fühlt sich der Patient vielleicht erleichtert, und die Empfindlichkeit gegen Demütigung wird geringer. Teilweise hat er wirklich Nutzen aus dieser Phase der Analyse gezogen. Er hat einiges über sich selbst gelernt und erkannt, daß sein Gefühl der Demütigung irrational ist. Der Wandel kann aber keineswegs tiefgreifend sein, wenn nicht der Stolz des Patienten angegangen wurde. Es ist im Gegenteil wahrscheinlich, daß die oberflächliche Besserung hauptsächlich der Tatsache zuzuschreiben ist, daß sein Stolz ihm nicht erlaubt, irrational oder gar »infantil« zu sein. Vieles spricht dafür, daß er nur eine neue Folge Solls entwickelt hat. Er *sollte* nicht infantil sein, er *sollte* reif sein. Er sollte sich nicht gedemütigt fühlen, weil dies infantil wäre, also fühlt er sich nicht mehr gedemütigt. Auf diese Weise kann ein scheinbarer Fortschritt in Wirklichkeit das Wachstum des Patienten behindern. Sein Gefühl, gedemütigt zu werden, wird verdrängt und die Möglichkeit, sich damit auseinanderzusetzen, erheblich verringert. Die Therapie hat sich also den Stolz des Patienten zunutze gemacht, anstatt ihm entgegenzuarbeiten.

Aus all den theoretischen Gründen, die hier erwähnt wurden, konnte FREUD unmöglich erkennen, welch ungeheure Macht die Suche nach Ruhm und Ehre hat. Jene Faktoren in den expansiven Trieben, die er tatsächlich beobachtete, waren nicht das, was sie zu sein schienen, sondern »in Wirklichkeit« Ableitungen infantiler libidinöser Triebe. Seine Denkweise hinderte ihn daran, expansive Triebe als Kräfte zu sehen, die ihre spezielle Bedeutung und ihre speziellen Konsequenzen haben.

Diese Behauptung wird verständlicher, wenn wir FREUD mit ADLER vergleichen. ADLERS großes Verdienst war, daß er erkannte, welche Bedeutung das triebhafte Streben nach Macht und Überlegenheit für Neurosen hat. Da er sich aber fast ausschließlich mit den Methoden beschäftigte, wie man Macht erlangt und seine Überlegenheit behauptet, erkannte er nicht die abgrundtiefe Verzweiflung, die mit diesen Trieben verbunden ist. Infolgedessen blieb er allzusehr an der Oberfläche der vorliegenden Probleme.

Was uns spontan auffällt, sind die weit größeren Ähnlichkeiten zwischen meiner Konzeption des Selbsthasses und FREUDS Annahme eines selbstzerstörerischen Triebs, des Todestriebs. Hier finden wir zumindest dieselbe Bewertung der Intensität und Bedeutung selbstzerstörerischer Triebe. Auch bestimmte Details werden ähnlich gesehen, wie z. B. der selbstzerstörerische Charakter der inneren Tabus, der Selbstanklagen und der daraus erwachsenden Schuldgefühle. Dennoch gibt es auch auf diesem Gebiet bedeutsame Unterschiede. Der Instinktcharakter der selbstzerstörerischen Triebe, wie er von FREUD postuliert wurde, gibt diesen das Gepräge der Endgültigkeit. Faßt man sie als instinktiv auf, so entstehen sie nicht aus bestimmten psychischen Bedingtheiten und können auch nicht überwunden werden, wenn sich die Bedingtheiten wandeln. Ihre Existenz und Wirkungsweise stellen dann ein typisches Merkmal menschlicher Natur dar. Demnach hätte der Mensch im Grunde nur die Wahl, entweder selbst zu leiden und sich selbst zu vernichten oder andere leiden zu lassen und sie zu vernichten. Diese Triebe können zwar gemäßigt und kontrolliert werden, sind aber letzten

Endes unveränderlich. Außerdem müssen wir, wenn wir mit Freud einen instinkthaften Selbstvernichtungs-, Selbstzerstörungs- oder Todestrieb annehmen, den Selbsthaß mit allem, was dazu gehört, als nur einen Ausdruck dieses Triebes ansehen. Die Vorstellung, daß ein Mensch sich selbst haßt oder verachtet, weil er so ist, wie er ist, ist Freuds Denken tatsächlich fremd.

Natürlich hat FREUD, wie andere, die seine Grundansichten teilten, das Vorkommen von Selbsthaß beobachtet, obwohl er dessen mannigfache versteckte Formen und Wirkungsweisen keineswegs erkannt hat. Seiner Auffassung nach ist das, was Selbsthaß zu sein scheint, »in Wirklichkeit« der Ausdruck von etwas ganz anderem, z. B. einem unbewußten Haß auf irgend jemand. Und es kann ja durchaus vorkommen, daß sich ein depressiver Patient irgendeines Unrechts bezichtigt, das ein anderer Mensch begangen hat, den er bewußt haßt, weil er sich in seinen »narzißtischen Bedürfnissen« frustriert fühlt. Obwohl dies nicht regelmäßig vorkommt, wurde es doch die wichtigste klinische Basis für FREUDS Theorie der Depressionen[6]. Kurz gesagt: Der Depressive haßt sich selbst und klagt sich bewußt an, während er im Grunde *unbewußt* einen introjizierten Feind haßt und anklagt. (Feindseligkeit gegenüber dem frustrierenden Objekt ist zu Feindseligkeit gegen das eigene Ich geworden.«[7]) Oder das, was Selbsthaß *zu sein scheint* ist *»in Wirklichkeit«* der Strafprozeß des Über-Ich, das eine innere Autorität ist. Hier wird Selbsthaß wieder zu einem zwischenmenschlichen Phänomen: Haß auf einen anderen Menschen oder Furcht vor dessen Haß. Schließlich wird Selbsthaß als Sadismus des Über-Ich gesehen, der aus einer Regression auf eine anal-sadistische Entwicklungsstufe infantiler Libido resultiert. Selbsthaß wird also nicht nur völlig anders erklärt, als ich es tue, sondern die Natur des Phänomens an sich ist absolut verschieden[8].

Viele Analytiker, die sonst streng der Denkweise FREUDS folgen, haben die Konzeption des Todestriebs aus Gründen verworfen, die meines Erachtens stichhaltig sind[9]. Wenn man aber den Triebcharakter der Selbstzerstörung nicht anerkennt, ist es

[6] S. SIGMUND FREUD: *Trauer und Melancholie* in Ges. Werke Bd. IV, S. Fischer Verlag, Frankfurt/M. 1955.

[7] Aus: OTTO FENICHEL: *The Psychoanalytic Theory of Neurosis*, W. W. Norton & Co., New York 1948.

[8] S. 5. Kapitel, »Selbsthaß und Selbstverachtung«.

[9] Wie z. B. OTTO FENICHEL (*The Psychoanalytic Theory of Neurosis*, a.a.O.), um nur einen von ihnen zu erwähnen.

schwierig, die Selbstzerstörung innerhalb der Freudschen Gesamttheorie überhaupt zu erklären. Und ich frage mich, ob nicht das Ungenügen anderer Erklärungen, die in dieselbe Richtung zielen, einer der Gründe dafür war, daß Freud einen Selbstzerstörungstrieb annahm.

Eine andere ausgesprochene Ähnlichkeit besteht zwischen den Forderungen und Verboten, die dem Über-Ich zugeschrieben werden, und dem, was ich als Tyrannei der Solls bezeichnet habe. Sobald man aber ihre Bedeutung ins Auge faßt, trennen sich die Wege. Für Freud ist das Über-Ich ein normales Phänomen, das das Gewissen und die Moral darstellt; neurotisch ist es nur dann, wenn es besonders grausam und sadistisch ist. Für mich dagegen sind die entsprechenden Solls und Tabus, ungeachtet ihrer Art und ihres Ausmaßes, insgesamt eine neurotische Macht, die Moral und Gewissen vortäuschen. Nach Freud entstammt das Über-Ich teilweise dem Ödipuskomplex und teilweise triebhaften Kräften (destruktiven und sadistischen). Meiner Ansicht nach sind die inneren Gebote Ausdruck der unbewußten Triebe des Menschen, sich in etwas umzuformen, das er nicht ist (ein göttergleiches, vollkommenes Wesen), und er haßt sich, weil er dazu nicht imstande ist. Von den vielen Folgerungen, die sich aus diesen Verschiedenheiten ergeben, will ich nur eine erwähnen. Wenn man die Solls und Tabus als natürliche Folgeerscheinungen einer besonderen Art von Stolz ansieht, kann man viel besser verstehen, warum ein und dasselbe von einer Charakterstruktur dringend verlangt und von einer anderen verboten wird. Die gleiche Möglichkeit größerer Genauigkeit ergibt sich auch bei den verschiedenen Verhaltensweisen, die ein Mensch gegenüber den Forderungen des Über-Ich – oder den inneren Geboten –, von denen einige in der Freudschen Literatur erwähnt werden, zeigen kann[10]: Beschwichtigung, Unterordnung, Bestechung, Rebellion. Diese werden entweder als zu allen Neurosen gehörig verallgemeinert (Alexander) oder nur mit bestimmten kongenialen Erscheinungsformen wie Depressionsneurosen oder Zwangsneurosen in Verbindung gebracht. Andererseits wird im Rahmen meiner Neurosentheorie ihre Qualität durch die jeweilige Gesamtcharakterstruktur genau determiniert. Aus diesen Verschiedenheiten ergibt sich, daß das therapeutische Ziel auf diesem Gebiet unterschiedlich ist. Freud konnte nur danach

[10] S. Otto Fenichel; ferner Franz Alexander; *Psychoanalyse der Gesamtpersönlichkeit*, a.a.O.

trachten, die Unerbittlichkeit des Über-Ich zu entschärfen, während ich darauf hinarbeite, daß der Patient fähig ist, sich seiner inneren Gebote völlig zu entledigen und eine Zielrichtung in seinem Leben zu finden, die mit seinen wahren Wünschen und Überzeugungen in Einklang steht. Eine derartige Möglichkeit ist in FREUDS Denken nicht vorhanden.

Wenn wir das bisher Gesagte zusammenfassen, ergibt sich, daß in den beiden Konzeptionen bestimmte Einzelphänomene auf ähnliche Art und Weise beobachtet und beschrieben werden. Die Interpretation ihrer Dynamik und Bedeutung dagegen ist völlig unterschiedlich. Lassen wir nunmehr die Einzelaspekte beiseite und betrachten wir den Gesamtkomplex ihrer Wechselbeziehungen, wie er in diesem Buch dargestellt wurde, so sehen wir, daß die Vergleichsmöglichkeiten erschöpft sind.

Die wichtigste Wechselbeziehung ist die zwischen der Suche nach unbegrenzter Perfektion und Macht einerseits und dem Selbsthaß andererseits. Die Erkenntnis, daß diese beiden Phänomene untrennbar sind, ist uralt. Meiner Meinung nach wird dies am besten durch die Geschichten vom Pakt mit dem Teufel symbolisiert, deren Kernstück immer gleich zu sein scheint: Ein Mensch befindet sich in psychischer oder geistiger Not[11]. Dann kommt die Versuchung, als irgendein Symbol des Bösen dargestellt: der Teufel, der Zauberer, Hexen, die Schlange (in der Geschichte von Adam und Eva), der Antiquitätenhändler (in Balzacs *Das Chagrinleder*), der zynische Lord Henry Wotton (in OSCAR WILDES *Das Bildnis des Dorian Gray*), usw. Darauf folgen die Versprechungen, die nicht nur eine wunderbare Befreiung aus der Not in Aussicht stellen, sondern auch den Besitz unbegrenzter Kräfte. Und es ist schon ein Zeugnis wahrer Größe, wenn ein Mensch der Versuchung widerstehen kann, wie die Geschichte von Christi Versuchung zeigt. Schließlich muß noch die Schuld bezahlt werden, und der Preis ist (in verschiedener

[11] Manchmal wird diese Not durch ein äußerliches Unglück symbolisiert, wie z. B. in STEPHEN VINCENT BENETS *The Devil and Daniel Webster*, manchmal auch nur angedeutet, wie in der biblischen Geschichte von der Versuchung Christi. Bisweilen scheint überhaupt keine Not vorhanden zu sein, sondern ein Mensch wird wie im alten *Faustbuch* und in Marlowes *Doctor Faustus* von seinem sehnsüchtigen Verlangen nach dem Besitz magischer Kräfte verführt. Wir wissen jedenfalls, daß nur ein psychisch gestörter Mensch ein solches Verlangen entwickelt. In HANS CHRISTIAN ANDERSENS *Schneekönigin* ist es der Teufel, der die Störung dadurch hervorruft, daß er zunächst mutwillig einen Spiegel zerbricht und die Splitter in die Herzen der Menschen eindringen läßt.

Form dargestellt) stets der Verlust der Seele (Adam und Eva verlieren die Unschuld ihrer Gefühle), die Kapitulation der Seele vor den Mächten des Bösen. »Das alles will ich dir geben, so du niederfällst und mich anbetest«, sagt Satan zu Christus. Der Preis kann seelische Qual im diesseitigen Leben sein (wie im *Chagrinleder*) oder die Qual der Hölle. In *The Devil and Daniel Webster* haben wir das großartig dargestellte Symbol der verkümmerten Seelen, die vom Teufel eingesammelt werden.

Dasselbe Thema – mit anderen Symbolen, aber gleichbleibender Interpretation seiner Bedeutung – tritt in Folklore, Mythologie, Theologie und allem, was den Grunddualismus von Gut und Böse anerkennt, immer wieder auf. Es ist also ein Thema, das seit langem im Allgemeinbewußtsein heimisch ist. Vielleicht ist auch für die Psychiatrie die Zeit gekommen, den psychologischen Wert der hier vermittelten Einsichten anzuerkennen. Die Parallele zu den neurotischen Prozessen, die in diesem Buch beschrieben wurden, ist zweifellos erstaunlich. Ein Mensch in psychischer Not maßt sich unendliche Kräfte an, verliert seine Seele und leidet Höllenqualen durch seinen Selbsthaß.

Um von den weitschweifigen metaphorischen Ausführungen über dieses Problem zu Freud zurückzukommen: Freud hat es nicht erkannt. Weshalb er es nicht erkennen konnte, wird verständlicher, wenn wir uns erinnern, daß er die Suche nach Ruhm und Ehre nicht als die Verbindung unauflösbar miteinander verknüpfter Triebe sah, wie ich es beschrieben habe. Deshalb konnte er auch ihre Macht nicht erkennen. Zwar sah er die Hölle der Selbstzerstörung klar genug; da er sie aber als Ausdrucksform eines autonomen Triebes wertete, betrachtete er sie aus dem Zusammenhang gerissen.

Aus einer anderen Perspektive gesehen, ist der in diesem Buch dargelegte neurotische Prozeß ein Problem des Selbst. Er bedeutet die Aufgabe des wahren Selbst zugunsten eines idealisierten Selbst und stellt den Versuch dar, dieses Pseudoselbst anstelle der in uns angelegten menschlichen Möglichkeiten zu verwirklichen. Er ist ein Vernichtungskampf zwischen den beiden Selbst und zugleich ein Versuch, diesen Kampf auf die beste oder zumindest einzige Art, die wir kennen, zu entschärfen. Und schließlich geht es in diesem Prozeß darum, unser wahres Selbst zu finden, wenn unsere konstruktiven Kräfte durch das Leben oder durch die Therapie mobilisiert werden. In diesem Sinn konnte das Problem für Freud wohl kaum Bedeutung haben.

In seiner Konzeption des »Ich« zeichnete er das »Selbst« eines neurotischen Menschen, der seinen spontanen Energien und echten Wünschen entfremdet ist, der keine eigenen Entscheidungen trifft, keine Verantwortung für seine Entscheidungen übernimmt und nur darauf achtet, daß er nicht allzusehr mit seiner Umwelt zusammenstößt (»Realitätstest«). Wenn dieses neurotische Selbst mit dem gesunden, lebendigen Selbst verwechselt wird, kann das gesamte komplexe Problem des wahren Selbst, wie Kierkegaard oder William James es sahen, gar nicht auftauchen.

Schließlich können wir den neurotischen Prozeß auch aus der Perspektive moralischer oder geistiger Werte betrachten. Von diesem Standpunkt aus sind alle Elemente einer echten menschlichen Tragödie in ihm enthalten. Aber wenn auch die Möglichkeiten des Menschen, destruktiv zu werden, noch so groß sind, die Geschichte der Menschheit zeigt dennoch ein lebhaftes unermüdliches Streben nach menschlicher Selbsterkenntnis und zunehmender Erkenntnis der gesamten Welt, nach tieferen religiösen Erfahrungen, nach Entwicklung größerer geistiger Kraft und größeren moralischen Mutes, nach besseren Leistungen auf allen Gebieten und besseren Lebensformen. Für dieses Streben setzt der Mensch seine besten Energien ein. Aufgrund seines Intellekts und der Kraft seiner Phantasie kann er sich Dinge vorstellen, die noch gar nicht existieren. Er strebt über das hinaus, was er zu einem bestimmten Zeitpunkt ist oder tun kann. Er hat seine Grenzen, aber diese Grenzen sind nicht fest und endgültig. Im allgemeinen bleibt er hinter dem zurück, was er innerhalb oder außerhalb seiner selbst erreichen will. Das ist an sich keine tragische Situation. Der innere psychische Prozeß jedoch, der das neurotische Äquivalent zu gesundem menschlichen Streben darstellt, *ist* tragisch. Unter dem Druck innerer Not strebt der neurotische Mensch nach dem Äußersten und Unendlichen, das zu erreichen ihm nicht gegeben ist, obwohl seine Grenzen nicht festgelegt sind. In diesem Streben zerstört er sich selbst, weil er seine besten Antriebe zur Selbstverwirklichung auf die Verwirklichung seines idealisierten Vorstellungsbildes verlagert und damit das Potential vergeudet, das er tatsächlich besitzt.

FREUDS Ansicht über die menschliche Natur war pessimistisch, und aufgrund seiner Prämissen konnte sie gar nicht anders sein. So wie er den Menschen sah, ist dieser zur Unzufriedenheit verdammt, welchen Weg er auch einschlagen mag. Er kann seine primitiven Naturtriebe nicht zufriedenstellend ausleben, ohne sich selbst und die Zivilisation zu zerstören. Er kann weder allein noch mit anderen glücklich sein. Er hat nur die Alternative, selbst zu leiden oder andere leiden zu lassen. Es ist Freud hoch anzurechnen, daß er sich bei solchen Ansichten nicht auf eine elegant-oberflächliche Kompromißlösung einließ. Tatsächlich gibt es innerhalb der Struktur von Freuds Denkweise keine Möglichkeit, einem dieser beiden Alternativübel zu entrinnen. Bestenfalls kann es zu einer weniger ungünstigen Verteilung der Kräfte, einer besseren Kontrolle und einer »Sublimierung« kommen.

FREUD war zwar Pessimist, aber die menschliche Tragödie, die sich in Neurosen abspielt, sah er nicht. Die tragische Vergeudung menschlicher Erfahrungen und Erlebnisse erkennen wir nur, wenn konstruktives schöpferisches Streben vorhanden ist und dieses von obstruktiven oder destruktiven Kräften zunichte gemacht wird. FREUD hatte nicht nur keine klare Vorstellung von den konstruktiven Kräften im Menschen – er mußte sogar ihre Echtheit und Glaubwürdigkeit bestreiten. Denn in seinem Gedankensystem gab es nur destruktive und libidinöse Kräfte sowie ihre Sekundärerscheinungen und Kombinationen. Schöpferische Kraft und Liebe (Eros) waren für ihn sublimierte Formen libidinöser Triebe. Ganz allgemein gesagt: Was wir als gesundes Streben nach Selbstverwirklichung betrachten, war für Freud nur ein Ausdruck narzißtischer Libido und konnte es auch nur sein.

ALBERT SCHWEITZER verwendet den Begriff »optimistisch« und »pessimistisch« im Sinne von »Welt- und Lebensbejahung« und »Welt- und Lebensverneinung«. In diesem tieferen Sinn ist FREUDS Weltanschauung pessimistisch–unsere dagegen, trotz allen Wissens um die tragischen Elemente in der Neurose, optimistisch.

# Quellennachweis


1. Kapitel

Kurt Goldstein, *Human Nature*, Harvard University Press, Cambridge (Massachusetts) 1940.

S. Radhakrischnan, *Die Gemeinschaft des Geistes. Östliche Religionen und westliches Denken*, Holle Verlag, Darmstadt und Genf (jetzt: Baden-Baden) 1952.

Muriel Ivimey, »Basic Anxiety«, in: *American Journal of Psychoanalysis*, Washington 1946.

A. H. Maslow, »The Expressive Component of Behaviour«, in: *Psychological Review*, Princeton, New York und Washington 1949.

Harold Kelman, »The Process of Symbolization«, in: *American Journal of Psychoanalysis*, Washington 1949.

5. Kapitel

A. Meyerson, »Anhedonia«, in: *Neurotic and Mental Diseases* (Monograph Series), Bd. 52, 1930.

Erich Fromm, *Psychoanalyse und Ethik*, Diana Verlag, Stuttgart (jetzt: Konstanz und Zürich) 1954.

Muriel Ivimey, »Neurotic Guilt and Healthy Moral Judgment«, in: *American Journal of Psychoanalysis*, Washington 1949.

Elizabeth Kilpatrick, »A Psychoanalytic Understanding of Suicide«, in: *American Journal of Psychoanalysis*, Washington 1946.

7. Kapitel

Gertrud Lederer-Eckardt, »Gymnastic and Personality«, in: *American Journal of Psychoanalysis*, Washington 1947.

8. Kapitel

Harold Kelman, »The Traumatic Syndrome«, in: *American Journal of Psychoanalysis*, Washington 1946.

Muriel Ivimey, »Compulsive Assaultiveness«, in: *American Journal of Psychoanalysis*, Washington 1947.

9. KAPITEL

Harold D. Lasswell, *Democracy Through Public Opinion*, George Banta Publishing Co, Menasha (Wisconsin) o. J.

10. KAPITEL

Harry M. Tiebout, »The Act of Surrender in the Therapeutic Process«, in: *Quarterly Journal of Studies on Alcohol* 1949.

11. KAPITEL

Harold Kelman, *The Psychoanalytic Process: A Manual.*
Marie I. Rasey, *Something to Go By*, Montrose Press 1948.

13. KAPITEL

Alexander R. Martin, »On Making Real Efforts«, Vortrag vor der Association for the Advancement of Psychoanalysis 1943.

14. KAPITEL

J. Krischnamurti, *Reden am Feuer*, Eugen Diederichs Verlag, Jena (jetzt: Düsseldorf und Köln) 1929.
Paul Bjerre, *Das Träumen als ein Heilungsweg der Seele*, Rascher Verlag, Zürich 1926.
Harold Kelman, »A New Approach to the Interpretation of Dreams«, in: *American Journal of Psychoanalysis*, Washington 1947.
Frederick A. Weiss, »Constructive Forces in Dreams«, in: *American Journal of Psychoanalysis*, Washington 1949.

# Namen- und Sachregister